加速康复外科学

名誉主编　黎介寿

主　　编　江志伟

副 主 编　秦环龙　杨桦　杨国斌　荚卫东　张利东

编　　委　（以姓氏拼音为序）

车国卫（四川大学华西医院）

冯　艺（北京大学人民医院）

高振利（烟台毓璜顶医院）

荚卫东（中国科学技术大学附属第一医院）

江志伟（解放军南京总医院）

黎介寿（解放军南京总医院）

秦环龙（同济大学附属上海第十人民医院）

沈柏用（上海交通大学医学院附属瑞金医院）

杨　桦（陆军军医大学新桥医院）

杨国斌（解放军南京总医院）

张利东（解放军南京总医院）

赵建宁（解放军南京总医院）

赵青川（空军军医大学西京医院）

人民卫生出版社

图书在版编目（CIP）数据

加速康复外科学 / 江志伟主编 . —北京：人民卫生出版社，2018

ISBN 978-7-117-27527-9

Ⅰ. ①加… Ⅱ. ①江… Ⅲ. ①胃癌 - 外科手术 - 康复②肠肿瘤 - 外科手术 - 康复 Ⅳ. ①R735.09

中国版本图书馆 CIP 数据核字（2018）第 214935 号

人卫智网	www.ipmph.com	医学教育、学术、考试、健康，购书智慧智能综合服务平台
人卫官网	www.pmph.com	人卫官方资讯发布平台

加速康复外科学

主　　编：江志伟
出版发行：人民卫生出版社（中继线 010-59780011）
地　　址：北京市朝阳区潘家园南里 19 号
邮　　编：100021
E - mail：pmph @ pmph.com
购书热线：010-59787592　010-59787584　010-65264830
印　　刷：中农印务有限公司
经　　销：新华书店
开　　本：889 × 1194　1/16　印张：17
字　　数：539 千字
版　　次：2018 年 10 月第 1 版　2021 年 12 月第 1 版第 4 次印刷
标准书号：ISBN 978-7-117-27527-9
定　　价：169.00 元
打击盗版举报电话：010-59787491　E-mail：WQ @ pmph.com
（凡属印装质量问题请与本社市场营销中心联系退换）

全体参编人员

（以姓氏拼音为序）

车国卫　陈　莉　陈静娟　刁艳青　段　霞　冯　艺　傅　点
高振利　贺徐琳　侯冷晨　荚卫东　江志伟　金　毅　黎介寿
李　民　李　宁　李　赟　李伟彦　李永昌　李幼生　刘　健
刘　江　刘永珍　柳欣欣　马晶晶　彭南海　秦环龙　邵　芹
邵明月　沈　臻　沈柏用　施　海　施　雁　施　源　谭晓辉
田琛霞　田梅梅　汪志明　王　刚　王　科　王润东　吴　茜
夏灿灿　徐振宇　许军军　杨　桦　杨国斌　杨丽敏　曾　莉
张　树　张利东　张智宇　章　程　赵　健　赵建宁　赵青川
赵一琼　朱春燕　朱晓萍

主编简介

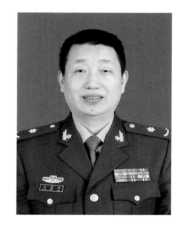

江志伟，1969 年出生，1991 年毕业于第二军医大学，1996 年获临床博士学位，南京军区南京总医院全军普通外科研究所副所长，教授，主任医师，博士生导师；博士后指导导师，荣立三等功一次；现江苏省中医院普通外科主任。

主要学术任职： 国家卫计委医管中心加速康复外科专家委员会委员结直肠学组组长；中国医药教育协会加速康复外科专委会主任委员；中国医师协会结直肠肿瘤分会加速康复外科专委会主任委员；中国医师协会外科医师分会加速康复外科专委会副主任委员；中国医师协会外科医师分会机器人外科专委会副主任委员；中国研究型医院协会腹腔镜与机器人外科专委员副主任委员；中国研究型医院协会肿瘤外科专委会副主任委员；中国临床肿瘤协会（CSCO）肿瘤营养专委会副主任委员；中国临床肿瘤协会（CSCO）胃癌专家委员会常委；中国抗癌协会胃癌专业委员会委员，加速康复外科学组组长；中华医学会肠外与肠内营养学会肿瘤营养学组组长；江苏省外科学会加速康复外科学组组长；亚太手术机器人学会委员；欧洲肠外与肠内营养学会（ESPEN）会员；国际机器人外科学会会员。

学术奖励： 获得国家科技进步一等奖 1 项；1996 年参加小肠移植课题，获军队科技进步一等奖；以第一负责人获得：军队医疗成果二等奖 2 项；中国抗癌协会科技进步三等奖一项；中华医学奖三等奖一项；江苏省医学科技奖一等奖一项；江苏卫生厅新技术引进一、二等奖各 1 项。

学术专长： 入选江苏省 333 高层次人才培养计划；江苏省医学拔尖人才；南京军区 334 拔尖人才培养计划；首届"中华肿瘤明日之星"；2004 年评为第二军医大学 A 级教员；获得 ESPEN 优秀论文摘要奖（Travel Award）；获得南京总医院首届"黎介寿医学基金奖"；2015 年"感动南总十大人物"。

承担江苏省重点项目《胃癌加速康复外科规范化诊疗》（400 万）。在国内率先开展了加速康复外科、胃肠癌机器人手术及肿瘤营养学的研究。发表论文 100 余篇，有 3 篇论文获中华外科学会中青年优秀论文一等奖；5 篇论文入选科技部"领跑者 5000"项目。《快速康复外科的概念与临床意义》一文 Google 学术引用率超过 680 次。2012 年，将加速康复外科的概念首次写入《普通外科学》研究生教材；2015 年，执笔完成中国首部《结直肠手术应用加速外科中国专家共识》；2016 年，执笔完成中国首部《胃切除手术应用加速外科中国专家共识》。目前完成机器人胃肠癌手术已超过 1100 例，居国内领先水平。在国际首次完成：全机器人下内脏全反位患者胃癌根治术；机器人下胃癌根治术联合经自然腔道标本拖出术；单孔腹腔镜下早期胃癌根治术；折刀位联合单孔腹腔镜低位直肠癌根治术等多个创新术式。

序

手术治疗是医治疾病的一种手段,已有数百年的历史,随着医学及其他科学的进步,手术治疗的效果也在不断地提高。但是,"手术"对受治者来讲必定在心理与机体上增加了损伤,也就是以一定程度的损伤来换取术后机体或生理功能的恢复。对机体来说是要先付出一定的代价来换取其后的康复。因此,人们有意减少对机体的损害而促使术后的恢复。在 20 世纪后期,提出了"微创"的理念,相应地有了腔镜手术、机器人手术及介入治疗等,并在整体治疗概念中提出了"损伤控制性手术"(damage control surgery)与"快速完成手术"(fast-track surgery)。"损伤控制性手术"的着重点在危重、创伤病人,主要的理念是"疾病与创伤的恢复在于机体生理功能的恢复与平衡的重建及功能的极限"。采取了先维护机体生理功能的内在平稳,再处理机体损伤的步骤。"快速完成手术"的核心理念是手术病人的康复速度与所受围术期应激程度成反比,应激越弱康复越快,提出在日常手术中,设法摒除一些不必要的医疗护理措施,减少病人受到额外的应激,以求早日康复。

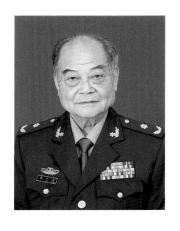

"快速完成外科"一词首先出现在 1995 年丹麦 Kehlet 的一文中,报告一组结直肠手术病人采用不放胃管、导尿管、引流液,早期进食,下床活动等措施后缩短了术后住院日。其后,这一概念与措施为欧洲的有关医师所应用,并发表于各类杂志中,且应用了多种词句描写所采取的措施,如快速完成康复手术(fast-track rehabilitation in surgery)、快速完成恢复(fast-track recovery)以及术后加速恢复程序、方法、步骤(enhanced recovery after surgery program, protocol, procedure)等。南京总医院普通外科研究所于 2005 年阅读了有关文献,接受了这一理念并应用于临床取得了满意效果,为了适应我国的情况,于 2006 年将这一相关概念意译为"加速康复外科"。2010 年,欧洲成立了有关的学会,并将其全名缩写简称为"ERAS",也就是全名 enhanced recovery after surgery program 去除 program 的缩写。现已广泛应用于国际各类杂志、文献中。

南京总医院应用"加速康复外科"这一概念已十年余,积累了一定经验,现编写成册以供读者参考。新事物的出现,总是有可取之处,也有不足之点,唯有在发展中不断加以改进,特别是基础理论方面的研究,才能逐步完善、成熟。希望这本书能为加速康复外科在我国得到完善的发展起引路作用。

2018 年 5 月

Foreword to "Enhanced recovery after surgery"

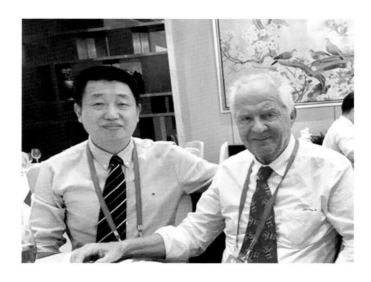

  The concept of "Fast-track surgery" or "Enhanced postoperative recovery programs" (ERP's) was developed more than 2 decades years ago and representing a multimodal and multidisciplinary approach to improve postoperative outcomes. The clinical and economic benefits have been repeatedly confirmed around the World and led to establishment of several national and International ERP societies. Nevertheless, many surveys have shown a continuous "knowing-doing" gap from clinical research data to practical implementation, clearly arguing for publication of more updated guidelines and results from ERP's. In addition, there is a continuous demand for new data to define procedure-specific high-quality data on which components of ERAS to be important to achieve the ultimate goal of a "pain and risk free operation".

  In recent years China has been in the forefront to develop and promote ERP's across procedures and hopefully this book will further stimulate to this important process. Consequently, I will highly recommend the book and congratulate the Chinese contributions to ERAS with implications not only within China, but worldwide.

Apr 22
2018

Henrik Kehlet, Prof., MD, Ph.d
Section for Surgical Pathophysiology 7621
Rigshospitalet, Copenhagen University, Rigshospitalet
DK-2100 Copenhagen, Denmark

南京总医院推广应用加速康复外科的十年历程

1997 年，Kehlet 教授首次提出加速康复外科（enhanced recovery after surgery，ERAS）的概念；2010 年，在欧洲成立了欧洲 ERAS 学会；2013 年，在美国成立了美国 ERAS 学会。2007 年，黎介寿院士首次将加速康复外科的理念引进到了中国。ERAS 在国际推广应用已 20 多个年头，在中国推广应用已十多个年头。

十多年来，我们在黎介寿院士的领导下，在中国对加速康复外科的临床应用及推广进行了系列的工作。目前，加速康复外科已在国内诸多外科领域均获得了很好的研究与推广，临床研究表明加速康复外科以病人为中心，以循证医学为依据，外科、麻醉、护理、营养、理疗等诸多学科的参与，完成手术前、手术中、手术后诸多流程的优化；可以减缓外科应激，减少并发症，减少治疗费用，缩短住院时间，并且提高了患者的满意度。"加速康复外科"的宗旨就是让"外科康复加速"。

第一阶段：单中心的初步探索阶段

2006 年，南京总医院开始在胃肠癌病人中尝试开展加速康复外科的临床研究；

2007 年，黎介寿院士在《中华医学杂志》发表国内首篇介绍加速康复外科的文章；

2007 年，《胃癌围手术期的规范化研究》（江志伟）获江苏省社会发展基金的资助；

2007 年，南京总医院在《中华外科杂志》发表国际首篇胃癌应用 ERAS 的临床研究文章；

2007 年，《加速康复外科新技术在胃肠癌手术病人中临床应用》获江苏省医学新技术引进奖二等奖；

2010 年，南京总医院在《JPEN》《WJG》等杂志发表胃肠癌应用 ERAS 的临床研究文章；

2011 年，南京总医院成立了加速康复外科领导及协作小组，组建了外科、麻醉、营养、护理及行政管理等多学科的合作团队，在全院推广应用 ERAS 项目；

2015 年，《胃癌加速康复外科的规范化研究与推广》（江志伟）获江苏省社会发展重点研发基金的资助（400 万元）；

2015 年，《术后肠麻痹的基础及相关机制研究》获国家自然青年基金项目的资助（王刚）；

2016 年，南京总医院在《中华医学杂志（英文版）》发表文章，总结了胃癌手术应用加速康复外科的十年经验；

2016 年，《结直肠癌加速康复外科与营养支持》项目获中华医学奖三等奖；江苏省医疗科技进步一等奖；军队医疗成果二等奖；

第二阶段：全国多地推广，规范应用研究阶段

2009 年开始，持续举办了 10 多期的 ERAS 全国医学继续教育学习班，培养学员超过 2000 多人；

2012 年，将《加速康复外科的概念及临床意义》首次写入了赵玉沛院士与姜洪池教授共同主编的研究生教材《外科学．总论篇》；

2015 年，完成国内首部《结直肠肿瘤切除手术应用加速康复外科的中国专家共识》（江志伟，李宁教授执笔）；

2015 年，在南京召开了中国首届加速康复外科学术大会，并成立了中华肠外与肠内营养学会加速康复外科学组（李宁教授任组长）；

2015 年，在杭州成立了中国研究型医院协会加速康复外科专家委员会（梁廷波教授任主任委员；江志伟教授任常务委员）；

2016 年，在南京召开了首届胃肠癌加速康复外科与微创外科国际会议；

2016 年，完成国内首部《胃癌胃切除手术应用加速康复外科的中国专家共识》（余佩武，江志伟教授任组长）；

2016 年，在南京成立了江苏省医学会外科分会加速康复外科学组（江志伟教授任组长），并启动了江苏省胃肠癌加速康复外科多中心的临床研究项目；

2016 年，在北京成立了中国医师协会结直肠肿瘤分会加速康复外科专委会（江志伟教授任主任委员）；

2016 年，在杭州成立了中国医师协会外科分会加速康复外科专家委员会（王伟林教授任主任委员；江志伟教授任副主任委员）；

2017 年，在上海成立了中国医疗促进会加速康复外科专家委员会（李宁教授任主任委员）；

2017 年，在南京建立中国医药教育协会加速康复外科专业委员会（江志伟教授任主任委员）。

第三阶段：全国范围推广与普及 走向国际协作的初始阶段

2015 年，全国政协委员冯丹龙女士在调研南京总医院以后，提出了《实施加速康复外科，提升医疗服务质量》为题的全国政协提案；全国政协委员郑翔玲女士同年也提出了《实施"加速康复外科"成就更好医疗》的全国政协提案；

2016 年 1 月，国家卫计委医管中心实地考察了南京总医院 ERAS 项目；

2016 年 12 月，在杭州成立了国家卫计委医管中心加速康复外科专家委员会（黎介寿院士任顾问；王伟林教授任主任委员；杨国斌教授任副主任委员；江志伟教授任委员），加速康复外科项目上升到国家推动层面；

2017 年，赵玉沛院士牵头中华外科学分会与欧洲 ERAS 学会主席 Olle 教授共同签订了中欧 ERAS 全面战略合作协议；

2018 年，中华医学会外科学分会及麻醉学分会在赵玉沛院士及熊利泽教授的领导下，共同发布了《加速康复外科中国专家共识及临床路径管理指南 2018》。

加速康复外科既是一个崭新的理念，更是一个需要我们不断努力探索的临床实践，我们正努力实现黎介寿院士倡导的"无痛、无应激、无并发症，疗效更好"的外科理想，更好地服务广大患者。

江志伟

2018 年 5 月

目　录

第一章

概　论

第一节　加速康复外科的内涵

近年来,国际外科文献检索资料中,fast-track surgery 一词频繁出现,也有不少以此为题的文章,涉及各个区域的手术,效果甚佳,明显地加快了病人的康复,缩短了手术后住院日。国内,外科学术会议也对此感兴趣,进行了讨论。在英语中 fast-track 一词常用以描述事物能迅速完成的途径和方法,fast-track surgery 当指手术快速完成之意。但 Surgery 一词在此并非单指手术操作的部分,而是指手术治疗的完整过程,涵盖术前准备到治疗结束出院。

最早,fast-track surgery 起于心脏外科手术,现已扩展到各类手术,在普通外科范畴内,文献中报道较多的是结直肠外科(colo-rectal surgery)。Win 在 2006 年提出 fast-track colon surgery 的要点是:①术前与病人交谈,告知手术计划以取得病人的合作;②适当的术前营养支持,但应避免过长时间的应用;③选用合理麻醉方法(胸段硬膜外);④积极采用微创技术;⑤不常规应用鼻胃管和引流;⑥术前应用镇静止痛剂(非鸦片类);⑦应用持续胸段硬膜外置管止痛;⑧术后早期用缓泻剂、促肠蠕动剂;⑨术后早期经肠进食;⑩术后早期病人下床活动。纵观这些措施中,除提到应用微创外科外,对结肠手术技术操作方面并没有改变与创新之处,主要的是改善了围术期处理,采用各种已证实有效的方法以减少常见并发症,减少病人的痛苦,加速病人术后的康复,如围术期营养支持、供氧、不常规应用鼻胃管减压、术后早期进食、早期活动等等。这些措施总的概括来讲,意在减少医疗措施带来的应激(stress)[1]。应激是机体受到物理性创伤,机械性损破,化学性损害或情绪因素而引起机体神经、内分泌、内稳态改变。在 fast-track surgery 的措施中强调了应用硬膜外麻醉或区域性阻滞麻醉,术后应用硬膜外置管止痛,并指出是胸段硬膜外,为何?其主要目的在阻断交感神经对应激的反应。当机体受到外来侵袭时,信息由传入神经(afferent fiber)传至下丘脑,继经下丘脑 - 脑下垂体 - 肾上腺素轴(hypothalamus-pituitary-adrenal axis, HPA)而使儿茶酚胺、肾上腺皮质激素的分泌增加,同时也有炎症介质、细胞因子的改变,致有全身性的炎性反应。

任何医疗措施有着正效应的一面,即希望在治疗上起作用的一面,但是,它也都有负效应的一面,每一治疗措施对人体都是一次刺激,将引起一定的应激反应。刺激有大有小,应激反应也随之有强有弱,且与个体的耐受性、敏感性相关。静脉注射或肌肉注射虽疼痛甚微,但对机体是 - 刺激、侵扰,放置鼻胃管引起恶心、呕吐或鼻腔、咽部不适,其对病人的损害可以是微不足道,然而多次多样的小侵扰,也可累积、相加成为一可引起机体较大反应的应激信息。

应激信息可引起下丘脑室旁核(paraventricular nucleus)分泌促皮质激素释放素与激活下丘脑 - 脑垂体 - 肾上腺轴(HPA),糖皮质激素分泌增加,交感神经系统分泌物儿茶酚胺的分泌也增加,这些内分泌激素的增加,导致了机体的一系列反应。除炎性反应外,神志、心血管系统、呼吸系统以及代谢系统都产生了反应。机体因此产生的效应无疑也有着正负两方面的作用,按治疗的要求,希望能加强或保留有利的部分,如凝血机制、组织愈合的炎性过程。减少那些不利的部分,如高分解代谢、过度炎症反应、甚至器官功能障碍。人们虽然抱有如此的希望,但实际上机体的反应是否能恰如其分地达到益多害少的程度,完全取决于所受到的应激程度与下丘脑 - 脑垂体 - 肾上腺轴接受的刺激程度,也就是感觉神经输入的信息量而定。

手术的目的是去除病灶,修复组织与重建功能,是机体先经过病变所造成的损害后,再一次接受治疗所致的创伤-应激,然后进入到修复、康复的阶段。无疑,康复是否顺利、迅速与手术创伤及围术期医疗护理处理所致的应激直接相关。

微创外科理念的提出,已历经半个多世纪,也已取得共识,且创造了许多的方法以及新型的设备。然而,这一理念是否已深入到外科医师的所有操作、措施之中,则还有一段距离。外科医师常过多考虑手术的安全性、彻底性与完整性,给予超需要的处理,增加了应激的强度。

手术操作轻柔、细致,可以减轻应激的程度,但仍有信息经神经传导至下丘脑发生神经内分泌(neurohormonal)反应,为减少这些信息的传导,设法阻断传入神经的应激信号,是减轻应激反应的一种措施。早在1959年Hume[2]与Egdahl[3]即进行了这一方面的动物实验。在实验中,切断动物的坐骨神经或脊髓后,虽有严重下肢损伤并不引起肾上腺素分泌的增加,反之,在坐骨神经或脊髓无损伤的动物,下肢损伤可引起肾上腺素分泌的增加。Brant等[4](1978)在临床取得了验证,在下腹部或下肢手术病人,应用硬脊膜外麻醉(epidural anaesthesia)可以阻断传入神经至中枢神经系统的信号,阻止激活HPA轴,病人肝、小肠的神经反射、疼痛感、分解代谢激素均有下降,高血糖与负氮平衡也都有减轻。Rogers等[5](2000)在141篇文章9559例的荟萃分析中,对比下腹部手术应用硬膜外或脊髓麻醉与全麻的结果,硬脊膜外麻醉的死亡率下降30%,主要的并发症如静脉栓塞、肺梗死、呼吸抑制、肺炎、心肌梗死与肾衰竭的发生率都有所下降。

因此,fast-track surgery不是简单的手术操作快捷,而是应用现在临床上已成熟的理论与方法来减少与阻断对病人机体的应激,降低病人机体由此而产生的反应,尤其是负效应的反应,以加快病人从手术创伤中恢复过来,更快地康复。各类手术从结直肠[6]到胰十二指肠切除,都可以依据fast-track surgery的理念制定关键性的步骤(critical pathways),以达到迅速康复的目的。

英语词fast-track surgery可译为快通道外科,这是用一组措施来促进病人的康复,不可理解为手术技术方面的快速。在fast-track surgery这一名词提出前,曾称为fast-track rehabilitation in surgery(外科快速康复方法),或是enhanced recovery after surgery("ERAS"-programme,促进外科手术后康复程序),后简称为fast-track surgery,理解其含义,译为"加速康复外科"更能表达其主要目的。

简言之,"加速康复外科"主要是尽力降低手术治疗对病人引起的应激反应,加速病人的康复[7]。采取的措施有三个方面,一是术前病人应有体质与精神两方面的准备,二是减少治疗措施的应激性,三是阻断传入神经对应激信号的传导。术前一日不禁食,不作清洁灌肠,少用鼻胃管、引流管,适当输液[8],有效止痛,术后早期进食[9],早期活动,微创手术等等都是减少应激的措施。

应用硬膜外麻醉,区域阻滞麻醉,甚至是全麻加硬膜外/区域麻醉,术后采取硬膜外止痛的方法都有利于阻断应激信号的传导。有效地减少应激,阻断应激信号的传导,尽量减少机体对应激的反应而取得快速康复的效果是fast-track surgery最终结果。缩短术后住院日与术后康复的速度直接相关,也与某些客观环境有关,如病人的家庭情况,病人所在地区的社区医疗条件有关。不可认为缩短术后住院日是fast-track surgery追求的主要目标,相反,不可因治疗措施的改变而增加并发症发生率,不可因住院日缩短而增加返院率。

虽然,fast-track surgery程序讨论中,并未强调病人的并存病与围术期营养支持的重要性,但所提出是单一、典型的手术,而病人能否迅速康复当与原有的体质、有无并存病、营养的状况直接相关,且是首先需要解决的问题。手术前的准备工作如术前营养支持的实施,并存症的处理是fast-track surgery过程前的工作[10]。在营养状态改善,并存症得到控制后,才能实施fast-track surgery的程序。不可认为fast-track surgery的内容中摒除了营养支持及其他处理,也不可认为所有的病人都可直接进入fast-track surgery程序,而必须是那些已经可进入手术期的病人,始能采用这一程序。

加速康复外科不单是对某一类手术围术期处理中行之有效、成熟的经验,加以总结升华。随着这一理念的推广、应用,也将为外科各类病人、各种手术围术期的规范化提出了严格的要求。随着医学技术的发展,加速康复外科的内容、方法必将进一步拓展,如β阻滞剂、生长激素的应用,以进一步阻断应激信号与促进组织愈合[11]。

当前，fast-track surgery 总的要求，是强化围术期处理，加速康复，缩短住院日，不增加并发症发生率，不增加返院率，重视价格/效果比。

（黎介寿）

📖 **参考文献** ···

1. Wilmore DW. From Cathbertson to Fast-Track Surgery：70 years of progression in reducing stress in surgical patients. Ann Surg, 2002, 236：643-648.

2. Hume DM. The neuro-endocrine reaponse to injury：present status of the problems. Ann Surg, 1953, 138：548-557.

3. Egdahl RH. Pituitary adrenal response following trauma to the isolated leg. Surgery, I959, 46：9-21.

4. Brant MR, Femandes A, Mordhurst R, et al. Epidural anesthesia improves postoperative nitrogen balance. Br Med J, I978, 29：1106-1108.

5. Rogers A, Walker N, Schugs S, et al. Reduction of postoperative mortality and morbidity with epidural or spinal anesthesia, results from overview of randomized trials. Br Med J, 2000, 321：1493-1504.

6. Delaney CP, Fazio VW, Senagore AJ, et al. Fast-track postoperative management protocol for patients with high co-morbidity undergoing complex abdominal and pelvic colorectal surgery. Br J of Surg, 2001, 88：1533-1538.

7. Kehlet H, Wilmore DW. Multimodal strategies to improve surgical outcome. Am J Surg, 2002, 183：620-641.

8. Brandstrup B. Fluid therapy for the surgical patients. Best Pract Res Clin Aneasthesial, 2005, 20：265-283.

9. Correia MA, da Silva RG. The impact of early nutrition on metabolic response and postoperative ileus. Curr Opin Clin Nutr Metab Care, 2004, 7：577-585.

10. Kehlet H, Dahl JB. Anesthesia, surgery and challenges in postoperative recovery. Lancent, 2003, 263：1921-1928.

11. Kehlet H, Wilmore DW. Fast-track surgrey, Br J Surg, 2005, 92：3-4.

第二节 加速康复外科的概念和主要内容

一、加速康复外科的概念

加速康复外科的概念是指在术前、术中及术后应用各种已证实有效的方法以减少手术应激及并发症，加速病人术后的康复。它是一系列有效措施的组合而产生的协同结果，许多措施已在临床应用，如围术期营养支持、重视供氧、不常规应用鼻胃管减压、早期进食、应用生长激素、微创手术等等。加速康复外科早期的倡导者及实践者是丹麦外科医生 Kehlet，他早在 2001 年就率先提出了此概念，并在许多种的手术病人中积极探索其临床可行性及优越性，取得了很大的成功，其中最为成功的应用是在结直肠外科领域，已有相应的专家共识与指南发表[1]。目前，英国全民保健系统针对结直肠、骨科、泌尿、妇科及乳腺外科 5 个领域推广应用加速康复外科的理念[2]。最近欧洲加速康复外科协会发表了胃癌胃切除术康复外科的指南[3]。笔者团队于 2007 年率先在国际上开展了胃癌加速康复外科的临床应用研究，其研究结果显示：加速康复外科可使施行胃切除术的胃癌患者围术期获益[4]。

加速康复外科一般包括以下几个重要内容：①术前病人教育；②更好的麻醉、止痛及外科技术以减少手术应激反应、疼痛及不适反应；③强化术后康复治疗，包括早期下床活动及早期肠内营养。良好而完善的组织实施是保证其成功的重要前提，加速康复外科必须是一个多学科协作的过程，不仅包括外科医师、麻醉医师、康复治疗师、护士，也包括病人及家属的积极参与。同样，加速康复外科也依赖于下列一些重要围术期治疗方法的综合与良好整合。

二、加速康复外科的重要组成内容

（一）病人的教育

为了发挥加速康复外科的优势，在实施之前应向病人介绍围术期治疗的相关知识。包括：①详细地告知康复各阶段可能的时间；②对促进康复的各种建议；③鼓励早期口服进食及下床活动的建议及措施。通过术前教育可以减少病人的焦虑及疼痛。因为在加速康复外科中，一些围术期的处理措施可能与传统的方法有很大的不同，如术前 2h 口服碳水化合物、不再常规行肠道准备、出院时间可能提前等，因此，这些均须向病人及家属介绍并取得配合。

（二）优化麻醉方法

在全麻时使用起效快、作用时间短的麻醉剂如地氟烷、七氟醚，以及短效的阿片类药如瑞芬太尼等，从而保证病人在麻醉后能加速清醒，有利于术后早期活动。局麻技术如外周神经阻滞、脊神经阻滞或硬膜外止痛不仅可以止痛，而且还有其他的优点，包括有利于保护肺功能，减少心血管负担，减少术后肠麻痹，更有效地止痛等。神经阻滞是术后最有效的止痛方法，同时它可以减少由于手术引起的神经及内分泌代谢应激反应。术后持续使用 24~72h 的硬膜外止痛，可以有效地减少大手术后的应激反应。有荟萃分析研究表明，使用硬膜外麻醉与全麻相比，可以使下肢手术术后并发症的发生率下降 30%[5]。

术中保持正常体温是加速康复外科中需要考虑的另一个重要问题。低温导致在复温过程中产生应激，有损害凝血机制以及白细胞功能、增加心血管负担等不良作用。术中及术后早期的保温，具有减少术中出血、术后感染、心脏并发症，以及降低分解代谢的作用[6]。

手术日及术后的控制太多的液体输入是加速康复外科中需要重视的又一个问题。传统的方法中在手术当天一般输入 3.5~5.0L 液体，在随后的 3~4d 输入约 2L/d，可能导致围术期体重增加 3~6kg。最近，证据表明减少液体输入量将有利于减少术后并发症并且缩短术后住院时间[7]。使用硬膜外麻醉时可能引起血管扩张，导致血管内容量相对缺乏及低血压，合理的处理方法是使用血管收缩药而不是大量输液。

（三）减少手术应激

手术后由于神经内分泌系统及炎性应激反应被激活，将增加对器官功能的需求，可能导致术后器官功能的障碍。目前，最重要的减少术后应激的技术包括局麻、微创手术及药物治疗（如皮质激素、β 受体阻滞剂或促合成药物）。

使用局麻进行神经阻滞可以减少神经内分泌代谢反应及分解代谢的激活，减少对器官功能的损害，减少肌肉组织的丢失，然而局麻对炎性反应的抑制作用不大。微创手术技术可以减少疼痛及减轻炎性反应，但对控制神经内分泌代谢反应及分解代谢的优势较小。

在小手术术前给予单一剂量的糖皮质激素（常用地塞米松），可以减少恶心呕吐和疼痛，也可以减轻炎性反应，并且没有副反应，可以促进病人从小手术中加速康复。然而，此方法对大手术的效果并不肯定。有研究显示，围术期使用 β 受体阻滞药，可以减少交感神经兴奋，减轻心血管负担，从而减少心脏并发症，在烧伤病人中还发现可以降低分解代谢[8]。围术期使用 β 受体阻滞药可能成为加速康复治疗中的一个重要的组成部分，特别是在老年病人中。

如果病人属高龄或营养不良，应通过营养支持、使用促合成药（氧甲氢龙、胰岛素、生长激素等）以增加瘦组织的合成。已有不少的研究观察了危重高分解状态病人使用促合成药物的作用，如在烧伤儿童中使用生长激素，发现其具有可以间接发挥促进氮平衡，直接促进伤口愈合，以及减少住院日的作用[9]。在危重病人中使用胰岛素可以降低病死率[10]。在 2000 年的一个研究中，在因髋关节骨折而进行手术的老年病人中，使用小剂量生长激素 [20mg/（kg·d）]，与对照组相比术后恢复更快[11]。然而在 1999 年的一个研究报道中，在 ICU 病人中使用生长激素增加了病死率[12]，但 2001 年的一个荟萃分析没有证实这一结果[13]。因此，在这方面还需要更多的研究来证实及指导临床应用。

术后胰岛素抵抗是导致分解代谢增加的一个重要原因，有证据表明术前口服或静脉使用碳水化合物可以降低术后胰岛素抵抗的发生率[14]。这一方法产生的临床益处仍有待于进一步地证实及阐明机制。

由于这一方法简便、符合生理、价格低廉,是一个很有潜力的措施。

(四)控制恶心呕吐及肠麻痹

不论是小手术或大手术,在加速康复计划中术后尽早地恢复正常口服饮食是一个重要的环节。为了达到这一目的,必须控制术后的恶心、呕吐及肠麻痹。使用 5- 羟色胺受体拮抗剂、达哌啶醇、地塞米松等是有效的方法,而使用甲氧氯普胺常无效。研究表明,多途径地控制比单一使用止吐药更有效。另外,在止痛方案中应去除或减少阿片类药物的使用,这有利于减少术后恶心、呕吐的发生。

肠麻痹仍是导致术后恢复延迟的一个重要因素,并可以导致术后不适及腹胀、腹痛。在许多处理肠麻痹的方法中,持续硬膜外止痛是最有效的措施,它除了提供很好的止痛效果外,而且可以帮助控制肠麻痹。在 2001 年的一个研究中,腹部手术术后使用外周吗啡受体拮抗剂可以减少恶心、呕吐及肠麻痹[15]。进一步的研究也证实,使用作用于外周的阿片类受体拮抗剂是改善术后肠功能恢复的一个广泛而有效的方法,此方法简便有效且没有严重的副反应。

(五)术后充分地止痛治疗

充分止痛是加速康复计划中一个重要环节,也是有利于早期下床活动及早期口服营养的必要前提,是减少手术应激反应很有意义的方法[16]。尽管术后止痛治疗已有很大的发展,如持续硬膜外止痛、病人自控止痛、多模式止痛及使用 NSAID 类药等多种方法,但术后仍未能达到完全无痛,因此,术后止痛的研究仍是一个重要课题。

(六)合理地使用鼻胃管、引流管及导尿管

许多研究已证实,在腹部择期手术时不需要常规使用鼻胃管减压引流[17]。随机研究表明,在胆囊切除、关节置换、结肠切除、甲状腺切除、子宫切除及胰腺切除中,常规使用引流管没有好处,可能仅对乳腺切除术后控制积血有益处。乳腺切除术后放置的引流不应影响病人的出院,可以在院外进行观察治疗。一般情况下,结肠切除术后 24h 不建议再使用导尿管,除非是直肠低位前切除,一般须置放 3~4d。

尽管各类导管仅在长期使用时才会发生并发症,但其明显地影响病人术后的活动,增加病人术后康复的心理障碍,因此,各类导管应选择性地使用,而不应作为常规使用。

(七)护理、营养及下床活动

护理在加速康复外科具有重要地位,包括早期康复手术的心理护理,重点在于鼓励病人尽快地恢复正常饮食及下床活动。有荟萃分析研究表明,早期恢复口服饮食可以减少腹部手术后的感染并发症,缩短住院日,并不增加吻合口瘘的发生率[18]。另外也有研究表明,早期进行肠内营养,可以降低高分解代谢。通过有效地处理术后恶心、呕吐及肠麻痹,可以帮助更容易地进行早期肠内营养支持。

术后病人不应该长期地卧床休息,因为这将增加肌肉丢失、降低肌肉强度、损害肺功能及组织氧化能力、加重静脉淤滞及血栓形成。应想方设法增加病人术后的活动,其中充分地止痛是早期下床活动的重要前提保证。术后护理需要很好地计划与组织,制订护理计划表,确定每天的康复治疗目标。

(八)出院计划及标准

一般出院标准如下:口服止痛药控制疼痛良好;进食固体饮食,无需静脉补液;可自由活动;病人愿意并希望回家。加速康复计划的一个重要结果是缩短住院时间,因此出院计划及标准应在术前及住院时就告知病人。仔细与详细地制订出院计划是减少再住院率,增加病人安全及满意度的一个重要措施。由于病人术后有不同程度的不适,在出院后许多治疗仍应继续进行并能得到支持服务,定期的随访计划是必要的。

三、加速康复外科已取得的研究结果

加速康复计划已在外科许多疾病中成功应用,其中结直肠切除手术的加速康复外科治疗方案是其中较为成功的典范之一[19-21],另外成功应用的有骨科、泌尿外科、妇科等手术中。大多研究结果肯定了加速康复外科的效果,如可以缩短住院日、减少并发症、降低再住院率,而不影响安全性。与传统方法相比,加速康复计划对器官功能有保护及促进作用,其优点有早期下床活动,可以更好地维护术后肌肉功能;术后早期地口服营养摄入,可以更好地保存瘦肉质群,减少术后肺功能的损害,早期恢复胃肠蠕动功能,增加活

动能力,增强心血管功能。加速康复计划还增加了病人的满意度,同时减少了治疗费用。

还需要强调的一个概念是加速康复外科主要是为了控制围术期的病理生理学反应,目的是促进病人康复,而不是仅仅是为了早期出院。它的意义不仅在于减少了治疗费用,更重要的是提供了更好且更有效的医疗服务。尽管这些方法可以减少费用,但它们主要的目的是通过减少并发症、提供更好地预后来改善外科手术治疗。

总而言之,加速康复计划的基本概念是通过多模式控制围术期的病理生理变化,很好地改善手术病人的预后。相信此技术的一些原则与方法,最终将被整合到所有的手术病人中。

（江志伟　李　宁　黎介寿）

参考文献

1. Custafsson UO, Scott MJ, Schwenk W, et al. Guidelines for perioperative care in elective colonic surgery: Enhanced Recovery After Surgery (ERAS) Society recommendations. Clin Nutr, 2012, 31 (6): 783–800.

2. Paton F, Chambers D, Wilson P, et al. Effectiveness and implementation of enhanced recovery after surgery programmes: a rapid evidence synthesis. BMJ Open, 2014, 4 (7): e005015.

3. Mortensen K, Nilsson M, Slim K, et al. Consensus guidelines for enhanced recovery after gastrectomy: Enhanced Recovery After Surgery (ERAS) Society recommendations. Br J Surg, 2014, 101 (10): 1209–1229.

4. 汪志伟,黎介寿,汪志明,等. 胃癌患者应用加速康复外科治疗的安全性及有效性研究. 中华外科杂志, 2007, 45 (19): 1314–1317.

5. Rodgers A, Walker N, Schug S, et al. Reduction of poat-opera-tive mortality and morbidity with epidural or spinal anaesthesia: results from an overview of randomized trials. BMJ, 2000, 321 (7275): 1493.

6. Sessler DI. Mild perioperative hypothermia. N Engl J Med, 1997, 336 (24): 1730–1737.

7. Brandstrup B. Fluid therapy for the surgical patient. Best Pract Res Clin Anaesthesiol, 2006, 20 (2): 265–283.

8. Schmidt M, Lindenauer PK, Fitzgerald JL, et al. Forecasting the impact of a clinical practice guideline for perioperative beta-blockers to reduce cardiovascular morbidity and mortality. Arch Intem Med, 2002, 162 (1): 63–69.

9. Ramirez RJ, Wolf SE, Barrow RE, et al. Growth hormone treatment in pediatric burns: a safe therapeutic approach. Ann Surg, 1998, 228 (4): 439–448.

10. Van den Berghe G, Wouters P, Weekers F, et al. Intensive insulin therapy in critically ill patients. N Engl J Med, 2001, 345 (19): 1359–1367.

11. Van der Lely AJ, Lamberts SW, Jauch KW, et al. Use of human GH in elderly patients with accidental hip fracture. Eur J En-docrinol, 2000, 143 (5): 585–592.

12. Takala J, Ruokonen E, Webster NR, et al. Increased mortality associated with growth hormone treatment in critically ill adults. N Engl J Med, 1999, 341 (11): 785–792.

13. Raguso CA, Genton L, Pichard C. Growth hormone (rhGH) administration to ICU patients: a literature survey. Clin Nutr, 2001, 20 (1): 16–18.

14. Ljungqvist O, Nygren J, Thorell A. Insulin resistance and elective surgery. Surgery, 2001, 128 (5): 757–760.

15. Taguchi A, Sharma N, Saleem RM, et al. Selective postoperative inhibition of gastrointestinal opioid receptors. N Engl J Med, 2001, 345 (13): 935–940.

16. Jin F, Chung F. Multimodal analgesia for postoperative pain control. J Clin Anesth, 2001, 13 (7): 524–539.

17. Wilmore DW, Kehlet H. Management of patients in fast track sur-gery. BMJ, 2001, 322 (7284): 473–476.

18. Lewis SJ, Egger M, Sylvester PA, et al. Early enteral feeding versus'nil by mouth' after gastrointestinal surgery: systematic review and meta-analysis of controlled trials. BMJ, 2001, 323 (7316): 773–776.

19. Basse L, Raskov HH, Jacobsen DH, et al. Accelerated postoperative recovery program after colonic resection

improves physical performance, pulmonary function and body composition. Br J Surg, 2002, 89（4）: 446-453.

20. Henriksen MG, Jensen MB, Hansen HV, et al. Enforced mobilization, early oral feeding and balanced analgesia improve conva-lescence after colorectal surgery. Nutrition, 2002, 18（2）: 147-152.

21. Basse L, Madsen L, Kehlet H. Normal gastrointestinal transit after colonic resection using epidural analgesia, enforced oral nurition and laxative. Br J Surg, 2001, 88（11）: 1498-1500.

第三节　加速康复外科的处理方案及临床意义

加速康复外科不仅适用于择期手术患者,也同样适用于急症的骨科、普通外科,甚至内科及重症监护患者。加速康复外科处理原则如早期肠内营养、早期活动、去除导管、患者咨询辅导等措施的应用,其无痛、无应激、无风险的临床意义是深远而重大的。

一、加速康复外科的处理方案

加速康复外科通过应用新技术可以使患者更快地康复。术前饮用碳水化合物饮品、小切口手术、尽量避免使用引流管、尽量少使用阿片类镇痛药、避免水钠过量、早期肠内进食及早期下床活动,这些措施的集成,形成了一套完整的临床路径方案,以保证患者围术期采取的加速康复外科措施具有一致性。已有的研究结果表明:加速康复外科方案一致性越高,其改善患者的临床效果越好[1]。

（一）优化镇痛方案

围术期镇痛不充分将导致患者下床活动困难、睡眠不足及产生应激反应,不合理用药也将产生不良反应。近20年来,研究者推荐多模式及尽量少使用阿片类药物的镇痛方案。施行开腹结直肠手术时,使用神经阻滞方法,例如胸段硬膜外镇痛有较多优点:可以减少脑下垂体 - 肾上腺皮质 - 交感神经系统对手术的应激反应。有研究结果显示:在大手术中使用硬膜外麻醉方法,可以降低患者手术死亡率,减少深静脉血栓、肺栓塞、输血量、肺炎及呼吸抑制等并发症;硬膜外麻醉还可减少阿片类药物的使用、减少术后恶心和呕吐、加快胃肠及肌肉功能恢复[2]。然而,由于新手术方式的出现,特别是腹腔镜结直肠手术,最佳的麻醉及镇痛的方法仍有待研究。有研究结果显示:蛛网膜下腔麻醉比硬膜外麻醉可以更有效地缩短患者术后住院时间,患者术后23h即可以出院[3]。然而也有研究结果表明:蛛网膜下腔麻醉与使用吗啡自控泵比较,虽然可以减少阿片类药物使用量,但不能缩短患者住院时间[4]。其他可以减少阿片类药物的微创镇痛方法包括腹横肌平面阻滞、腹直肌鞘导管及切口局部浸润麻醉。

（二）目标导向性液体治疗

液体量不足会导致氧运输不足,太多则会导致水钠潴留,致使外周及肠道水肿。这两种极端情况都会损害患者的组织氧合。而目标导向性液体治疗需要监测患者每搏量以指导其静脉液体治疗。以往重症监护医师强调使用液体优化氧输量应 >600ml/（min·m^2）,其围术期并发症发生率下降,这可能是因为足够的氧供防止了胃肠道并发症的发生。腹腔镜手术时,由于存在气腹,氧运输量减少。因此,有研究者认为氧输量 >400ml/（min·m^2）可以有效减少围术期并发症[5]。然而并非所有的医师都认为目标导向性液体治疗是有效的[6]。目前临床医师较为一致的观点是精细的围术期液体治疗是值得推荐的方法。术前饮碳水化合物饮品及控制性液体治疗是两个能独立改善患者预后的措施,可以降低25%的术后并发症风险,以及50%术后综合征延迟出院的风险[1]。有研究者认为:对加速康复外科临床路径执行越差则效果越不理想,反之则越好,并强调避免术后液体过量的必要性,每增加1L液体,术后并发症增加约32%,延长约24h的住院时间[1,4]。

二、加速康复外科的临床意义

（一）缩短住院时间

加速康复外科对患者、医疗工作者及医院管理者均有益处。患者可以更快捷地康复,能很快重回正常生活状态。对医疗工作者及医院管理者而言,患者住院时间缩短,不仅可以减少床位需要量,而且可以减少治疗费用。以往评判加速康复的主要标准是住院时间。有研究结果报道:腹腔镜结直肠切除术患者住院时间仅 23h[3]。但该评价指标有一些弊端,如各医院出院标准不一致,如患者是否出院可能不完全是医疗原因。有些医疗机构使用平均住院时间比较;而有些使用中位住院时间;还可能与统计结果的误差有关,如患者中有小部分患者住院时间很长,则中位住院时间将有效地忽视该部分患者。尽管有这些缺陷,但平均或中位住院时间仍广泛地应用于临床,作为评价加速康复外科临床疗效的重要指标。然而,加速康复外科不仅能缩短住院时间,还有其他更多的益处。

（二）减少手术并发症及提高器官功能

加速康复外科要求患者围术期做好充分的准备,并改善围术期的处理措施,可减少患者术后 50% 的并发症[7]。术后并发症不仅与患者手术死亡率有关,还将影响患者长期疗效。因此,减少术后并发症是影响患者术后预后的中心环节。术后 30d 内并发症的发生率比术前风险、术中因素对大手术后患者最终的生存影响作用更大。已有研究结果显示:术后出现并发症患者其生存时间将减少 5.6~18.4 年[8]。加速康复外科中早期下床活动有助于减少肺功能不全及血栓形成等并发症。腹腔镜技术与开腹手术比较,前者可减少约一半的切口相关并发症。肠道功能的早期恢复将维护肠屏障功能,调控肠微生态,降低分解代谢及改善肌肉功能。

（三）减少手术应激反应

手术患者需经历手术应激反应如内分泌、代谢、炎性反应等改变,这些是大手术后患者是否能生存的关键。术后大量儿茶酚胺被释放、蛋白质丢失、高糖血症、全身炎症反应以及显著的免疫抑制,这些都不利于患者康复。糖皮质激素、外周阿片受体阻滞剂、术中保温及早期口服营养制剂等加速康复外科措施,可改善患者的手术应激反应。已有的研究结果表明:施行创伤较小的腹腔镜手术,同时联合加速康复外科处理方案的患者,与单独施行腹腔镜手术或施行开腹手术联合加速康复外科处理方案的患者比较,前者的免疫功能保护最佳[9]。免疫功能的保护可能有利患者长期生存,特别是术后早期对循环中肿瘤细胞的处理。这可能对恶性肿瘤患者有潜在的优势。

（四）影响肿瘤患者预后

如果麻醉技术能显著地改善肿瘤患者预后,这将是一个重要的进步。有研究结果显示:麻醉方法与细胞免疫、NK 细胞以及与肿瘤患者的预后具有相关性[10]。区域性麻醉可延长乳腺癌、前列腺癌患者的生存时间。有研究结果显示:该作用机制可能与吗啡的使用量减少（吗啡具有抑制 NK 细胞的活性）及减少神经内分泌应激反应有关[10]。临床随机研究中的应激反应分析也证实了该现象[9]。然而长期研究结果表明:腹部肿瘤手术时,使用硬膜外麻醉未见其延长患者无瘤生存时间[11]。因此,加速康复外科对肿瘤患者预后的影响仍有待进一步的研究结果加以证实。目前已有研究结果显示:利多卡因体外对乳腺癌细胞具有抗肿瘤作用[12]。麻醉方式及麻醉药物可能改善肿瘤患者预后,这一潜在优势可能将加速康复外科拓展应用到辅助化疗中。

（五）延长生存时间

加速康复外科可以使患者很快地康复并出院,减少应激反应及并发症,其长期优势可能对患者的生存时间产生影响。研究者可将加速康复外科更广泛地应用于延长患者生存时间及提高生命质量的后续研究中。髋和膝关节置换手术患者使用加速康复外科干预后,其结果显示:施行加速康复外科后可显著降低患者术后 30d、90d 的手术死亡率[13]。但在结直肠手术中并没有相关报道。肿瘤或非肿瘤患者施行加速康复外科处理方案后,延长患者生存时间且改善生命质量应视为加速康复外科最重要的成果。

加速康复外科已具有更广泛的作用,不仅可减少手术患者术后并发症及应激反应,而且可能促进免疫功能的恢复,进而影响患者的短期和长期生存状态。

三、加速康复外科有待于进一步挖掘的临床价值

加速康复外科的未来发展之路,其中培训、研究及进一步的转化应用最为重要。加速康复外科的有效性已被验证。结直肠手术的临床随机研究进一步的证据表明:腹腔镜手术联合加速康复外科的处理方案,

其术后临床疗效较好,加速康复外科应用于开腹手术,其临床疗效也较好[14]。但该研究的局限性是加速康复外科中的部分处理措施未能得到患者较好的依从性,较难在临床开展推广。我国加速康复外科仍是个别中心的方案,还没有拓展形成全国的指南与共识。为了保证其持续性及成长性,研究者必须推动培训及教育计划,在大学及研究生阶段,也应将加速康复外科设立为考试课程、专科继续教育、甚至是职业认证考试的一部分。多学科的培训及实践,在其他许多医学领域已获得成功,同样加速康复外科领域也可以参考执行。

加速康复外科研究还需要高质量的研究证据。腹腔镜对免疫功能的保护,可转化为减少术后感染及改善肿瘤预后的关系。在老年患者中加速康复外科的研究也很少,因为老年人生理性贮备减少、合并疾病增多,这些患者更能从加速康复外科中获益。胃癌在我国高发,手术量大,后期可开展加速康复外科在胃切除术中作用的研究。

（黎介寿　江志伟）

参考文献

1. Custafsson UO, Hausel J, Thorell A, et al. Adherence to enhanced recovery after surgery protocol and outcomes after colorectal cancer surgery. Arch Surg, 2011, 146（5）: 571-577.

2. Popping DM, Elia N, Van Aken HK, et al. Impact of epidural analgesia on mortality and morbidity after surgery: systematic review and meta-analysis of randomized controlled trials. Ann Surg, 2014, 259（6）: 1056-1067.

3. Levy BF, Scott MJ, Fawcett WJ, et al. 23-hour-stay laparoscopic colectomy. Dis Colon Rectum, 2009, 52（7）: 1239-1243.

4. Levy BF, Scott MJ, Fawcett W, et al. Randomized clinical trial of epidural, spinal or patient-controlled analgesia for patients undergoing laparoscopic colorectal surgery. Br J Surg, 2011, 98（8）: 1068-1078.

5. Levy BF, Fawcett WJ, Scott MJ, et al. Intra-operative oxygen delivery in infusion volume-optimized patients undergoing laparoscopic colorectal surgery within an enhanced recovery programme: the effect of different analgesic modalities. Colorectal Dis, 2012, 14（7）: 887-892.

6. Ghosh S, Arthur B, Klein AA. NICE guidance on CardioQ（TM）oesophageal Doppler monitoring. Anaesthesia, 2011, 66（12）: 1081-1083.

7. Varadhan KK, Neal KR, Dejong CH, et al. The enhanced recovery after surgery（ERAS）pathway for patients undergoing major elective open colorectal surgery: a meta-analysis of randomized controlled trials. Clin Nutr, 2010, 29（4）: 434-440.

8. Khuri SF, Henderson WC, DePalma RG, et al. Determinants of long-term survival after major surgery and the adverse effects of postoperative complications. Ann Surg, 2005, 242（3）: 326-343.

9. Veenhof AA, Vlug MS, van der Pas MH. et al. Surgical stress response and postoperative immune function after laparoscopy or open surgery with fast track or standard perioperative care: a randomized trial. Ann Surg, 2012, 255（2）: 216-221.

10. Snyder CL, Greenberg S. Effect of anaesthetic technique and other perioperative factors on cancer recurrence. Br J Anaesth, 2010, 105（2）: 106-115.

11. Myles PS, Peyton P, Silbert B, et al. Perioperative epidural analgesia for major abdominal surgery for cancer and recurrence-free survival: randomised trial. BMJ, 2011, 342: d1491.

12. Kirk P, Berger R, Hollman MW, et al. Lidocaine time and dosedependently demethylates deoxyribinuleic acid in breast cancer cell lines in vitro. Br J Anaesth, 2012, 109（2）: 200-207.

13. Malviya A, Martin K, Harper I, et al. Enhanced recovery program for hip and knee replacement reduces death rate. Acta Orthop, 2011, 82（5）: 577-581.

14. Vlug MS, Wind J, Hollmann MW, et al. Laparoscopy in combination with fast track multimodal management is the best perioperative strategy in patients undergoing colonic surgery: a randomized clinical trial (LA-FA-study). Ann Surg, 2011, 254 (6): 868-875.

第四节 加速康复外科临床应用中的医学人文考量

一、医学伦理学原则下加速康复外科的外部正效应

加速康复外科在彰显其丰富的技术内涵的同时,有着突显的伦理学外部正效应。医学伦理学强调医疗行为应遵循自主、有利、不伤害、公正的四大基本原则[1],加速康复外科的成果极大的支持和顺应了这个原则要求。

1. 加速康复外科充分体现自主原则 由于加速康复外科医疗团队的特殊构成,强调多学科、跨领域、全团队、全过程,使得全程诊疗质量得以保证,而且是在患者本人及家属的全程参与下实施的。患方参与了诊疗计划制订和整个实施过程,告知义务、知情同意等规范在这里得到充分贯彻。患方高度自主参与,大大减少了困惑和焦虑,也明显提高了满意度。

2. 加速康复外科极大维护患者利益 加速康复外科的临床应用及其多学科协作模式,为患者全维度创造了最佳的生理、心理康复环境,在控制患者生理、心理应激,减少并发症,降低医疗费用,促进快速康复等方面取得了突出成效,从这个角度来看,加速康复外科最大化地维护了患者健康权益和利益。

3. 加速康复外科努力实现最小伤害 加速康复外科通过理念和技术创新,实现外科手术"微创化"向"最小创伤化"方向的进步,最大限度降低创伤度。同时加速康复外科强调安全康复,这是快速康复基本前提。突出体现在并发症发生率、非计划再入院率、再手术率等指标的控制上。此外,由于加速康复外科提高了手术精确度,手术出血大为减少,使输血成为非常规治疗,由此规避了由输血带来的风险。加速康复外科减少了感染概率,从而抗菌药物使用更加合理,抗生素应用中的风险得到有效控制。综合措施实现了加速康复外科追求的"最小伤害侵袭、最大脏器保护、最佳康复效果"的目标。

4. 加速康复外科有效促进公平公正 加速康复外科的系列成果显著提高了工作效率和医疗资源的合理分配。平均住院日、床位周转次数、床位使用率等指标的大幅度改善,使得床位资源得到释放,血液、药物、特别是抗菌药物等稀缺资源使用量大为减少,可以惠及更多患者,同时也大大缩小了医疗资源分配的选择所产生的可及性差异。

二、加速康复外科推广应用和发展中的医学人文思考

1. 加速康复外科应用与发展必须顺应唯物主义认识论基本规律 辩证唯物主义认识论强调实践观点,指出认识来源于实践,离不开实践,而且必须是变革现实的实践。任何一个科学的认识必须是在坚实的实践基础上,循序渐进的过程[2]。从加速康复外科近20年的发展进程来看,经历了一个实践-认识-再实践-再认识,螺旋上升的过程。加速康复外科从二十世纪九十年代末提出,一路走来,在大量循证医学实践中不断澄清本质、颠覆认识、纠谬归真、变革创新,逐步彰显魅力。而加速康复外科作为认识的客体,在其推广应用中往往受到主体的感性认识和主观能动性的影响。尽管近年来加速康复外科成为外科界研究和推广应用的热点,风生水起,趋之若鹜,发展迅速,但仍然受到传统观念、习惯思维和陈规旧俗的束缚,推广应用并非一帆风顺。加速康复外科推广应用还需要依赖实践的推进,逐步提高主体的认识能力,加深和扩大主体对客体认识的深度和广度,从而达到主观和客观、主体和客体的一致,推动加速康复外科更加全面、更加深入的发展。

2. 加速康复外科应用与发展必须恪守医者社会责任和职业道德 社会责任指的是与社会有关、具有社会意义的责任,包括国家发展目标、公共卫生、社群健康和保护环境的责任。个个病人和家庭构成社群或社会,因此对病人的责任具有重要的社会学意义。医德学要求医者救死扶伤、治病救人,一切行为都要

有利于患者疾病的缓解、治愈和康复,有利于社会人群的健康和社会可持续发展,有利于促进医学科学技术的进步。《健康中国——2030规划纲要》明确提出:要推进健康中国建设,提升医疗服务水平和质量。加速康复外科的临床应用极大地应答了社会对医者责任要求。加速康复外科实现的"无应激、无疼痛、无风险"和"最小创伤侵袭、最大脏器保护、最佳康复效果"的目标,突出维护了患者利益,节约了医疗和社会资源,充分体现了医德实践的成果。而加速康复外科临床研究和实践过程中充满了矛盾与冲突、阻力与碰撞,还要历经大量的风险,这就要求医者处理好继承与创新、审慎与胆识的关系,以社会责任为重,经受住医德的考验。

3. 加速康复外科应用与发展必须遵循科学性原则 科学性原则是指研究的客体是否符合客观实际,是否反应事物的本质和内在规律,强调医疗研究行为必须符合普遍认可的科学标准,遵从规范、指南或共识。一项新技术、新理念的形成也必须遵循科学性原则。加速康复外科一系列的核心和关键技术的创新,是建立在循证医学的基础上实现的。而循证医学亦称循证科学证据的医学,其科学性表现在临床决策中将临床证据、个人经验、患者实际状况和意愿三者相结合,核心是高质量的临床证据,而"证据"及其质量是实践循证医学的关键[3]。临床证据主要来源于大样本的随机对照临床实验、系统性评价或荟萃分析,为临床决策提供了有效查询和评价的科学依据。依赖于循证医学的加速康复外科将传统的经验医学进行了解剖和真理的昭揭,展示了科学进步的力量。但是在当今5P医学模式时代,加速康复外科还应在临床决策和诊疗实践中朝着更加精准、精确、精益的方向发展。

4. 加速康复外科应用与发展必须关注医学人文关怀 人文关怀是对人的主体地位,对符合人性的需求,对人的生存状态、生活条件及保障水平的关怀,强调人的价值和尊严,重视对人的无限关爱[4]。加速康复外科应用当前经过循证医学证实的成熟的、有效的理念和技术,实现维护患者利益的目的,其研究的对象是具有特殊属性的人,人的本质属性是加速康复外科的核心价值和出发点,这就赋予加速康复外科人性特征和文化特征。因此,必须坚持以患者为中心,构建以社会因素参与、综合医学行为科学、人文社会科学一体的医疗服务模式,尊重患者的价值观和主观意愿。加速康复外科丰富了医学人文关怀的内涵,极大地满足了患者的心理和情感需求,极大地减少了患者的生理创伤和应激,极大地减轻了患者的经济和家庭负担。这在医患关系长期错位、人文关怀严重缺失的传统"主动—被动"医疗服务模式下是无法做到的,也极大地提高患者满意度。但是在加速康复外科的应用和发展中仍需要继续关注,甚至加大医学人文的融入,特别是在理念技术的颠覆与创新中还需要进一步循证甄别,谨防伪科学、过度修正和盲目滥用。

(杨国斌 李永昌 陈 莉 江志伟)

参考文献 ••

1. 应可满. 医学伦理原则在医学实践中的作用. 解放军医院管理杂志, 2009, 16(12): 1127-1128.
2. 高岸起. 马克思认识论特性的当代阐释. 学术研究, 2013(2): 7-12.
3. 李琰, 李幼平, 兰礼吉, 等. 循证医学的认识论探究. 医学与哲学(A), 2014, 34(4A): 1-4.
4. 遇时, 尹梅. 柳叶刀上的人文关怀. 中国实用外科杂志, 2011, (7): 585-586.

第五节 加速康复外科理论指导下的围术期处理

腹部外科中的胃肠及肝胆等手术,常会引起机体的高分解代谢、严重的炎性反应和免疫功能的抑制,有可能增加术后并发症发生率和死亡率[1]。以往有许多的研究表明,通过围术期的营养支持,可以保护肠道黏膜屏障功能、缓解炎性反应、保护免疫功能,从而减少术后感染等并发症[2-4]。近些年来,加速康复外科的新理念给腹部外科包括围术期的营养支持及营养管理在内的围术期的处理带来了许多新的变化[5,6]。

加速康复外科强调通过优化围术期处理,以缓解手术创伤应激反应,减少术后并发症,缩短住院时间,病人得以快速康复。围术期营养支持应从帮助手术病人快速康复的角度来加以考虑。

1. 术前禁食　传统观念认为,术前 10~12h 应开始禁食,有时(如结直肠手术)禁食时间更长。但欧美国家现代麻醉学指南表明,病人术前 2h 可以自由进水,术前 6h 可以自由进食。认为减少术前禁食时间,有利于减少手术前病人的饥饿、口渴、烦躁、紧张等不良反应。

2. 术前口服碳水化合物进行代谢准备　现代观念认为,术前进行代谢准备,可以减少术后胰岛素抵抗,缓解分解代谢,甚至可以减少术后的住院时间[7,8]。术前口服含碳水化合物的饮品,通常是在术前 10h 喝麦芽糊精果糖液(如素乾)800ml,术前 2h 喝 400ml。

3. 术前肠道准备　既往行结直肠手术,病人前 1d,有时甚至术前 3d 就开始完全禁食,并通过口服泻剂或灌肠等进行机械性肠道准备。现代外科认为,行胃肠、肝胆,甚至结直肠手术时,无需常规行肠道准备。仅在有严重便秘或需要术中进行结肠镜定位的病人中,行术前肠道准备。这样可减少病人液体及电解质的丢失;并不增加吻合口漏及感染的发生率。

4. 预防性抗生素的使用及麻醉术前用药　传统观念认为,预防性抗生素通常会在术后使用 3~5d;术前也一般给予麻醉前用药,如苯巴比妥、东莨菪碱等。但现代观念认为,腹部外科择期手术,在没有感染症状时,预防性抗生素的使用原则是:术前半小时给予头孢二代抗生素联合抗厌氧菌抗生素甲硝唑一次;如手术时间超过 4h,再给予一次抗生素治疗;不应长时间地使用预防性抗生素[9,10]。术前麻醉用药也无需常规给予。除非术前病人高度紧张,可在手术前夜给予地西泮等,以帮助病人睡眠休息。根据循证医学的证据来预防性地使用抗生素及术前麻醉用药,有利于降低治疗费用及减少护理工作量。

5. 术后早期进食　过去强调术后胃肠道"休息",应等待肠道通气甚至通便以后,再开始进行口服进水、进食,此时一般已是术后第 4~5 天。现代观念认为,腹部外科手术包括胃肠手术等,病人在术后早期就可进水、喝流质,无需等到肠道通气才开始,这样做并不会增加腹胀及恶心、呕吐的风险。如结肠切除术后 4h,就可以进食少量清流质。进食的量及种类,可根据不同手术情况逐渐增加,以病人可以耐受,没有腹胀、恶心、呕吐等不良症状为标准。早期恢复胃肠道的进食,可以提前停止静脉输液,促进肠功能的恢复,加速病人的康复[6,11]。

6. 是否放置鼻胃减压管　过去腹部外科手术前常规放置鼻胃减压管。现代观念认为,腹部外科手术包括胃肠手术时,不需常规放置鼻胃减压管。这样并不会增加病人术后恶心、呕吐、腹胀、瘘等并发症的发生率,而且可以减少术后病人口咽部的不适反应,减少肺部感染的风险,并有利于病人术后早期恢复进食[12]。

7. 麻醉方式及术后止痛　过去常单纯使用全身麻醉或硬膜外阻滞麻醉,术后使用吗啡等阿片类止痛剂作为止痛药物。现代观念提倡使用全身麻醉联合硬膜外阻滞麻醉,术后留置硬膜外导管进行术后止痛。硬膜外阻滞麻醉强调使用中胸段的置管,可以抵制肾上腺交感神经兴奋的传入,减轻应激反应。术中全身麻醉用药强调使用短半衰期的七氟烷、异酚肽尼等,有利于术后很快地拔管、清醒,有利于病人术后的早期活动。术中通过硬膜外导管使用布比卡因或罗哌卡因等药物,减少全身麻醉药物的使用量,也有利于减少因全身麻醉药物引起的应激反应。术后通过硬膜外导管继续使用布比卡因或罗哌卡因等药物进行止痛治疗,这不仅是更有效的术后止痛方法,而且可促进术后肠麻痹的早期恢复[13]。

8. 是否留置腹腔引流管　传统观念认为,腹部外科术后应常规放置腹腔引流管。现代观念认为术后无需常规放置腹腔引流管。这样不仅减少了因放置腹腔引流管导致的疼痛,有利于病人术后早期下床活动,且不增加腹腔感染、出血等并发症的发生率及严重度。

9. 术中保温　过去,术中保温一直未受重视。现代观念认为,由于寒冷可导致应激反应,低温可引起凝血功能异常,不利于病人快速康复。故应注意气管插管、静脉输液、腹腔冲洗液及手术室保温。

10. 术中控制性输液　过去,由于术前长时间禁食、肠道准备等因素,一般在术中开放性补液。一个腹部外科择期手术在手术日,通常需补充 3000~4000ml 液体。现代观念强调术前缩短禁食时间,不常规的行肠道准备,术中提倡控制性输液,不过多地补充含钠液体,从而缩短病人术后肠麻痹的时间,有利于病人术后的快速康复。麻醉时因药物引起的血管扩张导致的低血压,首先使用缩血管药物进行升压治疗,而不是大量地进行补液治疗。

11. 术后早期下床活动　传统观念认为,术后早期应卧床休息。现代观念认为,术后早期下床活动,有利于促进机体的合成代谢,减少下肢静脉血栓形成等风险,使病人快速康复。当然,这需要在充分地止痛治疗,尽量不使用腹腔引流管、鼻胃减压管等前提下完成。

12. 术后导尿管留置时间　既往对术后留置导尿管的时间没有设限,大多放置4~5d,甚至更长。现代观念认为,尽量缩短留置导尿管的时间,不会增加尿潴留的风险。由于术后使用止痛药物等因素影响,一般在术后48h考虑拔除。短期留置导尿管不会增加尿路感染的风险,一般不考虑使用膀胱穿刺导管引流的方法,仅在需要长期放置导尿管的病人中使用。这样不仅可以减少尿路感染的风险,也增加了病人的舒适性。

13. 围术期营养支持的原则　在加速康复外科的新理念中,没有营养不良的病人通常无需常规行肠内或肠外营养支持,而是强调减少术前禁食时间,术后早期恢复口服饮食等措施[6]。同时,非常强调通过减轻围术期的应激代谢,减缓分解代谢,促进合成代谢等诸多环节来促进病人的康复,减少手术创伤对病人营养、代谢、免疫等环节的不利影响。一旦恢复口服进食,鼓励进食高能量及高蛋白的膳食或营养辅助补充品,并且鼓励尽早地进行适量的体能锻炼,以促进合成代谢及机体功能的恢复。

针对术前营养不良的病人,只要符合下列标准之一时,就应该进行术前营养支持:①无肝、肾功能异常,血浆蛋白水平低于30g/L;②6个月内体重下降超过10%以上;③体质指数(BMI)<18.5kg/m²;④客观总体评分(subjective global assessment,SGA)为C级。此时,须根据病人胃肠功能的情况来考虑行术前的肠内或肠外营养支持。一般需行7~14d的术前营养支持,待纠正或缓解了病人的营养不良状态后,再择期行手术治疗。这有利于减少因营养不良所导致的肺部感染、瘘、切口裂开等并发症[14]。如果判断术后可能存在营养不良风险,或胃肠功能不全,可在术中行空肠造口,以利于术后开展肠内营养。对于无营养不良风险,无需长期术后营养支持的病人,则无需在术中常规行空肠造口术。

(江志伟　黎介寿)

参考文献

1. Veenhof AA, Vlug MS, van der Pas MH, et al. Surgical stress response and postoperative immune function after laparoscopy or open surgery with fast track or standard perioperative care: a randomized trial. Annals of surgery 2012, 255(2): 216-221.

2. Zhong JX, Kang K, Shu XL. Effect of nutritional support on clinical outcomes in perioperative malnourished patients: a meta-analysis. Asia Pacific journal of clinical nutrition 2015, 24(3): 367-378.

3. Marano L, Porfidia R, Pezzella M, et al. Clinical and immunological impact of early postoperative enteral immunonutrition after total gastrectomy in gastric cancer patients: a prospective randomized study. Annals of surgical oncology 2013, 20(12): 3912-3918.

4. Sax HC. Immunonutrition and upper gastrointestinal surgery: what really matters. Nutrition in clinical practice: official publication of the American Society for Parenteral and Enteral Nutrition 2005, 20(5): 540-543.

5. Soop M, Carlson GL, Hopkinson J, et al. Randomized clinical trial of the effects of immediate enteral nutrition on metabolic responses to major colorectal surgery in an enhanced recovery protocol. The British journal of surgery 2004, 91(9): 1138-1145.

6. Ohkura Y, Haruta S, Tanaka T, et al Effectiveness of postoperative elemental diet(Elental(R)) in elderly patients after gastrectomy. World journal of surgical oncology 2016, 14(1): 268.

7. Hausel J, Nygren J, Lagerkranser M, et al. A carbohydrate-rich drink reduces preoperative discomfort in elective surgery patients. Anesthesia and analgesia 2001, 93(5): 1344-1350.

8. Ljungqvist O, Nygren J, Thorell A. Modulation of post-operative insulin resistance by pre-operative carbohydrate loading. The Proceedings of the Nutrition Society 2002, 61(3): 329-336.

9. Berrios-Torres SI, Umscheid CA, Bratzler DW, et al. Centers for Disease Control and Prevention Guideline for

the Prevention of Surgical Site Infection, 2017. JAMA surgery 2017.

10. Bratzler DW, Houck PM. Antimicrobial prophylaxis for surgery: an advisory statement from the National Surgical Infection Prevention Project. American journal of surgery 2005, 189(4): 395-404.

11. Tambyraja AL, Sengupta F, MacGregor AB, et al. Patterns and clinical outcomes associated with routine intravenous sodium and fluid administration after colorectal resection. World journal of surgery 2004, 28(10): 1046-1051; discussion 1051-1042.

12. Nelson R, Edwards S, Tse B. Prophylactic nasogastric decompression after abdominal surgery. The Cochrane database of systematic reviews 2007, (3): CD004929.

13. Zhu Z, Wang C, Xu C, et al. Influence of patient-controlled epidural analgesia versus patient-controlled intravenous analgesia on postoperative pain control and recovery after gastrectomy for gastric cancer: a prospective randomized trial. Gastric cancer: official journal of the International Gastric Cancer Association and the Japanese Gastric Cancer Association 2013, 16(2): 193-200.

14. Klek S, Sierzega M, Szybinski P, et al. The immunomodulating enteral nutrition in malnourished surgical patients-a prospective, randomized, double-blind clinical trial. Clinical nutrition 2011, 30(3): 282-288.

第六节　规范化开展加速康复外科的关键问题

一、加速康复外科与集成创新

1. 集成创新是一种非常重要的创新形式　科技的创新包括了三个层面：原始创新、集成创新、引进吸收再创新。其中，集成创新是一种非常重要的创新形式，它强调内部措施的整合、路径的优化、管理的规范，达到"1+1+1>3"的作用及效果。如今，在肿瘤诊治中强调多学科合作（multi-disciplinary treatment, MDT）的模式，其实，加速康复外科就是外科领域的一种 MDT，强调外科、麻醉、护理等多学科的协作与集成，将以前的分兵把守、各自为战，整合为集团作战及系统作战，达到效益及战力的倍增及放大。加速康复外科的实践也验证了这一集成创新模式的成功。

2. 医院行政管理部门的作用　在实施加速康复外科集成创新中十分强调多学科的协作及配合。因此，医院行政管理部门的协调及组织显得十分得重要[1]。在英国及加拿大两国甚至是在国家政府的层面主导这一理念的推广及应用。期望这一重要的外科理念能逐渐获得我国有关主管部门的重视及推广。在2015 年的全国"两会"上已有政协委员提案—《应用加速康复外科理念提升医疗服务品质》，国家卫计委已有批复：在适当的时间选择适当的医院推广应用加速康复外科。

二、开展加速康复外科的启示与思考

1. 加速康复外科面临推广困难，改变传统理念势在必行　在欧洲的一个调查中发现，在欧洲国家仅有约 1/3 的医院在应用加速康复外科的理念[2]，其中阻碍加速康复外科广泛开展的主要阻碍是传统习惯和理念，如术前长时间禁食、术后长期卧床、放置鼻胃管、腹腔引流管等。目前，术后病人一般都会采取"去枕平卧 6h"的护理方式，其实这是一个以讹传讹的做法。是以往在腰麻术后为了防止脑脊液外漏导致头痛才采取的预防措施。目前，大多数病人已采用全麻或硬膜外麻醉，这一"去枕平卧 6h"的方式早应废除，但很可惜的是，这一现象在现在的外科病房中仍普遍可见，它增加了术后病人伤口疼痛、不易咳痰、下肢静脉血栓形成的风险。在骨科早期的加速康复外科研究中发现，加速康复外科强调术后早期下床活动，单这一措施就减少了因下肢静脉血栓导致的肺栓塞死亡的风险约 30%[3]。由此可见，传统护理措施对术后病人康复已形成了严重阻碍。

2. 开展加速康复外科的临床意义不仅仅是缩短住院时间　目前，在我国外科临床中开展加速康复外科还存在着一些误区或问题。如有人简单地认为加速康复外科就是为了缩短住院时间。笔者认为，缩短住院时间是加速康复外科的一个重要指标,但加速康复外科的临床意义不仅仅是缩短住院时间[4]。术后住院时间是衡量外科手术病人康复的一个重要标志,它表明病人器官功能的恢复,是目前衡量外科技术进步的一个不可忽视的指标。目前,国际上比较认可的加速康复外科临床意义是可以提高医疗效率30%,即缩短30%的住院时间。当然,术后住院时间也受到了许多因素的影响,如当地习惯、传统理念、病人意愿等。大量研究显示,加速康复外科除了缩短住院时间以外,其优势其还表现在减少了术后并发症约47%[5];降低再住院率;增加病人满意度;甚至还有延长肿瘤病人生存时间的可能,其机制可能与加速康复外科保护了肿瘤病人术后免疫功能、减少了并发症等因素相关。因此,不能简单地认为加速康复外科仅是为了缩短住院时间,更不是为了缩短住院时间,而勉强、不安全地让病人早出院。

3. 目前有关加速康复外科存在的一些争议 特别是针对早期出院的安全性等有所顾虑。为了保证早期出院的实施,出院后的随访显得很重要,加速康复外科方案一般要求出院后7d内需要有人电话随访;并且为病人留有医护人员的随访电话,以便病人有不适可以随时咨询及快速通道获得住院治疗,这些都要求改变我们现有的诊疗模式。在结直肠手术应用加速康复外科的研究结果表明,应用加速康复外科病人获得早期的出院,并不增加再住院率,反而降低了再住院率[6]。这可能是因为加速康复外科使得器官功能的早期康复,有利促进术后并发症发生率及再住院率的降低。因此,加速康复外科不仅仅是一个外科理念的改变,也是一个外科治疗模式的改变,需要创新现在的临床管理路径。

4. 加速康复外科的可能机制 笔者认为,加速康复外科的核心机制可能是肠功能的快速康复。术后肠麻痹(postoperative ileus, POI)是阻碍外科病人快速康复的重要因素,而加速康复外科的许多措施正是针对预防及治疗POI,如避免或减少阿片类止痛剂;不使用鼻胃管;早期进食水;实施微创手术治疗等[7]。因此,在开展加速康复外科中,要加大对POI防治的研究。

5. 规范化开展加速康复外科途径 开展加速康复外科需要一个可行的临床路径,笔者的经验是,第一,认真地拜读加速康复外科的原始文献,了解掌握加速康复外科的内涵及精髓;第二,到有经验的医疗中心参观学习,了解其中的操作细节;第三,选择比较简单的手术开始尝试,如先从左半结肠或右半结肠切除手术开始,积累经验以后再向比较复杂的胃、直肠、肝、胆、胰等手术拓展。同时需要注意,不同疾病及手术,可能需要不同而特定的加速康复外科路径。今后,需要强调以疾病为导向的加速康复外科研究[8]。

6. 努力实现指南与共识的转化应用 目前国内外已发布了部分有关加速康复外科的共识与指南。许多围术期的措施已有大量循证医学证据,外科临床需要将证据及知识,转化为临床实践,更好地为病人服务,提升医疗护理品质。这其中还需要医务工作者进行加速康复外科临床实践的勇气及决心,当然也需要对外科发展趋势的敏锐观察及判断。笔者相信,加速康复外科与微创外科的联合将是21世纪临床外科的必然选择。当然,有关加速康复外科的研究及应用才刚刚开始,还需要不断地进行基础及临床应用研究,特别是针对外科应激代谢规律的探索,针对外科并发症进行预防,达到外科无痛、无风险的最终目标;实现以最小创伤,获得病人最快的康复、最佳的疗效。

(江志伟 黎介寿)

参考文献

1. 江志伟,易学明,黎介寿,等. 快速康复外科应受到医院管理部门的重视和推广. 实用医学杂志,2012. 28(1):5-7.
2. Hasenberg T, Keese M, Langle F, et al. 'Fast-track' colonic surgery in Austria and Germany–results from the survey on patterns in current perioperative practice. Colorectal Dis, 2009, 11(2):162-167.
3. Rodgers A. Walker N, Schug S, et al. Reduction of postoperative mortality and morbidity with epidural or spinal anaesthesia: results from an overview of randomized trials. BMJ, 2000, 321(7275):1493.
4. 黎介寿,江志伟. 加速康复外科的临床意义不仅仅是缩短住院日. 中华消化外科杂志,2015,14(1):22-24.
5. Gouvas N, Tan E, Windsor A, et al. Fast-track vs standard care in colorectal surgery: a meta-analysis update.

Int J Colorectal Dis, 2009, 24（10）: 1119–1131.

6. Lawrence JK, Keller DS, Samia H, et al. Discharge within 24 to 72 hours of colorectal surgery is associated with low readmission rates when using Enhanced Recovery Pathways. J Am Coll Surg, 2013, 216（3）: 390–394.

7. Mattei P. Rombeau JL. Review of the pathophysiology and man-agement of postoperative ileus. World J Surg, 2006, 30（8）: 1382–1391.

8. Kehlet H. Enhanced Recovery After Surgery（ERAS）: good for now, but what about the future? Can J Anaesth. 2015, 62（2）: 99–104.

第七节　加速康复外科实施中的关键点及推广中的挑战

手术创伤通常不可避免地产生应激反应,过度应激及炎性反应有可能导致器官功能不全及出现并发症,这将严重影响患者的康复速度。加速康复外科是将围术期有循证医学证据的措施整合在一起,将麻醉、护理和外科等学科的最新研究证据完美结合的一种集成创新理念,是采取优化的临床路径,强调减少创伤应激、促进器官功能早期康复、减少并发症和缩短患者住院时间的临床实践过程。以往胃肠道肿瘤手术患者通常术后 7~10d 才能康复出院,而应用加速康复外科的理念,患者术后 3~6d 就可以康复出院。

加速康复外科的主要措施包括:①手术前不再常规进行机械性灌肠或口服泻药行肠道准备,以避免导致患者脱水及电解质失衡;②患者手术前不再整夜地禁食,在手术前 2h 喝含碳水化合物的饮品,这样不仅可以缓解术前口渴、饥饿和烦躁,而且有利于抑制手术后的分解代谢;③不再等到手术后 4~5d 患者肠道通气或排粪后才恢复口服进食,而是鼓励其在手术后的第 1 天就开始少量口服清流质,到手术后的 3~4d 可以恢复口服半流饮食,减少或停止静脉输液;④减少以往手术时常规放置的多种导管,如鼻胃减压管或腹腔引流管等,以减少患者的疼痛,增加患者的舒适度;⑤特别强调手术中全身麻醉插管的同时加用硬膜外麻醉以及留置硬膜外导管在术后 48h 内进行持续给药止痛,应用中胸段硬膜外神经阻滞麻醉,可以阻断交感神经兴奋,减轻创伤应激反应。患者在充分止痛的情况下,手术后第 1 天即可以离床活动,早期的下床活动可以促进机体合成代谢,有利于体力恢复及营养的补充。硬膜外使用罗哌卡因等神经阻滞药还有促进肠蠕动的作用:尽量避免吗啡等阿片止痛药的应用,可以减少发生术后肠麻痹。

一、加速康复外科的关键技术及临床路径

加速康复外科需有严格的临床路径来保证其实施,其最关键的 3 个技术环节是优化术后镇痛、早期离床活动及促进肠功能的恢复。疼痛是手术后最大的应激因素,因此,充分止痛十分必要;加速康复外科的核心之一是肠功能的快速康复,使患者能够术后 2~3d 出院。患者术后 1~2d 就恢复通气及通粪,可耐受半流饮食,就很快可以达到出院标准。在加速康复外科中十分强调不常规放置鼻胃管,不仅可以减少患者的不适和肺炎并发症及减少机体生理杀菌剂胃液的丢失,而且有利于术后早期恢复经口饮食,改善肠黏膜的屏障功能,减少肠道细菌易位。对于不常规放置腹腔引流管的建议,临床上存有争议。其实有证据表明,择期胃肠手术时不需要常规放置腹腔引流管[1]。但目前,不常规放置腹腔引流管的措施尚无需强制执行,建议如果术中渗液较多或对吻合口有担心时,可以放置腹腔引流:需要强调的是适时早期去除,以免因导管疼痛等因素影响患者早期下床活动。导尿管术后 1~2d 内应去除,以利于开展早期下床康复活动及恢复饮水进食。

有研究报道,应用加速康复外科的理念,开腹的结直肠切除患者术后 2~3d 就可以出院,并不增加术后并发症发生率;相反,它减少了心功能不全、静脉血栓形成及肺部感染等并发症的发生[2]。加速康复外科追求的目标是器官功能的早期康复,而不是早期出院,也非省钱。对于高龄、大手术的患者,应用加速康复外科可能效果更好,因为可以减少术后心肺功能不全等并发症发生率。当然,针对不同情况的患者,应用加速康复外科的多项措施也可以适当增减。针对高龄、器官功能不全或营养不良的患者,加速康复外科

十分重视术前器官功能的准备,包括营养支持和心肺功能锻炼等,待器官功能改善后再进行加速康复外科治疗,其效果同样令人满意。

二、困扰加速康复外科广泛开展的主要问题

加速康复外科已应用于胃肠外科、胸心外科、泌尿外科及骨科等领域,均取得了良好的效果,患者术后3~4d即可康复出院。如此明显的效果,为什么临床推广应用却并不令人满意呢?有调查研究显示,在西方发达国家,真正开展加速康复外科的医疗中心比例也不是很高。究其原因,主要是传统理念根深蒂固,原有的围术期处理模式已成为阻碍其开展的最大障碍[3]。例如,全胃切除了还放置鼻胃管减压管,目的何在?患者麻醉清醒后回病房还要"去枕平卧6h",为什么?术后一定需要等到肠道通气才能饮水吗?其实,消化道每天分泌胃肠液体约6000~8000ml,如果每30min口服50ml清流质和水,不会增加吻合口的负担,也不会引起恶心和呕吐,但这将增加患者的舒适性,还可以促进肠蠕动功能的恢复。仔细地研究和思考后就会发现,许多原来习以为常的围术期做法,其实是没有证据的,不合理的措施反而阻碍了术后患者的正常康复。随着近年来的宣传与推广,加速康复外科的应用情况有很大的改善,正逐渐受到越来越多医生的重视与应用[4]。

还有人担心,加速康复外科患者术后很快出院是否会增加或延误诊断吻合口瘘等并发症?是否会增加再住院率?诚然,任何一种新技术或新理念的安全性应是首先需要关注的,加速康复外科有严格的出院标准,与传统出院标准一样,即患者需达到无痛、恢复半流饮食、自由行走、肠道通气和无其他不适症状,不同之处在于加速康复外科的患者可以很快达到这个标准。加速康复外科患者出院后并不是进入社区医疗,不会增加费用;更不是转换术后住院的处所。患者是真正意义上的早期康复出院,这增加了其对治疗的满意度,减少了对手术创伤的恐惧,特别有利肿瘤患者增强进一步抗肿瘤治疗的信心。加速康复外科还强调,患者出院后应有良好的联系随访机制,有任何不适可以第一时间联系到主管医生,并可以及时再住院治疗。近6年来,笔者所在医院开展加速康复外科治疗了1000多例胃肠道肿瘤患者,无一例在出院后发生腹腔感染、出血或瘘等严重并发症而需要再次住院治疗者。因此,为了避免出院后发生严重并发症,不可一味地追求早期出院,仔细地评估是否达到出院标准则十分重要。加速康复外科的早期研究阶段,曾有报道结肠切除手术后2d的出院临床路径,增加了再住院率。但后期的研究中通过进一步优化术后临床路径,调整到3d出院,与传统围术期处理相比,再住院率没有再增加[5]。目前,外科手术并发症的发生仍主要与手术操作技术相关,加速康复外科还不能帮助完全解决外科手术并发症的问题。随着外科技术与器械的进步,胃肠手术后吻合口瘘等严重并发症已得到了有效的控制,在一个好的胃肠肿瘤中心,其发生率在3%左右。通过一些无创的监测手段,如B超、CT等检查,加之临床体检与观察,术后并发症能够早期发现与处理。

开展加速康复外科应循序渐进,首先应该了解加速康复外科的内涵与实质,这有助于深刻了解加速康复外科的本质,克服传统围术期处理的陈旧观念。其次,到有经验的临床医学中心参观交流,可以帮助了解其中一些有益的技巧与配合,例如:针对直肠或左半结肠切除的手术患者,术前肠道准备可以采用1d的低渣饮食;而右半结肠切除患者,术前1d则可以完全正常饮食。建议先从相对简单的左、右半结肠切除手术开始进行尝试,积累经验后,再在直肠切除和胃切除手术患者中应用。

三、加速康复外科受到的关注不足

加速康复外科和腹腔镜微创外科起步时间相差不多,两者都取得了很好的成绩,甚至加速康复外科取得的成绩更好,但腹腔镜外科受到追捧,而加速康复外科一直以来还默默无闻。出现这样的局面原因是多方面的,其中原因之一是加速康复外科推广普及工作做得还很不深入。在我国,更多的还是个别医疗中心的"单打独斗",缺乏多中心的研究结果,也缺乏相关学会等学术组织的大力推广。有研究显示,在加速康复外科新理念指导下的胃癌、结直肠癌开腹手术,并不比腹腔镜手术的患者术后恢复速度慢,而腹腔镜手术存在费用高和需要专门训练等缺点[6]。研究结果显示,无论开腹、常规腹腔镜、单孔腹腔镜或机器人手术的胃、结直肠癌切除患者,均从加速康复外科围术期处理中获益。相信以此理念为指导的外科治疗,必

将会使更多的患者获益。国内首个肿瘤患者营养支持治疗的专家共识将一些加速康复外科的理念加入了其中,例如不常规肠道准备、术后早期进食饮水和加强止痛等。相信,以后加速康复外科会如同腹腔镜外科一样获得更多关注与推广应用。

(江志伟 黎介寿 王 刚)

参考文献

1. 江志伟,黎介寿,汪志明,等. 胃癌根治切除术预防性放置腹腔引流管随机对照研究. 中国实用外科杂志, 2008, 28(9): 761-762.
2. Gouvas N, Tan E, Windsor A, et al. Fast-track vs standard care in colorectal surgery: a meta-analysis update. Int J Colorectal Dis, 2009, 24(10): 1119-1131.
3. Hasenberg T, Keese M, Langle F, et al. 'Fast-track' colonic surgery in Austria and Germany-results from the survey on patterns in current perioperative practice. Colorectal Dis, 2009, 11(2): 162-167.
4. Arsalani-Zadeh R, Ullah S. Khan S, et al. Current pattern of perioperative practice in elective colorectal surgery; a questionnaire survey of ACPGBI members. Int J Surg, 2010, 8(4): 294-298.
5. Andersen J, Hjort-Jakobsen D, Christiarsen PS, et al. Readmission rates after a planned hospital stay of 2 versus 3 days in fast-track colonic surgery. Br J Surg, 2007, 94(7): 890-893.
6. Vlug Ms, Wind J. Hollmann MW, et al. Laparoscopy in Combination with Fast Track Multimodal Management is the Best Perioperative Strategy in Patients Undergoing Colonic Surgery: A Randomized Clinical Trial (LAFA-study). Ann Surg, 2011, 254(6): 868-875.

第八节 加速康复外科的现状与展望

Kehlet[1]在提出加速康复外科伊始,就认识到依赖单一技术或方法来解决围术期的并发症问题是无效的,一些医疗护理措施本身就有可能引起机体的应激反应。他提出通过多模式方法减轻机体应激及加速患者的术后康复。由于加速康复外科的临床应用已取得了很大的成功,目前这一概念已在国际上被广为接受,并且扩展应用到了绝大多数的外科领域。欧洲加速康复外科学会制定了与结直肠切除、胃切除、胰十二指肠切除相关的共识与指南[2-5],并召开了多次国际性学术会议。

在普通外科领域,加速康复外科首先在结直肠切除手术中被成功应用并获得认可。应用加速康复外科方案后,结直肠切除手术患者可以在术后2~3d康复出院。2007年,我们发表了有关胃癌胃切除应用加速康复外科的研究报告[6],此文于2014年被发表在 Br J Surg,被国际首个胃癌胃切除应用加速康复外科的专家共识引用[2],表明我国在胃肠癌加速康复外科领域所做出的探索性研究获得国际同行的认可与重视[6-7]。

2015年,中华医学会肠外肠内营养学分会组建了国内第一个加速康复外科协作组,同时发布了中国第一个加速康复外科相关专家共识[8]。相信随着我国外科医师对加速康复外科重视程度的不断提高和相关研究取得的丰硕成果[9-10],加速康复外科在我国将迎来更大的发展。

一、加速康复外科的推广依然缓慢

Kehlet 提出加速康复外科概念时,试图解决患者术后3~4d仍不能出院的问题。以此为目标,他们梳理出影响术后快速康复的一系列因素。在初始研究阶段,加速康复外科的优点主要表现在缩短住院时间方面:使用与传统相同的出院标准,与传统方法相比加速康复外科可帮助患者更早出院;同时内科并发症发生率也明显降低。尽管加速康复外科的理念及原则很简单,但有资料显示,加速康复外科提出至今,其临床推广依然缓慢。其原因可能是加速康复外科的实施需要多个学科的协作,需要改变传统方法及相关的心理及组织因素,后者往往是阻碍加速康复外科应用的最主要障碍。

二、加速康复外科的目标及未来发展方向

未来加速康复外科的一个重要研究方向是如何不断进步以达到"手术无痛、无风险"的最终目标,其中由手术应激反应及继发的器官功能障碍导致的手术后风险尤应获得关注。在临床工作中,可以联合局部麻醉技术、微创手术技术、药物使用来调理炎症反应。有研究结果显示,术前使用一定剂量的糖皮质激素可通过减少炎性反应增加镇痛效果、促进康复速度并减少术后疲劳的发生[11]。对于通常临床较为担心的糖皮质激素对切口愈合及感染性并发症的影响,并没有相关并发症发生的报道。

尽管围术期镇痛已有许多的进展,但仍要坚持强调多模式镇痛,尽量避免或减少使用阿片类镇痛药,而且应强调以疾病为基础来特异性选择镇痛方法[12]。在加速康复外科研究伊始,学者们就已经发现优化围术期液体治疗是一项重要措施,其内容包括防止发生液体过度负荷和低血容量两个方面。在以后的研究中,还需要进一步阐明液体治疗中晶体及胶体溶液的适合比例,并明确目标导向性治疗的特异性指征及监测技术。

Kehlet 指出,加速康复外科未来还有一个重要的研究方向应该从早期康复、缩短住院时间的终点目标,转而更多地关注及消除术后早期出院的阻碍因素。如传统术后康复方案中,患者卧床时间较长,术后血栓形成的防治就显得非常重要;但加速康复外科方案建议患者早期下床活动,对血栓形成就不需要予以过多关注。另外一个需要关注的问题是术后谵妄及后期的认知障碍,其相关发病原因很多,包括疼痛、睡眠障碍、使用阿片类镇痛药及炎症反应等。初步的研究结果显示,加速康复外科降低了手术导致的上述神经系统并发症的发生率,特别是减少了其在膝、髋关节置换的老年患者中的发生率[13];但仍需进一步加强术后睡眠障碍的研究。实施加速康复外科以后有可能避免低血容量的发生,减少活动时心交感 – 迷走均衡性的变化和外周血管的收缩性,这些都有可能导致术后站立行走不耐受。关于如何减少出院前及出院后的肌肉功能的丢失,以及评估康复锻炼的合理性仍缺乏相应研究,而这对于患者的整体康复及卫生经济学均有重要意义。

加速康复外科方案目前已应用于创伤较大的肿瘤手术,在这部分患者还需关注术前及术后化疗的不良反应。肿瘤相关治疗会对机体功能造成多次打击,包括免疫系统的完整性,这样可增加手术带来的风险。有研究结果显示,肿瘤患者术后早期的并发症将影响患者的长期生存[14]。因此,综合及优化的加速康复外科方案对肿瘤患者的长期生存可能是有益的。

以往的常规做法是对术前危险因素进行充分评估,但除非有循证医学的证据表明充分的术前评估及预防性治疗对预后有帮助,否则这些评估对改善患者结局可能并无益处。新的问题产生了:加速康复外科方案已将外科应激减少,进而可能降低手术对器官功能的损害,那么,目前过多的术前危险因素评估还那么重要吗?初步研究结果显示,在髋关节及膝关节置换手术时,应用加速康复外科与传统模式相比,心肺疾病、糖尿病、年龄及术前活动受限等因素对出院后的并发症影响已较轻微[13];因此,有必要在其他疾病中进行类似的研究以佐证上述研究结果。但其他的一些危险因素如术前严重营养不良及相应的预康复措施如戒烟、戒酒、增强体质等还要要更加重视。未经治疗的术前贫血可能延长住院时间、增加输血率及再住院率;针对术后贫血,也需要进行充分评估并制定出合理的治疗策略。

关于术后并发症,尽管目前已经有了数个术后并发症的分级系统(如 Clavien-Dindo 分级系统),但在应用加速康复外科时这些分级系统需要进行调整。其原因是这些分级系统没有关注并发症到底是内科并发症还是外科并发症,而这对于评估并发症之间的因果关系非常重要。例如,液体治疗紊乱或心肺系统并发症可能导致吻合口瘘或切口裂开;相反,切口裂开再开腹手术,也可能引起心肺系统并发症。前者需要加强加速康复外科处理,后者则需要关注外科技术。目前这些并发症在外科文献中的分类并不一致,限制了对其发病机制、风险及预防措施的深入理解与探索。

多学科协作是加速康复外科方案的重要组成部分,麻醉医师、外科医师、外科护士及理疗师的合作,是成功进行加速康复外科的前提。一些创新性的合作项目已在进行,如在美国实施的围术期患者之家。这些开拓性的努力弥足珍贵,希望借此让更多的外科医师认识到,将不同学科的专业人士进行整合,可以保

证加速康复外科方案的最佳实施。

随机对照临床试验固然可以为单一治疗方法的效果评价提供高质量的循证医学证据，但并不适用于完全应用加速康复外科方案的多因素研究。因此，Kehlet[15]认为，相对于随机对照临床试验，连续、大样本、详尽的多中心前瞻性研究，对于加速康复外科可能更加有效。另外，还要注意防止对加速康复外科的过度解读及在疾病治疗中附加不必要的特殊治疗措施。例如，早期我们在开腹结肠手术时应用加速康复外科仅限于一些基本原则，如术前教育、胸段硬膜外阻滞镇痛、避免补液过多、早期活动、早期恢复经口进食及避免使用鼻胃管、腹腔内引流管等。然而，当加速康复外科方案囊括过多繁琐措施时，其应用反而迟缓。因此，需要在特定的疾病中进行深层次的科学研究。

三、国内加速康复外科的研究现状

（一）南京军区南京总医院的研究历程

近10年来，南京军区南京总医院对临床应用加速康复外科进行了系列研究，取得了较成熟的经验。2007年，该医院发表了国际上第一篇胃癌应用加速康复外科的临床研究[16]。此文于2014年入选欧洲加速康复外科协会发表的国际第一部《胃切除加速康复外科专家共识与指南》，表明我国学者在胃癌加速康复外科的研究中获得了国际认可。2007年，笔者单位也发表了加速康复外科在结直肠癌手术中的应用研究，结果提示，加速康复外科缩短了住院时间，并不增加术后再住院率[17]。同年，黎介寿院士撰文介绍了"快通道外科（fast-track surgery）"的内涵[18]。笔者也发表了《快速康复外科的概念与临床意义》一文[19]，目前Google学术引用已超过670次以上。2011年，在中国科学技术信息研究所公布的论文统计中，该文成为2006—2010年间外科领域论文高被引频次的第一名。目前，本中心已有5篇相关论文入选中国科技部精品学术期刊顶尖学术论文（领跑者F5000）项目。在加速康复外科成功应用于开腹胃肠肿瘤手术之后，我们又将该理念与腹腔镜、单孔腹腔镜以及机器人技术相结合，同样，研究结果显示，加速康复外科可以进一步地缩短住院时间，加速胃肠肿瘤患者的术后康复[20-22]。本中心通过10年研究结果显示，胃肠肿瘤患者术后平均住院时间由2006年的10d左右缩短至目前的5d左右；而术后并发症及再住院率未明显增加（待发表资料）。此外，加速康复外科相关机制的研究结果显示，加速康复外科显著提高了术后肠麻痹的康复速度，表现在术后肠道通气时间、恢复半流饮食及停止静脉输液时间均显著提前[23-24]。同时，研究还发现，加速康复外科保护了患者术后免疫功能，减轻了炎性反应并降低了术后胰岛素抵抗。术后机体组成变化的研究显示，加速康复外科组与传统治疗组相比，患者体质量的减少减缓，瘦肉质群得到保护[17,20,24]。由此可推断，加速康复外科通过调控应激代谢，促进了肠功能的快速康复，这可能是促进手术患者快速康复的中心机制。

2009年开始，本中心持续举办了7届《胃肠肿瘤加速康复外科新理念学习班》，将加速康复外科的理念向全国外科同道进行了推广及应用。在全国及国内多个省份的外科年会上进行了近百场的学术交流，并且接受近千余名代表的实地参观与学习。本中心于2011年成立了以黎介寿院士为顾问的全院加速康复外科领导小组及协作组，包括了护理、麻醉及各外科科室，将加速康复外科的理念在全院外科系统中推广应用。2012年，笔者首次将加速康复外科的概念写入赵玉沛院士主编的研究生教材《普通外科学》"外科总论"中。加速康复外科的开拓者Kehlet教授于2010年及2015年两次到本中心进行学术交流，充分肯定了我们在胃癌领域展开加速康复外科临床研究的国际领先地位，同时建议我们开展国内多中心研究，将中国的研究成果更多地在国际上展示。2015年，《胃癌加速康复外科规范化诊疗及推广应用》获得江苏省重点疾病规范化诊疗重大研发项目基金的资助，目前已开始在江苏省内启动多中心研究项目。

（二）加速康复外科在国内的进展

2015年，加速康复外科在我国进入了一个快速发展的阶段，其标志性事件有3个：①成立了中国第一个加速康复外科协作组；②2015年7月在南京召开了第一届全国加速康复外科大会；③发表了第一部《结直肠手术应用加速康复外科中国专家共识》[25]。之后，中国的加速康复外科研究进入了一个蓬勃发展的新阶段。

1. 多个加速康复外科相关学术团体的成立以及学术会议的召开推动了加速康复外科发展　继中华

医学会肠外肠内营养学会建立加速康复外科协作组以后,江苏、福建、吉林、黑龙江等省份已先后成立了加速康复外科的学组或协作组;中国研究型医院学会的二级学会成立了加速康复外科专业委员会。这些都表明我国的外科同道们已携手行动起来,为中国的加速康复外科事业进行努力。2015 年 7 月在南京召开了全国第一届加速康复外科大会,Kehlet 教授亲自授课;全国约 800 名代表到会交流,包括了外科、麻醉、护理等诸多领域。同时,国内举办的多个全国性学术会议中,都设有加速康复外科分会场,普遍受到与会代表的关注。

2. 相关领域中国专家共识与指南发布加速了加速康复外科的开展 《结直肠手术加速康复外科中国专家共识》包括术前、术中及术后 19 项建议,重点包括不长时间的术前禁食、多模式止痛、术后早期下床、早期饮食、推荐微创手术以及控制性输液等[25]。结直肠手术有关加速康复外科的研究相对比较成熟,因此,在实际执行中将会很快获益。我们推荐,在结直肠手术中积累较多成熟的经验后,再向复杂的肝胆胰及胃切除手术中推进加速康复外科的研究。

《肝胆胰手术加速康复外科中国专家共识》包括了术前、术中及术后的 18 项推荐意见,强调了肝胆胰手术的复杂性,针对出血倾向和吻合口瘘并发症等给予了关注[26]。笔者认为,由于肝胆胰手术的复杂性,目前国际上还没有形成统一的加速康复外科共识,多数单位及多数医生还仅仅是依据各自的经验及习惯来处理患者的围术期,包括各种引流管、止痛及如何进食等。因此,关于肝胆胰手术的加速康复外科,还有很多的研究空间。

《促进术后康复的麻醉管理专家共识》强调了麻醉科医生在围术期所起的作用,使麻醉科医生从提供最佳手术条件、最小化疼痛和保障围麻醉期患者生命安全,向确保患者的合并疾病得到最佳处理以及促进患者术后康复的方向进行转变[27]。麻醉科医生应当在围术期合理调节应激反应(内分泌、代谢和免疫),使用各种已证实有效的方法(优化术前、术中、术后患者管理等)来降低手术伤害性刺激反应,维持重要器官功能,最小化不良反应(如疼痛、恶心和呕吐等),减少并发症,提高康复质量,从而缩短住院时间,减少住院费用,提高患者满意度。由于微创手术及加速康复外科理念的实施,原来认为是增加术前风险的必然因素,如高龄、糖尿病及高血压等,现有的证据显示,这些因素可能对术后并发症并不产生显著的影响[28]。因此,术前检查与评估可能会得以简化。当然,与加速康复外科相关的麻醉处理重点应包括:术中精细地控制性输液、术中保温;术前 2h 自由饮水和术前 6h 进食将被允许及鼓励。

《2015 年普通外科围术期疼痛处理专家共识》强调术后疼痛是重要的应激因素,疼痛对患者术后康复产生不利影响,强调多模式止痛,尽量避免或不使用阿片类止痛剂[29]。目前的多模式止痛经验是:将切口浸润罗哌卡因、口服对乙酰氨基酚、静脉使用 NSAIDs 止痛剂,将这 3 种方法及 3 种药物进行联合使用,显著减少了术后疼痛,并且避免或减少了使用吗啡或曲马多等阿片类止痛剂引起的不良反应,特别是缩短了术后肠麻痹的时间,减少了恶心,呕吐及头晕的发生率。

3. 加速康复外科研究与"道、法、术"的哲学思考 "道":是指加速康复外科针对外科规律的研究,是理论上的创新。"法":加速康复外科在流程、临床路径的研究,是组织管理上的创新,是外科、麻醉与护理等多学科的配合。"术":加速康复外科在腹腔镜、机器人、控制性输液及止痛等技术层面的研究,是技术上的创新。

目前,多数外科医生还停留在"术"的层面的研究,还缺少对"法"(管理及流程)的研究,更缺乏对外科应激规律的"道"(外科应激代谢调控规律)的探究。因此,需要清楚地认识到我国与欧美等医学发达国家的差距,不是手术技术和医疗设备上的差距,而更多的是在管理及理念方面的差距。在加速康复外科研究领域,中国外科同道们不仅需要迎头赶上,更需要早日实现弯道超车。

(三)国内加速康复外科的发展趋势

全国政协委员冯丹龙女士多次深入南京军区总医院调研加速康复外科的临床应用情况,并且于2015年向全国政协代表大会提出提案——《实施加速康复外科提升医疗服务品质》,此提案获得了国家卫生计生委的积极批复。2016 年 1 月 28 日,国家卫计委在我院召开了加速康复外科专家调研会,我院总结介绍了应用加速康复外科 10 年经验,获得专家及领导的肯定与认可。国家卫计委的下一步行动将是选择实施加速康复外科的试点医院和在国家层面制定加速康复外科的实施指南。

目前,在英国及加拿大,加速康复外科研究已获得了国家层面的支持与鼓励,在我国还需要更多的研究证据以获得国家更多的政策支持,希望加速康复外科研究项目能成为政府主导的行为,为加速康复外科的发展创建更大的平台与空间。而我们需要利用中国病例多的优势,尽早启动我国加速康复外科多中心研究,充分发挥大数据的作用。日后的研究必定是以不同的疾病为导向,制定特定疾病的加速康复外科临床路径。同时,加速康复外科需要加强学术交流与宣传,改变医护人员、患者及家属的传统理念;将充分止痛、术后早期下床、早期恢复口服饮食的理念不断推广且深入人心。加速康复外科理念需要外科、麻醉及护理等团队的多学科合作即外科系统的多学科协作诊疗模式(multiple disciplinary team, MDT),强调将现代的外科技术及理论进行集成创新,实现多学科的跨界发展,这将是加速康复外科研究走向深入的必由之路。

(江志伟　黎介寿　李赞)

参考文献

1. Kehlet H. Multimodal approach to control postoperative pathophysiology and rehabilitation. Br J Anaesth, 1997, 78(5): 606-617.

2. Mortensen K, Nilsson M, Slim K, et al. Consensus guidelines for enhanced recovery after gastrectomy: Enhanced Recovery After Surgery(ERAS)Society recommendations. Br J Surg, 2014, 101(10): 1209-1229.

3. Gustafsson U O, Scott M J, Schwenk W, et al. Guidelines for perioperative care in elective colonic surgery: Enhanced Recovery After Surgery(ERAS®)Society recommendations. Clin Nutr, 2012, 31(6): 783-800.

4. Nygren J, Thacker J, Carli F, et al. Guidelines for perioperative care in elective rectal/pelvic surgery: Enhanced Recovery After Surgery(ERAS)Society recommendations. Clin Nutr, 2012, 31(6): 801-816.

5. lassen K, Coolsen M M, Simm K, et al. Guidelines for perioperative care for pancreaticoduodenectomy: Enhanced Recovery After Surgery(ERAS)Society recommendations. Clin Nutr, 2012, 31(6): 817-830.

6. 江志伟,黎介寿,汪志明,等. 胃癌患者应用加速康复外科治疗的安全性及有效性研究. 中华外科杂志, 2007, 45(19): 1314-1317.

7. 柳欣欣,江志伟,汪志明,等. 加速康复外科在结直肠癌手术患者的应用研究. 肠外与肠内营养杂志, 2007, 14(4): 205-208.

8. 江志伟,李宁,结直肠手术应用加速康复外科中国专家共识(2015版). 中国实用外科杂志, 2015, 35(8): 841-843.

9. 姜洪池,孙备,王刚. 快速康复外科的新理念值得重视. 中华外科杂志, 2007, 45(9): 577-579.

10. 季加孚,布召德. 胃肠肿瘤的微创外科与快速康复外科. 外科理论与实践, 2007, 12(6): 519-521.

11. Lunn T H, Kehlet H. Perioperative glucocorticoids in hip and knee surgery-benefit vs. harm? A review of randomized clinical trials. Acta Anaesthesiol Scand, 2013, 57(7): 823-834.

12. Joshi G P, Kehlet H. Procedure-specific pain management: the road to improve postsurgical pain management? Anesthesiology, 2013, 118(4): 780-782.

13. Kehlet H. Fast-track hip and knee arthroplasty. Lancet, 2013, 381(9878): 1600-1602.

14. Khuri S F, Henderson W G, DePalma R G, et al. Determinants of long-term survival after major surgery and the adverse effect of postoperative complications. Ann Surg, 2005, 242(3): 326-341.

15. Kenlet H. Enhanced Recovery After Surgery(ERAS): good for now, but what about the future? Can J Anaesth, 2015. 62(2): 99-104.

16. 江志伟,黎介寿,汪志明,等. 胃癌患者应用加速康复外科治疗的安全性及有效性研究. 中华外科杂志, 2007, 45(19): 1314-1317. DOI: 10. 3760/j. issn. 0529-5815. 2007. 19. 007.

17. 柳欣欣,江志伟,汪志明,等. 加速康复外科在结直肠癌手术病人的应用研究. 肠外与肠内营养, 2007, 14(4): 205-208. DO1: 10. 3969/j. issn. 1007-810X. 2007. 04. 004.

18. 黎介寿. 对 Fast-track Surgery（快通道外科）内涵的认识. 中华医学杂志, 2007, 48（8）: 515-517. DOI: 10. 3760/j. issn. 0376-2491. 2007. 08. 004.

19. 江志伟, 李宁, 黎介寿. 快速康复外科的概念及临床意义. 中国实用外科杂志, 2007, 27（2）: 131-133. DOI: 10. 3321/j. issn. 1005-2208. 2007. 02. 013.

20. Wang G, Jiang ZW, Zhao K, et al. Fast track rehabilitation programme enhanees functional recovery after laparoscopic colonic resection. Hepatogastroenterology, 2012, 59（119）: 2158-2163. DOI: 10. 5754/hge11957.

21. Jiang ZW, Zhang S, Wang G, et al. Single-incision laparoscopic distal gastrectomy for early gastric cancer through a homemade single port access device. Hepatogastroenterology, 2015, 62（138）: 518-523.

22. 江志伟, 赵坤, 王刚, 等. 手术机器人系统在120例胃癌患者治疗中的应用. 中华胃肠外科杂志, 2012, 15（8）: 801-803. DOI: 10. 3760/cma. j. issn. 1671-0274. 2012. 08. 015.

23. 王刚, 江志伟, 鲍扬, 等. 加速康复外科理念指导116例结直肠癌手术. 中华胃肠外科杂志, 2010, 13（5）: 342-345. DOI: 10. 3760/cma. j. issn. 1671-0274. 2010. 05. 012.

24. Liu XX, Jiang ZW, Wang ZM, et al. Multimodal optimization of surgical care shows beneficial outcome in gastrectomy surgery. JPEN J Parenter Enteral Nutr, 2010, 34（3）: 313-321. DOI: 10. 1177/0148607110362583.

25. 中华医学会肠外肠内营养学分会加速康复外科协作组. 结直肠手术应用加速康复外科中国专家共识（2015版）. 中华胃肠外科杂志, 2015, 18（8）: 785-787. DOI: 10. 3760/cma. j. issn. 1671-0274. 2015. 08. 018.

26. 中国研究型医院学会肝胆胰外科专业委员会. 肝胆胰手术加速康复外科中国专家共识. 中华消化外科杂志, 2015, 15（1）: 1-6.

27. 中国医师协会麻醉学医师分会. 促进术后康复的麻醉管理专家共识. 中华麻醉学杂志, 2015, 35（2）: 141-148. DOI: 10. 3760/cma. j. issn. 0254-1416. 2015. 02. 001.

28. Kehlet H. Enhanced Recovery After Surgery（ERAS）: good for now, but what about the future? Can J Anaesth, 2015, 62（2）: 99-104. DOI: 10. 1007/s12630-014-0261-3.

29. 冷希圣, 韦军民, 刘连新, 等. 普通外科围术期疼痛处理专家共识. 中华普通外科杂志, 2015, 30（2）: 166-169. DOI: 10. 3760/cma. j. issn. 1007-631X. 2015. 02. 028.

第二章

加速康复外科与医院行政管理

第一节　加速康复外科对医院管理的影响和要求

加速康复外科理念的应用不仅是临床技术性问题,也与医院行政管理密不可分,是对医院行政管理的一场革新。随着新医改的深入推进,公立医院一直注重内涵建设,积极探索医学诊疗新模式,以期提高服务质量,提高病人满意度,《"十三五"卫生与健康规划》提出要进一步降低患者平均住院日,减轻患者经济负担,不难看出,这些目标的实现与加速康复外科宗旨不谋而合。与欧美等医学发达国家相比,目前我国加速康复外科的差距已不在于技术与设备,而是需要在管理和理念上实现颠覆,所以加速康复外科在医院全面推广与应用需要医院行政的强力支持。

一、加速康复外科对医院管理的影响

1. 充实医院管理理论

(1)拓展医院管理内涵:由于传统的医疗质量管理,强调提供安全、有效、及时的医疗服务,而加速康复外科为代表的一系列新技术、新理念,不仅涵盖诊疗质量,同时强调患者满意度、医疗工作效率、医疗技术经济效果、成本效益指标及医疗的连续性和系统性,极大拓展了医院管理内涵。

(2)贯彻全过程管理制度:加速康复外科工作涉及多部门合作团队,该团队要进行术前评估、改善患者状态、制定诊疗和快速康复方案,术中及术后还要根据患者状态对方案进行适时调整。从术前、术中、术后3个阶段,全维度创造最佳的生理及心理康复环境,使得一直提倡的全过程质量管理得到贯彻落实。

(3)体现现代医学新模式:生物 - 社会 - 心理医学模式已开始朝着 5P(个体化、可预测、可预防、可参与、精神 - 认知)医学模式转变,其中个体化和参与性,是提高患者满意度、诊疗效果的必要条件,加速康复外科根据患者个体情况制定的诊疗模式,能提高患者参与的积极性,从而获得更好的医疗结果。

2. 提高医院管理水平

(1)融合医患双方感情:加速康复外科实施的过程中,除了手术等专业技术治疗部分外,患者几乎参与了诊疗的全过程,能够与医护人员进行充分沟通,及时了解病情现状、治疗进度,能够解决困惑,消除了被忽视的感受,增加了战胜疾病的信心;出院标准严格且在术前及住院时就告知患者,并根据患者的康复进程,客观、准确地评定,增加患者安全及满意度;建立完备的随访制度,给予有效可持续的院外治疗,并建立再入院"绿色通道",确保患者的医疗安全。

(2)扩大诊疗技术效果:加速康复外科加快了患者的康复,这种加速是在保证医疗质量的前提下,通过改进医疗技术加快的。在加速康复外科引进、应用、推广的过程中,特别是手术机器人的应用,真正实现了手术"微创化"向"最小创伤化"方向发展,最大限度降低手术给患者的生理和心理创伤,提升患者满意度。

(3)提高医疗服务质量:一是平均住院日大幅度缩短,床位周转次数增加,床位资源得到高效利用;二是微创技术的使用减少了术中出血,降低了输血率和输血量,节约了血液资源,提高了输血安全;三是减少了患者感染率,从而减少药品特别是抗菌药物的使用,药品资源进一步得到合理利用。

3. 实现医院管理效益全面提升

（1）提升工作效益：加速康复外科等新理念、新技术的应用，一方面，临床医生提高了技术水平，增强了工作能力，也增加了更多领域合作的机会，极大地调动了医务人员工作积极性和创造性；另一方面，拓展了临床医务工作者的思维，提高了科研能力和教学水平，有力地促进了医教研协调发展。此外，加速康复外科的应用，使医患沟通变得频繁，患者给予了医疗工作更多的理解、更高的评价，能够激励医务工作者更好地提高工作效率，服务患者。

（2）提升经济效益：加速康复外科新技术的开展形成了医院新的经济增长点，随着平均住院日、床位周转次数、床位使用率等指标的显著改善，床均收益明显增加，床位周转次数大幅度增加，年手术例数也相应增加。显著提高了医院效益成本比，有助于医院走质量效益型与内涵发展之路。

（3）提升社会效益：加速康复外科理念是一种以患者为中心的服务模式，通过理念转变、细节挖掘、循证实践，简化围术期处理，使医疗护理标准得以革新，不合理医疗和"过度医疗"得以控制。患者因疾病诊疗对工作、生活、家庭的影响得以减少。大量文献表明，使用加速康复外科理念的患者住院费用明显减少，节约了医疗资源，减少了患者的经济负担，必将引导医疗卫生资源合理使用，有利于社会经济发展。

二、加速康复外科对医院管理的要求

加速康复外科理念是医院新的发展机遇，但在临床应用中还存在医务人员传统的观念根深蒂固、难以改变，以及各相关学科间的协作困难等问题，所以全面推广加速康复外科理念，需要医院管理者精心谋划。

1. 成立领导小组，建立管理制度　由于加速康复外科理念是对传统诊疗观念的革新，使得一部分医护人员未能全面认识其重要性，这阻碍了加速康复外科工作的推进，故需要成立院领导小组，给予重视，推动其在临床科室的应用；在组织操作上，对于涉及的临床、护理、麻醉、营养等多个科室，需要领导层统筹协调，在详细分析加速康复外科工作的各个环节及要素基础上，可借鉴业务流程再造理论，重新整合医院各项资源，建立分工明确工作小组，并建章立制，以保证工作有序开展。

2. 组建多学科团队，成立示范中心　鉴于加速康复外科多学科诊疗模式特点，所以组建多学科团队是加速康复外科实践进程中必不可少的重要环节。而这项工作紧靠医生是无法完成的，需要医院领导层面给予理解、支持和有效协调管理。另外，可通过他们的引领作用积累开展加速康复外科的经验，并让更多的人看到加速康复外科的优势从而投身其中，因此在推行加速康复外科的医疗机构内成立加速康复外科示范中心十分必要。

3. 加强培训学习，鼓励科研创新　医院管理部门应积极在院内开展有关加速康复外科知识的培训学习，通过"走出去、引进来"的方式，提高院内临床工作者的工作水平，如让临床工作者前往该领域成功经验的医疗卫生单位学习，或邀请相关单位或专家到医院进行经验推荐和授课培训。另外，可通过科研立项形式，支持临床工作者在加速康复外科领域内的科研创新，提高临床诊疗水平。

4. 总结临床经验，促进成果转化　临床工作者应大胆创新，对加速康复外科中涉及新观念的应用，若不同医务工作者对某一方案存在分歧，可开展临床试验，进行对照研究，在临床上累积一定的经验后，可形成新的循证方案，最终促进成果转化，形成具有循证医学支持的临床诊疗指南。

5. 强化风险意识，建立监督机制　尽管加速康复外科与传统方式相比是安全可行的，但仍需更多循证医学支持，且对围术期各环节及要素的质量要求比较高，为此医院管理部门应充分评估加速康复外科各项措施的风险，加强质量安全监控，针对一些围术期的临床路径及诊疗常规进行了新的规范，针对不同疾病制定不同的加速康复外科方案，同时建立监督机制以保证患者安全。

6. 组织试点先行，适时推广普及　由于加速康复外科涉及到诊疗活动的各个环节，且很多优化措施与传统的观念相冲突。所以，加速康复外科的推行必须循序渐进，需经历一个较长的过程。医院管理部门应根据本院实际，可优先选择几个病种进行试点，在更大范围内验证加速康复外科的适用性和可行性，并进一步完善各类外科手术围术期处理的优化措施，随后可适时推广普及。

三、加速康复外科理念在医院推广应用案例

目前我国加速康复外科只在少数个别科室进行局部改进,使其优势打了折扣,而整体上对其进行流程优化,理论上可以使其优势充分实现。以下将介绍某三甲医院基于业务流程再造理论,在全院推广实施加速康复外科流程改造经验,为各医务管理者提供借鉴与参考。

1. 建立管理组织框架　为推动加速康复外科在医院顺利实施,我院加速康复外科启动工作由院长牵头,医务处负责落实,形成院科两级行政支持框架。鉴于加速康复外科的多学科协助特点,故按学科分工不同和工作流程特点,成立医疗组、医技组、护理组和管理组,在院长与医务处的领导下,形成"医技护管"一体化管理体系(图2-1)。

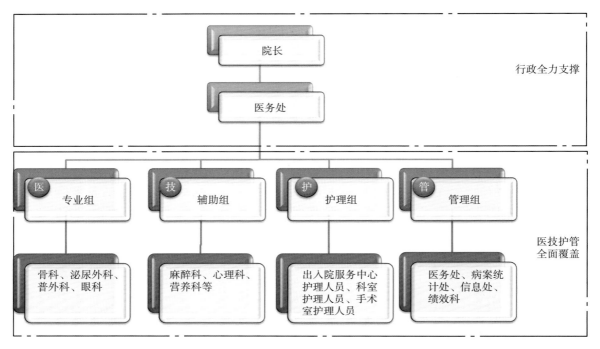

图 2-1　ERA 工作推进管理组织框架

2. 确定试点科室病种　我院在征询各科室主任意见及院领导讨论后,在如何确定试点科室病种上,主要基于以下因素:一是该类病种的住院时间长,二是收治该类病种的患者比较多,三是该类病种是我院重点关注的病种。最终确定四个科室的 8 个病种手术进行试点。分别是骨科:髋关节置换术、膝关节置换术、椎间盘手术;泌尿外科:膀胱癌手术、前列腺手术;普外科:甲状腺手术、腹腔镜下胆囊切除术;眼科:玻璃体视网膜手术。

3. 建设加速康复外科示范病区　为将加速康复外科理念深入临床,强化加速康复外科的规范化诊疗流程,特在试点病种科室建设示范病区,并批若干固定床位为加速康复外科患者床位,主要做到统一宣教、统一诊疗流程、统一讨论等,为后续进一步推广做好基础铺垫;同时,围绕每个病区,集中理顺执行加速康复外科过程中临床问题;另外,临床组、医技组、护理组及管理组以每个病区为工作单位,协调配合,做到"医技护管"一体化,并制定如下工作管理制度。

(1)成立"加速康复外科示范病房"工作小组(以下简称"工作小组",由指导、组长、副组长和组员组成),工作小组多学科协作各司其职,共同负责"加速康复外科示范病房"的创建与管理工作。

(2)工作小组负责组织专家对示范病房参与科室进行定期的监督、检查、指导和评估,定期对科室医护人员进行常规培训。

(3)工作小组负责对"加速康复外科示范病房"创建情况进行定期的回顾总结,并进一步推进落实后续工作。

（4）外科各临床科室、麻醉科、康复科、营养科、医务科、医保办、药剂科、护理部以及其他相关临床科室相关成员均可参加"示范病房"监督工作,可对"加速康复外科示范病房"工作提出意见和建议。

（5）拟开展"加速康复外科示范病房"的科室要根据医院及"加速康复外科示范病房"创建的相关文件要求开展创建活动,同时向医院创建活动小组提交创建申请。

（6）创建科室要成立以外科临床科室主任为组长,组长负责监管"加速康复外科示范病房"是否根据科室及疾病特点,制定并执行加速康复外科流程。

（7）"示范病房"创建活动相关制度纳入医院医疗质量管理体系,作为相关科室医疗质量管理的重要组成部分。

（8）按制定的"示范病房"质量评估标准,创建科室每月一次开展自查,"加速康复外科示范病房"工作小组每季度一次对创建科室全面检查,不断发现存在的问题并及时整改。

（9）在医院组织举办的加速康复外科示范病房定期汇报中,将近期所取得的成绩进行系统性报告,并提出意见与建议。

4. 制定工作小组内容

（1）临床组:各相关临床科室研究制定本科室试点病种的"加速康复外科诊疗模式"、服务流程和病人入选标准,根据病种特点优化术中管理方法,如积极采用微创技术,不常规应用鼻胃管、尿管和引流等;另外各科室指定一名加速康复外科专员,负责与其他辅助科室沟通协调。

（2）医技组

1）麻醉组:围术期疼痛管理是加速康复外科的核心内容之一,对加速康复外科患者,麻醉医师需做到术前麻醉访视;术中做到镇痛、呕心呕吐预防;术后评估镇痛效果、呕心呕吐效果,并反馈给外科医生。

2）心理组:加速康复外科的患者依从性差,而术前重视患者教育、沟通与合作是成功的基础,为此术前心理医师需对其进行心理焦虑评估,给予必要心理支持、认知干预、指导其放松训练并酌情给予药物治疗。

3）营养组:患者术前营养状况对术后能否快速康复有很大影响。故对入组加速康复外科患者的术前营养要求格外高,同时对术后营养支持更不容忽视。所以营养师在术前要做到对患者营养状况的评估和干预,术后要对其进行营养宣教与指导。

（3）护理组

1）科室专业护理组:科室专业护理组负责对加速康复外科患者开展术前健康宣教,术后鼓励、辅助下床康复锻炼;另外在护理过程中,实施动态、持续、预见性的个体化评估,由被动执行医嘱转为主动采取有效措施。

2）手术室护理组:手术开始前,手术室护理组护士需做到三点:一是调解手术室温度;二是为患者铺好加热毯,维持体温大于36℃;三是对输入病人体内液体进行保温处理。

3）出入院服务中心护理组:以往住院患者入院前,需到相应科室登记、拿入院证、等待医生开检查单及办理相关手术等多个环节（图2-2）,患者和家属的聚集,加上其对各环节的不熟悉,易造成各种矛盾及潜在安全隐患。为配合加速康复外科工作,特成立出入院服务中心,主要目的是分流出进入加速康复外科的患者,开通绿色通道,统一为其调配床位资源、入院排程、术前各项检查等工作,在加速康复外科患者出院后,由出入院服务中心护理组的护士负责随访工作。

（4）管理者

1）医务处:医务处在院级领导下,直接负责推动加速康复外科工作。包括组织临床、麻醉、心理、营养、护理等科室召开加速康复外科工作推进会,协调各科室之间工作,听取各方意见,了解流程实施困难,全力协助解决;围绕加速康复外科病种,组织开展多学科诊疗模式,定期考核加速康复外科示范病区,定期总结并反馈;同时协调病案统计室、信息处和绩效科,对加速康复外科试点病种进行质量控制、数据统计和绩效考核,并及时向相关科室和院领导反馈。

2）病案统计处:病案统计室成立加速康复外科病案质量控制组,对加速康复外科病历进行标记,设置加速康复外科病历优先入库通道,分类别统计和管理,并定期向医务处反馈。

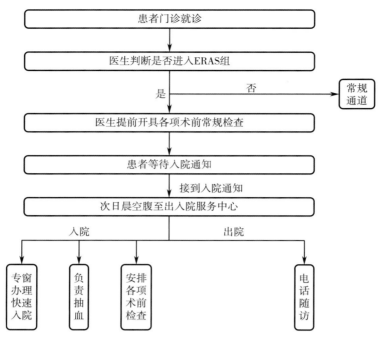

图 2-2 出入院服务中心工作流程

3）信息处：医院业务流程的优化与再造必须依靠医院信息系统和信息技术的支持，医院信息系统是医院业务流程再造的核心。故对入组的加速康复外科患者，我院信息处人员开发用以标识其身份的唯一性编码系统，使所有被标识加速康复外科的患者信息可被专门收集，以便精准、快速统计分析，为后续管理提供信息支持。同时开加速康复外科患者随访信息系统，方便护理人员做好登记随访工作。

4）绩效科：为提供临床应用加速康复外科的积极性，绩效科特制定针对加速康复外科病种的绩效方案，对涉及加速康复外科的临床医师、麻醉医师、护士、心理咨询师、营养师给予相应奖励。

5. 小结

（1）建立以院领导为核心的管理组织是推动加速康复外科应用的关键：目前，加速康复外科难以推广的重要原因是大多数医院管理层还未充分认识到它的发展趋势。而医院业务流程再造的成功，其首要因素是医院核心管理层的优先关注。尽管加速康复外科优势明显，但从文献分析发现，国内许多医院大多由临床医生在本科室应用此理念，未见从全院层面实施加速康复外科的案例。这表明加速康复外科在推广过程中面临一定困难，所以需要医院管理部门统一协调。我院在推广过程中，首先建立加速康复外科工作的管理组织框架，由院长牵头，多次组织全院医、护、麻、营养、医务等部门，对加速康复外科工作作出指示与安排，确保在全院顺利实施。

（2）"医技护管"一体化是推动加速康复外科顺利实施的保障：良好而完善的组织实施是保障加速康复外科成功实施的重要前提。由于业务流程再造的特点是突出流程，而非科室的分工，所以我院在实施加速康复外科过程中，紧紧围绕加速康复外科理念，分析各流程、各要素条件，在业务流程再造理论指导下，成立临床、医技、护理、管理四个工作小组，制定各自工作小组内容，相互协调配合，并以示范病区为工作单位，保证每个试点病种都做到"医技护管"全覆盖。目前加速康复外科理念已在我院试点科室成功推行，试点病种的术前等待日、平均住院日、平均住院费用等指标也明显下降，后续我院将在"医技护管"一体化的工作框架下，扩增新的加速康复外科病种。

（3）持续流程改进是保证加速康复外科稳定推进的生命力：加速康复外科的业务流程再造完成后需要做好监测评估，达到持续改进目的。我院加速康复外科实施一段时间后，发现对加速康复外科手术患者术前2~4小时口服营养水的要求很难达到，导致手术计划终止。分析发现是上一台手术时间超过原定手术排班时间，为此规定等待手术的加速康复外科手术患者，无论上一台手术时间是否超过预定时间，结束前 2~4 小时需由手术室护士联系科室专业护士，再由科室专业护士负责给加速康复外科手术患者口服营养水。另外，对于收入院的加速康复外科患者，从后台信息统计发现，一些患者并不符合加速康复外科服务标准。为此对门诊医生不能确定是否进入加速康复外科组的，可在门诊组织院内会诊，这样可以提高诊断率，而无需直接收入院再判断决定是否进入加速康复外科组，导致资源浪费和工作效率降低。故稳定推动加速康复外科工作，持续流程改进必不可少。

（4）病种路径优化是加速康复外科管理流程改进的核心目的：加速康复外科作为一种优化的临床路径，其意义已远超传统临床路径，它的多学科诊疗模式特点，要求各学科能最大化减少患者应急反应，以此形成一套集成创新的诊疗规范和服务流程。我院从行政管理层面推动加速康复外科，主要是通过制定加速康复外科的管理流程来改造加速康复外科的围术期服务流程，且围术期的每项流程和具体要求都基于循证医学支撑，而最终目的是使加速康复外科病种的临床路径优化。

（侯冷晨　秦环龙）

📖 **参考文献** ··

1. 江志伟，黎介寿. 我国加速康复外科的研究现状. 中华胃肠外科杂志，2016，19（3）：246-249.
2. 唐星明，唐刘蕴泉，黎介寿. 加速康复外科理念提升医院管理能力. 中华医院管理杂志，2017，33（1）：72-74.
3. 李永昌，江志伟，邵加庆，等. 加速康复外科在医疗质量改进中的作用与推广策略. 中国医院管理，2013，33（12）：43-45.
4. 车国卫，李为民，刘伦旭. 快速肺康复需要围术期流程优化. 中国胸心血管外科临床杂志，2016（3）：216-220.
5. 谢正勇，程黎阳. 快速康复外科面临的问题及思考. 实用医学杂志，2012，28（3）：502-503.
6. 秦环龙，贾震易. 加速康复外科在结直肠外科应用中应关注的若干问题. 中华结直肠疾病电子杂志，2017，6（1）：2-5.
7. 胡祖斌，易红，刘蔚，等. 医院业务流程优化与再造的理论和方法. 中国医院管理，2005，25（12）：17-20.
8. 来勇臣，宋镇. 业务流程重组对医院信息化建设的重要性. 中华医院管理杂志，2004，20（12）：750-752.
9. 江志伟，黎介寿. 快速康复外科——优化的临床路径. 中华胃肠外科杂志，2012，15（1）：12-13.

第二节　加速康复外科应受到医院管理部门的重视

如何改善患者的治疗效果，减少并发症，降低医疗费用，缩短住院时间，加快床位周转，提高医疗服务质量，是医疗管理部门必须重视和思考的一个重大问题。近年来，加速康复外科这一新理念为临床外科治疗提供了一个新的模式，在一定程度上改变了目前传统外科治疗的陈旧模式，在减少医疗费用的同时，也提高了医疗服务质量，在真正意义上缩短了住院时间。

加速康复外科起源于欧洲，丹麦医生 Kehlet 是其先期的重要推动者。近年来，加速康复外科理念正逐渐受到外科临床的重视，已逐步应用于普通外科、骨科、妇产科、胸心外科、整形外科等多个学科中，加速康复外科正对外科临床起着革命性的变革作用。在欧洲，关于在结肠切除手术患者中应用加速康复外科，已达成了专家共识[1]。目前，英国政府已开始研究如何在临床广泛地开展加速康复外科，以期更合理地利用医疗资源，缩短住院时间，加速床位周转，减少医疗消耗。相信不久的将来加速康复外科会成为外科临床广为应用的新理念。

一、加速康复外科的优势

加速康复外科采用了十多项有循证医学证据支持的新措施，其核心环节是减少围术期的创伤与应激反应,减少术后并发症,从而获得手术患者的快速康复。其优势主要体现在显著地缩短了住院时间、减少了术后并发症、改善了患者术后器官功能、降低了治疗费用、加快了床位的周转。目前,加速康复外科在结直肠切除手术中的应用最为成功,加速康复外科理念指导下的结直肠开腹手术患者在术后 2~3d 即可康复出院[2],其出院标准与传统标准是一样的,均达到半流饮食、无痛、肠道恢复排气等,并非是将患者转入社区医疗,而是正常的康复出院;另外,应用加速康复外科治疗的患者其体能恢复也比传统方法更为快速。下面结合其主要内容阐述加速康复外科的优势如下:

1. 术前教育　通过充分的术前教育可以减少患者的恐惧及紧张感,有利于患者更好地配合治疗。加速康复外科要求医护人员在术前对患者进行较详细的宣教,让患者熟悉病区环境,了解手术方式,知道手术前后如何进行准备及配合,在术后如何配合早期下床活动,如何进行早期喝水及进食,也让患者知道术后大概的出院时间等。通常应用加速康复外科治疗的患者出院时间都比传统方法大为提前。

2. 术前器官功能的锻炼及营养支持　术前针对有肺功能不全等的患者,强调进行心肺功能以及四肢肌肉功能的锻炼,以增加术前患者的体能贮备。针对营养不良的患者,可以通过术前的肠外或肠内营养支持来纠正其营养不良,等到营养不良纠正以后再进行手术,可以降低术后并发症的发生率。

3. 术前用药　预防性使用抗生素应该在手术开始前半小时就给予,一般使用头孢二代抗生素联合甲硝唑一次剂量,如果手术操作时间超过了 4h,再增加给予一次剂量抗生素,而不是传统的方法在术后长时间地预防性使用抗生素。不需要在术前常规给予麻醉前用药如苯巴比妥钠、东莨菪碱等。针对术前有高度紧张的患者,手术前夜可以给予安定等,以利于患者的睡眠休息。

4. 术前肠道准备　加速康复外科根据循证医学的结果认为在胃肠等择期手术中不需要常规进行肠道准备,包括不需要使用口服泻剂或进行机械性灌肠[3]。术前不常规进行肠道准备,从而减少液体及电解质的丢失,有利于维持水电解质的平衡,并且此举并不增加吻合口瘘及腹腔感染的发生率。而仅在有严重便秘或需术中进行结肠镜定位的患者中,才进行术前肠道准备。

5. 术前禁食时间的选择及术前口服碳水化合物进行代谢准备　在加速康复外科治疗中根据现代麻醉学的指南,患者术前 2h 可以自由进水,术前 6h 可以自由进食[4]。除非存在胃肠梗阻的患者,一般患者不需要在术前长时间禁食。缩短术前禁食时间的优点是有利于减少手术前患者的饥饿、口渴、烦躁、紧张等不良反应,有利于患者更好地面对手术创伤应激,而且这一措施并不会增加麻醉时反流误吸的危险。加速康复外科中还强调术前口服含碳水化合物的饮品进行代谢准备,如果患者在上午进行手术,通常的护理方法是在手术的前夜 8:00 让患者喝含 12.5% 碳水化合物饮品 800ml,手术日的清晨 6:00 再补充 400ml。有研究[5]显示此方法可以减少术后胰岛素抵抗和术后高血糖的发生率,缓解分解代谢,缩短术后的住院时间。

6. 术前不常规放置鼻胃减压管　加速康复外科方案中在术前不需要常规放置鼻胃减压管,这不仅不会增加术后恶心、呕吐、腹胀、消化道瘘等并发症的发生率,而且还能减少鼻胃管对患者口咽部的不良刺激,减少肺部感染的风险,有利于术后恢复早期进食[6]。术中如果发现因为气管插管时引起的胃胀气现象,可以通过细针穿刺胃腔进行抽气的方法来减压。

7. 麻醉及术后止痛　加速康复外科中强调使用全麻联合硬膜外麻醉,使用硬膜外麻醉及术后止痛可以减缓应激反应,充分术后止痛,可以促进术后肠麻痹的恢复[7]。使用中胸段的硬膜外麻醉,可以抑制交感神经以减轻手术创伤引起的应激反应。全麻药使用短半衰期的七氟醚、瑞芬太尼等,有利于患者术后快速清醒拔管,进而有利于患者术后早期活动。术后通过硬膜外导管继续使用布比卡因或罗哌卡因等药物进行止痛治疗,此类药物没有吗啡等阿片类药物引起肠麻痹的副作用,不仅可以更有效地进行术后止痛,而且不影响患者的运动功能,有利于患者术后早期下床恢复运动。通过口服非阿片类的止痛药如塞来昔布等,可以缩短术后肠麻痹的时间。术后一般使用硬膜外止痛治疗 48h,此阶段需要注意硬膜外导管的无菌护理及保持导管给药的通畅。

8. 术中不常规放置腹腔引流管　研究[8]表明在腹部外科手术中不常规放置腹腔引流管并不会增加术后腹腔内出血、腹腔感染等并发症的发生率及严重度,相反因为减少了腹腔引流管的不良刺激,而减少了其引起的疼痛,更方便患者在术后早期下床活动。

9. **重视术中患者的保温**　有研究发现,低温可以引起患者的应激反应,也可以导致患者凝血功能的异常。因此,加速康复外科强调患者的保温问题,重视吸入气体、静脉输液、腹腔冲洗液及手术室的保温等处理,针对高龄、危重患者使用保温毯等措施。

10. **术中避免过多输液**　有研究[9]发现,在术中过多输入液体,特别是含钠液体后,将导致术后肠麻痹时间的延长,不利于患者的康复。因此,加速康复外科方案术中进行控制性的输液,不过多地补充含钠的液体。因使用麻醉药物导致的低血压,首先使用缩血管药物进行治疗,而不是首选大量补液进行治疗。

11. **术后早期恢复进水和进食**　研究[10]发现,术后给予患者每天 3 次咀嚼口香糖的"假饲"治疗,可以促进术后肠运动功能的恢复,缩短术后肠麻痹的时间。还有研究证据表明在术后的早期可以恢复进食、进水,并不需要等到肠道恢复通气再恢复进食。在结肠切除术后 4h 进食少量清流质,并不增加术后腹胀及恶心、呕吐的危险[11]。只要患者胃肠可以耐受,没有腹胀、恶心、呕吐等不良反应,根据不同手术的情况逐渐增加进食的量及种类是安全的。一般在术后第 1 天饮水或清流质 500~1000ml,术后第 2 天增加到 1000~2000ml,一旦每天可以口服量达到生理需要量 2500ml 左右,就可以考虑停止静脉输液,这通常是在术后的第 3、4 天。

12. **鼓励术后早期下床**　传统手术时强调患者术后早期卧床休息,而加速康复外科治疗中强调在充分止痛,尽量不使用腹腔引流管、鼻胃减压管等前提下,鼓励患者术后尽早下床活动,这有利于促进患者机体的合成代谢,减少下肢静脉血栓形成等风险。一般制定的护理计划要求,术后第 1 天下床活动 2~4h,第 2 天 4~6h,第 3 天以后为 6h 以上。

13. **术后早期拔除导尿管**　有研究发现,考虑到术后使用止痛药物等因素的影响,一般在术后 48h 就可以拔除导尿管。早期去除导尿管可以减少发生尿路感染的风险,并且增加了患者的舒适性,减少了对患者尿道的不良刺激症状。

二、医院管理部门在推进加速康复外科实施中的组织与协调作用

综合现有的循证医学证据,不难发现,践行加速康复外科理念可以显著缩短患者住院时间、减少术后并发症、改善患者术后器官功能、降低治疗费用、加快床位的周转。目前,我国正在大力开展临床路径的推广应用,而加速康复外科就是一种优化的临床路径,它优化了围术期的术前、术中及术后的全过程,可以适应于开腹手术,也适应于腹腔镜微创外科,而且比腹腔镜外科更全面地重视微创的理念。加速康复外科是对传统临床路径的一种超越,其意义会越来越受到重视。因此,医院管理部门应该把握时机,积极推进加速康复外科在临床的应用。

但是,即便加速康复外科已有较多的循证医学证据进行支持,在目前加速康复外科理念较为盛行的欧洲,研究也发现加速康复外科在临床的应用仍有很多阻力,在国内更是如此。究其原因可能是:

（1）教育不足,医护人员不知道加速康复外科的理论,或者即便知道,也未必能全面和正确理解。

（2）加速康复外科涉及对一些传统诊疗观念的更新,但是传统观念"传承百年"成为了一种习惯,且往往"深入人心",从而影响了加速康复外科在临床的开展。

（3）加速康复外科的实施过程中牵涉到外科、麻醉、护理等多个学科的相互协作,但关于加速康复外科的多学科协作的研究目前还处于探索阶段。

（4）随着社会的发展、法制的健全、医学知识的普及以及人们素质的不断提高,患者及家属的法律意识和维权意识也不断增强。近年来,医患、护患关系比较紧张,医疗纠纷也不时出现。在这种背景下,不管是医院管理部门还是临床工作者,基本还是着重于"医疗安全第一"的理念,从而也限制了加速康复外科作为一种常规在临床广泛开展。

加速康复外科要在临床成功实施,其重要的保障措施之一就是医院管理部门的良好组织与协调。医院管理部门应该与时俱进,积极更新管理理念,把握外科学发展的主流方向,从而创新管理手段和方式。医院管理部门应积极在院内组织开展有关加速康复外科知识的学习,通过"走出去,引进来"的方式,让临床工作者前往国内外在加速康复外科领域已经取得成功经验的医疗卫生单位进行学习,或者邀请相关单

位或专家到医院进行经验推荐和授课培训,帮助临床医护人员正确认识和全面理解加速康复外科理念,从而引导其更新理念。同时,医院管理部门应在充分评估加速康复外科各项措施的风险和保证患者安全的前提下,积极推广加速康复外科在临床的应用,组织和协调加速康复外科实施过程中涉及的外科、麻醉、护理等多个学科之间的协作,针对一些围术期的临床路径及诊疗常规进行新的更新与规范,针对不同的疾病制定不同的加速康复外科方案。从 2006 年开始,我院在普通外科的胃肠肿瘤手术患者中实施加速康复外科,目前已取得较好的成绩,术后平均住院时间从 10d 缩短到 6d 左右,平均治疗费用也大为降低[12-13],这与我院的医院管理部门做了大量的组织和协调工作是分不开的。

相信在不久的将来,加速康复外科这一新理念必将为广大医务人员所接受,必将为广大患者造福,也必将会有利于更有效地利用社会医疗资源,加速康复外科也为适应按效果付费(payfor-performance)的新模式提供了一种全新的解决方案。

(江志伟　黎介寿　杨国斌)

参考文献

1. Fearon KC, Ljungqvist O, Von Meyenfeldt M, et al. Enhanced recovery after surgery: a consensus review of clinical care for patients undergoing colonic resection. Clin Nutr, 2005, 24(3): 466-477.

2. Varadhan KK, Neal KR, Dejong CH, et al. The enhanced recovery after surgery(ERAS)pathway for patients undergoing major elective open colorectal surgery: a meta-analysis of randomized controlled trials. Clin Nutr, 2010, 29(4): 434-440.

3. Slim K, Vicaut E, Panis Y, et al. Meta-analysis of randomized clinical trials of colorectal surgery with or without mechanical bowel preparation. Br J Surg, 2004, 91(9): 1125-1130.

4. Ljungqvist O, SØreide E. Preoperative fasting. Br J Surg. 2003, 90(4): 400-406.

5. Soop M, Nygren J, Myrenfors P, et al. Preoperative oral earbohydrate treatment attenuates immediate postoperative insulin resistance. Am J Physiol Endocrinol Metab, 2001, 280(4): E576-E583.

6. Carrere N, Seulin P, Julio CH, et al. Is nasogastric or nasojejunal decompression necessary after gastrectomy? A prospective randomized trial. World J Surg, 2007, 31(1): 122-127.

7. Rigg J R, Jamrozik K, Myles PS, et al. Epidural anaesthesia and analgesia and outcome of major surgery: a randomised trial. Lancet, 2002, 359(9314): 1276-1282.

8. Urbach DR, Kennedy ED, Cohen MM. Colon and rectal anastomoses do not require routine drainage: a systematic review and meta-analysis. Ann Surg, 1999, 229(2): 174-180.

9. Lobo DN, Bostock KA. Neal KR, et al. Effect of salt and water balance on recovery of gastrointestinal function after elective colonic resection: a randomised controlled trial. Lancet, 2002, 359(9320): 1812-1818.

10. Schuster R, Grewal N, Greaney GC, et al. Gum chewing reduces ileus after elective open sigmoid colectomy. Arch Surg, 2006, 141(2): 174-176.

11. Lewis SJ. Egger M, Sylvester PA. et al. Early enteral feeding versus "nil by mouth" after gastrointestinal surgery: systematic review and meta-analysis of controlled trials. Br Med J, 2001, 323(7316): 773-776.

12. 江志伟,黎介寿,汪志明,等. 胃癌患者应用加速康复外科治疗的安全性及有效性研究. 中华外科杂志, 2007, 45(19): 1314-1317.

13. 江志伟,黎介寿,汪志明,等. 加速康复外科用于直肠癌前切除病人价值探讨. 中国实用外科杂志, 2008, 28(1): 59-61.

第三节　加速康复外科在医疗质量改进中的作用与推广策略

一、加速康复外科在医疗质量改进中的作用

1. 提升医疗服务品质　医疗服务不仅要达到治愈疾病的目的,还要减轻诊疗行为给病人带来的痛苦,改善病人康复的效果和愈后的生活质量[1]。加速康复外科采取一系列优化措施,在减少机体应激反应的同时,也减轻了对患者生理和心理的伤害,提升了医疗服务的品质。例如,传统的观念认为胃肠手术前必须进行常规肠道准备,包括口服泻剂或机械性灌肠,给病人增加了很大痛苦。而在加速康复外科中,胃肠等择期手术则不需要进行常规肠道准备,这样不仅让病人免受了不必要的痛苦,也减少了液体及电解质的丢失,有利于维持水电解质的平衡。同时,循证医学证据也证明这一做法并不会增加吻合口瘘及腹腔感染的发生率。

2. 节约医疗卫生资源　当前,"看病难、看病贵"已经成为一个比较突出的社会问题,造成这一问题的一个重要原因是有限的医疗卫生资源与人们日益增长的医疗需求之间的严重失衡[2]。加速康复外科在提升服务品质的前提下,不仅缩短了病人的住院时间,也减少了病人的医疗消耗。我院普通外科自 2006 年开始进行加速康复外科研究和实践以来,1000 余例胃肠癌患者的结果显示,患者在手术后 4~6 天即可出院,且住院总费用也大为下降。很多乙状结肠癌病人术后 3 天出院,住院总费用不超过 1.5 万元。住院费用的降低不仅仅是因为住院时间的缩短,更重要的是因为病人的正常生理机能得到保护,使得常规用药和营养支持的费用明显减少。

3. 促进医患关系和谐　加速康复外科的施行,极大地改善了病人的就医感受,实现了术后体重无明显变化、胃肠功能恢复快、生理心理创伤小的目标,使得病人的满意度大大提高。同时,加速康复外科对健康宣教也提出了很高的要求,包括让患者熟悉病区环境和医护人员,及时了解病情变化和诊疗进展,掌握手术前后的注意事项和康复锻炼方法等,这些宣教活动缓解了病人的紧张情绪,让病人在轻松的状态下接受治疗,提高了治疗的顺应性和治疗效果。与此同时,大量的健康宣教活动,客观上也增加了医患双方面对面接触的时间,促进了医患双方的沟通与交流,使得医患之间的关系更加和谐。

二、加速康复外科推广应用的障碍

1. 医务人员认识不足　加速康复外科是一个全新的外科理念,从其提出至今不过 10 余年。很多医务人员对这一理念还未能完全认识和理解,认为加速康复外科的大多数优化措施是围绕胃肠功能的保护与恢复来展开的,与其他专科存在一定距离,或可采取的优化措施有限。事实上,加速康复外科发展至今,已逐步应用于普通外科、骨科、妇产科、心胸外科、泌尿外科、烧伤整形科等众多学科中,它正对外科临床起着革命性的变革作用[3]。例如,采用加速康复外科理念,肺叶切除手术术后住院时间可缩短为 1~2 天。目前,英国政府已开始研究如何在临床更广泛地开展加速康复外科,以更合理地利用医疗资源,提高医疗服务质量[4]。

2. 传统思想观念束缚　医学自产生以来,就离不开经验的积累,这使得医学逐渐成为一门"经验"科学。而经验很容易束缚人的思想,让人难于接受新的事物。加速康复外科采用了一系列围术期处理的优化措施,颠覆了很多传统的经验,这也使得它在短时间内难以迅速为更多的人所接受。例如,手术前 12 小时内禁止进食和进水是术前"常规"之一,已实施了半个多世纪。而加速康复外科认为,病人术前 2 小时可以自由饮水,术前 6 小时可以自由进食,这样可以缓解病人术前的饥饿、口渴、烦躁、紧张等不良感受,有利于降低应激反应,促进术后康复。但事实上,很多医务人员往往出于稳妥考虑,仍坚持按"常规"禁食、禁水。而很多病人由于传统观念的束缚,也不愿意按照加速康复外科的要求适当进食、进水,宁愿"忍饥挨饿"。

3. 医务人员协同欠缺　加速康复外科是一个多学科协作的过程,涉及的人员不仅包括外科医师、麻

醉医师、护士、康复治疗师、营养师,也包括病人及家属,这就需要相关人员共同参与、密切配合[5]。在推行加速康复外科理念之初,曾出现过这样的现象,医生嘱咐病人术前6小时可以自由进食,而病人开始进食时则立即被护士所制止。甚至有的麻醉医生因病人术前6小时进食,担心发生反流误吸而不愿为其实施麻醉。这一方面反映了加速康复外科理念尚未得到更广泛的普及和认同,另一方面也反映了在这一理念的推行过程中,医务人员之间的相互协同仍有欠缺,成为加速康复外科推广应用过程中一个不可忽略的障碍。

三、加速康复外科推广应用的策略

1. 开展知识宣教　一个新的理念要转化为人们的行动,必须经历由学习认识到消化理解,再到认同接受的过程。同样,加速康复外科理念的推行也不例外。我院普通外科潜心探索6年以后,在全院组织了不同层次、面对不同人群的多种形式的宣教活动,如"南总讲堂"、巡回宣讲、专题研讨、医患互动等,让加速康复外科的理念逐渐被医务人员和患者及其家属所接受。我们还通过向全院介绍普通外科率先推行加速康复外科的病区的经验做法和所取得的成效,进一步激发了各科室开展加速康复外科的积极性。

2. 加强组织领导　加速康复外科能够突破各种阻碍与束缚而推广应用,坚强的领导和有效的组织是取得成功的重要前提[6]。为此,成立了院长亲自挂帅、院士担任顾问、相关科室主任为成员的领导小组,负责加速康复外科推广应用工作的决策部署和过程督导,极大地推动了推广应用的进程。同时,还成立了由各科室骨干力量组成的协调联络组,负责加速康复外科在各科室推广应用的具体组织实施,及时沟通,解决协作中遇到的问题。协调联络组还制订了详细的教学计划,一方面积极开展组内学习交流和专题研讨,另一方面不定期到各科室组织教学活动,充分发挥协调联络组成员在各科室的辐射作用。

3. 组织试点先行　加速康复外科是一项系统工程,涉及诊疗活动的各个环节,且很多优化措施与传统的观念相冲突。因此,加速康复外科的推行必须循序渐进,经历一个较长的过程。我院普通外科经过深入研究和探索后,自行选择一个病区作为试点单元推行加速康复外科。在确保诊疗质量和效果的前提下,该病区将平均住院日降至5.62天。根据该病区的经验,组织全院外科系统的各科室分别指定一个医疗小组,各遴选1~2个病种进行试点,在更大范围内验证加速康复外科的适用性和可行性,并进一步完善各类外科手术围术期处理的优化措施。

4. 适时推广普及　从医学科学技术的发展历程来看,最大限度地降低医源伤害和保护生理机能已成为医疗活动所追求的目标。加速康复外科适应了医学发展的趋势,必然具有更广阔的发展空间[7]。我们要准确把握医学发展的方向,采取有效的策略促进加速康复外科的推广应用。这种推广应用是在一定条件下才能够得以施行并获得成功的,那就是这一理念必须被更多的医务人员认同和接受,且相应的诊疗措施和管理机制已相对完善。经过前期的探索研究、宣教推动和组织试点后,现已将加速康复外科逐步应用到外科系统的各个领域。当然,这一理念的完全普及还需要一个较为漫长的过程,但相信它给外科治疗带来的变化将是革命性的。

（李永昌　江志伟　杨国斌）

参考文献

1. 廖生武,史琳娜,严金海. 创新医疗服务管理提升患者满意度与幸福感. 中国医院管理,2013,33(5):79-80.

2. 王迪飞,张新平. "看病贵"的经济学原因分析. 中国医院管理,2012,32(4):12-14.

3. 黎介寿. 营养与加速康复外科. 肠外与肠内营养,2007,14(2):65-67.

4. 江志伟,易学明,黎介寿,等. 加速康复外科的优势应受到医院管理部门的重视和推广. 实用医学杂志,2012,28(1):5-7.

5. 谢正勇,程黎阳. 快速康复外科面临的问题及思考. 实用医学杂志,2012,28(3):502-503.

6. 徐卫国. 试论现代医院领导力的创新发展. 中国医院管理,2012,32(9):1-3.

7. 程黎阳. 快速康复外科的现状分析与前景展望. 实用医学杂志,2012,28(1):1-4.

第三章
加速康复外科与术前准备

第一节　加速康复外科的术前准备

随着加速康复外科理念的提出,外科病人的住院时间、术后的康复速度发生了巨大变化。该理念也被越来越多的外科医师所重视。"加速康复外科"主要是通过术前病人体质和精神两方面的准备,减少治疗措施的应激性、阻断传入神经对应激信号的传递等多方面的努力[1],从而加速病人术后的康复。通过采取一些有效的围术期准备方法,可以大大加快术后康复的速度。在术前,也就是在手术导致生理应激反应之前,采取相关的围术期管理,能帮助病人进入更好的状态,从而有效地控制生理应激反应。以下讨论病人的术前宣教、术前是否需要肠道准备、选择禁食还是流质饮食、机体的代谢状态和是否放置鼻胃管等五个方面的问题。

一、术前宣教

相关研究已显示,详细的术前宣教和辅导,是快速康复过程中很重要的因素[2]。而在术前宣教中,一个关键的因素就是要让病人了解"加速康复计划"的每一个环节。术前宣教的内容主要有详细地说明治疗计划、促进康复的相关措施和康复各阶段可能的时间等,更重要的是让病人明白其自身在康复过程中所起的作用。

术前宣教的对象不仅是病人,而且要对其家属和陪护人员清楚地说明"加速康复计划"和大致的住院时间等。病人是"加速康复计划"中的主体,要让其和家属熟悉整个流程,以取得充分的配合,更好地完成"加速康复计划"。宣教的时机一般选择在手术前几天,让即将接受手术治疗的病人参观术后康复病房。宣教的形式可以是口头讲解,还可以通过书面进行术前解释。目前可采用视频进行辅导宣教,是更为直接、形象的宣教形式。

二、术前肠道准备

最近的研究数据表明:对于结肠切除手术病人,术前行机械性肠道准备与不做肠道准备相比无明显差异[3-4]。肠道准备是在手术的前1天下午就要开始,这就必然会影响进食。其实大部分行结肠切除的病人将面临或已存在营养不良的问题[5],此时再行肠道准备,只会进一步加重病人术前的营养不良。

目前一般选用的肠道准备药物有洗肠散、磷酸钠盐口服液等,均能导致病人脱水,从而对于接受手术麻醉,尤其是硬膜外麻醉的病人,将进一步引发其他并发症。硬膜外麻醉时血管舒张,使血压下降,加之病人因术前肠道准备而导致的脱水,会进一步加重低血压。而改善低血压状况,就要经静脉给予补液,这将加大外科手术过程中输液过多的风险。而输液过多和手术本身应激引起全身及肠道组织水肿,在术后会进一步影响胃肠蠕动功能的恢复[6-7]。因此,肠道准备能直接影响麻醉状态和病人术后肠功能的恢复。

术前肠道准备不仅会给病人带来不适、增加手术中血压的波动幅度和静脉输液量[8],而且还能导致肠道细菌移位、电解质和酸碱失衡以及病人术后腹腔感染和吻合口瘘的发生率显著增加[9]。因此,肠道准备应有选择地运用于需行结直肠手术的病人,而不应作为常规的术前准备。

三、术前禁食

按照传统方法,腹部择期手术的病人在手术前1天晚上就开始禁食,以避免在麻醉时发生呕吐、反流和误吸。最近25年的研究显示。绝大部分需手术的病人,术前进食清流质直至麻醉前2h为止都是安全的[10]。很多国家早已依据由德国和斯堪的纳维亚最新发布的禁食指南,更新了他们的禁食指征[11-12]。修正禁食指征的主要目的在于减轻病人术前的口渴不适感以及尽可能地降低因禁食引起的饥饿综合征。

流质食物的胃排空时间是以指数形式进行的,而固体食物则是以线性速度进行的,可能更慢一些。所以,除有胃肠道梗阻的病人外,其他腹部择期手术的病人,无需从手术前1天晚的午夜就开始禁食。相反,应鼓励病人进食流质饮食,直至麻醉开始前2h为止【手术前1天晚口服12.5%麦芽糊精果糖液(如素乾)800ml;术前2小时前口服12.5%麦芽糊精果糖液(如素乾)400ml】。而麻醉开始前6h以内,不能进食固体食物。

四、术前代谢准备

以往,手术前的晚上就开始禁食,病人不仅会引起口渴不适,而且会影响正常的昼夜代谢规律,从而最终对外科手术以及病人术后的康复都会产生负面作用。现在,可通过用一个新颖而又简单的方法,来避免这种情况的发生。一般情况下,早晨进食后机体释放胰岛素,此时胰岛素的敏感性增加,用以糖原储备。因进食的时间间隔只有数小时,所以在胰岛素的作用下,机体整天处于贮存物质的代谢中。传统的术前禁食方法不仅影响手术的应激反应,而且还会增加机体术后的分解代谢[13]。更重要的是这一禁食状态,将引起术后胰岛素抵抗,胰岛素敏感性下降,使外周组织对糖的代谢减少,糖原合成下降,从而维持血糖水平,保证心、脑等重要器官的能量需求。胰岛素是血糖调节的主要因素,出现胰岛素抵抗后,将降低胰岛素对血糖水平的反应性,产生类似糖尿病时的代谢状态最终引发高血糖[14]。该作用非常重要,因为对于外科大手术的病人,高血糖是引起术后并发症的一个关键因素[15-16]。

当清流质饮食(如水、不加奶的咖啡和茶、果汁等)被普遍推荐用于择期手术病人时,清流质饮食并不能保证病人足够的能量摄入,也就不能改变术前禁食状态对病人的影响。但有证据显示,若在其中加入12.5%的糖类,不仅能有效地改善病人的饥饿和术前焦虑,而且通过术前给予足够的糖负荷,刺激胰岛素分泌,增加胰岛素的敏感性,从而将术后胰岛素抵抗的发生率降低50%[17]。同样可通过手术前经静脉快速输注20%葡萄糖液体[5mg/(kg·min)],以达到降低术后胰岛素抵抗的作用。

五、术前放置鼻胃管

有研究证实,在腹部择期手术时,无需常规使用鼻胃管减压引流[18]。传统观点之所以要求腹部手术(尤其是胃肠道手术)的病人放置鼻胃管,是考虑手术创伤和麻醉等综合因素的影响,导致术后胃肠道功能障碍,甚至出现术后胃肠道麻痹。而鼻胃管可行胃肠道减压,防止恶心呕吐和急性胃扩张,降低吻合口张力,从而减少吻合口瘘的发生。然而研究表明,手术结束后数小时,小肠的蠕动和吸收功能便可恢复正常,这从理论上证明放置鼻胃管并非必要。另外,有研究结果表明,胃肠减压管能降低食管下段括约肌的张力,促进消化液反流,导致肺部并发症[19]。此外,鼻胃管本身对鼻腔和咽部的刺激,会导致病人的不适感,从而引发恶心、呕吐[1]。

目前,加速康复外科的理念已广泛应用于各类手术,其主要目的在于通过各种行之有效的措施来减少手术创伤、应激和术后并发症,从而促进病人术后各个器官功能的恢复,缩短病人术后康复所需的时间。这些仅是我们所研究的加速康复理念中的一部分,也就是围术期的准备工作。今后将通过不断地研究,总结一些更有效的方法,进一步充实"围术期准备"内容,使其更好地整合于加速康复外科。

(刁艳青　江志伟　汪志明)

中华临床影像库

集159家顶级三甲医院全部病种资源（2100余种）
聚372位权威影像专家的实战精彩解读

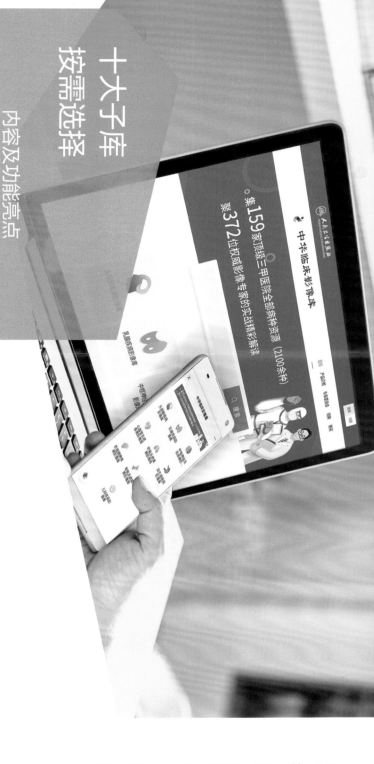

《中华临床影像库》由人民卫生出版社携手中华医学会放射学分会和中国医师协会放射医师分会打造。截至目前，372位核心专家历时4年共同打造，159家大型三甲医院影像库已经汇集了159家大型三甲医院既往诊断过的全部病种（2100余种），并按照人体系统划分为10个子库，分别为头颈部疾病、乳腺疾病、中枢神经系统疾病、心血管系统疾病、呼吸系统疾病、消化道疾病、肝胆胰脾疾病、骨肌系统疾病、泌尿生殖系统疾病、儿科疾病影像库，全序列DICOM文件、专家解读等详细内容，动态影像图片展示方式让用户重现病例资源逐年更新阅片场景，便捷的检索功能，关键信息折叠展示让用户近距离接受专家指导。

十大子库 按需选择

内容及功能亮点

1. 名院、名家，确保了内容高品质、高水平

2. 病种齐全，基本覆盖国内影像科曾经诊断的所有病种

3. 病例资料完整，专家解读详尽

4. X线、CT、MRI、PET多种影像学检查方法一应俱全

5. 全序列图片动态展示，重现影像工作站阅片场景

6. 疑难病、罕见病无差别收录

7. 权威专家团队供稿，病例资源逐年更新

 消化道疾病影像库
 头颈部疾病影像库
 肝胆胰腺疾病影像库
 乳腺疾病影像
 骨肌系统疾病影像库
 中枢神经系统疾病影像
 泌尿生殖系统疾病影像
 心血管系统疾病影像库
 呼吸系统疾病影像库
儿科疾病影像库

听专家说

中华临床影像库

影像高手
进阶训练营

邀您试用

扫码开启
7天免费体验权限

扫码关注
体验影像库移动端

客服电话：400-111-8166

地址：北京市朝阳区华威南路弘善家园415号楼商业二层

人民卫生出版社

影像库能帮您解决哪些问题？

■ 个人用户

这个病种我从未见过，怎么诊断？

想到名院进修开阔视野，怎么实现？

■ 单位用户

解决院校教育中"多临床"的瓶颈

化解规培生实战教学资源开发的难题

为专科医师临床阅片能力考核提供工具

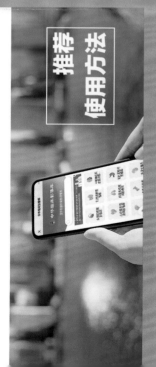

推荐
使用方法

1 先看病史了解患者基本信息

2 仔细审查影像检查资料脑海里做初步诊断

3 核查最终确定诊断

4 学习专家诊断思路

5 学会鉴别诊断避免误诊、漏诊

扫码看视频

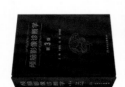
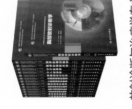
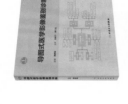
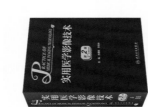
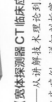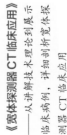
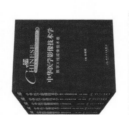
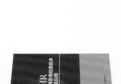
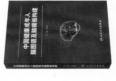
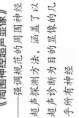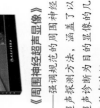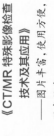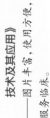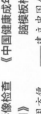
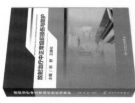
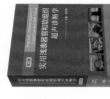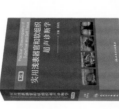
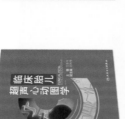
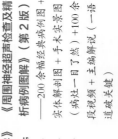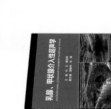
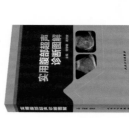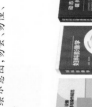
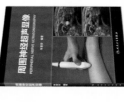

"治疗-康复-长期护理" 服务链的核心

——全面落实《"健康中国2030"规划纲要》所提出的
"早诊断、早治疗、早康复"

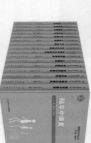

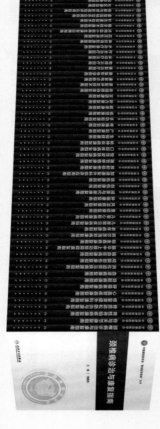

《康复医学系列丛书》
——康复医学的大型系列参考书，突出内容的实用性，强调基础理论的系统与简洁，诊疗实践方面的可操作性

《康复治疗师临床工作指南》
——以临床工作为核心，对操作要点、临床常见问题、治疗注意事项进行重点阐述

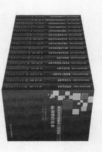

《物理医学与康复学指南与共识》
——中华医学会物理医学与康复学分会推出的首部指南，提供规范系统的临床决策指导

《中国康复医学会"康复医学指南"丛书》
——全国县级医院康复医学服务工作之一，服务于基层康复医务工作者

《吞咽障碍评估与治疗》（第2版）（配增值）
——八年版版，鸿篇巨制，包含大量参考"四维码"相关新知，新技术，新理论

《老年医学速查手册》（第2版）
——实用口袋书，可方便快捷地获取老年医学的知识和技能

《老年医学》
——一体现了老年综合评估的"老年"的核心内涵，始终注重突出老年医学科特色，内容系统权威

《老年康复科医生手册》《诊断及检验路径》
——对老年人群的医学检验进行了严谨的临床创新，早航系统的作用，注重学生

《老年常见疾病实验室诊断及检验路径》《老年疑难危重病例解析》
——危重病例，为诊疗过程提供临床思辨过程以及有益的借鉴

第三轮全国高等学校医学研究生"国家级"规划教材

创新的学科体系，全新的编写思路

授之以渔，而不是授之以鱼　回顾历史，揭示其启示意义
述评结合，而不是述而不评　剖析现状，展现当前的困惑
启示创新　展望未来，预测其发展方向

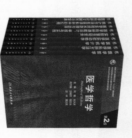

《科研公共学科》
——在研究生科研能力（科研的思维，科研的工具与技能，特别应注重学生进一步获取知识，挖掘知识，提
为学生的创新提供体系，挖掘的工具与技能

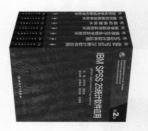

《实验技术与统计软件系列》
——IBM SPSS 25版计算软件应用

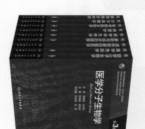

《基础前沿与进展系列》
——医学分子生物学

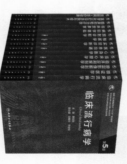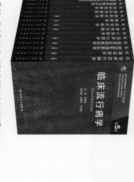

《临床基础与辅助学科系列》《临床专业学科系列》
——在临床型研究生临床技能、临床创新思维培养过程中发挥手电筒、导航系统的作用，注重学生基于临床实践提出问题，解决问题能力的培养

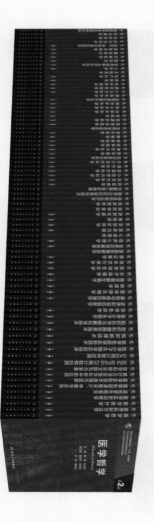
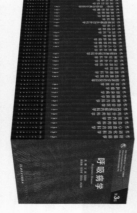

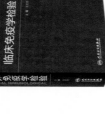
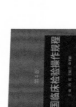
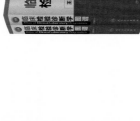
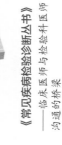
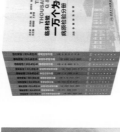
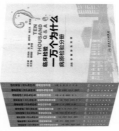
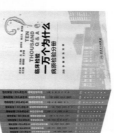
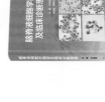
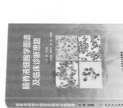
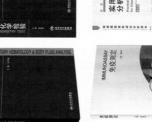
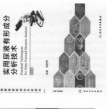
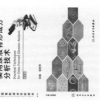
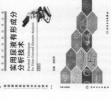
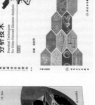

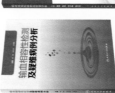
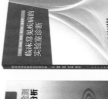
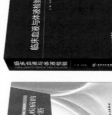
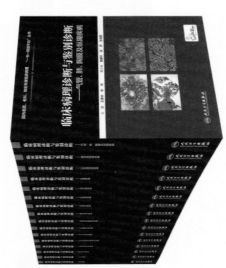
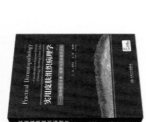
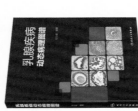
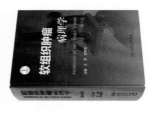
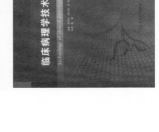
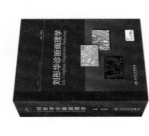

中华影像医学丛书·中华临床影像库
第五届中国出版政府奖获奖图书

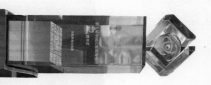
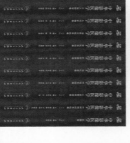

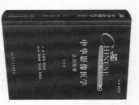

了解更多图书
请关注我们的公众号

关注公众号
开启影像库7天免费体验

不熟悉人体结构怎敢当医生！
——几代解剖学家集腋成裘，为你揭示人体结构的奥妙

购书请扫二维码

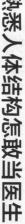

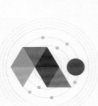

《人体解剖彩色图谱》（第3版）（配增值）
读者对象：医学生、临床医师
内容特色：已是100万+读者的选择

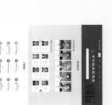

《系统解剖学彩色图谱》
读者对象：医学生、临床医师
内容特色："系解"和"局解"淋漓尽致的实物展现

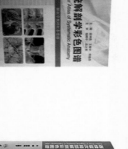

《连续层次局部解剖彩色图谱》
读者对象：医学生、临床医师
内容特色：分别用近800和600个精雕细刻的标本"图解"局解和系解

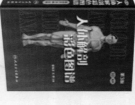
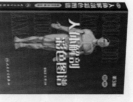

《实用人体解剖彩色图谱》（第3版）
读者对象：医学生、临床医师
内容特色：已是10万+读者的选择

《人卫3D人体解剖学实物图谱》（第3版）
读者对象：医学生、临床医师
内容特色：通过数字技术精准刻画"系解"和"局解"所需展现的人体结构

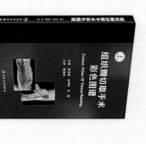

《组织瓣切取手术彩色图谱》
——令读者发出"百闻不如一见"的惊叹
读者对象：外科医师、影像科医师
内容特色：用真实、新鲜的临床素材，展现了84个组织瓣切取手术入路及血管的解剖结构

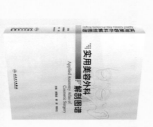

《实用美容外科手术解剖图谱》
读者对象：外科医师
内容特色：局部解剖学于一体的实用图谱，用124种手术、176个术式完成手术方法与美学设计的融合

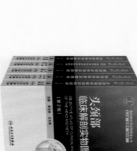
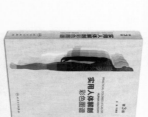
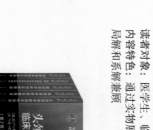

《临床解剖学实物图谱》（第2版）
——帮助手术医师做到"游刃有余"
读者对象：外科医师、影像科医师
内容特色：参照手术入路，多方位、针对临床术中相关解剖结构

参考文献 ··

1. 黎介寿. 营养与加速康复外科. 肠外与肠内营养, 2007, 14（2）: 65-67.

2. Kiecolt-Glaser JK, Page GG, Marucha PT, et al. Psychological in-fluences on surgical recovery. Perspectives from psychoneuroim-munology. Am Psychol, 1998, 53（11）: 1209-1218.

3. Wille-Jorgensen P, Guenaga KF, Matos D, et al. Pre-operative me-chanical bowel cleansing or not?An updated meta-analysis. Colorectal Dis, 2005, 7（4）: 304-310.

4. Slim K, Vicaut E, Panis Y, et al. Meta-analyais of randomized clinical trials of colorectal surgery with or without mechanical bowel preparation. Br J Surg, 2004, 91（9）: 1125-1130.

5. Smedley F, Bowling T, James M, et al. Randomized clinical trial of the effects of preoperative and postoperative oral nutritional sup-plements on clinical course and cost of care. Br J Surg, 2004, 91（2）: 983-990.

6. Lobo DN, Bostock KA, Neal KR, et al. Effect of salt and water balance on re covery of gastrointestinal function after elective co-lonic resection: a randomised controlled trial. Lancet, 2002, 359（9320）: 1812-1818.

7. Nisanevich V, Felsenstein I, Almogy G, et al. Effect of intraopera-tive fluid management on outcome after intraabdominal surgery. Anesthesiology, 2005, 103（1）: 25-32.

8. 朱维铭, 李宁, 黎介寿. 加速康复外科治疗. 中国实用外科杂志, 2007, 27（1）: 24-27.

9. Bucher P, Gervaz P, Soravia C, et al. Randomized clinical trial of mechanical bowel preparation versus no preparation before elec-tive left-sided colorectal surgery. Br J Surg, 2005, 92（4）: 409-414.

10. Ljungqvist O, Soreide E. Preoperative fasting. Br J Surg, 2003, 90（4）: 400-406.

11. Spies CD, Breuer JP, Gust R, et al. Preoperative fasting. An up-date. Anaesthesiol, 2003, 52（11）: 1039-1045.

12. Soreide E, Eriksson LI, Hirlekar G, et al. Pre-operative fasting guidelines: an update. Acta Anaesthesiol Scand, 2005, 49（8）: 1041-1047.

13. Ljungqvist O, Nygren J, Thorell A. Modulation of post-operative insulin resistance by pre-operative carbohydrate loading. Proc Nutr Soc, 2002, 61（3）: 329-336.

14. Ljungqvist O, Nygren J, Soop M, et al. Metabolic perioperative management: novel concepts. Curr Opin Crit Care, 2005, 11（4）: 295-299.

15. Van den Berghe G, Wouters P, Weekers F, et al. Intensive insulin therapy in the critically ill patients. N Engl J Med, 2001, 345（19）: 1359-1367.

16. Doenst T, Wijeysundera D, Karkouti K, et al. Hyperglycemia dur-ing cardiopulmonary bypass is an independent risk factor for mor-tality in patients undergoing cardiac surgery. J Thorac Cardio-vasc Surg, 2005, 130（4）: 1144.

17. Ljungqvist O. To fast or not to fast before surgical stress? Nutrition, 2005, 21（7-8）: 885-886.

18. Wilmore DW, Kehlet H. Management of patients in fast track sur-gery. BMJ, 2001, 322（7284）: 473-476.

19. Catley D, Thomton C, Jordan C, et al. Pronounced, episodic oxy-gen desaturation in the postoperative period its' association with ventilatory pattem and analgesic regimen. Anesthesiology, 1985, 63（1）: 20-28.

第二节　择期手术患者的术前禁食

一、患者术前禁食的意义

术前禁食主要是为了避免在麻醉时发生肺误吸胃内容物的危险。在麻醉诱导阶段,患者的保护性咳嗽及吞咽反射都被抑制,而胃内容物的 pH 是 2~3,因此,术前胃越空虚越好。如果肺内吸入酸性的胃内容物,必将引起气管内的刺激及炎性反应,从而影响肺的气体交换,这将产生严重的危害。

麻醉时发生吸入性肺炎的几率约为(1~6)/万。有研究显示当胃液量大于 25ml、pH 小于 2.5 时,患者在麻醉时就可能发生食道反流而发生误吸的危险。因此,有人在术前应就使用 H_2 受体抑制剂来降低胃酸 pH。

术前禁食对保证患者的安全很重要,但另一个问题也很重要,就是禁食的时间应该多长?目前研究认为长时间的术前禁食应被禁止,因为长时间的禁食可能引起许多不良后果。患者禁食时胃每小时可以分泌 50ml 的清亮液体,而若用半排空时间表示胃排空速度,则水的半排空时间约为 10~20min,表明饮水 1h 后 95% 的水已被排空。研究还表明长时间的禁食并不能使胃液 pH 增加,而饮水既能稀释胃酸以降低 pH,又能刺激胃排空。因此,单纯地一味地通过延长禁食时间不是优化胃内环境的最佳方法。相反,可能引起患者更严重的健康问题如脱水、电解质紊乱、营养不良、低血糖、低血压及全身不适等[1]。

二、长时间禁食的不良后果

长时间的术前禁食不仅造成患者术前的不适,而且还会对患者的术后康复产生不利影响,导致患者出院延迟。有研究显示术前长时间的禁食,术后恶心呕吐的发生率增加。有 1 项研究将择期手术患者分为 2 组,分为术前 2h 饮水组和常规禁食组,前者术后仅有 18% 患者发生恶心呕吐,而后者的发生率为 35%[2]。研究还发现在禁食达到 8.5h 时,有许多患者会感到恶心,长时间的禁食还有可能引起术后的肠麻痹时间延长。

在 24h 内成人一般需要饮水约 2500ml,以补偿体液的丢失:如尿 1500ml,汗 600ml,呼吸 400ml。如果脱水常引起电解质紊乱、心动过速、低血压、少尿,甚至意识不清。患者在手术中还将丢失部分液体,这些都会对患者术后液体补充形成挑战。研究发现脱水对老年患者是一个危险因素。

长时间禁食还导致患者的营养缺乏问题,禁食将导致分解代谢增加,导致机体对葡萄糖、氨基酸、脂肪酸的吸收减少。由于在手术时机体还需要消耗能量来抵抗手术创伤,因此,防止营养缺乏及抑制分解代谢对于患者而言是一个重要的措施。

有研究表明超过 4h 禁饮食并不会进一步地降低胃液量或 pH。在一个对照研究中,一组整夜禁食,一组短时间禁食,结果显示前组患者术后发生恶心、呕吐及口渴的发生率更高。长时间的术前禁食不仅对患者的生理损害大,而且对患者的心理产生损害,长时间禁食将增加患者的易激性和易怒性。

三、理想的术前禁食时间

早在 1883 年著名的外科医生 Listen 就指出应该在胃内没有食物时进行手术,但患者在术前 2h 应该喝些清流质。直到上世纪 60 年代这些指南仍被沿用,在教科书中仍推荐术前 6h 才开始禁食,术前 2h 才开始禁饮。

自 1974 年 Roberts 和 Shirley 开始倡导午夜后禁饮食的方法,他们认为胃内 25ml 的容量,pH<2.5,就将可能产生肺内误吸的危险,但现在许多研究结果已不再支持此观点。目前澳大利亚和新西兰麻醉协会禁食的指南(2000 年)认为:麻醉前 6h 禁固体饮食,麻醉前 2h 可以饮清流质不超过 200ml,应该避免因为长期禁食导致的体液不足。加拿大麻醉学会指南也支持此观念,指出最短的禁食时间应该是:进食肉、脂肪或油炸食物后需要禁食 8h;进食清淡饮食如茶和烤面包后,需要禁食 6h;清流质仅需要禁食 2h。美国麻醉学会支持清流质禁食 2h,清流质包括水、无果肉的果汁、清茶和黑咖啡,但不应含酒精。甚至美国麻醉学会还推荐常规使用抑酸剂以调节胃内酸度,还强调这些禁食指南适用于所有年龄、所有择期手术的健康患者。

传统的术前禁食原则未区别对待液体和固体食物,但从生理学角度而言,液体和固体的胃排空过程及时间均不相同,其中固体排空较慢,液体较快,而脂肪类则延迟胃排空。因此,禁食时间的长短需根据饮食的种类,这比饮食的量更为重要。

四、术前饮用碳水化合物液体的意义

有研究表明手术前 1d 的午夜饮 12.5% 碳水化合物液体 800ml,术前 2~3h 饮 400ml,可以减少术前的口渴、饥饿及烦躁,并且显著地降低术后胰岛素抵抗的发生率[3]。患者将处于一个更合适的合成代谢状态,可以更好地从术后营养中获益,以及术后高血糖的发生率也将更低[4]。

(彭南海 江志伟 夏灿灿 章 程 邵明月)

参考文献

1. Warson K, Rinomhota S. Preoperative fasting: We need a new consensus. Nursing Times, 2002, 98(15): 36.
2. Smith A F, Vallance H, Slater RM. Shorter preoperative flu-id fasts reduce postoperative emesis. BMJ, 1997, 314(7092): 1486.
3. Soop M, Nygren J, Myrenfors P, et al. Preoperative oral car-bohydrate treatment attenuates immediate postoperative insulin resistance, Am J Physiol Endocrinol Metab, 2001, 280(4): E576.
4. Soop M, Carlson GL, Hopkinson J, et al. Randomized clinical trial of the effects of immediate enteral nutrition on metabolic responses to major colorectal surgery in an enhanced recovery protocol. Br J Surg, 2004, 91(9): 1138.

第四章

加速康复外科与液体治疗

第一节　加速康复外科与围术期液体治疗

加速康复外科的目的就是减少术后并发症,加速术后患者的康复。多年来研究表明围术期补液量的多少与术后患者并发症的发生率密切相关。要想加快患者的康复,围术期补液是必须解决的问题。

液体治疗是围术期治疗的重要组成部分。但经过数十年的科学研究和临床调查,什么才是合理的围术期补液方案,仍没有定论。目前关于围术期补液有2种观点,一种认为手术创伤会导致有效血容量减少,大量液体流向组织间隙,应当大量补液;而另一种观点认为手术造成体内大量激素分泌,而这些激素有水钠潴留的作用,故围术期应限制性补液。虽然对于围术期补液量的多少存在争议,但是2种补液观点的目的是一致的:维持有效循环血容量、维持脏器的血供、保证氧的运输及维持电解质平衡,避免间质水肿、避免降低肺顺应性、避免增加心脏负荷、避免影响胃肠道功能。

目前围术期液体治疗主要还是液体复苏的观点。围术期补液的总量由术前缺失量(如禁食、肠道准备等)、生理需要量、第三间隙丢失量和血液丢失量等几个部分组成。但是近年来这种补液方案受到了质疑,有报道证实这种补液原则术后会出现水中毒[1]。

人体体重的60%是水分,其中2/3为细胞内液,1/3为细胞外液。体内组织间液体的交换受到静水压、胶体渗透压及细胞膜通透性的影响。手术创伤会造成血浆胶体渗透压降低,毛细血管通透性增加,大量液体进入组织间隙。术中大量补充晶体会加重这种液体的交换。而人体对手术的应激又会降低血液的静水压,造成组织间液向血管内流动。经过近30年的研究,围术期细胞外液的变化规律仍不清楚。

人体对手术创伤的应激反应会造成体内多种激素分泌的异常,而这些激素对体内液体分布有重要的影响[2]。抗利尿激素分泌的增加会增加水分的重吸收,导致术后血钠浓度降低;而醛固酮和肾素血管紧张素Ⅱ增多,增加了钠的重吸收和钾的排泄。糖皮质激素增加会通过抑制炎症反应、维持毛细血管通透性来影响液体在体内的分布[3]。围术期心房肽对人体的影响尚不明确,因为研究表明[4]手术应激会造成老年人体内心房肽浓度的升高,而年轻人则无明显改变。一些炎症因子,如IL-6、TNF、P物质等可能有扩张血管和增加血管通透性的作用,而这些炎症因子的增加程度和手术刺激的大小呈正相关[5]。而毛细血管通透性的增加会降低血浆白蛋白水平,造成液体向组织间的转移。研究表明[6]:静脉补液速度超过50ml/min会降低抗利尿激素的分泌,而补液速度为15ml/min时则无明显影响。肾素血管紧张素Ⅱ的分泌在静脉补液时会受到抑制,而肾素血管紧张素Ⅱ对体内过多液体的排出有重要作用[7]。虽然围术期静脉补液对体内激素分泌有一定的影响,但是激素水平的异常会给患者预后带来怎样的影响目前尚不明确。

肺泡腔内多余液体的排出不仅依靠静水压和胶体渗透压,而且依赖钠的主动转运,钠通道功能受儿茶酚胺、糖皮质激素及炎症因子的影响[8]。而围术期静脉补液会抑制这些激素的分泌,这可能能够解释静脉补液和肺水肿的关系。回顾性研究表明[9],术中补液超过2000ml或术后第1天补液超过3000ml,与肺切除术后肺水肿的发生率与重要的关系。

肾脏是体内多余水分排出的重要途径,但是手术应激引起的激素分泌增加会减少尿液的生成。研究表明,正常人肾脏排出体内急性超负荷的液体需要大概两天的时间[10]。如果没有容量超负荷,全麻状态下尿液的生成是非常少的[11]。通常临床医生因害怕出现术后肾衰竭,一味地追求术中尿量,造成容量的超负荷。然而研究表明,通过静脉补液将术中尿量分别限制在 0.4ml/(kg·h) 和 1.33ml/(kg·h),术后 2 组患者的肾功能均无异常[12]。正常人肾脏排出体内急性超负荷的晶体需要尚且需要两天的时间,而对于为手术期患者排出体内超负荷的液体就需要更长的时间。

目前围术期监测体内液体情况的常用指标有:血压、尿量、心率、中心静脉压和肺动脉楔压等。但这些指标能准确反映患者血容量变化情况吗?通过监测这些指标能改善外科手术患者的预后吗?

研究表明[13]:正常人丢失了 20%~30% 的血容量,动脉压仅有微小的改变。而麻醉状态下,患者的神经反射会受到抑制,动脉血压的变化不能准确地反映血容量的情况。尿液是围术期补液的另一个重要的参考指标,但若通过尿量来决定液体的补充量,临床医生必须清楚哪些因素会影响尿量。尿量少并不一定都是循环血容量不足,手术应激造成的交感神经紧张及血中血管加压素浓度的增加都会造成尿量减少。

中心静脉压和肺动脉楔压是指导围术期补液的可靠指标,但是它们在改善患者预后方面无明显作用。Shah[14]研究了 5000 例患者表明:通过监测肺动脉楔压虽然可以维持血容量,但不能改变患者预后。Polanczyk[15]通过研究表达了同样的观点。围术期监测中心静脉压的患者,与监测中心静脉压的患者相比,术后并发症的发生率及死亡率无明显异常,围术期补液量无明显差异。

液体复苏是目前围术期静脉补液的常用方案,术后患者体重比术前增加 5~10kg 的情况并不罕见[16],其原因就是围术期液体的正平衡。Lowell[17]前瞻性的研究了 48 例外科手术后监护病房的患者,体重比术前增加 10% 为标准视为正液体平衡,40% 的患者出现正液体平衡,正液体平衡的患者术后死亡率增高,ICU 滞留时间延长。Arieff[18]分析了 13 例术后致死性肺水肿的患者(这些患者均无严重的基础疾病),在术后早期 36h 内,补液量超过 67ml/(kg·d) 会出现肺水肿,而常规的检查方法,如血压、心率、中心静脉压等都无法及时提示。他还研究了过去 1 年中 2 个医学中心的手术患者,发现术后肺水肿非发病率为 7.6%(n=612),其中 2.6%(n=204)的患者无基础疾病,这些患者术后补液量为(90 ± 36)ml/(kg·d),认为术后肺水肿的发生与过量补液有关。Moller[19]报道超过 4000ml 的正液体平衡显著增加肺切除术患者术后肺部并发症及死亡率。过多的静脉补液会加重肾脏负担,加重肠道水肿,抑制术后肠道蠕动功能的恢复,肠道细菌易位及多器官功能衰竭的并发症的发生率也会增加[16]。另外,正液体平衡还会导致腹腔间隙综合征[20]。

随着人们对正液体平衡负面影响的认识,近年来有学者提出了围术期"限制性补液"的概念。Kita[21]研究了 112 例经胸廓食管肿瘤切除的患者,研究分为 2 组,一组患者限制性补液(补液速度为 4~5ml/kg),另外一组患者则常规补液。结果显示限制性补液组和常规补液组术中补液量分别为(749 ± 679)ml 和(2386 ± 1307)ml,出血量为(718 ± 438)ml 和(1164 ± 1121)ml,限制性补液可明显减少术后并发症和术后住院日。

Lobo[22]研究了 20 例接受结肠直肠手术的患者,所有患者术中补液无明显差异,术后补液分为正常补液组和限制性补液组。术后每日补液量(均未补充胶体)正常组≥3000ml,限制性补液组≤2000ml。结果显示两组患者每日尿量无明显差异,和限制性补液组相比较,正常补液组术后肛门排气时间延长 1d,排便时间延长 2.5d,术后住院时间多 3d,正常补液组术后 30d 内呕吐、肢体水肿的发生率及再入院率明显高于限制性补液组。

Brandstrup[23]认为减少术中及术后第三间隙丢失液体的补充明显减少术后并发症的发生率。他研究了 141 例接受结直肠手术的患者。限制性补液组和正常补液组术中的晶体补充量分别为 2740ml 和 5388ml,术后第 1 天的晶体补液量分别为 500 和 1500ml。2 组患者均于术后 4h 开始进水。与正常补液组相比,限制性补液组术中尿量较少(1670、1100ml),但是限制性补液组术后并发症(切口感染及心肺并发症)的发生率明显低于正常补液组。限制性补液组术后患者均康复出院,而正常补液组患者术后有 4 例患者死亡(47%),其中两例患者死于肺水肿,1 例患者死于肺部感染,1 例患者死于肺栓塞。

Nisanevich[24]研究了 152 例腹部手术的病例,其中正常补液组在开腹前补充 10ml/kg 的乳酸林格氏液,术中以 12ml/(kg·h)的速度补充了 4h,而限制性补液组 4ml/(kg·h)补充林格氏液,术中限制性补液组患者有 1/3 因尿量较少或低血压需要增加补液量,而正常补渡组仅有 1 例,2 组患者术后 3d 的补液相同,结果显示限制性补液组患者术后并发症的发生率明显低于正常补液组。

围术期补液量的多少仍是医学争论的焦点。越来越多的研究表明,术后液体的正平衡会增加并发症的发生率和死亡率,严重影响了术后患者恢复。目前的研究证实,减少围术期补液可减少术后心肺并发症,减轻组织水肿,有利于术后胃肠道功能的恢复,缩短住院日。然而围术期限制性补液的研究刚刚开始,尚没有大宗病例的报道。尽管如此,这些研究表明围术期大量补液是没有必要的。围术期限制性补液在加速康复外科中作用值得进一步的研究。

(李 民 李幼生 李 宁 黎介寿)

参考文献

1. Holte K, Jensen P, Kehlet H. Physiologic effects of intra-venous fluid edrministration in healthy volunteers. Anesth Analg, 2003, 96: 1504.

2. Desborough J P. The stress response to trauma and surgery. Br J Anaesth, 2000, 85: 109.

3. Sapolsky R M. Romero L M, Munck A U. How do gluco-corticoids infuence stress responses-Integrating permissive, suppressive, stimulatory, and preparative actions. Endocr Rev, 2000, 21: 55.

4. Kudoh A, Ishihara H, Matsuki A. Renin-aldosterone system and atrial natriuretic peptide during anesthesia in orthopedic patients over 80 years of age. J Clin Anesth, 1999, 11: 101.

5. Kehlet H. Surgical stress response: does endoscopic surgery confer an advantage. World J Surg, 1999, 23: 801.

6. Zayas V, Blumenfeld J. Bading B. Adrenergic regulation of rennin secretion and renal hemodynamics during deliberate hypotension in man. Am J Physiol, 1993, 265: 686.

7. Andersen L J, Jensen T U, Beatle M H, et al. Gastrointesti-nal osmoreceptors and renal sodium excretion in humans. Am J Physiol Regul Integr Comp Physiol, 2000, 278: 287.

8. Matthay M A, Fukuda N, Frank J, et al. Alveolar epithelial barrier. Role in lung fluid balance in clinical lung in-jury. Clin Chest Med, 2000, 21: 477.

9. Parquin F, Marchal M, Mehiri S, et al. Postpneumonectomy pulmonary edema: analysis and risk factors. Eur J Cardiothorac Surg, 1996, 10: 929.

10. Drummer C, Gerzer R, Heer M, et al. Effects of an acute saline infusion on fluid and electrolyte metabolism in humans. Am JPhysiol, 1992, 262: 744.

11. Cousins M J, Mazze R I. Anaesthesia, surgery and renal function: immediate and delayed effects. Anaesth Inten-sive Care, 2003, 1: 355.

12. Priano L L, Smith J D. Cohen J I, et al. Intravenousuid administration and urine output during radical neck surgery. Head Neck, 1993, 15: 208.

13. Hamilton-Davies C, Mythen M, Salmon J. Comparison of commonly used clinical indicators of hypovolacmia with gas-trointestinal tonometry. Intensive Care Med, 1997, 23: 276.

14. Shah M, Hasselblad V, Stevenson L, et al. Impact of the pulmonary artery catheter in critically ill patients: Meta-analysis of randomized clinical trials. JAMA, 2005, 294: 1664.

15. Polanczyk C, Rohde L, Goldman L, et al. Right heart catheterization and cardiac complications in patients undergo-ing noncardiac surgery an observational study. JAMA. 2001, 286: 309.

16. Holte K, Sharrock N E, Kehlet H. Pathophysiology and clinical implications of perioperative fluid excess. Br J

Anaesth, 2002, 89：622.

17. Lowell J A, Schifferdecker C, Driscoll D F, et al. Postoper-ative fluid overload：Not a benign problem. Crit Care Med, 1999, 18：728.

18. Arieff A I. Fatal postoperative pulmonary edema：Pathogene-sis and literature review. Chest, 1999, 115：1371.

19. Moller A M, Pedersen T, Svenden P-E, et al. Perioperative risk factors in elective pneumonectomy：The impact of excess fluid balance. Eur J Anaesthesiol, 2002, 19：57.

20. McNelis J, Marini C P, Jurkiewicz A, et al. Predictive fac-tors associated with development of abdominal compartment syndromein the surgical intensive care unit. Arch Surg, 2002, 137：133.

21. Kita T, Mammoto T, Kishi Y. Fluid management and post-operative respiratory disturbances in patients with transtho-racic esophagectomy for carcinoma. J Clin Anesth, 2002, 14：252.

22. Lobo D N, Bostock K A, Neal K R, et al. Effect of salt and water balance on recovery of gastrointestinal function after elective colonic resection：A randomized controlled trial. Lancet, 2002, 359：1812.

23. Brandstrup B, Tonnesen H, Beier-Holgersen R, et al. Ef-fects of intravenous fluid restriction on postoperative complications：Comparison of two perioperative fluid regimens. A randomized assessor-blinded multicenter trial. Ann Surg, 2003, 238：641.

24. Nisanevich V, Felsenstein I, Almongy G. et al. Matot I：Effect of intraoperative fluid management on outcome afrer intraabdominal surgery. Anesthesiology, 2005, 103：25.

第二节　加速康复外科的液体治疗

围术期液体治疗的目的是为了避免脱水、维持有效循环血容量、防止不合适的组织灌注[1]。其作为加速康复外科这一新概念的重要组成部分,贯穿于病人手术治疗的整个过程。

一、液体治疗的现状

经数十年的科学研究和临床探索,人们对外科手术围术期的液体治疗始终存在着不同的观点。20世纪50年代,Moore[2]提出,采用限制性补液的观点,认为术中应激产生的代谢反应,可通过下丘脑－垂体后叶－抗利尿激素系统和肾素－醛固酮系统的作用,引起水钠潴留以维持体液平衡,保持内环境稳定。之后,Shires 等[3]通过核素稀释法,观察到不能用失血、排尿等原因来解释的液体丢失,即第三间隙丢失量,开始主张根据手术和创伤程度来决定第三间隙液体量的补充,以维持合适的血容量。然而进入20世纪90年代,逐渐形成了个体化目标液体治疗的新观点[4-5]。目前,临床同手术期治疗补液总量由术前缺失量、生理需要量、第一间隙丢失量、术中失血量、术后引流液量和尿量等组成。手术当天输液3.5~5L,术后3~4d 输液2.5L/d。补充这么多液体会使病人体质量增加3~6kg。这一传统的补液方式正受到了质疑。Arieff[6]研究发现,术后肺水肿的总发生率为7.6%,病死率为11.9%,而其中2.6%的病人术前并无其他疾病,并指出这些病人术后发生肺水肿、肺炎和呼吸衰竭,最可能是因围术期过多的血管内容量。

围术期给予液体治疗的目的主要是充分扩充细胞外液量,提高血容量能明显地改善心输出量和血压,有利于组织供氧和尿排出,增加间隙液量,能代替于术外伤出血带来的液体丢失。但因择期大手术导致全身应激和炎性反应的发生,故术后1~4d 内,全身毛细血管通透性增加,引起组织水肿,损害组织氧合,增加液体排出的时间,损害心、肺、胃肠功能,引起肠道水肿,抑制肠蠕动,造成菌群移位和多器官功能障碍,甚至引发毛细血管渗漏综合征[7]和腹腔间室综合征[8],危及病人的生命。同时,全身麻醉对输注晶体的分布有极深的影响[9]。围术期给予大量晶体液,以维持稳定的血容量和尿量,带来的后果可能是大量液体集聚在组织间隙中,导致组织水肿、体质量增加。在健康人中,这些过多的液体积聚在组织间隙中,能较容易地被再吸收和排泄,而在年老人、患有心脏疾患或限制性肺疾病或有术后并发症的病人中,这些液体将显著的改变病人的预后。过多地给予液体将会提升 ICU 病人的患病率和病死率。Lowell 等[10]研究发现,40% 的病人都存在血容量过多(较术前或患病前增加 10%)。这些病人并发症的发生率和病死率较高,ICU 监治时间延长。

二、加速康复外科围术期液体治疗的特点

1. 术前　手术前 12h 内禁止摄食和饮水,在结直肠手术前还需行口服泻药和灌肠等机械性肠道准备,这是目前公认的术前"常规",目的是为预防麻醉后呕吐引起吸入性肺炎和防止肠内容物影响手术操作。生理损伤和应激状态(意外创伤、烧伤、脓毒血症和择期手术),能导致以糖耐量受损和胰岛素抵抗为特征的代谢综合征。而术前过早地禁食禁水,易导致低血糖,并增加术中和术后补液量,加重应激反应和内稳态失衡,使术后胰岛素抵抗持续 3 周之久[11]。正常胃排空固体食物为 6h,液体排空为 2h。因此,术前短时间(2h)禁食,不仅不会增加术中反流、误吸或术后并发症的风险[12],而且还能减轻术后胰岛素敏感性下降[13]。肠道准备不但会给病人带来不适,而且还会导致肠道细菌移位、电解质和酸碱失衡。术前丢失液体过多,会造成轻度脱水,血清渗透浓度、磷酸盐和尿素升高[14],加大术中和术后的静脉补液量,会增加术后腹腔感染和吻合口瘘的发生率[15]。故加速康复外科理念提倡于手术前 1 天晚上开始进清流质饮食,术前 2h,给予口服或静脉滴注 12% 糖类液体 200~400ml[16],以降低术后胰岛素抵抗对机体内稳态失衡的影响,防止术前过多地丢失液体。

2. 个体化目标液体治疗[4-5](goal-directed fluid therapy)　目前,关于液体治疗集中于两种策略。一是固定容量的策略,二是个体化最适策略,即目标液体治疗。前者未将一些个体化因素考虑进去,如性别、年龄、并发疾病、机体组成及水合状态。所以在围术期液体治疗中是不适当的。目标液体治疗最早在 20 世纪 70 年代由 Shoemaker 等[17]提出的,有了这个策略,低血容量和液体过量都会避免。目标液体治疗应是安全、简单、无创或微创、准确地检测手段。目前常用的有肺动脉导管、经口或鼻食管中段多普勒超声、动脉脉搏分析、静脉和组织氧合等[18]。围术期目标液体治疗能改善手术病人预后,如加速胃肠道功能的恢复,减轻术后恶心、呕吐,缩短住院时间。

3. 术中和术后液体治疗　最近有研究表明,术后液体过量对心肺系统、麻痹性肠梗阻、凝血纤溶系统的恢复均有不利的影响,故加速康复外科提倡适量而不是过量的液体治疗[19]。Hammer 等[20]认为,加速康复外科围术期液体治疗的原则定义为使用同质同量的液体,来补充围术期液体丢失量。目标是使术后体质量 = 术前体质量 − 手术去除标本余量。术前因禁食导致的丢失量,在术中使用糖盐水以 80ml × 禁食时间(h)来补充。术中血液丢失使用等量的胶体来代替,最多可补充 500ml。

对血容量的评估是指导液体治疗的依据,但要准确地评估也非常困难。因为能影响血容量变化的因素太多,包括出血、手术创伤程度(计算第三间隙丢失)、代谢变化和尿排出量等。以往临床医师都使用尿量和动脉压作为反映血容量或有效循环血量的指标,一旦出现低尿量或低动脉压,就通过加大补液量以求改善,客观上造成了容量的超负荷。目前的研究表明,低尿量不一定提示低血容量,也不一定预示术后肾功能不全或肾衰竭。因为在手术应激后,会引发交感紧张和抗利尿激素分泌增加,而麻醉也可使液体重新分布,影响尿液的排出。故在使用尿量这个指标来进行液体治疗时,必须关注这些因素。动脉压在于术中会受到麻醉药物的影响[21],而局部麻醉不影响血容量,只是通过降低动静脉张力或麻醉平面过高降低了心率和心肌收缩力,影响动脉血压[22],故使用动脉压这个指标来指导液体治疗时,也要考虑到麻醉药物这个影响因素。

在常规治疗时,术后的禁食和静脉补液也是执行多年的"常规",口服辅助营养液,在术后 4~5d 才开始。而在加速康复外科液体治疗计划中,尽可能减少静脉补液的量,有利于术后恢复和缩短住院时间。Hohe 等[23]在研究中观察到,结直肠手术病人限制大量液体,能明显地改善肺功能和术后低氧血症。还有研究表明,当病人术前联合使用口服糖类、硬膜外止痛和 EEN 时,可促进氮平衡,减少术后高血糖的发生率。病人在术后 4h 就应鼓励口服进食,在手术当天口服约 400ml 能量辅助液,直至进食达到正常量为止[24]。

目前还没有一个令人信服的液体治疗指南,但从加速康复外科液体治疗的研究中,我们观察到有些措施在实践中表现出了一定的效果。这些措施包括避免靠大量液体来维持稳定的血流动力学、取消硬膜外麻醉病人的前负荷、血液丢失以胶体液等量补充、术后体质量增加的病人使用小剂量利尿药等等。这些措施的目的均是为了使病人在围术期尽量保持液体平衡,使液体治疗尽量减小对病人内稳态的影响,减轻手术的应激反应。

4. 加速康复外科围术期各种液体的应用　目前使用何种液体进行同手术期的液体治疗尚存分歧。使用晶体液有费用低、有平衡的电解质、良好的缓冲作用、使用方便、对肾功能保持较好等优点。缺点是扩容效果差,需要量大,可能会发生液体过量,降低血浆胶体渗透浓度,有可能导致血小板微泡形成增多,甚至形成弥漫性血管内凝血(DIC)。而胶体液在血管内扩容力强,停留时间长,可改善血压、血流速度和组织灌注。反对用胶体液的理由是肾小球滤过率低,干扰凝血,而且输液过量会造成流体静力学性肺水肿[25]。目前,在临床上取代了天然胶体液。以中分子量的羟乙基淀粉(HES200/0.5)为例,其特点为改善血流动力学,防止和堵塞毛细血管瘘,减少血浆渗漏和组织水肿,改善血流变学,降低细胞压积,改善血液黏稠度和红细胞聚集,稳定血浆胶体渗透浓度,减少天然胶体的使用,防止血液污染。ALB 在危重症病人液体治疗中的应用包括扩容、提高血清 ALB 浓度和胶体渗透浓度、血液稀释、清除氧自由基、限制脂质的过氧化和组织损伤等。许多研究均证实了 ALB 在各种危重症病人血容量复苏时的安全性[26]。小容量高渗盐水液体治疗,是指快速输注小剂量胶体,可减少液体正平衡量和输液量[27]。可以说也是近 10 年来液体治疗的主要进展之一。高渗盐可:①促进心肌收缩和增加静脉同流,增加前负荷,降低后负荷;②迅速增加营养血供,减轻缺血 – 再灌注损伤;③增加尿量,恢复生命器官功能;④减少脑内水含量而降低颅内压。使用高渗盐使血管内外和细胞内外产生渗透浓度梯度,并由此出现各间隙液体迅速重新分布,在休克早期的应用中起着积极的作用。在实际操作中,建议联合应用晶体液和胶体液,特别是晶体液和人工胶体液,并根据病情随时调整比例,可减少大手术后的输液量和液体正平衡,促进液体负平衡提早出现,纠正离子紊乱,降低术后总体并发症的发生率和肺部感染率[28]。

三、结语

目前的研究证实,加速康复外科在减轻围术期病人应激,改善病人预后,减轻术后并发症,加速病人术后康复,均有明显的作用。目前,关于加速康复外科围术期液体治疗对术后疗效的评价还太少,样本量也太小,而且观察到的益处也不仅仅归因于液体治疗的效果,还与加速康复外科其他新理念和新措施的使用相关。将来加速康复外科液体治疗的重点在于特殊程序的探索、目标液体治疗、晶胶体液的组合使用、术中术后合理检测技术的发展[29]。

(沈　臻　李幼生)

参考文献

1. Grocatt MP, Mythen MG, Gan TJ. Perioperative fluid m7anagement and clinical outcomes in adults. Anesth Analg, 2005, 100(4): 1093–1106.

2. Moore FD. Metabolic care of the surgical patient. Philadelphia: WB Saunders, 1959: 783–786.

3. Shires T, Williams J, Brown F. Acute change in extracellular flu–ids associated with major surgical procedures. Ann Surg, 1961, 154: 803–810.

4. Rivers E, Nguyen B, et al. Early goal–directed therapy in the treatment of severe sepsis and septic shock. N Engl J Med, 2001, 345(19): 1368–1377.

5. Bundgaard–Nielsen M, Ruhnau B, Secher NH, et al. Flow–related techniques for preoperative goal–directed fluid optimization. Br J Anaesth, 2007, 98(1): 38–44.

6. Ariff AI. Fatal postoperative pulmonary edema: Pathogenesis and literature review. Chest, 1999, 115:

1371–1377.

7. Clarkson B, Thompson D, Horwith M, et al. Cyclical edema and shock due to increased capillary permeability Am J med, 1960, 29: 193–216.

8. 黎介寿. 腹腔间室综合征. 肠外与肠内营养, 2004, 11（6）: 322–323.

9. Connolly CM, kramer GC, Hahn RC, et al. Isoflurane but not mechanical ventilation promotes extravascular fluid accumulation during crystalloid volume loading. Anesthesiology, 2003, 98（3）: 670–681.

10. Lowell JA, Schifferdecker C, Driscoll DF, et al. Postoperative flu-id overload: Not a benign problem. Crit Care Med, 1990, 18（7）: 728–733.

11. Langley J, Adams G. Insulin-based regimens decrease mortality rates in critically ill patients: a systematic review Diabetes Metab Res Rev, 2007, 23（3）: 184–192.

12. Robin M, William F. Canadian association of general surgeons and american college of surgeons evidence based reviews in surgery, 14 preoperative fasting for adults to prevent perioperative complications. Can J Surg, 2005, 48（5）: 406–411.

13. Nygren J, Soop M, Thorell A, et al. preoperative oral carbohydrates and postoperative Insulin resistance. Clinical Nutrition, 1999, 18（2）: 117–120.

14. Holte K, Madsen J, et al. Physiologic effects of bowel preparation. Dis Colon Rectum, 2004, 47（8）: 1397–1402.

15. Bucher P, Gervaz P, Soravia C, et al. Randomized clinical trial of mechanical bowel preparation versus no preparation before elec-tive left-sided colorectal surgery. Br J Surg, 2005, 92（4）: 409–414.

16. 黎介寿. 营养与加速康复外科. 肠外与肠内营养, 2007, 14（2）: 65–67.

17. Shoemaker WC, Appel P, Bland R, et al. Use of Physiologic monitoring to predict outcome and assist in clinical decision in critically ill postoperative patients. Am J Surg, 1983, 146（1）: 43–45.

18. Bundgaard-Nielsen M, Holte K, Secher NH, et al Monitoring of peri-operative fluid administration by individualized goal-directed therapy. Acta Anaesthesiol Scand, 2007, 51（3）: 331–340.

19. Holte K, Kehlet H. Fluid therapy and surgical outcomes in elec-tive surgery: a need for reassessment in fast-track surgery. J Am Coll Surg, 2006, 202（6）: 971–981.

20. Hammer J, Harling H, Wille-JΦrgensen P. Implementation of the scientific evidence into daily practice-example from fast-track colonic cancer surgery. Colorectal Dis, 2008, 10（6）: 593–598.

21. Connolly CM, Kramer GC, Hahn RG, et al. Isoflurane but not mechanical ventilation promotes extravascular fluid accumulation during crystalloid volume loading. Anesthesiology, 2003, 98（3）: 670–680.

22. Holte K, Foss NB, Svensen C, et al. Epidural anesthesia, hypotension, and changes in intravascular volume. Anesthesiology, 2004, 100（2）: 281–286.

23. Holte K, Foss NB, Andersen J, et al. Liberal or restrictive fluid administration in fast-track colonic surgery: a Randomized, double-blind study. British Journal of Anaesthesia, 2007, 99（4）: 500–508.

24. Kehlet H, Wilmore DW. Multimodal strategies to improve surgical outcome. Am J Surg, 2002, 183（6）: 630–661.

25. Rizoli SB. Crystalloids and colloids in trauma resuscitation: a brier overview of the current debate. Trauma, 2003, 54（5 suppl）: s82–s88.

26. The SAFE Study investigators. A comparison of albumin and sa-line for fluid resuscitation in the intensive care unit. N Engl J Med, 2004, 350（22）: 2247–2256.

27. Jarvela K, Koskinen M, Kaukinen S, et al. Effect of hypertonic saline（7.5%）on extracellular fluid volumes compared with nor-mal saline（0.9%）and 6% hydroxyethyl starch after aortocoronary bypass graft surgery. Cardiothorac Vasc Anesth, 2001, 15（2）: 210–215.

28. Palomo JC, Jimenez C, Moreno Gonzalez E, et al. Effects of intra-operative blood transfusion on postoperative complications and survival after orthotropic liver transplantation. Hepatogastroent-erlolgy, 1998, 45(22): 1026-1033.

29. Kehlet H. Future perspectives and research initiatives in fast-track surgery. Langenbecks Arch Surg, 2006, 391(5): 495-498.

第 五 章

加速康复外科与麻醉及止痛

第一节　麻醉与加速康复外科

加速康复外科的成功实施是多部门、多学科协同合作的结果。患者住院接受手术治疗需要经历几个不同的部门：门诊、术前准备间、手术室、术后恢复室以及病房。每一个部门都有自己的侧重点、工作人员和专家。每一个部门也会通过其做出的选择影响下一个部门。例如，如果外科医生要求进行肠道准备，那么麻醉医生在麻醉诱导时可能需要面对脱水的患者。因此，在对患者管理的问题上，达成共识是关键。通常当患者满足以下条件时即可出院：患者通过进食可满足日常所需，肠道运动恢复，口服镇痛药即可控制疼痛，能够自理，没有需要住院治疗的并发症。

典型的加速康复外科流程包括患者住院手术期间在不同部门所经历的不同诊疗处理（表5-1）。所有这些流程都强调一个共同的目标，即尽可能减少应激并改善对应激的反应。麻醉的管理贯穿于加速康复外科实施的各个环节。优化围术期麻醉管理，不仅有利于手术的顺利进行，更有利于减少手术并发症，改善患者的长期预后。2015年，加速康复外科学会发布了《加速康复外科流程下行结直肠癌手术的麻醉管理专家共识》，该共识特别强调了麻醉在加速康复外科各环节中的作用，包括术前评估及优化、术中麻醉管理、围术期镇痛及术后恶心呕吐的预防等。

表 5-1　经典的加速康复外科流程

	住院前	术前	术中	术后
手术	住院前营养支持 戒烟 限酒	选择性肠道准备	微创手术 尽可能不用或少用引流和鼻胃管、尿管	早期拔除引流管和胃管、尿管 停止静脉输液
麻醉	评估及优化药物	术前碳水化合物 不需要NOP（即按照禁食水指南建议在麻醉前2小时饮用清流质和特殊的碳水化合物饮料） 预防PONV	区域麻醉 阿片类药物节俭（opioid-sparing）麻醉 液体平衡 保温	多模式的阿片类药物节俭镇痛
护理	术前宣教			早期活动 早期进食进饮 出院后随访

一、术前评估及优化

加速康复外科管理中强调早期麻醉介入，术前评估和术前预康复（prehabilitation）的理念正成为新的临床目标。麻醉医生在麻醉门诊对患者进行健康及风险评估，决定术前必需的检查，同时回顾并优化术前用药，给出相应的调整方案或专科就诊建议，在术前把患者的机体调整到最好的功能状态，减少不必要的干预。术前预康复策略倡导鼓励患者术前适度运动、加强营养以及心理呵护与调节,从而提高机体的功能储备。

1. **住院前危险分级** 危险评分被用于识别接受大手术后死亡和并发症风险更高的患者,高达 80% 的术后死亡来自于这类高危患者。危险评分不仅能向患者提供整体的手术风险情况,也有助于医生筛选出那些需要进一步检查和优化的患者,并决定其围术期的诊疗路径以利于医疗资源分配。

除最为人熟知的美国麻醉医师协会(ASA)评分外,在临床实践中,还有多种不同的评分系统和功能状态试验用于评价手术患者发生并发症的风险以及将围术期风险进行分层,如 POSSUM 评分、Lee 评估量表、心血管风险计算器、步行试验、心肺运动试验(Cardiopulmonary Exercise Testing, CPET)、普通外科急性肾损伤危险指数等(表 5-2)。

表 5-2 手术评分系统

量表或试验	预测	评分	证据等级	推荐级别
P-POSSUM	死亡率和发病率	12 项生理学参数和 6 项手术参数	高	强
Lee 评估量表	围术期心脏并发症	6 项术前临床因素	中	强
心血管风险计算器	心肌梗死或心脏停搏	6 项术前临床因素和 1 项手术参数	中	强
往返步行试验	围术期并发症	有氧适能	中	中
往返步行试验	筛查工具以判断是否进一步行 CPET/超声心动图等	有氧适能	中	强
心肺运动试验(CPET)	围术期并发症	有氧运动 $-AT$ 和 $VO_2 max$	中	强
心肺运动试验(CPET)	选择患者是否适合进行手术	有氧运动 $-AT$ 和 $VO_2 max$	中	中
普通外科急性肾损伤危险指数	急性肾损伤	11 项术前临床因素	中	中

注:AT= 无氧阈值;$VO_2 max$= 最大氧耗。

2. **优化术前功能状态** 推荐术前至少戒烟、戒酒 4 周。对于吸烟和酒精滥用(WHO 定义:每天摄入酒精超过 36g 或等量于 3 个标准饮酒单位)的择期手术患者,仅仅给予鼓励是不够的,还要给予药物支持(尼古丁替代治疗)和个人专业咨询。应在术前纠正血红蛋白水平,并寻找贫血的原因。必要时补充铁剂、叶酸和维生素 B_{12} 和 / 或促红细胞生成素。应在择期手术前至少 3~4 周开始实施术前贫血的药物治疗。优化一些慢性疾病状态,如控制血糖、调节凝血功能、调节电解质紊乱、改善心力衰竭、控制心律失常、增强营养和改善衰弱状态。对于肺功能不全的患者,在治疗肺部感染的同时鼓励其术前进行肺功能锻炼,具体包括呼吸功能锻炼器练习、扩胸运动、吹气球以及深呼吸,训练有效咳嗽。

3. **麻醉前用药** 在术前评估阶段,必须对患者进行宣教,评估患者的焦虑及疼痛状态。麻醉前可给予短效抗焦虑药物和短效镇痛药,根据患者的年龄和合并症情况给予适当的剂量以便实施区域麻醉和留置血管内通路。长效抗焦虑药和阿片类药物应避免应用,因其可导致出院的延迟。老年患者(年龄 >60 岁)避免使用短效苯二氮䓬类。

4. **术前禁食禁饮和糖负荷** 麻醉前 2 小时可饮用清质液体,麻醉前 6 小时可服用固体食物。术前夜给予相对高浓度的口服碳水化合物(oral complex carbohydrates, CHO)如 12.5% 的麦芽糊精(100g,800ml),术前 2~3 小时给予 CHO 50g(400ml),可降低术后胰岛素抵抗,维持糖储备,减少蛋白质分解,改善肌肉力量。可疑胃排空延迟的患者,如胃轻瘫,服用胃动力药物如甲氧氯普胺和 / 或多潘立酮,拟行胃肠道手术如食管、胃、胃底折叠术、食管旁疝修补、胃空肠吻合术,以及既往行 Whipple 手术,贲门失弛缓,患有神经疾病导致吞咽困难的患者,这类患者术前应用 CHO 的临床相关性尚未确立。糖尿病患者以及肥胖患者术前应用 CHOs 的证据较弱。

5. **术后疼痛管理宣教** 在术前麻醉门诊,应了解患者既往的疼痛病史,结合患者的手术、疾病状况初步制定术中麻醉方法和术后镇痛方法。交待术后预计疼痛程度以及可选择的镇痛方法。向患者说明伤口之外可能的疼痛部位如咽部疼痛 1~2 天。识别那些在疼痛治疗方面可能有困难的患者,包括合并慢性疼痛、阿片类药物依赖以及术前严重焦虑的患者。如无禁忌,术前即可开始应用对乙酰氨基酚和非甾体类抗炎药(NSAIDs)。护理人员应指导患者掌握常用的疼痛评估工具(包括 VAS、NRS 和语言评价量表)。

二、术中麻醉选择及管理

1. 麻醉方案选择 麻醉方式的选择是加速康复外科管理的重要组成部分,其核心是降低患者的应激反应。术中麻醉方法的选择应顾及到术后镇痛的效果。加速康复外科管理强调优化的术后镇痛,其目标是缓解疼痛,促进早下地活动,促进胃肠功能恢复及进食。对于开腹、开胸手术,硬膜外镇痛曾是公认的最佳镇痛策略。由于腹腔镜微创手术日益增多,研究表明硬膜外镇痛并不是腹腔镜手术的最佳镇痛方式,因为其并不能使患者受益更多,如减少并发症或缩短住院时间,反而可能存在降低患者血压等风险,因此,目前硬膜外镇痛正在受到挑战。越来越多证据显示,全身麻醉联合局部麻醉或区域阻滞,包括单次腰麻、神经丛阻滞、腹横肌平面阻滞、椎旁阻滞、切口局麻药浸润等,比单纯应用全麻有明显降低应激,节俭阿片用量的作用,因此加速康复外科中多倡导联合麻醉。

不同手术部位适合的神经阻滞见表 5-3。

表 5-3 各种手术神经阻滞适用部位

手术方式	阻滞类型
乳腺手术	胸壁神经阻滞(PECS)
	肋间神经阻滞(后肋角)
	椎旁阻滞
胸外科	前锯肌平面阻滞
	肋间神经阻滞
	椎旁阻滞
	椎旁置管(T7 椎旁)
	硬膜外置管(T8-T9 或 T7-T8)
心外科	胸横肌平面阻滞(TTP)
上肢手术	臂丛(肩关节 / 锁骨 + 颈浅丛)
	臂丛置管(肌沟入路或锁骨下入路)
上腹部手术	腹横肌平面阻滞(TAP,肋弓下)
	腹直肌鞘阻滞
	椎旁阻滞(T8,T10 双侧)
	硬膜外置管(T8-T9)
下腹部手术	腹横肌平面阻滞(TAP,腋中线)
	椎旁阻滞(可以选择但很少应用)
	腰方肌阻滞(双侧)——应用较少
肾脏手术(侧卧位)	椎旁阻滞

续表

手术方式	阻滞类型
腹股沟区	髂腹下神经阻滞（可以满足腹股沟区手术需求）
髋关节	腰方肌阻滞
	腰丛阻滞（可置管）
	髂筋膜阻滞
	股外侧皮神经
	腰丛 + 坐骨神经 +T12 椎旁阻滞（可以满足手术需求）
髌骨	股神经阻滞
	股神经 + 股外侧皮神经 + 闭孔神经阻滞（可以满足手术需求）
膝关节	股神经阻滞（单次或连续）
	收肌管阻滞（单次或连续）
	坐骨神经阻滞（单次前路）
下肢手术及足部手术	坐骨神经阻滞（臀入路 / 臀下入路 / 腘窝上入路）
	隐神经阻滞（内踝）
眼科手术	球后阻滞

2. 麻醉深度监测　可采用脑电双频指数（BIS）和呼气末浓度（end tidal concentration, EATC）监测麻醉深度。维持 BIS 值在 40~60，EATC 为 0.7~1.3MAC 不仅可预防术中知晓，也可降低麻醉给药剂量，将麻醉药的副作用降至最小，并且利于快速苏醒和恢复。有研究显示，患者麻醉下 BIS 值低于 45 其死亡风险增加，但随后的分析提示这可能是伴有多种疾病和认知障碍的老年患者的一种反映，术前预期寿命降低的患者更有可能出现低 BIS 值。需要进一步的研究对此进行确认。

3. 肌松监测　最近有系统综述提示，有些腹腔镜手术，较深的神经肌肉阻滞（如强直刺激后计数 ≥1，但 TOF 值为 0）可能比中等程度的神经肌肉阻滞提供更好的手术条件，但支持这一结论的证据有限。应用肌松剂时应进行神经肌肉功能监测以避免肌松残余。肌松残余是发生术后低氧血症的主要原因，其可能机制包括：呼吸肌肌力没有完全恢复，通气量减低；上气道呼吸肌张力降低，导致上气道梗阻和误吸。肌松残余还可导致术后肺部并发症包括肺炎、呼吸衰竭、支气管痉挛、低氧血症、呼吸音异常、肺不张等的发生，而术后肺部并发症是导致手术患者围术期死亡的主要原因之一。可采用外周神经刺激器进行肌松监测以确保术中维持适宜的肌肉松弛，术毕神经肌肉功能得以快速恢复。有 3 种方法避免肌松残余：等待神经肌肉功能自然恢复，TOF 值达到 0.9；给予拮抗剂，如胆碱酯酶抑制剂或舒更葡糖（sugammadex）。

4. 术中吸入氧浓度的管理　应对吸入氧浓度进行调节以维持正常的动脉氧分压和氧饱和度。较高浓度氧气可以改善术后伤口愈合，减少术后恶心呕吐，但也应避免长时间吸入高浓度氧所致的高氧血症。100% 吸入氧浓度可用于麻醉前预氧化或短时间应用以治疗低氧血症。非单肺通气患者，一般术中吸入 50%~60% 氧气即可满足要求。

5. 预防术中低体温　术中低体温是麻醉和手术的常见并发症，低体温可抑制凝血功能，增加出血，增加感染几率、延缓苏醒等。老年患者手术及持续时间长、失液量大的手术易发生。推荐对手术时间超过 30min 的病例采取主动保温措施，包括使用暖风设备、循环水温毯或静脉输液加热设备。麻醉苏醒前，应采取再加温措施使核心体温达到 35.5~36℃，并尽量避免寒战发生，可使用哌替啶 0.25~0.5mg/kg，或可乐定 1~2μg/kg，或曲马多 50~100mg iv。

6. 术中血糖控制　有证据表明，即使是中等程度的血糖升高都会伴有不良事件的发生。在普通外科病房，空腹血糖 >7mmol/L 或随机血糖 >11.1mmol/L 的患者住院死亡率升高。但采取严格控制血糖措施后所致低血糖的风险也不容忽视。因此，目前对于改善临床结局的最理想血糖水平尚不确定。绝大多数指南均推荐对随机血糖 >10mmol/L 的患者进行治疗。同时，必须强调的是，在加速康复外科流程下，有多种措施可降低胰岛素抵抗从而降低高血糖的风险，这些措施包括对营养不良的患者给予术前营养支持，术前给予糖原负荷（carbohydrate loading），硬膜外或蛛网膜下腔镇痛以降低内分泌应激反应，抗炎药物以降低炎症反应，术后早期进食以确保能量摄入，良好的疼痛控制以避免应激和胰岛素抵抗。

7. 术中容量管理　围术期液体治疗的目标是维持液体稳态。液体过少可导致低灌注和器官功能紊乱，而静脉液体和盐过负荷被认为是术后肠梗阻及其并发症的主要诱因。维持正常血容量、心输出量、组织氧供和营养对于保持细胞功能至关重要，尤其是发生组织损伤且需要修复的时候。若要维持患者正常血容量，可根据需要应用升压药物以维持平均动脉压。通常推荐最小体重变化（minimal weight change，≤30ml/kg 静脉液体净摄入，保持增重在 2kg 以内）。加速康复外科流程下强调目标导向液体治疗（goal-directed fluid therapy，GDFT），可改善患者预后，包括减少呼吸机使用时间、减少住院时间和降低医疗费用。高危患者以及术中血管内液体丢失量大（失血和蛋白质 / 液体转移）的患者尤其应采用 GDFT。心脏指数（cardiac index，CI）<2.5L/（min·m²）时应考虑应用正性肌力药物。避免使用 0.9% 生理盐水以及以盐水为基础的溶液，优先选择平衡液。胶体可用来治疗有客观证据的低血容量。接受硬膜外镇痛的患者出现动脉低血压时，确保患者容量正常后可予以缩血管药物治疗。无外科失血的情况下，可停止术后静脉输液，鼓励口服（1.5L/d）。尽量避免采用一些已被证实无益的传统治疗方法，如常规应用鼻胃管，延长尿管留置时间，延长或不恰当使用腹腔引流管。

三、围术期镇痛、术后恶心呕吐、谵妄及肠麻痹的预防和治疗

1. 围术期镇痛　加速康复外科提倡根据患者的全身情况及手术创伤，实施个体化的多模式镇痛。通过多模式镇痛，可减少阿片类镇痛药物用量，提高镇痛效果，促进患者生理和心理的尽快恢复。在制定镇痛方案时，还要考虑到疼痛的性质，外科手术的疼痛主要包括切口痛、内脏痛以及炎性痛。对切口痛的控制主要包括局麻药物切口浸润以及联合硬膜外镇痛、患者自控静脉镇痛、静脉利多卡因、鞘内注射、区域神经阻滞等方法。炎性痛的治疗包括对一些轻中度手术创伤，术前超前应用 NSAIDs，如特异性 COX-2 抑制剂帕瑞昔布钠，或非选择性 COX 抑制剂，如氟比洛芬脂等。对中重度手术创伤或并发脓毒血症的患者，预防性给予抗炎药物，如乌司他丁，可以在控制炎性反应的同时，达到控制炎性痛的目的。在阿片类受体中，Kappa 受体与内脏痛的发生密切相关，因此，理论上具有激动 Kappa 受体作用的阿片类药物可能具有治疗内脏痛的特性。最近一些临床研究表明，羟考酮在一些内脏手术术后疼痛治疗中，发挥了很好的内脏痛治疗作用。

良好的围术期镇痛应贯穿加速康复外科的各个环节，在麻醉医师的主导下，也需要外科医师、护理人员及药剂师、术后康复医师的通力合作。可以说，围术期镇痛最能体现多学科协作的优势。

根据所行手术的预期疼痛程度，术毕给予相应的镇痛药负荷量。无禁忌证的患者，轻度疼痛可给予非甾体类抗炎药（NSAIDs），如氟比洛芬酯（50~100mg）；中度疼痛可加用曲马多（50~100mg）；重度疼痛可加用阿片类药物如芬太尼（0.05~0.1mg）或吗啡（0.1mg/kg）。随后连接患者自控镇痛泵（PCA）。

除镇痛药外，还可应用一些镇痛辅助药。除止吐作用外，术前给予地塞米松（4~8mg）作为镇痛辅助用药可减轻术后 24~72 小时的疼痛。某些手术类型如疝修补术、乳腺手术、胆囊切除术易于发生术后慢性疼痛综合征。小剂量氯胺酮（0.1~0.5mg/kg）或加巴喷丁（600~1200mg）可预防痛觉过敏，减轻术后疼痛及阿片类药物用量，可酌情用于易于发生术后慢性疼痛综合征的患者。

外科医师可在术前和 / 或术毕行伤口局部浸润，如筋膜下浸润、壁腹膜浸润、皮下浸润、肋间神经阻滞、关节腔内注射等可减轻患者术后疼痛并减少对镇痛药的需求（表 5-4）。

表 5-4　不同类型手术后预期疼痛强度及术后多模式镇痛方案推荐

轻度疼痛	中度疼痛	重度疼痛
腹股沟疝修补术 甲状腺腺瘤手术 大隐静脉曲张手术 腹腔镜探查手术 经皮穿刺活检手术	剖腹探查 髋关节置换术 子宫切除术 颌面外科 开腹胆囊切除术	肝移植 开胸、开腹消化道恶性肿瘤根治术 大血管（主动脉）手术、膝关节置换术
（1）对乙酰氨基酚和局麻药切口浸润 （2）选择性 COX-2 抑制剂或非选择性 NSAIDs 与（1）联合 （3）区域阻滞加弱阿片类药物或曲马多或必要时使用小剂量强阿片类药物静脉注射	（1）对乙酰氨基酚和局麻药切口浸润 （2）选择性 COX-2 抑制剂或非选择性 NSAIDs 与（1）联合 （3）外周神经阻滞（单次或持续注射）配合曲马多或阿片类药物 PCIA （4）硬膜外局麻药复合阿片类 PCEA	（1）对乙酰氨基酚和局麻药切口浸润 （2）选择性 COX-2 抑制剂或非选择性 NSAIDs 与（1）联合 （3）硬膜外局麻药复合阿片类 PCEA （4）外周神经阻滞或神经丛阻滞配合曲马多或阿片类药物 PCIA

2. 术后恶心呕吐的预防及治疗　目前常用 Apfel 评分量表评估成人 PONV 的风险,包括 4 个危险因素,女性、术后使用阿片类镇痛药、非吸烟、有 PONV 史或晕动病史。另外,成人 50 岁以下患者 PONV 发病率高,小儿 3 岁以下发病率较低,术前有焦虑或胃轻瘫者发生率高。麻醉因素方面,吸入麻醉药包括氧化亚氮、阿片类药物、硫喷妥钠、依托咪酯、氯胺酮、曲马多等增加 PONV 发生率。容量充足可减少 PONV 发生率。区域阻滞麻醉较全麻发生率低,丙泊酚 TIVA 较吸入全麻发生率低。手术时间越长,PONV 发生率越高,尤其是持续 3h 以上的手术。某些手术,如腹腔镜手术、胃肠道手术、胆囊切除术、神经外科手术、妇产科手术以及斜视矫正术等,PONV 发生率较高。

在加速康复外科流程下,多模式预防 PONV 包括应用止吐药物和全凭静脉麻醉。其他因素如缩短术前禁食水时间,给予一定糖原负荷和充足的容量以及高吸入氧浓度可能会降低 PONV。应用区域麻醉技术和 NSAIDs 作为阿片类药物节俭镇痛策略也可能对降低 PONV 有直接作用。

止吐药物包括五羟色胺能、多巴胺能、胆碱能以及组胺能类药物。具有 1~2 个危险因素的患者,应给予两类止吐药物作为 PONV 的预防性治疗。具有 3~4 个危险因素的患者,应给予 2~3 类止吐药物,并鼓励采用异丙酚全凭静脉麻醉以及阿片类药物节俭镇痛策略。

手术结束前可给予 5-HT 拮抗剂昂丹司琼 4mg~8mg iv 或多巴胺拮抗剂氟哌利多 0.625~1.25mg iv 或在手术前夜或手术前 2h 给予东莨菪碱透皮贴剂。麻醉诱导后给予地塞米松 4~5mg iv 也有效,但其免疫抑制作用对肿瘤患者长期转归的影响尚不清楚。如果术后出现了 PONV,且距离上次给药不到 6 小时,应该予以患者另一种不同种类的止吐药作为补救治疗。

3. 术后谵妄的预防及治疗　在外科实践中,对术后谵妄的识别日益增加,尤其是既往有认知障碍的老年人。谵妄可能是外科或内科并发症的一种症状,因此对其进行早期识别非常重要。谵妄是指意识、定向力、记忆、思想、感知、行为以及可能睡眠模式的改变,其发作突然且病程波动。谵妄可分为 3 种亚型:活动亢进型、活动抑制型和混合型。

应避免谵妄的诱发因素如术前禁饮时间过长,深麻醉时间过长以及干扰睡眠－觉醒周期,使用镇静剂以及其他致谵妄的药物(如苯二氮䓬类和阿托品)。如果发生术后谵妄,应采取药物和非药物措施予以早期对症治疗。精神症状可采用神经安定类药物治疗,如小剂量氟哌啶醇,常规起始剂量:1~2mg iv/2~4小时,老年人适当调整剂量。大剂量时应监测心律,血钾和血镁,出现 QT 间期 >450ms 或锥体外系症状时停用。如果需要应用镇静类药物,首选非苯二氮䓬类(如 α_2 激动剂)。已知苯二氮䓬类是谵妄的一个独立危险因素,因此应避免应用。

4. 术后肠麻痹的预防及治疗　术后肠麻痹是延迟术后出院的一个重要因素,减少术后肠麻痹也是加速康复外科的一个重要目标。术后肠麻痹的发病机制是多因素的。男性,伴有脑血管疾病、呼吸系统疾病以及外周血管疾病的患者易发生。中胸段硬膜外镇痛比常规静脉阿片药镇痛对预防术后肠麻痹更有效。应该避免术中及术后的过度液体负荷以及内脏低灌注,减少对胃肠功能恢复的影响。腹腔镜微创手术与开腹手术相比,可以促进肠功能的更快恢复及更早地恢复口服进食。术中及术后采用阿片类药物节俭的镇痛方案,咀嚼口香糖及使用外周阿片类受体拮抗剂(爱维莫潘,Meltiltrexone),尽早下地活动,避免预防性和常规应用鼻胃管,都有可能对促进术后肠麻痹的恢复有效。

5. 出院后疼痛管理　可根据具体的手术类型,制定相应的出院带药方案(表 5-5)。如无禁忌,在术后 3~4 天应用对乙酰氨基酚、传统非选择性 NSAIDs 或选择性 COX-2 抑制剂可获得最佳临床效果。大部分患者可能需要术后规律服用止痛药物 1~2 周。还应指导患者在出现爆发痛时增加药物剂量,以及疼痛逐渐减轻时需逐步减少药物剂量。

表 5-5　出院带药方案

疼痛强度	出院带药
A 无	无
B 轻度疼痛	对乙酰氨基酚 1g qds/ 尼美舒利 0.05~0.1g bid/ 西乐葆 100mg bid
C 中度疼痛	曲马多 50~100mg bid 或 tid(全天不超 400mg)/ 洛芬待因 2~4 片 bid/ 泰勒宁 1 片 qid
D 重度疼痛	吗啡 10~20mg qd/ 羟考酮 5mg bid

其他缓解疼痛的措施包括冰袋冷敷患处,抬高患肢以及放松练习(如深呼吸)。

加速康复外科提高了术后快速、无并发症康复的几率,在提高医疗质量且节省费用的同时,使患者短期和长期均获益。加速康复外科理念特别强调临床多学科团队合作的重要性,外科、麻醉、护理团队等都缺一不可。加速康复外科的主要目标是降低应激反应,麻醉学科在围术期管理中的重要作用使其在加速康复外科的实施中也具有不可替代的地位。

（冯　艺　许军军）

参考文献

1. Enhanced Recovery After Surgery : A Review. Ljungqvist O, Scott M, Fearon KC. JAMA Surgery. 2017 Mar 1, 152(3): 292-298.
2. Enhanced Recovery After Surgery(ERAS)for gastrointestinal surgery, part 2 : consensus statement for anaesthesia practice. A. Feldheiser, O. Aziz, G. Baldini, etc. ACTA Anaesthesiologica Scandinavica. 2016 Mar, 60(3): 289-334.
3. 加速康复外科中国专家共识及路径管理指南. 中国实用外科杂志, 2018, 38(1): 1-20.

第二节　加速康复外科中的麻醉策略

与加速康复外科相适应的加速康复麻醉(fast-track anesthesia),使得麻醉医生从仅提供最佳的手术条件和术后镇痛的内科医生,转变为围术期医生。加速康复麻醉不仅仅只是加速患者在手术期间的周转,还包括优化术前治疗、提供最好的术中条件、加快麻醉后恢复、避免术后的副反应及早期并发症、降低术后应激反应、止痛消除不适、加速术后功能重建等。加速康复麻醉实际上贯穿于整个围术期,也促进了麻醉相关新理念、新药物和新技术的进展。

一、术前准备

（一）术前用药

1. 苯二氮䓬类药物　是最常规的术前用药,可提供基础的镇静、抗焦虑作用,有助于稳定术中血流动力学,降低术后的副反应。小剂量咪达唑仑(20μg/kg 静注)既能提高患者的舒适感和满意度,又能减少焦虑和焦虑相关的并发症,从而加快围术期的康复。

2. α₂ 受体激动剂　就改善外科预后而言,α₂ 受体激动剂和 β 受体阻滞剂是日益盛行的加速康复麻醉的辅助药。它们均具有增强麻醉效能和减少麻醉药用量的作用,从而有利于患者早期苏醒、稳定围术期血流动力学和减轻术后疼痛。术前给予 α₂ 受体激动剂可乐定或右美托咪啶能减少术中阿片类药物的使用和术中的失血,降低术后恶心呕吐(postoperative nausea and vomiting, PONV)的发生率[1]。静脉注射联合硬膜外注射可乐定可增强结肠手术的麻醉效能,缩短术后肠麻痹的时间[2]。α₂ 受体激动剂对于肾上腺交感和下丘脑垂体的抑制有利于 Ⅱ 型糖尿病患者的血糖控制,减少术后心肌缺血的并发症[3]。

3. β 受体阻滞剂　β 受体阻滞剂抑制手术应激引起的血中儿茶酚胺升高,可预防老年患者在非心脏手术中心血管事件的发生。有证据表明,从麻醉开始到苏醒早期,β 受体阻滞剂有利于稳定血流动力学,对减少手术患者未知的冠脉疾病、降低心血管事件最为有效[4-5]。β 受体阻滞剂也减少了麻醉药物量有利于加快苏醒,减少术后并发症,如 PONV 等,抗分解代谢的作用可促进大手术术后正常功能的恢复。对于重症患者,它与全静脉营养合用能帮助患者达到正氮平衡。

（二）维持体液平衡

1. 术前禁食　传统的术前禁食方式是为了确保胃排空以减少误吸风险,但效果不佳。主要的原因是即使长时间禁食并不能减少胃液的反流所造成的误吸,同时胃液 pH 的下降又可能造成误吸后果更加严重。临床和试验研究均表明,进食水、清液和果汁后 2h 胃排空。允许饮清液至术前 2~3h 和静脉补液至麻醉诱导前,既安全又能有效减少术后并发症。固体饮食推荐术前 6h 起禁食。肥胖患者若没有并发症也应该饮清液至术前两小时。高碳水化合物饮料和水在胃排空方面并没有区别,术前 2h 喝完 400ml 的高碳水化合物溶液并不增加误吸的风险。高碳水化合物饮料提供的热量可降低术前的焦虑和饥渴感觉,并且由于碳水化合物和电解质的再水化作用维持了术前肠道准备时的血管内血容量,因此对术后的机体康复代谢也有积极的意义。术前给予含糖液体,可预防术后胰岛素抵抗,通过补充液体的不足减少分解代谢;可降低饥饿性酸中毒,降低术中乳酸性酸中毒,减轻术后肠道水肿,加速患者康复。然而术前应用含糖液对临床的最终预后,包括住院日、PONV 发生率、肌肉力量、患者主观感受等,是否有益目前仍然有争议[6]。

2. 术中补液　寻找既能避免低血容量又防止术后过多的血管内容量的输液策略,对于术后恢复十分重要。近年来,在腹部手术的容量治疗上存在颇多争议。术前的肠道准备、禁食、长时间腹部手术中的消化道液体丢失,导致患者相当的体液不足。而容量治疗的传统观念是"足量",即术中补给 5L 或更多的液体。20 世纪 80 年代 William Shoemaker 提倡的"超常氧输送(DO₂)",目的是通过提高 DO₂ 的方法提高外周组织的氧供,具体实施包括:优化呼吸设置,提高吸入的氧浓度,输注红细胞,使用儿茶酚胺类药物,其中最主要的是超容量的液体补充[7]。但近年来的趋势是使用正常量的补液代替超常量的 DO₂,同样可以改善患者的状况。这种方法避免了输注过多的液体,因为增加的舒张末期容积会减弱心肌的收缩力。另外,过多的液体导致胃肠道失去张力,黏膜水肿,增加吻合口漏的风险。在这一认识的基础上,一些学者支持进一步的容量限制液体治疗原则作为加速康复概念的一个部分。限制性液体摄入意味着术中仅给予 1~3L 的液体,术后仅给 0.5L[8]。

Brandstrup 等[9]作的 8 个中心的多中心试验,包括行容量限制组的 69 例和不行容量限制组的 72 例。前者组术前给予 5% 的葡萄糖 500ml 补充术前的液体丢失的估计量。术中给予失血等量的 6% 的贺斯。后者术中的容量按 2~3 倍的失血量给予。另外再给 6% 的贺斯作为基本的生理剂量和 3~7ml/(kg·h)的液体补充第三间隙的液体丢失量。有趣的是,临床上发现标准的高容量组总的并发症加倍了,并且体重越大的患者术后发生并发症的风险越高。

Nisanevich 等[10]认为,术中限制性容量管理对缩短住院和降低并发症有益,但对术后伤口愈合无意义。这个研究中,限制容量组的患者并发症比不限制容量组的患者并发症低。但前者低血压的发生率高,且低血压被简单的使用血管收缩药处理了。因此在这样的情况下,避免肠道供血不足才是重要的。加速康复外科手术中,推荐晶体和胶体结合使用。胶体溶液提高胶体渗透压。如果血管的完整性和渗透性正常,胶体溶液在血管床保持很长时间,可对抗术后早期活动引起的体位性低血压。

目前认为,加速康复外科的结肠、直肠手术应遵循尽可能减少术中、术后液体需要量的原则。各种的外科技术(微创外科)避免了围术期不必要的液体丢失。通过改进术前的补液和输注方法,减少了术前肠道内液体丢失的风险。假定人体的一般液体需要量为 2ml/(kg·h),70kg 成人禁食 10h 缺少 1400ml 的液体。采用术前补液的新原则,术前 2h 进食清液,这时液体仅缺少 280ml。总之,围术期液体管理依赖于手术操作、患者状况等来计算。

输血的适应证:临床上心功能 ASA Ⅰ、Ⅱ级的患者,心动过速,低血压,皮肤肿胀,少尿,结合乳酸盐,血红蛋白,血色素和急性失血量等是最重要的参考指标。血红蛋白的目标 90~100g/L,要避免其数值小于 70g/L。

3. 血糖控制　术中血糖紊乱多是高血糖。近来的证据表明即使是中等的血糖升高也与不良预后相关,特别是当患者同时患有心血管、感染、神经系统等疾病时[11-12]。术中高血糖是心脏手术术后包括死亡在内的相关并发症的一项独立的危险因子。在糖尿病患者行心脏手术时发病率和死亡率与血糖水平呈数量上正相关。Van den Berghe 等[13]也认为危重患者良好的手术预后与术后是否严格控制正常血糖水平相关。注射缓释胰岛素来加强血糖控制可降低糖尿病患者心脏术后的发病率和死亡率。维持正常血糖能减轻冠脉搭桥手术术后的全身炎症反应。因而严格的控制血糖可明显的改善心脏手术和其他危重患者的预后。使用糖皮质激素作为加速康复麻醉的一部分,会引起高危患者(如糖尿病)术后一过性血糖升高,应高度警惕。

4. 体温控制　术中的低体温有着广泛的不良影响,包括增加切口感染、不良心脏事件、出血的发生率,以及延长住院日等。研究表明术中保持正常的体温能降低术后的并发症使手术患者受益。低温时使用加热毯、温水浴、静脉输注加热液体来升温。另外,加热和湿化吸入气体也有利于减轻腹腔镜手术术后疼痛,减少镇痛所需要的阿片药物以及抗呕吐药物的用量[14]。

二、加速康复麻醉技术

(一)局部麻醉

切口周围局部浸润的麻醉技术是加速康复麻醉技术的一部分。局部浸润技术也可以单独为一些表浅的外科操作提供足够的镇痛(如腹股沟疝结扎术、乳房和肛门直肠的手术、肩和膝关节的关节镜检查)。如果局部浸润外加静脉镇静镇痛,尤其是在局部麻醉不完善时,患者会更加舒适。尽管没有证据表明包括局部浸润在内的超前镇痛降低术后持续疼痛的可能性,但它的确减少了术中、术后阿片药物的用量及相关的副作用。

许多研究认为手术切口部位的局部浸润麻醉在疼痛管理方面能加强镇痛,增加患者的满意度,减少PONV 和住院日[15-16]。例如,心脏手术患者术后胸骨正中切口持续注射布比卡因不仅能加强镇痛,也能使患者早期离床,减少住院日。腹腔镜胆囊切除术术后肝门和胆囊床的局部浸润麻醉能加强术后镇痛。与椎管内麻醉和全身麻醉相比,局部浸润技术减少了肛门直肠手术和腹股沟疝结扎术术后尿潴留的发生率。使用基础麻醉、局部麻醉术后可以不经过术后恢复病房,减少了苏醒期花费。

总之,常规使用切口部位的局部浸润麻醉有利于门诊患者的康复,甚至是住院手术患者的恢复。

(二)区域麻醉

静脉区域麻醉、外周神经阻滞和微小剂量的神经干阻滞是加速康复外科手术时最常使用的区域麻醉技术。急诊手外伤使用的静脉区域麻醉与全麻和外周神经阻滞相比,能加快出院,减少花费。作为全身麻醉的补充,外周神经阻滞(与局部浸润麻醉相比)改善术后镇痛,减少阿片类药物相关副作用,因此有利于加速康复麻醉过程中的恢复。例如,肩胛下神经阻滞有利于全麻下肩部关节镜术后的恢复,而非开放手术使用的斜角肌肌间沟阻滞。与全身麻醉相比,手部、肩部、肛门直肠、疝修补和膝部手术中使用外周神经阻滞能缩短离室时间,加强镇痛,几乎没有副作用。

尽管多数学者认为在麻醉消退速度上区域麻醉比全身麻醉更有优势,最近的一项荟萃分析[17]却认为在门诊手术,患者离室时间并没有显著性差异。然而,疼痛较剧烈的上下肢手术后,采用留管技术行持续外周神经阻滞能够有效镇痛、加快患者离院。一项患者自控的周围神经阻滞镇痛替代患者自控的静脉吗啡镇痛的多中心试验[18]证实了结论。另外一项新的荟萃分析[19]进一步表明了外周神经导管技术较之阿片加弱安定的镇痛技术对于肢端手术的有显著优势。

如采用脊髓麻醉作为加速康复麻醉的一部分,选择最合适的局部麻醉药和辅助药很重要。与传统的鞘内局麻药剂量相比,使用小剂量(3.5~7mg)的布比卡因或罗哌卡因,结合有效的阿片镇痛(例如芬太尼5~25μg或舒芬太尼5~10μg)可以达到快速的感觉和运动功能的恢复。据报道对于门诊患者的腹腔镜手术,这项技术比传统的蛛网膜下腔麻醉和全身麻醉有显著的优势。但由于鞘内阿片作用,术后恶心、瘙痒副作用增加。

硬膜外麻醉是否适合微创手术(如腹腔镜下结肠切除、肾切除、前列腺切除)的麻醉还悬疑未绝。传统围术期治疗时,腹腔镜下结肠切除术使用硬膜外麻醉和镇痛有利于肠功能恢复。随着加速康复外科手术技术的进步和围术期外周μ阿片受体拮抗剂的应用,硬膜外麻醉的使用可能越来越少。

硬膜外镇痛是大手术加速康复麻醉有效辅助手段。作为多模式镇痛的一部分,硬膜外镇痛的好处显而易见。持续的硬膜外输注和硬膜外的PCA可比静脉阿片的PCA提供更好镇痛,包括缓解基础痛和爆发痛的。另外,与静脉PCA相比,硬膜外局部镇痛可减少胸部和上腹部手术术后肺部的并发症,改善围术期的营养状况和健康相关的生命评分,而且更好地保持了结肠术后的下床活动的能力。这些因素带来了术后康复的里程碑(例如,早期拔管、早期离开重症监护、早期下床活动)。但没有证据表明硬膜外麻醉降低了手术死亡率或提高了住院周转率[20]。硬膜外镇痛缩短了全膝关节成形术后的康复时间,但它不能促进髋关节骨折后的恢复[21]。如果外周神经导管技术(如持续的股神经和胫神经阻滞)能够和区域硬膜外阻滞取得相同的镇痛效果,而没有硬膜外相关的并发症(如血肿形成、脓肿、血流动力学不稳定),那么很明显下肢手术乐意选择外周神经阻滞。

(三)监测麻醉

与全身麻醉气管插管和椎管内麻醉相比,表浅的外科手术(非内脏)可以使用监测麻醉(monitored anesthesia care, MAC),采用浸润麻醉或外周神经阻滞联合静脉给予镇静、镇痛药物,有利于加速康复麻醉的恢复。MAC技术通常包括使用混合的利多卡因(2%)加布比卡因(0.5%)或罗哌卡因(0.5%)局部浸润麻醉;配合小剂量的咪达唑仑(1~3mg静推)和丙泊酚注射(25~100μg/(kg·min))加或不加小剂量阿片类药物。使用右美托咪啶(0.5~1μg/kg)和氯胺酮(75~150μg/kg)代替阿片类的芬太尼(0.5~1μg/kg)或瑞芬太尼[0.25~0.5μg/kg,或0.025~0.05μg/(kg·min)输注]来作为MAC的一部分,可减少呼吸抑制的发生。MAC时呼吸抑制往往是由于过度镇静和缺乏警惕而导致的。

总之,由于患者常规不进入术后恢复室,使用MAC技术有利于术后恢复,低的术后副作用的发生率可以使患者尽快回家。但术中必须保持警惕避免呼吸并发症以确保患者安全。

(四)全身麻醉

尽管局部、区域阻滞麻醉和MAC麻醉技术有明显的优势,但全身麻醉可以避免术中知晓,是许多患者和外科医生喜欢的重要原因。1.5~2.5mg/kg的异丙酚是加速康复麻醉静脉诱导药物的最佳选择。低溶解度的吸入麻醉药,如地氟醚(3%~6%)和七氟醚(0.75%~1.5%)比异丙酚和异氟醚在全麻维持中显得更有优势,有利于早期苏醒。氧化亚氮(50%~70%)由于具有镇痛作用和节约镇痛药效应、价格低廉、药代学稳定,仍是常用的麻醉维持期的辅助成分。瑞芬太尼输注[0.05~0.20μg/(kg·min)]替代了氧化亚氮,越来越多的作为挥发性麻醉药的辅助成分使用。

可以选择β受体阻滞剂(如艾司洛尔、拉贝洛尔)代替短效的阿片受体激动药来抑制术中一过性的急性自主神经反应。如有可能,使用喉罩通气代替气管内插管。如果必需气管内插管,可选择短效(琥珀酰胆碱、美维库铵)或中效(顺-阿屈库铵,维库溴铵、罗库溴铵)神经肌肉阻断剂。新的环糊精类化合物,sugammadex[22],能够比腾喜隆—阿托品或新斯的明—阿托品更快速逆转氨基类固醇非去极化肌松剂,而没有后两者的抗胆碱的副作用。使用这种逆转药物能够术后早拔管,减少术后因为肌无力导致的呼吸系统并发症[22]。

使用吸入麻醉药(与异丙酚相比)会增加术后早期PONV。最经济的预防吸入全麻后呕吐的药物为联合使用小剂量的氟哌利多(0.625~1.25mg 静推)和地塞米松(4~8mg)或甲强龙(125mg 静推)。如果患者PONV的风险较高,应给予5-HT$_3$受体抑制剂作为多模式止吐的一部分。神经肽-1拮抗剂在未来的止吐中扮演重要的角色。此外,使用非阿片类的镇痛药,例如非甾体类抗炎药(NSAIDs)、还氧化酶-2抑制剂(COX-2)、扑热息痛、α_2受体激动剂、糖皮质激素、氯胺酮和局部麻醉药作为多模式镇痛的一部分,使术后疼痛和阿片药物用量减到最低。

总之,使用短效的麻醉剂和预防性用药,使得术后的副作用最小,避免手术意外,加快门诊和住院患者的机能恢复。

三、术后问题

(一)疼痛管理

研究证实镇痛不足和与之相关的PONV会延长门诊手术的离院时间[23]。手术后完善的镇痛可加速日常生活和功能的康复,否则择期术后要持续几周才得以恢复。据最近的1份Liu和Wu[24]的系统性评价认为,尚没有足够的证据证明"镇痛技术影响了术后的发病率和死亡率",可能是术后并发症的发生率很低的缘故。阿片类药物仍然是术后疼痛管理的主打,然而,围术期镇痛过多地依赖阿片类药物,除了导致出院延长和住院费用增加的药物相关副作用(如通气不足、过度镇静、恶心呕吐、尿潴留、肠梗阻),还有阿片耐受和疼痛高敏。阿片耐受使得镇痛效能下降,而呼吸抑制的风险却增加。并可能导致发病率和死亡率增加。

多模式镇痛,即联合使用两种以上的镇痛药或镇痛辅助药,药物之间取得相加的(甚至协同的)镇痛效果。早期的加速康复外科研究表明,多模式的镇痛技术能加快门诊手术恢复,改善患者预后。

最近的荟萃分析证实配合使用非甾体类抗炎药(包括还氧化酶-2抑制剂)可减少阿片类药物用量,降低了阿片相关的PONV和镇静的副作用[25]。术后短期使用这些药物可能对最终的结果有改善。但这些有意义的结果并不能必然扩展到阿片导致的瘙痒,尿潴留,呼吸抑制上,也没有有利证据说明扑热息痛能够降低阿片药物的用量。

Curatolo和Svetic[26]在2002年汇总了与术后急性疼痛治疗相关的55个临床试验和47个随机对照试验,评估了多模式镇痛。研究者发现非甾体类抗炎药(或氯胺酮)联合吗啡使用可以使患者获益,扑热息痛和非甾体类抗炎药结合优于单用一种药。遗憾的是目前的多模式镇痛注意力集中在阿片药配合一种非阿片类药品。理想的目标是多种非阿片类药(如非甾体类抗炎药,扑热息痛,还氧化酶-2抑制剂、氯胺酮、可乐定、右旋美托咪啶、腺苷、加巴喷丁、普加巴林、糖皮质激素、艾司洛尔、新斯的明等)联合使用以取得完美的镇痛,也许最终,不再有阿片了。

最新的加速康复外科研究认识到了控制疼痛和阿片相关副作用(如PONV)的重要性。阿片相关的副作用影响了患者满意度和术后早期离院,已经引起人们的高度重视。人们对局部麻醉和区域麻醉技术更加热衷,也开发了长效的麻醉药(如混悬液,乳剂,微球)和持续的给药方法(如外周神经和切口周围给药技术)。随着一次性给药系统的普及,持续局部镇痛技术越来越热,但早期研究所取得的鼓舞人心的结论仍需要重新评估,包括设备的费用和院外使用所耗费的资源。

(二)术后恶心呕吐(PONV)

PONV的发生率总的外科手术的30%(包括心脏和神经科的手术)。PONV的主要危险因素,除了术后用阿片镇痛外,还包括女性、非吸烟者、PONV病史或晕动症、术中使用吸入麻醉药和大剂量阿片。对于有2种或2种以上危险因素的成年患者,采取多药预防止吐策略。作为止吐药的补充,多模式降低PONV风险的策略除了最小量使用阿片外,还包括:使用异丙酚,局麻基础上的镇痛,充足的容量。使用心血管活性药物(如β受体阻滞剂,α受体激动剂)控制由于不良手术刺激引起的一过性血流动力学反应,用非阿片类药物术后镇痛以减少阿片类药物引起的恶心呕吐。非药物方法(如针灸,按摩,经皮神经电刺激)

术后配合止吐药使用有效。因此,补充血容量的不足,最少的使用吸入麻醉药和氧化亚氮、阿片类药物,使用异丙酚,多模式预防止吐,非阿片药镇痛技术,都是预防 PONV 最重要的因素。将来医生应该考虑到治疗计划中合并各种不同的治疗方法。

调查研究显示患者更愿意预防用药,但可能仅有 30% 的患者发生 PONV,预防的代价和副作用比值得考虑,尤其是如果患者只有短时间的 PONV(症状持续者也占 25%)普遍预防用药似乎并不一定可取。而且有趣的是对西酮类药物而言,有效的治疗剂量甚至低于预防用量。如恩丹西酮,预防用量为4~8mg,而出现 PONV 时,甚至 1mg 也有治疗作用,为什么低剂量西酮药物有相对较好的治疗作用仍不清楚。

(三)术后肠梗阻和阿片相关肠功能紊乱

术后的肠梗阻(POI)和阿片类药物引起的肠功能紊乱(OBD)可导致患者不适,耽搁患者的经口饮食,从而延迟术后恢复,使住院日延长。预防 POI 和 OBD 术的多模式加速康复外科策略的核心问题是手术微创、减少阿片类药物用量、术后使用选择性外周阿片受体拮抗剂、不插鼻胃管、早期进食和下床活动。促进大型腹部手术术后胃肠功能恢复的重要一环是使用持续胸段硬膜外镇痛。硬膜外镇痛对肠道功能恢复的肯定作用似乎与内脏神经节段的传出与传入阻滞相关。所以,胸段硬膜外注入局麻药能缩短的大型腹部手术术后肠梗阻的时间[27]。

多模式的早期恢复包括硬膜外镇痛、早进食、早下床等,能有效缩短肠 POI 时间。另外,有证据表明少给钠,避免给过多的液体,与大型腹部手术术后肠道功能恢复相关,能减少住院日。近来的研究表明外周阿片受体拮抗剂(alvimopan 或甲基纳曲酮)治疗 OBD 有利于术后肠道功能的恢复,减少大型腹部手术术后住院日[28]。出院后尽可能少的口服含阿片的镇痛药可减少 POI 和 PONV。

作为围术期医生,麻醉医生在加速康复外科手术中起了重要的作用,包括合理应用术前药物,选择最佳的麻醉方法和镇痛技术;维持器官的正常功能,以上这些都会使患者的治疗质量提高,费用减少。

(金　毅　邵　芹　李伟彦)

参考文献

1. Okuyama K, Inomata S, Toyooka H. The effects of prostaglandin E1 or oral clonidine premedication on blood loss during paranasal sinus surgery. Can J Anaesth, 2005, 52: 546.

2. Wu C T, Jao S W, Borel C O, et al. The effect of epidural clonidine on perioperative cytokine response, postoperative pain, and bowel function in patients undergoing colorectal surgery. Anesth Analg. 2004, 99: 502.

3. Wallace A W, Galindez D, Salahieh A, et al. Effect of cloni-dine on cardiovascular morbidity after noncardiac surgery. Anesthesiology, 2004, 101: 284.

4. Lindenauer PK, Pekow P, Wang K, et al. Perioperative-blocker therapy and mortality after major noncardiac surgery. N Engl J Med, 2005, 353: 349.

5. Devereaux P, Beattie W, Choi P, er al. How strong is the evidence for the use of perioperative-blockers in patients un-dergoing noncardiac surgery?A systematic review and meta-analysis. BM J, 2005, 331: 313.

6. Noblett SE, Watson DS, Huong W, et al. Preoperative o-ral carbohydrate loading in colorectal surgery: a randomized controlled trial. Colorectal Dis, 2006, 8: 563.

7. Shoemaker WC, Appel PL, Kram HB, Waxman K, et al. Prospective trial of supranormal values of survivors as therapeutic goals in high-risk surgical patients. Chest, 1988, 94: 1176.

8. Schwenk W. Perioperative Therapie beielektiven kolorektalen Resektionen in Deutschland. In: Schwenk W (ed.). 'Fast-track'-Rehabilitation in der elektiven Kolonchirurgi Grundlagen und klinische Ergeb-nisse. UNI-MED: Bremen-London-Boston, 2005. 16.

9. Brandstrup B, Tonnesen H, Beier Holgersen R, et al. Effects of intravenous fluid restriction on postoperative complications: comparison of two perioperative fluid regimens: a randomized assessorblinded multicenter trial.

Ann Surg. 2003, 238: 641.

10. Nisanevich V, Felsenstein I, Almogy G, et al. Effect of intraoperarive fluid management on outcome after intraabdominal surgery. Anesthesiology, 2005, 103: 25.

11. McAlister FA, Majumdar SR, Blitz S, et al. The relation between hyperglycemia and outcomes in 2471 patients admitted to the hospital with community-acquired pneumonia. Diabetes Care, 2005, 28: 810.

12. Candhi GY, Nuttall GA, Abel MD, et al. Intraoperative hyperglycemia and perioperative outcomes in cardiac surgery patients. Mayo Clin Proc, 2005, 80: 862.

13. Van den Berghe G, Wouters P, Weekers F, et al. Intensive Insulin therapy in critically ill patients. N Engl J Med. 2001, 345: 1359.

14. Hamza MA, Schneider BE, White PF, et al. Heated and humidified insufflation during laparoscopic gastric bypass surgery: effect on temperature, postoperative pain, and recovery outcomes. J Laparoendo Adv Surg Tech, 2005, 15: 6.

15. White PF, Rawal S, Latham P, et al. Use of a continuous local anesthetic infusion for pain management after median sternotomy. Anesthesiology, 2003, 99: 918.

16. Jensen P, Mikkelsen T, Kehlet H. Postherniorraphy urinary retentiorr effect of local, regional, and general anesthesia: a review. Reg Anesth Pain Med, 2002, 27: 587.

17. Liu SS, Strodtbeck WM, Richman JM, et al. A comparison of regional versus general anesthesia for ambulatory anesthesia: a meta-analysis of randomized controlled trials. Anesth Analg, 2005, 101: 1634.

18. Capdevilla X, Dadure C, Bringuier S, et al. Effect of pa-tentcontrolled perineural analgesia on rehabilitation and pain after ambulatory orthopaedic surgery: a multicenter random-ized trial. Anesthesiology, 2006, 105: 566.

19. Richman JM, Liu SS, Courpas G, et al. Does continuous peripheral nerve block provide superior pain control to opi-oids? A meta-analysis. Anesth Analg, 2006, 102: 248.

20. Wu CL, Cohen SR, Richman JM, et al. Efficacy of post-operative patientcontrolled and continuous infu-sion epidural analgesia versus intravenous patient-controlled analgesia with opioids. Anesthesiology, 2005, 103: 1079.

21. Foss NB, Kristensen BB, Jensen PS, et al. Effect of postoperative epidural analgesia and pain after hip fracture surgery: a randomized, double-blind, placebo-controlled trail. Anesthesiology, 2005, 102: 1197.

22. Miller RD. Sugammadex: An opportunity to change the practice of anesthesiology. Anesth Analg, 2007, 104: 477.

23. Pavlin DJ, Chen C, Penazola DA, et al. Pain as a factor complicating recovery and discharge after ambulatory surgery. Anesth Analg, 2003, 97: 1627.

24. Liu SS, Wu CL. The effect of postoperative analgesia on major postoperative complications: a systematic update of the evidence. Anesth Analg, 2007, 104: 689.

25. Elia N, Lysakowski C, Tramer MR. Does multimodal analgesia with acetaminophen, nonsteroidal anti-inflammatory drugs, or selective cyclooxygenase-2 inhibitors and patient-controlled analgesia morphine offer advantages over morphine alone? Meta-analysis of randomized trials. Anesthesiology, 2005, 103: 1296.

26. Curatolo M, Sveticic G. Drug combinations in pain treatment: a review of the Publisher evidence and a method for finding + + the optimal combination. Best Prac Res Clin Anaesthesiol, 2002, 16: 507.

27. Carli F, Mayo N, Klubien K, et al. Epidural analgesia enhances functional exercise capacity and health-relared quality of life after colon surgery. Anesthesiology, 2002, 97: 540.

28. Viscusi ER, Goldstein S, Witkowski T, et al. Alvimopan, a peripherally acting-opiod receptor antagonist, compared with placebo in postoperative ileus after major abdominal surgery. Resuhts of a randomized, double-blind, oontrolled study. Surg Endosc, 2006, 20: 64.

第三节　加速康复外科术后镇痛

一、术后疼痛对机体的不良影响

术后疼痛是手术后即刻发生的急性伤害性疼痛,通常持续不超过 7 天[1]。手术创伤导致的神经末梢或神经纤维受损,伤害性信号向中枢发放冲动,沿外周痛觉感受器,一级传入纤维传至脊髓背角,换神经元后沿脊髓丘脑束等上行束途径传递至丘脑,边缘系统等疼痛中枢部位,导致疼痛被整合和感知,同时脑和脊髓会产生肽类、胺类物质(如各种阿片肽、肾上腺素、五羟色胺、去甲肾上腺素等)有抑制疼痛上传的作用[2],一旦创伤愈合,异常兴奋灶消除,神经系统的传导功能即恢复正常,可见术后疼痛是沿生理传导途径发生的可逆性的疼痛。

另一方面,手术创伤在导致疼痛的同时,还会引起心血管系统、呼吸系统、消化系统、泌尿系统、内分泌系统和代谢的改变,导致免疫力下降,产生精神心理改变[3]。近年来,特别注意到许多种类的手术后的急性疼痛可能转变为慢性疼痛综合征,发生率高达 2% ~50%,所以术后疼痛虽对机体有警示作用,但是影响患者康复,因此必须加以控制。

二、术后镇痛的重要性及目标

术后疼痛可能扩大机体对手术的应激反应和脏器功能紊乱、延迟康复、影响患者生活质量。有效的术后镇痛,不仅能减轻伤口疼痛,利于患者尽早恢复活动,还能抑制应激反应,减少由此引起的并发症。术后镇痛还能抑制交感神经的兴奋,降低儿茶酚胺的浓度,抑制心交感神经高代谢状态,减少心肌缺血发生率,促进患者机体的恢复,这些都与加速康复外科的目标是一致的。

良好的术后镇痛应是个体化的,而且与手术方式、创伤范围、疼痛强度相关。综合各种外科手术的镇痛要求,术后镇痛的目标应是:①充分保证患者安全;②持续有效镇痛,包括迅速和持续镇痛及制止突发痛;③清醒镇痛;④制止运动痛;⑤不良反应少;⑥患者满意度高。

三、术后镇痛的方法

疼痛治疗的发展,目前已进入多模式镇痛或联合镇痛的时代,即不同药物或者不同镇痛方法的组合,以期增强镇痛效果,减少不良反应,加速康复外科提倡多模式镇痛。近年来区域阻滞由于镇痛作用强,不影响意识,便于术后及早恢复运动和锻炼,方法简单且价格低廉,得到了高度重视[4],被广泛地应用于加速康复外科。区域阻滞常用的方法除了硬膜外阻滞外,还有椎旁神经阻滞、胸膜腔或腹膜腔阻滞、外周神经阻滞(如坐骨神经、股神经、臂丛神经、髂腹下神经等)和术后持续伤口局部镇痛等方法,根据手术部位、手术方式及麻醉方式的不同可作不同的选择及组合。

在胸腹部手术中强调应用硬膜外麻醉减少全麻药物用量,术后应用硬膜外置管镇痛,特别是胸段硬膜外,其主要目的是阻断交感神经对应激的反应。在腹部手术,硬膜外麻醉除有阻断刺激信息的传输外,还有促进肠蠕动早日恢复的作用。研究结果表明,硬膜外镇痛对早期活动的疼痛缓解作用尤为明显,可以降低心血管并发症、心肌梗死、胃肠道和泌尿系统并发症的发生率,其中对降低肺部并发症效果更明显,但是要尽量减少阿片类镇痛药的使用,研究显示阿片类药物可作用于消化道的阿片受体直接抑制肠蠕动,并能放大麻醉药物抑制肠蠕动的效应。

硬膜外阻滞麻醉作为加速康复麻醉的补充可直接作用于神经根,降低外周与中枢敏感化,从而有效地削弱炎性与疼痛所致的应激反应。另外手术应激造成的内稳态失衡并不是随手术结束而停止,其引发的神经、内分泌、免疫反应将会持续一段时间,并与患者的术后康复相关联。因此术后硬膜外持续镇痛作为一种调控手段就显得十分必要。它既减少了神经内分泌系统的应激反应,又减少了单纯全麻用药过大和心律失常的发生[5]。由于加速康复麻醉选择短效的全麻药异丙酚和超短效阿片类镇痛药瑞芬太尼这两种药物维持麻醉,术后持续的硬膜外输注比单纯肌注静脉阿片类药,能够更好地镇痛、缓解基础痛和应用瑞芬太尼等引起的爆发痛等,并减少胸、腹部手术的并发症。加速康复复合麻醉联合硬膜外术后镇痛可谓是一举多得的麻醉管理方案,在胸、腹部手术中的应用值得推广。

外周神经阻滞可在超声引导或神经刺激器引导下施行,大大提高了成功率,通常单一使用局部麻醉药,以避免使用镇痛药带来副作用。与椎管内镇痛相比,仅阻滞感觉神经、避免阻滞运动神经、有利于术后功能锻炼、无呼吸循环抑制是其优点。硬膜外或外周神经阻滞均可采用分次给药,患者自控给药或持续给药的方法。

通过弹性回缩镇痛泵和埋藏多孔导管伤口持续输注局麻药已广泛用于胸部手术、腹部手术和四肢手术,可以与静脉患者自控镇痛配合,也可单独应用。该方法不影响意识、操作简单、价格低廉、对全身的影响小,越来越多应用于术后镇痛。但其是否会增加局部感染率、导致伤口愈合延迟、缩短住院时间也待进一步研究。

四、镇痛药物

多模式镇痛从药物组合而言,其原则有:药物的镇痛机制互补(作用在镇痛有关的不同受体或不同部位);药物的镇痛作用相加或协同;药物的副作用不相加或反而减轻;不同时使用两种或两种以上的非甾体类抗炎药(Non-steroidal antiinflammatory drugs, NSAIDs);不同时使用作用时间和作用受体相同或互相拮抗的阿片类药物。

术后镇痛的最常见药物配方是对乙酰氨基酚和 NSAIDs 以及阿片类药物、曲马多配合,是术后镇痛尤其是控制中重度疼痛的最常用配方。一般认为对乙酰氨基酚或 NSAIDs 与阿片类配合,在大手术可节约吗啡 25%~50%,若对乙酰氨基酚、NSAIDs、阿片类三种药物合用,可节约吗啡 60%~70%,明显降低阿片类药物副作用。

环氧化酶抑制药可分为非选择性和选择性 COX-2 抑制药。环氧化酶抑制药由于具备抗炎镇痛、运动镇痛、靶向镇痛的优点,是现今多模式镇痛的基础用药。已明确非选择性 NSAIDs 的副作用包括:导致消化道溃疡和出血、抑制血小板功能、肾脏毒性作用、心血管副作用、肝脏副作用和过敏反应等。选择性 COX-2 抑制剂的副作用主要是:心脑血管副作用、肾脏副作用、消化道副作用、妨碍肠黏膜愈合和过敏反应。两者比较,非选择性 NSAIDs 引起消化道溃疡或出血、抑制血小板功能的副作用较为明显,其中酮咯酸有一定蓄积作用,需停药数天后血小板功能方能恢复。另外,选择性 COX-2 抑制剂的心脑血管卒中发生率较高。

特别要注意的是副作用的发生与药物的剂量及使用时间、原有基础疾病(如上消化道出血、心肌缺血等)、年龄(高龄)、性别(男性并发症发生率高)以及是否同时使用大剂量激素等因素相关。环氧化酶抑制剂的副作用主要见于口服和长期用药患者,手术后镇痛用药常不超过 3~5 天,且多采用静脉给药途径,国内已有数百万人使用此类药物(帕瑞昔布钠、氟比洛芬酯、氯诺昔康等),相关副作用的报道极少,但缺乏严格对照、多中心、大批量的观察报道。

该类药物的术后镇痛适应证为:中小手术后单独镇痛;大手术后与阿片类或曲马多联合应用,发挥节阿片作用;大手术后 PCA 停用后残留痛的镇痛;术前给药发挥抗炎和抑制痛敏作用。在多模式镇痛药物组合中,该类药物不影响意识,有良好的抗炎和制止运动痛的作用,是良好的选择[6]。

近年来,国内密集上市了一批阿片受体激动拮抗药(地佐辛、布托啡诺、喷他佐辛和纳尔布啡等),这类药物具有拮抗阿片 μ 受体、激动阿片 κ 受体的作用。这类药物的镇痛作用和呼吸抑制等副作用既有剂量依赖性,也有封顶效应,且成瘾性低。此类药物与阿片 μ 受体激动药如吗啡等合用时,可减低吗啡等的副作用,但镇痛作用未必增强,或增强有限甚至减弱,不能发挥 1+1≥2 的相加或协同作用。这些药物也有镇静等中枢副作用,但副作用轻微,符合安全镇痛的目的,除应用于术后疼痛相对轻微的小手术外,在大、中手术与选择性 COX-2 抑制剂或非选择性 NSAIDs 合用,可能有较好的效果而副作用较低。

硬膜外阻滞常采用低浓度局麻药与芬太尼或舒芬太尼联合应用。舒芬太尼或芬太尼联合低浓度的布比卡因、左旋布比卡因或罗哌卡因既可达到感觉运动分离,又可减少对外周神经的毒性或药物吸收后的全身毒性。在局麻药中加入阿片类药物可发挥镇痛协同作用,芬太尼或舒芬太尼均为小分子量、高脂溶性药物,镇痛作用往往局限在注射部位的上下几个脊髓节段,不引起延迟性呼吸抑制,而脂溶性低的吗啡椎管内或硬膜外注射,起效较慢,需从硬膜外腔渗透入蛛网膜下腔,与脊髓阿片受体结合发挥镇痛作用。药物随脑脊液运动上行,几无阻滞平面,若到达第四脑室,可引起延迟性呼吸抑制,临床应用已不多。

根据加速康复外科手术的方式、大小、部位及患者疼痛程度,合理选择及调整镇痛药物及方法,以期达到最佳的镇痛效果。

(张利东)

参考文献 ··

1. Sun E, Dexter F, Macario A. Can an acute pain service be costeffective? Anesth Analg, 2010, 111:841-844.
2. Hernandez J, Lackner A, Aye P, et al. Substance P is responsible for physiological alterations such as increased chloride ion secretion and glucose malabsorption in cryptosporidiosis. Infect Immun, 2007, 75:1137-1143.
3. Witt JK, Linkenauger SA, Bakdash JZ, et al. The long road of pain: chronic pain increases perceived distance. Exp Brain Res, 2009, 192:145-148.
4. Kiribayashi M, Inagaki Y, Nishimura Y, et al. Caudal blockade shortens the time to walking exercise in elderly patients following low back surgery. J Anesth, 2010, 24:192-196.
5. Klein SM, Bergh A, Steele SM. Thoracic paravertebral block for breast surgery. Anesth Analg, 2000, 90:1402-1405.
6. Mattia C, Coluzzi F, Sarzi Put tini P, et al. Paracetamol/Tra-madol association: the easy solution for mild-moderate pain. Minerva Med, 2008, 99:369-390.

第四节　加速康复外科麻醉中的核心问题

(一)加速康复外科的实施是不是必须引进达·芬奇机器人,要求外科开展机器人辅助手术,或者退而次之,开展腔镜手术?

与传统手术相比,机器人手术只需在腹部打3~4个器械孔,病灶的切除、消化道的重建全部由手术医生操纵机器人完成,而且随着手术技巧的改进,腹腔内标本也由早期的腹部正中较长的纵切口改进为下腹部缩短的横切口[1]、甚至在女性患者可从阴道取出。因此,手术的创伤应激明显减轻,术后的疼痛也没有那么剧烈,阿片药物的用量明显减少甚至无需使用,患者也能早期运动、早期进食。

但加速康复外科并不等同于微创外科,其核心理念是应用现在在临床上已成熟的的理论与方法来减少或抑制围术期过度的应激反应(围术期常见的应激源包括:心理应激、手术创伤、缺血缺氧、内环境紊乱、导管不适、疼痛等),尤其是负效应的反应,以加快患者从手术的创伤中恢复过来,更快地康复。既往研究发现,采用加速康复外科理念管理的经典开腹结直肠癌手术患者,与常规术后管理组相比术后并发症更少,再入院率更低。但经典开腹手术的患者采用加速康复外科方案后,平均住院时间仅从7天降为6天,而腔镜手术的患者则是从6天缩短为4天[2]。这个结果既证明了加速康复外科理念在不同术式的患者围术期管理中的重要价值,也从侧面说明了控制应激源的强度才是加速康复外科理念的核心。

总而言之,加速康复外科理念适合各种术式患者的围术期管理,但联合微创外科,加速康复外科能获得更好的临床预后。

(二)加速康复外科的患者麻醉方法是不是必须采用全身麻醉联合区域麻醉如:椎管内麻醉、神经阻滞麻醉或者局部浸润麻醉?

目前国内外众多的专家共识、指南均推荐复合麻醉用于加速康复外科手术时麻醉[3,4]。与单纯的全身麻醉相比,联合不同水平(末梢、干、根)的神经阻滞麻醉,患者术中的伤害性刺激可被有效阻滞,术后疼痛明显减轻,这既有利于患者早期运动,也显著降低了术后深静脉血栓的发生率。所以在早期的开腹手术、腔镜手术时,多在全身麻醉前行胸段硬膜外置管,术中持续输注局麻药,除全麻诱导时给予阿片药外,基本不再应用阿片药。

但近年来,随着机器人辅助的胃肠肿瘤切除手术的不断进步,我科已经越来越少地联合硬膜外麻醉。这种改变有以下原因:

(1)随着外科手术技术的不断改进,手术的切口选择、手术的时间、术中的出血量均有明显优化,手术相关的创伤变得越来越小,感觉已经不需要采用硬膜外麻醉/镇痛就可以获得满意的术中的应激反应调控及术后镇痛。

(2)既然硬膜外麻醉不那么重要,那剔除硬膜外麻醉也就可以避免穿刺、留置导管以及药物相关的并发症,同时也减轻了麻醉医师的工作负担,祛除了患者接受硬膜外穿刺的心理应激。

(3)虽然手术方式相同,但患者术后的疼痛程度可能存在巨大的差异,对于疼痛剧烈,需要较多阿片药物才能有效控制的患者,建议可考虑行硬膜外穿刺置管镇痛。

综上所述,随着手术技术的进步,外科创伤越来越小,即使不联合硬膜外麻醉,大部分的患者也能获得满意的术中应激反应调控以及术后镇痛,因此不再常规行全麻复合硬膜外麻醉。但手术切口的局部麻醉药浸润,仍是术后镇痛的重要组成部分[5]。

(三)加速康复外科患者术中的应激反应是如何调控的?怎么样才是合理的应激反应水平?

减少或抑制患者过度的应激反应是加速康复外科管理的核心环节,虽然目前有少量研究观察了手术应激指数(Surgical Stress Index, SSI)[6]、手术脉搏指数(Surgical Pleth Index, SPI)[7]等在术中应激水平监测中的应用,但目前术中应激反应的监测仍缺乏公认的标准和方法。因此,对术中应激反应的调控,尽管做了些粗浅的尝试,但仍缺乏有公信力的指标支持。

正如全麻的机理目前仍是一个谜团一样,不同的麻醉药物如何作用于脑、脊髓甚至外周的相关受体,发挥出不近相同的麻醉作用,还有很多待理解的细节。因此在临床实践中,根据患者的表现,全身麻醉药物的作用被分为镇静、催眠、遗忘、意识消失、镇痛、抑制伤害性刺激体动反应、抑制伤害性刺激心血管反应、肌肉松弛等效应。其中镇静、催眠、意识消失效应,目前临床上多用脑电双频谱指数(bispectral index, BIS)、Narcotrend指数、熵指数(entropy)以及听觉诱发电位指数(auditory evoked potential index, aepEX)等判断麻醉药物作用的深度[8]。我们在临床工作中亦常规监测患者的BIS,通过调控异丙酚的靶浓度或者七氟醚的吸入浓度将术中BIS值维持在45~60的水平[9]。

对于应激反应的调控,在维持恰当镇静水平的基础上,主要应用右美托咪定、舒芬太尼抑制手术创伤相关的过度应激反应。在没有大量失血失液的患者,主要是观察血流动力学指标的变化,判断应激反应的程度。考虑到麻醉时,患者应处于深睡眠状态,所以此时的应激水平应低于患者清醒状态,那么此时患者的心率、血压应低于清醒水平,但处于何种水平还是一个难题。在我们的实践中,对于没有明显心血管疾病的患者,在常规麻醉诱导的同时,一般给予负荷剂量[0.5~0.7μg/(kg·10min)]的右美托咪定,将心率控制在60次/分左右,同时快速补液,维持MAP不低于60mmHg。术中持续输注右美托咪定[0.1~0.4μg/(kg·h)],随手术时间延长,剂量逐渐下调),并按需给予舒芬太尼,维持目标心率在60次/分左右、MAP不低于60mmHg、脉压差不低于30mmHg。但对于术前控制不佳的高血压、动脉硬化、心律失常、心功能不全的患者,我们的目标值就要结合患者术前的指标个体化设定了。除去手术创伤,还要注意其他的应激源如:患者术前的贫血、腔镜或机器人手术时的二氧化碳蓄积、气腹后隆突上移、皮下气肿、纵隔气肿等,早期发现并处理这些因素,可以明显的减轻应激反应,维持稳定的血流动力学。

综上所述,术中的应激反应水平目前仍缺乏公认的监测方法,在维持合理镇静的基础上,目前主要是通过观察血流动力学指标,判断应激反应的程度。合理的应激反应水平时,患者的血流动力学指标应与深睡眠时相似,应明显低于清醒状态。在调控机体应激反应时,应积极发现和祛除手术创伤以外的应激源。

(四)加速康复外科患者的液体治疗是如何进行的?在不进行复杂的血流动力学监测的情况下,如何控制术中的液体输注?

加速康复外科患者的液体治疗目前亦有众多的专家指南和共识,虽然各种版本略有差别,主要涉两个概念：目标靶向液体治疗（Goal-directed Fluid Therapy，GDFT）以及补液试验[10]。虽然 GDFT 被多项研究认为能改善患者预后，缩短住院时间，降低吻合口瘘的发生，有利于胃肠蠕动的恢复，但最新的研究也发现对于脓毒症的患者 GDFT 不能改善患者 90 天时的预后[11]，因此如何设定合适的目标是液体治疗中的一个难题。对于心、肺、肝、肾功能无明显异常的患者，液体治疗的靶在应激反应调控的问题中已经描述"心率在 60 次 / 分左右、MAP 不低于 60mmHg、脉压不低于 30mmHg"。在临床实践中，按加速康复外科的路径，患者入室前 2h，病房给予 5% 葡萄糖 400ml 口服；入室后麻醉诱导前一般给予 5ml/kg 的平衡盐溶液，诱导后给予 6%130/0.4 的羟乙基淀粉溶液 6~8ml/kg 快速静滴（30min 内，补充麻醉后血管扩张导致的相对容量不足），术中维持一般 2~4ml/kg/h 的平衡盐溶液。对于术中有大量失血的患者，严格按照出血量，根据血红蛋白不低于 70g/L，维持合适的凝血功能的标准，输注红细胞悬液、新鲜冰冻血浆、冷沉淀及血小板。

对于血流动力学的监测，所有的患者均行桡动脉穿刺置管测压，但不常规放置中心静脉导管。在根据患者的具体病情设定血流动力学的目标后，首先按照上述的方案输注液体，如果指标不能达到，在间歇应用小剂量心血管活性药（麻黄碱 5mg/ 次或者去氧肾上腺素 40μg/ 次）的同时，一般采用补液实验的方法，给予 200ml 的晶体也快速输注（10min），如果逐渐接近目标，改为维持量，如果还不稳定，再次输注冲击量，连续两次效果不佳，改输胶体 200ml。在腹腔主要操作结束时，统计患者的出入量，对于入超超过 15ml/kg 的患者，会给予呋塞米 10mg 静注，以期手术结束时入超不超过 10ml/kg。

综上所述，虽然多项专家指南共识均给出了术中液体治疗的经验目标，但如何确定个体化的血流动力学目标仍是液体治疗的难题。目前一般采用晶体胶体联合输注的方案，通过补液试验并间歇辅助心血管活性药物，以达到目标血压、心率，同时注意脉压。在手术主要操作结束前酌情给予小剂量利尿剂，以避免过量的入超。

（五）加速康复外科患者术后镇痛是如何实施的？是不是阿片药，曲马多被完全禁止使用？

加速康复外科患者的术后镇痛的原则是个体化的有效镇痛，多采用多模式镇痛方式[12]。对于开腹手术的患者，硬膜外镇痛无疑是最好的选择。对于腔镜、机器人手术的患者，目前多采用伤口局部罗哌卡因浸润、非甾体抗炎药间歇静脉注射，小剂量右美托咪定术后 24h 输注以及静脉患者自控镇痛联合的方法。

阿片药物如：吗啡、芬太尼、舒芬太尼，已不再常规使用，患者静脉自控镇痛选用曲马多联合地佐辛，与经典阿片药物相比，这两种药物多胃肠蠕动影响较小，而且 κ 受体激动剂对内脏痛可能有更好的镇痛效果。当然对于疼痛剧烈的患者，在排除可能诱因的情况下，可考虑硬膜外镇痛或者静脉给予强阿片药。

总而言之，有效镇痛，个体化镇痛是加速康复外科术中镇痛的核心理念，多模式镇痛是最常用的方式。对于疼痛剧烈的患者，可考虑应用强阿片药。

（刘 健）

参考文献

1. Lassen K, Soop M, Nygren J, et al. Consensus review of optimal perioperative care in colorectal surgery: Enhanced Recovery After Surgery（ERAS）Group recommendations. Arch Surg. 2009, 144（10）: 961-969.

2. Miller TE, Thacker JK, White WD, et al. Reduced length of hospital stay in colorectal surgery after implementation of an enhanced recovery protocol. Anesth Analg. 2014, 118（5）: 1052-1061.

3. Gustafsson UO, Scott MJ, Schwenk W, et al. Guidelines for perioperative care in elective colonic surgery: Enhanced Recovery AfterSurgery（ERAS®）Society recommendations. Clin Nutr. 2012, 31（6）: 783-800.

4. 中国医师协会麻醉学医师分会. 促进术后康复的麻醉管理专家共识（2015）. 中华麻醉学杂志. 2015, 35（2）: 141-148.

5. Boulind CE, Ewings P, Bulley SH, et al. Feasibility study of analgesia via epidural versus continuous wound infusion after laparoscopic colorectal resection. Br J Surg. 2013, 100（3）: 395-402.

6. Chen X, Thee C, Gruenewald M, et al. Comparison of surgical stress index-guided analgesia with standard

clinical practice during routine general anesthesia: a pilot study. Anesthesiology. 2010, 112(5): 1175-1183.

7. Park JH, Lim BG, Kim H, et al. Comparison of Surgical Pleth Index-guided Analgesia with Conventional Analgesia Practices in Children: A Randomized Controlled Trial. Anesthesiology. 2015, 122(6): 1280-1287.

8. Kent CD, Domino KB. Depth of anesthesia. Curr Opin Anaesthesiol. 2009, 22(6): 782-787.

9. Punjasawadwong Y, Phongchiewboon A, Bunchungmongkol N. Bispectral index for improving anaesthetic delivery and postoperative recovery. Cochrane Database Syst Rev. 2014(6): CD003843.

10. Benes J, Giglio M, Brienza N, et al. The effects of goal-directed fluid therapy based on dynamic parameters on post-surgical outcome: a meta-analysis of randomized controlled trials. Crit Care. 2014, 18(5): 584.

11. Mouncey PR, Osborn TM, Power GS, et al. Trail of early, goal-directed resuscitation for septic shock. N Engl J Med. 2015, 372(14): 1301-1311.

12. Feldheiser A, Aziz O, Baldini G, et al. Enhanced Recovery After Surgery(ERAS)for gastrointestinal surgery, part 2: consensus statement for anaesthesia practice. Acta Anaesthesiol Scand, 2016, 60(3): 289-334.

第六章

加速康复外科与围术期营养支持

第一节　营养与加速康复外科

"加速康复外科"主要是尽力降低手术治疗对病人引起的应激反应,加速病人的康复[1]。采取的措施可概括为三个方面:一是术前病人体质和精神两方面的准备;二是减少治疗措施的应激性;三是阻断传入神经对应激信号的传导。减少、减轻对病人的刺激是降低应激的基础。综观这些措施中,除提到应用微创外科外,对结肠手术技术操作方面并没有改变与创新之处,主要的是改善了围术期处理,采用已证实有效的各种方法,以减少常见并发症,减少病人的痛苦,加速病人术后的康复。任何医疗措施都有着正效应的一面,即希望在治疗上起作用,也有其负效应的一面,每一治疗措施对机体都是一次刺激,必将引起一定的应激反应。刺激有大有小,应激反应也随之有强有弱,而且与个体的耐受性、敏感性相关。静脉注射或肌内注射虽疼痛甚微,但对机体而言是一刺激、侵扰,放置鼻胃管可引起恶心、呕吐或鼻腔、咽部不适,虽对病人的损害可以说是微不足道,然而多次多样的小侵扰,也可累积、相加,成为一个可引起机体较大反应的应激信息。手术前一日不禁食、不作清洁灌肠、少用鼻胃管和引流管、适当输液[2]、有效止痛、术后早期进食[3]、早期活动、微创手术等等都是减少应激反应的措施。

应激(stress)反应是机体受到物理性创伤、机械性破损、化学性侵害或情绪因素而引起机体神经、内分泌、内稳态改变。加速康复外科的措施中强调了应用硬膜外麻醉或区域性阻滞麻醉,术后应用硬膜外置管止痛,并指出是胸段硬膜外,为何?其主要目的在阻断交感神经对应激的反应。当机体受到外来侵袭时,信息由传入神经(afferent fiber)传至下丘脑 – 脑垂体 – 肾上腺轴(hypothalamus–pituitary–adrenal axis, HPA)而使儿茶酚胺、肾上腺皮质激素的分泌增加。同时也有炎性介质、细胞因子的改变,以至全身性的炎性反应。应激信息可引起下丘脑室旁核(paraventricular nucleus)分泌促皮质激素释放激素和激活下丘脑 – 脑垂体 – 肾上腺轴,糖皮质激素分泌增加,交感神经系统分泌儿茶酚胺也增加。这些内分泌激素的增加,导致了机体的一系列反应。除炎性反应外,神经系统、心血管系统、呼吸系统以及代谢系统都将产生反应。这种反应无疑也有着正负两方面的作用。按治疗的要求,希望能加强或保留有利的部分,如凝血机制、组织愈合过程;减少那些不利的部分,如高分解代谢、过度炎性反应,甚至多器官功能障碍等。尽管人们虽抱有如此良好的愿望,但实际上机体反应是否能恰如其分地达到益多害少的程度,完全取决于所受到的应激程度和下丘脑 – 脑垂体 – 肾上腺轴接受的刺激反应,也就是感觉神经传入的信息量而定。在腹部手术,硬膜外麻醉止痛除有阻断刺激信息的传输外,还有促进肠蠕动早日恢复的作用。

手术的目的是去除病灶、修复组织和重建功能,是机体先经过病变所造成的损伤后,再一次接受治疗所致的创伤 – 应激,然后进入到修复、康复的阶段。无疑,康复是否顺利、迅速,与手术创伤及围术期医护处理所致的应激直接相关。

手术操作轻柔、细致,可减轻应激程度,但仍有信息经神经传导至下丘脑发生神经内分泌反应,所有的治疗措施也都如此。为减少这些信息的传导,设法阻断传入神经的应激信号,是减轻应激反应的一种措施。早在 1959 年,Hume[4]与 Egdahl[5]即进行了这方面的动物实验。在实验中,切断动物的坐骨神经或脊髓后,虽有严重的下肢损伤,但并不引起肾上腺素分泌的增加。反之,在坐骨神经或脊髓无损伤的动物,下肢损伤可引起肾上腺素分泌的增加。Brant 等[6](1978)在临床验证了这一结果,在下腹部或下肢手术病人,应用硬膜外麻醉(epidural anaesthesia)可以阻断传入神经至中枢神经系统的信号,阻止激活 HPA 轴,病人肝、小肠的神经反射、疼痛感、分解代谢激素均有下降,高血糖与负氮平衡也都有所减轻。Rogers 等[7](2000)在 41 篇文章 9559 例的荟萃分析中,对比下腹部手术应用硬膜外或脊椎麻醉(spinal anesthesia)与全身麻醉的结果,硬膜外麻醉的病死率下降 30%。主要的并发症如静脉栓塞、肺梗死、呼吸抑制、肺炎、心肌梗死和肾衰竭等的发生率都有下降。

应用硬膜外麻醉、区域阻滞麻醉,甚至是全身麻醉加硬膜外 / 区域麻醉,术后采取硬膜外止痛的方法,都有利于阻断应激信号的传导。有效地减少应激,阻断应激信号的传导,尽量减少机体对应激的反应,以取得快速康复的效果是加速康复外科最终结果。缩短术后住院日是其表现,而且与术后康复的速度直接相关。因此,加速康复外科不应视为简单的手术操作快捷,而是应用现在临床上已成熟的理论和方法,来减少和阻断对病人机体的应激,降低病人机体由此而产生的反应,尤其是负效应反应,以加快病人从手术创伤中恢复过来,更快地康复。各类手术从结直肠[8]到胰十二指肠切除,都可以依据加速康复外科的理念制订关键性的步骤(critical pathways),以达到迅速康复的目的[9]。

微创外科理念的提出,已经历半个世纪,也已取得共识,而且创造了许多新的方法和新型的设备。然而,这一理念是否已深入到外科医师的所有操作、措施之中,则还有距离。外科医师往往过多地考虑手术的安全性、彻底性和完美性,从推论的角度给予超需要的处理,包括较多的输液[10-12],增加了应激的强度。

在加速康复外科程序中,虽然着重讨论有关减少应激这一因素,未强调病人的并存病与围术期营养支持的重要性,因提出的病种多数是单一、典型的手术[13],故未作叙述。无疑,病人能否迅速康复,当与原有的体质、有无并存病、营养状况直接相关,而且是首先需要解决的问题。术前纠正营养不良与对并存症的处理,应在实施加速康复外科前完成。只有在营养状态改善,并存症得到控制后,才能实施加速康复外科的程序。既不可认为加速康复外科的内容中摒除了营养支持及其他处理,也不可认为所有病人都能直接进入加速康复外科程序,而必须是那些已具备可进入手术期的病人,才能采取这一程序。

加速康复外科不仅是对某一类手术的围术期处理中行之有效、成熟的经验,加以总结升华,而且随着这一理念的推广、应用,也将对所有外科手术的程序、措施有划时代的改变[11、13]。现在已有不少作者对一些复杂、创伤大的手术运用这一"加速康复"的理念,并取得满意的效果,如伴有并存症、复杂的结直肠手术、胰十二指肠切除术等。

营养支持被誉为 20 世纪后 1/4 年代医学上一大进展,是围术期处理措施中的一个重要组成部分。近年来,随着对代谢、机体生理的改变,临床营养支持有着很大的发展。术前在不影响手术时机的情况下,对营养不良的病人进行营养支持,有改善病人术后并发症的发生、降低感染率的作用,能促进病人的康复,这已得到共识[14]。

现在,对已执行数了十年"为了防止吸入性肺炎,病人术前应禁食"的常规,提出了异议[15-17]。术前禁食是为了防止麻醉后呕吐引起吸入性肺炎,而现在经过临床验证和志愿者的试验,在胃功能正常的情况下,进固体食物,6h 后胃可排空,而液体更快,在 2h 内即可排空。而隔夜禁止饮食后施行手术,可视为在饥饿的条件下进行爬山运动或长跑,对机体是一个很大的消耗,也可说是一种很强的应激,极大地扰乱了机体内稳态。因此,现在提出在术前静脉给予葡萄糖或麻醉前 2h 让病人口服糖类液体(12.5% 的葡萄糖液 400ml),结果可减少术后胰岛素抵抗的发生或减轻其严重度。有作者比喻此措施有如日常人进早餐,启动了胰岛素代谢机制。Langiey[16]文献综述中,报道术后胰岛素抵抗在腹部手术后可延续 3 周之久。

术后高血糖的问题越来越受到重视。Berghe[15]报道,术后用胰岛素控制血糖在正常范围内,可以明显降低术后病死率,这一观点受到许多学者的重视,并在临床加以推广。机制何在?已有不少的研究。有认为是胰岛素的抑炎作用,也有认为是降低了高糖的致炎作用,或许这两者都参与了这一机制。无疑,术后将血糖控制在正常范围内,也应是加速康复外科程序中的一个措施。

很多作者的结直肠手术加速康复程序中都提到术后早期经肠进食,这不是单纯的经肠补充营养,而更重要的是促进肠蠕动,维护肠黏膜功能[18]。自20世纪90年代以来,对肠黏膜的屏障功能极为重视。肠黏膜屏障受损后,肠道内细菌、内毒素易位(bacterial transiocation),将导致代谢率增高,引发 SIRS 甚至 MODS。这些对机体都是刺激,可引起应激反应,扰乱机体的内稳态。肠黏膜屏障功能障碍的现象,不一定仅在严重应激时产生,即便是腹部常规手术后也能发生。MacFie 和 Koratzomis 等都证实,在机体经受腹部手术后可以有细菌易位。早期肠道营养除具有维护肠黏膜的作用外,还有促进门静脉循环、加速器官功能恢复。这也应是促进康复外科程序的一个重要措施。如手术病人原有营养不足,术后营养支持更不能忽视,还应继续给予。

从以上所述的几点,围术期营养支持的含义已不再是单纯的营养调节,包含了调整手术病人的病理生理改变,是促进康复外科程序的必须措施,也是强化围手术处理的重要环节。

（黎介寿）

参考文献

1. Wilmore DW. From Cathbertson to Fast-Track Surgery:70 years of progression in reducing stress in surgical patients. Ann Surg, 2002, 236(4):643-648.

2. Brandstrup B. Fiuid therapy for the surgical patients. Best Pract Res Ciin Aneasthesial, 2005, 20(2):C265-283.

3. Correia MA, da Silva RG. The impact of early nutrition on metaboiic response and postoperative ileus. Curr Opin Clin Nutr Metab Care, 2004, 7(4):577-585.

4. Hume DM. The neuro-endocrine response to injury:present status of the problems. Ann Surg, 1953, 138(4):548-557.

5. Egdahl RH. Pituitary adrenal response following trauma to the isolated leg. Surgery, 1959, 46(1):9-21.

6. Brant MR, Fernandes A, Mordhurst R, et al. Epidural anesthesia improves postoperative nitrogen balance. Br Med J, 1978, 29:1106-1108.

7. Rogers A, Walker N, Schugs S, et al. Reduction of postoperative mortality and morbidity with epidural or spinal anesthesia, resuits from overview of randomized trials. Br Med J, 2000, 321(8):1493-1504.

8. Delaney CP, Fazio VW, Senagore AJ, et al. Fast-track postoperative management protocol for patients with high co-morbidity undergoing complex abdominal and pelvic colorectal surgery. Br J Surg 2001, 88(8):1533-1538.

9. Kehlet H, Wilmore DW. Multimodal strategies to improve surgical outcome. Am J Surg, 2002, 183(4):620-641.

10. Kehlet H, Dahl JB. Anesthesia surgery and challenges in postoperative recovery. Lancet 2003, 263(9):1921-1928.

11. Lobo DN, Bostock Ka, Neal KR, et al. Effect of salt and water balance on recovery of gastrointestinal function after elective resection:a randomized controlled trial. Lancet, 2002, 359(9320):1812.

12. Holte K, Kehlet H. Fluid therapy and surgical outcomes in elective surgery:a need for reassessment in fast-track surgery. Am Col Surg, 2006, 202(6):971-989.

13. Kehlet H, Wilmore DW. Fast-track surgery. Br J Surg, 2005, 92(1):3-4.

14. Fearon KC, Luff R. The nutritional management of surgical patients:enhanced recovery after surgery. Proc Nutr Soc, 2003, 62(4):807-811.

15. Liungqvist O, Soreide E. Preoperative fasting. Br J Surg, 203, 90(4):400-406.

16. Langley J, Adams G. Insulin-based regimens decrease mortality raise in critically ill patients:a systematic review. Diabetes Metab Res Rev, 2006, Nov 6(PubMed PUMID17089369).

17. Soopl J, Nygren M, Thorell A, et al. Preoperative oral carbohydrate and postoperative insulin resistance.

Clinical Nutr, 1999, 18（1）: 117-213.

18. Tanguy M, Seguin P, Maliedant Y. Bench-to-bedside review: Routine postoperative use of the nasogastrric tube-utility or futility?. Crit Care, 2007, 11（1）: 201-205.

第二节　规范化围术期营养支持治疗的策略

营养支持治疗同抗生素的使用、输血技术、重症监护、麻醉技术、免疫调控及体外循环技术一并被认为是 20 世纪医学领域伟大的成就。在历经半个世纪的发展中,有学者认为"营养支持"这一名词不足以显示营养在临床中的重要作用,建议改为"营养治疗"。2009 年美国肠外肠内营养学会（ASPEN）的指南标题已采用"营养支持治疗"来凸显临床营养的重要性。近年来随着对肠屏障功能的再认识,尤其是肠黏膜屏障、细菌易位及肠道是应激反应的中心器官等概念的确立,肠内营养支持治疗成为首选的营养支持治疗方式,临床营养支持治疗的内涵也在不断的实践性工作中得到更新和发展。

一、围术期营养支持治疗认识的进展

营养支持治疗是指在饮食摄入不足或不能摄入的情况下,通过肠内或肠外途径进行补充,为患者提供全面、充足的机体所需各种营养素,以达到预防和纠正患者营养不良,增强患者对手术创伤的耐受力,促进患者早日康复的目的。消化外科患者由于疾病、创伤或大手术后处于严重分解代谢、全身系统器官功能和神经内分泌调节障碍,容易导致营养不良或存在营养不良的风险。营养不良或存在营养不良的风险又可持续加重患者原发疾病,延缓伤口愈合、削弱免疫功能,构成恶性循环。由于消化系统直接参与食物的消化、吸收过程,因此,临床医师在对消化外科疾病患者施行营养支持治疗中面临诸多困难。一方面,术后患者消化系统功能尚未完全恢复,施行短期肠内营养支持治疗很难达到目标,若盲目增加肠内营养的摄入,反而会增加消化系统负担,导致各种术后并发症的发生;另一方面,持续的营养摄入不足,又会延缓患者术后恢复,导致术后感染等并发症的增加。

营养不良是影响外科患者术后并发症发生的独立危险因素,并与患者病死率、住院时间及住院费用相关。临床上常见的患者营养状况评价手段有主观全面营养评价法、简易营养评价法、营养不良通用筛查工具、营养风险指数等。但越来越多的研究结果表明:以上几种评价方法适用范围有限,缺乏良好的可靠性和有效性。因此,欧洲肠外肠内营养学会（ESPEN）在大量循证医学的基础上,于 2002 年推出营养风险筛查（nutrition risk screening 2002, NRS2002）评分量表。因该评分量表具有简便、无创、费用低等优点而被广泛应用于临床。对于存在营养风险的患者应尽早制订营养支持治疗方案以改善患者临床预后并促进早日康复。2010 年, Cahill 等对 514 名医师和营养师受访的调查结果显示:90% 受访者认为患者入院后 24~48h 内施行肠内或肠外营养支持治疗值得推荐。Burden 等针对胃肠手术患者术前施行肠内或肠外营养支持治疗的 Meta 分析结果显示:术前施行系统的营养支持治疗,可以明显降低患者术后总体并发症的发生率,缩短住院时间。由此可见,规范化的临床营养支持治疗可以明显改善患者术前的营养状况,提高患者的手术耐受力和疗效,减少患者术后并发症的发生。因此,对营养不良患者施行围术期营养支持治疗是有必要的。根据不同患者的实际情况及面临的不同营养风险,围术期营养支持治疗可分为 3 类:①术前需要并开始施行营养支持治疗,营养支持治疗持续至术后数日甚至更长;②术前患者营养状况相对正常,而手术造成的创伤较大,术后短期内不能经口进食且时间较长;③患者术后摄入的营养量不足而需要营养支持补充。但无论怎样分类,围术期营养支持治疗都应该在患者生命体征平稳后,严格遵循适应证规范使用。

二、围术期营养支持治疗方案的进展

临床营养支持治疗方案中,肠内较肠外营养支持治疗更符合生理需求。肠内营养支持治疗具有维持肠黏膜细胞结构与功能完整性,并发症少且价格低廉等优势。即使患者仅存在部分消化吸收功能,也应尽

可能首先考虑施行肠内营养支持治疗。Hodin 等的研究结果显示：禁食 48h 的小鼠肠黏膜隐窝内潘氏细胞数量下降，各种抗菌多肽及溶菌酶等分泌量明显下降，局部的固有免疫功能受损。已有多项研究结果表明：无论是否合并营养不良，禁食都可能导致肠黏膜屏障功能的明显减弱；与相同热量的全肠外营养支持治疗比较，脓毒症大鼠施行肠内营养支持治疗，不仅肠黏膜损伤明显减轻，同时心脏功能也有明显的改善。有学者对 175 例外科及 ICU 患者术后施行早期管饲肠内营养支持治疗的研究结果发现：早期施行上消化道（胃及十二指肠）低剂量营养支持治疗，可明显降低患者感染性并发症的发生率；根据患者的耐受情况进行调整，还可明显改善患者对肠内营养支持治疗的耐受性。这与肠内营养支持治疗对肠黏膜屏障功能的保护密不可分。

然而在临床实践中常见患有炎症性肠病、放射性肠损伤并发的肠狭窄和肠梗阻、创伤或手术应激后的胃排空障碍、肠动力障碍诱发的肠内营养耐受不良等疾病的患者不能经肠内营养支持治疗获得满足机体需求的能量和蛋白质。在肠内营养支持治疗期间，合理地补充肠外营养，满足患者对能量和蛋白质的需求以改善患者营养状况称为补充性肠外营养（supplemental parenteral nutrition, SPN）。Heidegger 等 2013 年在柳叶刀杂志报道的研究结果显示：与单纯施行低剂量肠内营养支持治疗的患者比较，联合施行肠外营养支持治疗的患者院内感染率显著降低，临床预后明显改善。该研究对 ICU 患者单纯施行肠内营养支持治疗 4~8d 不能达到预期营养目标患者，即施行 SPN 支持治疗，临床观察期间随着患者胃肠功能的恢复，逐步增加肠内营养支持治疗剂量，直至达到全肠内营养支持治疗。患者的营养供给量在 SPN 支持治疗第 4 天可达到目标量。该研究结果表明：合理施行 SPN 支持治疗可改善患者免疫功能，降低感染的发生率。因此，尽早恢复肠内营养支持治疗，必要时施行 SPN 支持治疗，保证充足的能量和蛋白质供给是围术期营养支持治疗的关键。但如何合理规范地施行 SPN 支持治疗仍是目前临床营养界关注的焦点。目前，笔者认为需要营养支持治疗的危重症患者在肠内营养无法达到目标量（少于总能量需求的 60%）>3d 时，推荐施行 SPN 支持治疗。SPN 支持治疗的补充量应根据间接能量代谢测定值与患者肠内营养供给量个体化计算。SPN 支持治疗的目的是向全肠内营养过渡，施行时间不宜过长，且推荐使用外周静脉或经外周静脉的中心静脉置管，以减少中心静脉导管感染等并发症的发生。但关于消化外科患者施行 SPN 支持治疗目前尚未达成共识，仍有待进一步的临床研究结果验证。

第三节　加速康复外科的围术期营养支持治疗

外科手术患者营养不良发生率为 20%~80%，其中年龄 >65 岁、恶性肿瘤、胃肠道疾病、重症及病理性肥胖症患者营养不良风险更高。手术患者营养不良的原因主要是各类急、慢性疾病所致的进食不足，手术创伤应激，胃肠道功能不全，以及相关治疗的不良反应等。创伤应激下机体禁食与生理状态的忍饥挨饿并不一样，创伤会引起相应区域的炎症反应，并引发代谢应激反应，患者康复及功能恢复过程中这种反应将持续存在，而合适的营养干预能促进患者更快恢复，这对营养不良患者更为重要。目前已有的研究结果证实：危重患者热卡和蛋白质摄入不足会对临床结局产生不利影响。手术成功不仅取决于外科技能，还取决于患者能承受的代谢负荷以及是否进行代谢干预治疗。重症患者围术期管理的科学性直接影响其远期预后。

手术同创伤一样会引发一系列反应，包括应激激素和炎性细胞因子的释放。感染和创伤条件下释放炎性细胞因子会引发全身炎症反应综合征，这将对代谢产生深刻影响。围术期患者机体主要表现为糖原、脂肪及蛋白质分解代谢，其产物葡萄糖、游离脂肪酸和氨基酸将被用于机体修复和免疫反应；而正常情况下上述物质用于维持外周蛋白水平及瘦组织群质量，其结果将导致肌肉组织萎缩，严重影响患者康复进度。围术期营养支持治疗可以提供能量促进机体修复而加速康复，但在术后一段时间内也只能减少部分瘦组织群丢失而非全部。患者术后将经历轻度慢性炎症阶段，因此其他非营养方面的代谢因素也要考虑并尽可能在术前予以纠正，比如心肺功能减弱、贫血等。

术者需根据营养状态、炎症反应和机体可能出现的反应来评估患者能否耐受手术打击。在病情允许情况下,部分患者将接受较长时间围术期营养治疗,如果急诊手术也需尽量减少创伤打击。中度营养不良患者建议择期手术 7~10d 前给予营养支持治疗;重度营养不良者需要更长时间营养支持治疗,并进行预康复锻炼。确定性手术应当选择合适的时机,如择期手术采取一系列措施减少手术应激,可以最大限度减轻代谢负荷,并且促进患者更快更好康复。这些促进手术患者快速康复的措施逐渐发展为加速康复外科,包括术前准备和用药,液体平衡,麻醉和术后镇痛,围术期营养,早期活动。加速康复外科目前已经成为一种跨越国界和各专业领域的围术期管理标准,被广泛应用于各种大手术,不仅缩短患者的住院时间、还能减少患者术后并发症、提高器官功能、减轻手术应激反应、改善肿瘤患者预后及延长患者的生存时间。加速康复外科是一系列有效措施组合而产生的协同结果,相关专家共识与指南已陆续发表。加速康复外科不仅节约医疗资源,也适用于老年患者。

围术期营养全程管理包括以下几方面:将营养管理融入患者整体管理;避免长时间术前禁食;术后尽早重新建立经口喂养;一旦营养风险较高,早期开始营养支持治疗;代谢控制(如血糖);减少加重应激相关分解代谢或影响胃肠功能的因素;缩短用于术后呼吸机管理的麻醉药物使用时间;早期活动以促进蛋白质合成和肌肉功能恢复。

一、术前营养管理

1. 宣传教育　术前个体化宣传教育是加速康复外科成功的独立预后因素。医护人员应在术前通过口头或书面形式向患者及其家属介绍围术期治疗的相关情况及促进康复的建议,缓解其紧张、焦虑情绪,让其理解配合,促进术后快速康复。

2. 重视营养风险筛查　首先需要正确评估患者营养状况,以便筛选出有营养风险或营养不良的患者,针对性给予营养支持治疗。目前主要的筛查工具包括:主观全面评定量表、患者自评主观全面评定量表、微型营养评定量表、营养不良通用筛查工具及营养风险筛查 2002 评分。其中营养风险筛查 2002 评分基于 128 个随机对照临床研究,综合分析患者营养状况、疾病严重程度及年龄因素,客观反映营养风险,是简便、易于推广的一种评价工具。中华医学会肠外肠内营养学分会推荐营养风险筛查 2002 评分作为住院患者营养风险筛查工具。国内外研究结果均证实:营养风险筛查 2002 评分 >3 分的患者并发症发生率明显增高,需要术前给予营养支持治疗。术前对于所有营养不良的癌症患者和行腹部大手术的高风险患者应给予口服营养补充剂。患肌肉减少症的老年人是一群特殊的高风险患者。围术期患者能量需要量为 25~30kcal/d,而 BMI>30kg/m^2 的肥胖症患者,推荐能量摄入量为目标需要量的 70%~80%;蛋白质目标需要量为 1.5~2.0g/(kg·d)。术前肠内营养(含口服营养补充)应在入院前使用,以避免不必要的住院治疗,以及降低院内感染风险。有极高营养风险的患者应在大手术前接受营养支持治疗,即使限期手术,也可推迟 7~14d。术前肠外营养只用于营养不良患者或存在极高营养风险而能量需求不能通过肠内营养完全满足的患者,建议支持治疗 7~14d。营养不良是影响患者器官移植术后预后的主要因素,建议对等待移植手术患者的营养状况进行监测,定期评定营养状况并给予合理的膳食指导建议,对营养不良患者,建议给予额外的口服营养补充剂甚至管饲。

营养不良和存在营养风险是围术期营养支持治疗的指征。如患者从正常食物中获取的能量不能满足需求,鼓励其术前采取口服营养补充剂。若患者经口摄入量少,不能维持≥60% 的推荐摄入量且 >7d,建议肠内联合肠外营养。如果患者存在营养支持治疗指征,但有肠内营养禁忌证(如肠梗阻),应尽快给予肠外营养。对使用肠外营养,应首选全合一营养液(三腔袋或药房自制),而非多瓶输注系统。对因肠内喂养不足而需要专用肠外营养的患者可考虑静脉补充谷氨酰胺,术后肠外营养需含 ω-3 脂肪酸。营养不良的肿瘤手术患者应在围术期或至少术后使用富含免疫营养素(精氨酸、ω-3 脂肪酸、核苷酸)的特定配方。

3. 避免术前饥饿　传统的肠道准备要求患者手术前一天夜间开始禁食,以减少术中及术后误吸风险。但这并无循证医学依据。大量研究结果证实:将禁饮开始时间推后 2h 并未增加误吸风险,因为在无排空障碍情况下流质食物 60~90min 内即可排空。《欧洲肠外肠内营养学会肠内营养指南》认为:对大多数患者从午夜开始术前禁食是不必要的。术前饮用糖水及含糖饮料不但能避免患者术前忍受饥饿,减少焦虑,还能显著减轻术后胰岛素抵抗,保持合成代谢状态,减少术后机体蛋白消耗,加速康复进程,缩短住院时间。目前多数指南或共识推荐手术前一晚饮用800ml糖水,术前2~3h饮用400ml糖水。

4. 避免术前常规肠道准备　肠道准备并不能增加腹腔镜手术的术野暴露,不能节约手术时间,也不能降低术后感染或吻合口瘘的发生率,但会增加患者的不适。《结直肠手术应用加速康复外科中国专家共识(2015版)》指出:肠道准备对结肠手术患者无益处,还可能增加术后发生肠吻合口瘘的危险。因此,不提倡对拟行结直肠手术的患者常规肠道准备。

二、术中营养管理

术中营养管理的目的主要是维持胃肠道良好灌注,尽量减少阿片类药物应用,控制性输液,竭力减少影响胃肠蠕动、造成肠道水肿的因素,同时尽量减少术中肠道应激,包括采用微创手术,精细、轻柔操作,避免不必要的引流等。必要时部分患者可术中预置营养管,方便术后营养治疗。

Xu等将192例结直肠癌手术患者分为腹腔镜手术+加速康复外科、开腹手术+加速康复外科、腹腔镜手术+传统处理、开腹手术+传统处理4组,其研究结果显示:腹腔镜手术+加速康复外科组患者术后12、96h的Alb、转铁蛋白及IgG均最高。这提示微创手术联合加速康复外科对机体营养状况的影响最小,最有利于促进患者加速康复。

术中患者液体平衡与术后康复密切相关。液体不足会导致组织缺氧、器官功能下降及肠道细菌移位甚至肠源性感染;而液体超负荷会加重心肺负担、造成胃肠道水肿,影响胃肠功能恢复。因此,术中需采用控制性输液技术,必要时酌情使用血管活性药物,既要维持足够的循环容量,又要避免液体超载。日本学者对口腔颌面手术患者进行研究,其研究结果显示:术中低剂量输注葡萄糖是安全可行的,不会造成血糖波动,可改善患者脂肪和蛋白质代谢。该研究结果还需更多大样本研究进一步证实。

三、术后营养管理

术后早期拔出尿管、引流管,适当镇痛,督促患者早期下床活动,有利于胃肠功能恢复,防止术后并发症。传统做法需等到患者排气后才能逐步进食。但目前认为,术后早期进食可促进胃肠功能恢复,有研究结果显示:即使不进食,单纯嚼口香糖也可促进患者胃肠功能恢复。《欧洲肠外肠内营养学会肠内营养指南》建议:一般情况下,术后经口营养摄入应持续不中断,大多数患者应在术后数小时内开始经口进食流质食物。患者行创伤较大的手术后应再次评定营养状况;建议根据个人耐受性和实施的手术类型来调整经口摄入,需特别关注老年患者。早期经口喂养是手术患者营养治疗的首选方式。营养支持治疗可避免大手术后喂养不足的风险。考虑到营养不良和喂养不足是术后并发症的风险因素,早期肠内喂养对于任何有营养风险的手术患者尤为重要,特别是对于行上消化道手术的患者。特别高风险人群包括:行头颈部或胃肠恶性肿瘤大手术的患者,严重创伤包括颅脑损伤的患者,手术时有明显营养不良的患者。

对于大多数患者,标准整蛋白配方是合适的。为避免因技术原因堵塞鼻饲管和感染风险,一般不建议使用厨房制备的膳食(匀浆膳)进行管饲。对不能早期开始经口营养摄入、经口摄入不足(<60%必须热量)>7d的患者,且有管饲指征,可在术后24h内启动。对所有接受上消化道和胰腺大手术患者,管饲应考虑放置鼻空肠管或行针刺导管空肠造口术。由于肠道耐受性有限,增加输注速率要谨慎、个体化,建议以较慢的输注速率开始管饲(如10~20ml/h),达到目标摄入量的时间差别较大,可能需要5~7d。如果必须长期管饲(>4周),如重症颅脑损伤,建议经皮置管(如经皮内镜下胃造口)。心、肺、肝、胰、肾移植术后,建议在24h内尽早摄入正常食物或进行肠内营养。即使在小肠移植术后,肠内营养也可尽早启动,但在术后第1周内加量应非常小心;必要时可肠内联合肠外营养。移植术后患者均需长期营养监测和合理的膳食指导。减肥手术后建议早期经口摄入;简单的减肥手术不需要肠外营养;如出现严重并发症需要再次开腹手术,可考虑使用鼻空肠管或针刺导管空肠造口术。建议围术期接受营养支持和通过经口途径仍不能满足能量需求的患者出院后继续营养支持,包括合理的膳食指导。

四、结语

围术期营养全程管理是一项系统工程,涉及诊断与治疗的各个环节,既要遵照循证营养原则,也要尊重医院、患者的客观实际情况,临床实践中不可机械、教条地遵循流程,需要结合具体情况个体化考量。具体实施过程中,要注重筛查,及时评估,首选口服营养补充剂或肠内营养,循序渐进,需长期管饲者建议经皮置管。预计围术期不能或无法摄入能量和蛋白质目标需要量的60%>7d,应行补充性肠外营养支持治疗。

(杨 桦)

参考文献

1. 杨桦. 加速康复外科时代的围术期营养支持治疗. 中华消化外科杂志,2017,16(12):1176-1179. DOI:10. 3760/cma. j. issn. 1673-9752. 2017. 12. 003.

2. Yang Hua. Overall management of perioperativenutritional support treatment in the enhanced recovery after surgery period. Chin J Dig Surg, 2017, 16(12):1176-1179. DOI:10. 3760/cma. j. issn. 1673-9752. 2017. 12. 003.

第四节　胃肠肿瘤病人加速康复外科的营养理念

一、传统的胃肠癌围术期营养管理

胃肠癌病人行传统手术治疗时,一般常规在术前1d的晚上就开始禁食,禁食时间通常在10h以上,且肠癌病人还需进行肠道准备(口服泻药或机械性灌肠),这两项措施都有可能导致病人在术前处于脱水和电解质的失衡危险之中。

手术后由于有肠麻痹的存在,一般都让病人的胃肠道处于休息状态,直到完全恢复肠道通气,病人才恢复饮水及进食,通常这时已是术后的第4~5天。在围术期,病人一般要经历1周左右的禁食和限制活动过程,为防止禁食引起的营养不良,术后常需使用肠内及肠外营养支持,以防止或减少术后体重下降。一般而言,手术后病人恢复至术前营养及体重水平,可能需要数周甚至数月。因此,预防营养不良应是更好的治疗策略。

二、加速康复外科治疗时的营养管理

近年欧洲国家报道了在结肠直肠手术时应用加速康复外科的经验,并已得到专家共识被推荐[1]。南京军区南京总医院近两年来已在结肠直肠癌及胃癌手术病人中探索了加速康复外科治疗的有效性及安全性[2,3],初步研究显示其临床优点十分显著。加速康复外科主要通过优化围术期处理、减少围术期的应激反应,使病人术后住院时间缩短为4~6d,同时降低治疗费用,减少术后心肺并发症、静脉血栓形成等发生,病人术后体重下降的趋势减缓,瘦肉质群及脂肪群都得到保存[4-5]。目前有关胃肠癌病人应用加速康复外科治疗的新理念已逐渐被大家所接受。

(一)术前无需常规行肠道准备

机械性灌肠或口服泻剂进行肠道准备对病人而言是一个应激反应,并可能导致脱水及电解质失衡,特别是在老年病人中。最近的荟萃分析结果表明,肠道准备对结肠手术病人无益处[5,6]。甚至有研究结果显示,肠道准备还增加术后发生肠吻合口漏的危险。因此,目前加速康复外科理念认为,拟行结肠切除手术的病人无需常规口服泻剂或机械性灌肠进行肠道准备,肠道准备仅适用于术中可能需行结肠镜检查的病人,或术前有便秘的病人使用。

（二）术前不需长时间禁食

为避免麻醉时气管插管引起肺部误吸的危险,传统方法是在择期手术的前夜就开始禁食。然而,最近研究发现并无证据支持这一措施。许多国家的麻醉学会现已推荐麻醉开始前2h禁食清流质,麻醉前6h禁食固体饮食[7]。

有研究发现,拟第2天早上手术的病人,于手术前晚8时饮12.5%碳水化合物饮品800ml,术前2~3h再饮400ml,可减少术前口渴、饥饿及烦躁症状,并显著减少术后胰岛素抵抗的发生率[8]。进入手术室前的病人处于进食后的代谢状态,将优于完全禁食状态,且如此术前准备的病人将处于更合适的合成代谢状态,可更好地从术后营养中获益,术后高血糖的发生率也将降低。

（三）联合硬膜外麻醉及术后止痛

加速康复外科理念推荐病人术中应用全麻联合硬膜外麻醉,使用布比卡因或罗哌卡因进行中胸段的神经阻滞,其优点主要有:①可通过阻滞交感神经来减少应激反应;②可减轻术后肠麻痹;③可通过术后留置硬膜外导管,在术后24~36h达到充分止痛效果[9]。这样处理,可在术中及术后显著减少或避免使用镇静剂和阿片类止痛药,有利于术后早期口服肠内营养;且在充分止痛及良好护理计划下,病人也可早期下床活动。

（四）减少术中输液量及盐分输入量

有证据表明,术中过量输入液体特别是盐溶液,将延迟胃肠功能的恢复,增加肠麻痹的时间,且可能增加术后并发症发生及延长住院日[10]。在加速康复外科治疗中采用术前不长时间禁食、不常规肠道准备及术前口服碳水化合物饮品等措施,为减少术中静脉输液量提供了可能。控制术中输液量将有利于病人术后肠麻痹的早期恢复。

（五）术后早期进食

传统方法一般需待肠道通气甚至通便后,才恢复病人口服饮水及进食,通常于术后4~5d才开始。而在加速康复外科治疗计划中,饮水及进食的时间都提前,且不需要等到通气就可恢复饮水或进食清流质[11]。有研究显示,在结肠切除术后4h病人就开始摄入能量与蛋白质;当联合术前口服碳水化合物饮品、术后硬膜外止痛及早期肠内营养时,可以促进病人术后氮平衡,同时不增加高血糖的发生率。

需要强调多模式治疗对维持手术营养状态的重要性。在术后4h就应鼓励病人口服进食,从手术日约400ml能量辅助液,逐渐恢复至正常进食量。对于营养不良的病人应于出院后在家中继续口服辅助营养品。

（六）不常规放置鼻胃管、腹腔引流管

荟萃分析研究表明,在结肠手术中常规放置鼻胃管减压应予废弃,这将减少发热、肺不张及肺炎的发生率,也有利于病人早期恢复经口进食[12]。除非是在气管插管时有气体进入胃中,需放置胃管以排出气体;如在术中置入了鼻胃管,则应在病人麻醉清醒前予以拔除。因此,术后不应常规使用鼻胃管减压,这一措施将有利于术后病人早期恢复饮水及进食。腹腔引流管及导尿管也是引起病人疼痛及限制病人活动的不利因素,在加速康复外科治疗时,已不再推荐在胃肠癌手术时常规放置腹腔引流管[2],在术后24~48h拔除导尿管。

（七）术后早期下床活动

由于加速康复外科治疗中加强止痛、减少阿片类止痛药的使用,且不使用腹腔引流管,因此鼓励病人术后早期下床活动。一般术后第1天可活动4h,第2、3天活动6h以上。病人早期下床活动有利于刺激肌肉的合成代谢,避免长期卧床引起的肌肉群的丢失;这一措施也有利于减少血栓形成、肺部感染等并发症的发生。

三、营养不良病人的围术期营养支持

目前加速康复外科治疗理念认为,无营养不良的病人在进行择期腹部手术时,不应常规使用人工肠内或肠外营养支持;不应常规放置鼻胃管或术中行空肠造口术;术前不应长时间禁食,而术后应尽早

恢复口服进食。联合其他围术期处理的优化措施,可促进病人的快速康复,减少由于手术导致对病人营养及代谢状态的损害;通过减少应激与创伤反应,达到更好地保护机体营养及代谢的目的。应该说加速康复外科理念更符合生理情况、更有利于提高医疗质量。目前,加速康复外科理念主要还是在择期、无严重器官功能障碍的病人中实施。对围术期已存在严重营养不良者,目前仍不主张立即手术,而应通过 10~14d 的肠内或肠外营养支持,改善病人的营养状态后再手术,以减少手术风险。如以下 4 项指标中有 1 项异常,在临床上就可视为有营养不良[13]:①体重在近 3 个月内下降 >10%;②体质指数 <18;③血浆白蛋白 <30g/L;④主观综合营养评价(SGA)评分为 C 级。如通过术前准备,病人器官功能障碍得到纠正及营养状态得到改善,则仍可进入加速康复外科治疗的路径中。通过补充特殊营养物质如谷氨酰胺、生长激素等,可促进术后肠道功能的恢复,这也可能成为加速康复外科中营养支持研究的方向。

四、结语

病人行择期腹部胃肠肿瘤手术时不应常规使用人工肠内或肠外营养支持,常规术前禁食和进行肠道准备的方法正受到质疑。在快速康复计划中,围术期适当口服液体及营养支持,可以促进术后早期康复。在加速康复外科治疗方案中特别强调术后止痛、促进肠道功能恢复及术后早期下床活动,这些常常是影响病人痊愈出院的重要因素。

(江志伟　李　宁　黎介寿)

📖 参考文献 ···

1. Fearon KC, Ljungqvist O, Von Meyenfeldt M, et al. En-hanced recovery after surgery: a consensus review of clinical care for patients undergoing colonic resection. Clin Nutr, 2005, 24(3): 466-477.
2. 江志伟,黄小静,黎介寿,等. 胃癌患者应用加速康复外科治疗的安全性及有效性研究. 中华外科杂志, 2007, 45(19): 1314-1317.
3. 江志伟,黎介寿,汪志明,等. 加速康复外科用于直肠癌前切除病人价值探讨. 中国实用外科杂志, 2008, 28(1): 59-61.
4. 黎介寿. 对 Fast-track Surgery(快通道外科)内涵的认识. 中华医学杂志, 2007, 87(8): 515-517.
5. 江志伟,李宁,黎介寿. 加速康复外科的概念及临床意义. 中国实用外科杂志, 2007, 27(2): 131-133.
6. Slim K, Vicaut E, Panis Y, et al. Meta-analyeis of randomized clinical trials of colorectal surgery with or without mechanical bowel preparation. Br J Surg, 2004, 91(9): 1125-1130.
7. SØreide E, Eriksson LI, Hirlekar G, et al. Pre-operative fasting guidelines: an update. Acta Anaesthesiol Scand, 2005, 49(8): 1041-1047.
8. Soop M, Nygren J, Myrenfors P, et al. Preoperative oral carbohydrate treatment attenuates immediate postoperative insulin resistance. Am J Physiol Endocrinol Metab, 2001, 280(4): E576-E583.
9. Rodgers A, Walker N, Schug S, et al. Reduction of postoperative mortality and morbidity with epidural or spinal anaesthesia: results from overview of randomised trials. BMJ, 2000, 321(7275): 1493.
10. Lobo DN, Bostock KA, Neal KR, et al. Effect of salt and water balance on recovery of gastrointestinal function after elective colonic resection: a randomised controlled trial. Lancet, 2002, 359(9320): 1812-1818.
11. Lewis SJ, Egger M, Sylvester PA, et al. Early enteral feeding versus "nil by mouth" after gastrointestinal surgery: systematic review and meta-analysis of controlled trials. BMJ, 2001, 323(7316): 773-776.
12. Cheatham ML, Chapman WC, Key SP, et al. A meta-analysis of selective versus routine nasogastric decompression after elective laparotomy. Ann Surg, 1995, 221(5): 469-476.
13. Weimann A, Braga M, Harsanyi L, et al. ESPEN Guide-lines on Enteral Nutrition: Surgery including organ transplantation. Clin Nutr, 2006, 25(2): 224-244.

第五节　加速康复外科治疗患者的营养管理

根据加速康复外科的理念,许多围术期处理的方法与传统的常规处理已有很大的不同,其中有关围术期的营养支持的方案也有了很大的变化[1]。下文将重点比较传统方法与加速康复外科治疗在围术期营养管理中的不同之处。

一、营养状态与手术预后的关系

早在 1936 年 Studley 的研究就发现营养状态与手术预后存在着密切的相关性[2],因消化性溃疡并发症而需进行胃大部切除的患者,如果术前体重下降不超过 20%,则术后死亡率为 3%;如果体重下降超过 20%,则手术死亡率约 30%。尽管使用预防性抗生素、更好的麻醉方法及缝合技术,使得营养不良患者术后如此高的并发症显著减少。然而,最近的研究仍显示有相似的结果,Hill 在 1991 年的研究中发现[3],有蛋白质群减少的患者进行胃肠道切除手术时,仍有较高的术后并发症和较长的住院时间,当然与以往相比已有了很大的下降。虽然很难将术后的并发症与原发疾病的影响分开,但此类研究仍提供了使用营养支持以减少术后并发症与死亡率的基础。

二、围术期肠外与肠内营养支持的研究

在 20 世纪 90 年代,营养支持曾被作为所有手术患者的万能之药在使用,特别是有许多的研究在一些并非是营养不良的患者在围术期使用肠外营养支持。1998 年 Hevland 进行了一个荟萃分析[4],结果发现进行上消化道癌切除手术的患者在围术期使用肠外营养支持,并不减少术后的并发症及死亡率。

在这以后,人们将重点从肠外营养支持转向了肠内营养的应用,特别是肠内营养支持在危重患者中的应用,因为肠内营养更符合生理、并发症少、价格便宜。但是胃肠手术后患者由于存在吻合口,因此,在此类患者中应用肠内营养仍有增加吻合口瘘,以及增加吸入性肺炎的危险的担心。

传统开腹手术患者术后常有一段时间的胃肠麻痹阶段,小肠是最早恢复蠕动的部分,因此有研究在胃肠切除手术后,早期通过鼻肠管或针穿空肠造口进行肠内营养,这些肠内营养的方法在许多研究中被证实是安全的。1999 年 Sarr 观察了 500 例手术肠造口的患者[5],仅有 3 例患者发生了与空肠造口相关的严重并发症,超过 90% 的患者在术后第 4 天可以达到肠内营养及液体的全部需要量。然而,所有的介入方法都有可能产生并发症。Smith 等在 1985 年报道[6],观察了 50 例的上消化道癌切除患者,随机进行空肠造口灌食或常规静脉输液,在肠内营养组中住院时间显著延长($P<0.05$),有 20 次导管相关的并发症,甚至有 1 例患者因空肠造口发生肠瘘导致死亡。这些研究使得围术期肠内营养支持的可能益处,由于此技术的并发症而受到阻碍。

有研究发现烧伤患者早期进行肠内营养支持可以改善营养状态,但对减少并发症及死亡率无益[7]。有研究发现在创伤患者中早期使用肠内营养与肠外营养相比,可以减少感染并发症的发生率[8]。然而,Jeejeebhoy 认为这一好处可能是因为减少了肠外营养过度喂养的副作用,而并非是由于肠内营养直接产生的益处[9]。虽然 ICU 患者的病情是复杂的,但是过去 10 年间,由肠外营养转向肠内营养的益处已得到了共识。

目前,在常规手术后患者如何进行肠内营养支持仍难以达成共识。最近的一个荟萃分析发现,使用免疫肠内营养可以减少术后感染并发症[10]。然而在一个大病例的单中心的研究中[11,12],195 例食道、胃、胰腺或胆道癌患者随机分为两组,一组通过空肠造口进行免疫肠内营养支持,另一组进行常规静脉补液,最终两组的并发症、住院时间或术后死亡率无差异。因此,有人认为在上胃肠道大手术患者中常规置放空肠营养管进行灌食,仅适用于发生腹部并发症的患者中,而不适用于第一次手术时以用于预防并发症的发生。由于缺乏改善术后早期胃肠运动功能的好方法,因此,早期肠内营养有可能损害呼吸功能,减少患者的活动能力。

近来还有研究发现,患者术后发生严重并发症主要与术前疾病状态以及手术技术更相关,这比术前营养状态更有意义。特别是 1987 年有一个研究中报道[13],在腹部手术的患者中预测并发症最好的指标之一是外科医生认为手术技术操作的完美与否。随着现代麻醉药物及麻醉技术的进步,可能进一步地减少了营养状态对患者术后并发症及死亡率的影响。简言之,常规的肠外与肠内营养支持对预防术后并发症及死亡率的作用,可能现实意义越来越小。常规的肠外或肠内营养支持可能主要适用于术前存在营养不良,或术后发生严重并发症的患者中。目前的研究已转向了着重于常规营养支持方法是否对患者的康复速度及质量产生影响。

三、传统的围术期营养管理

传统方法一般是手术患者常规在术前晚上禁食,常进行术前肠道准备,这都可能导致脱水和水电解质的失衡。术后直到胃肠道功能完全恢复前,胃肠道都处于休息状态,患者将经受 1 周左右的禁食或限制活动。为了防止禁食引起的营养并发症,当术后开始口服饮食后,常使用口服营养辅助品,以减轻术后体重的下降。然而,此时患者要恢复到术前营养状态时,可能需要数周甚至数月。由此可见,通过减少应激代谢、早期恢复口服进食,预防营养不良应是更好的治疗策略。

四、加速康复外科中的围术期营养管理

加速康复外科最早由丹麦哥本哈根的 Henrik Kehlet 医生所倡导,他指出常规认为的术后数周的机体功能下降过程,通过多模式的介入治疗,可以缩短为数天。在加速康复外科中特别强调术后止痛、促进肠功能的恢复及术后早期下床活动,这些常常是影响患者出院的重要因素。如果患者的疼痛通过口服止痛药能得到很好地控制;可以进食足够的液体及营养以维持内稳态;可以自由活动到卫生间时,患者就可以出院了。加速康复外科的方法已在许多外科手术患者中取得了成功,特别是在结直肠切除患者中的成绩最为突出。在一个 60 例患者的系列研究中[14],计划患者于术后 48h 出院,而传统治疗可能术后住院时间需要 10~14d。患者平均年龄为 74 岁,三分之一的患者至少有一种合并病。结果 60 例患者中 32 例患者于术后 48h 内回家,表明大多数结直肠切除手术患者通过康复计划可以很快地回家。

在加速康复外科中术前已不再常规进行肠道准备。机械性灌肠准备不仅是一个应激反应,而且将导致脱水及水电解质失衡,特别是在老年患者中。最近的荟萃分析结果表明,肠道准备对结肠手术患者并无益处,甚至还增加术后发生肠吻合口瘘的危险[15]。

以往为避免气管插管时引起肺部误吸,在择期手术时前一天的午夜就开始禁食。然而,最近的研究发现没有证据支持这一做法。因此,在加速康复外科中术前已不再长时间禁食,而鼓励术前口服含碳水化合物的液体。许多国家的麻醉学会现在已推荐,在麻醉开始前 2h 仍允许进食清流质,麻醉前 6h 允许进食固体饮食。进手术室前的患者处于进食后的状态优于完全禁食的状态。前一天的午夜饮 12.5% 水碳化合物饮品 800ml,术前 2~3h 饮 400ml,可以减少术前的口渴、饥饿及烦躁,并且显著地减少术后胰岛素抵抗的发生率[16],如此处理患者将处于一个更合适的合成代谢状态,从而使得术后营养支持的效果更好,以及术后高血糖的发生率更少。

在加速康复外科中强调的另一个措施是严格控制术中输液量及盐分输入量。有研究表明,过多的输入盐溶液将延迟胃肠功能的恢复,并且增加了术后并发症及住院日[17]。术中用经食道超声多普勒监测帮助滴定液体需要量,对于高危患者有利,可以减少住院时间。通过术前不长时间的禁食;不常规肠道准备;术前允许进食碳水化合物饮品等措施,为术中控制静脉输液量也提供了基础。

在术后困扰患者早期进食的一个重要问题是术后肠麻痹的存在,以往认为术后肠麻痹不可克服,主要通过术后肠道休息、鼻胃管减压等措施来解决。在传统的处理方法中,直到胃肠功能完全恢复时,才口服营养辅助品,这通常是已是术后 4~5d。现在的研究表明,术后肠道休息和鼻胃管减压已不是必须的方法,在加速康复外科中术后早期鼓励少量进食,不仅不增加患者的不适,而且可以促进术后肠功能的快速康复[18,19]。术后 4h 就允许口服辅助营养品 400ml,以摄入能量与蛋白质,以后逐日增加摄入量。当联合使用术前口服碳水化合物液体,硬膜外止痛及早期肠内营养时,可以促进术后氮平衡,而减少高血糖的发生。

对于存在营养不良的患者,出院回家后仍可以继续口服辅助营养品。

在加速康复外科中已不常规要求放置鼻胃管,这也为早期恢复口服进食提供了可能,而且这将减少发热、肺不张及肺炎的发生率[20]。术后早期下床活动有利于促进肌肉的合成代谢,以避免长期卧床引起的肌肉群的丢失,并且有利于减少血栓形成、肺部感染等并发症的发生。早期下床活动的前提条件是加强术后的止痛,不使用或尽量减少使用腹腔引流管、导尿管等。

当然,对于肠麻痹的控制及术后早期恢复进食的问题,在加速康复外科中主要是通过综合治疗的模式来解决,还包括了使用硬膜外麻醉与止痛、术中微创操作、控制恶心呕吐、尽量减少阿片类止痛药、术前加强对患者与家属的教育以取得全过程的治疗配合等。加速康复外科的结果是患者住院时间缩短,器官功能得到改善,营养状况提高,增加了患者的舒适度,而不增加并发症的危险。营养状态的改善不是某一个措施的单独作用,而是诸多措施的综合应用的结果,主要机制是通过减少了应激反应,促进了合成代谢。

五、未来发展的前景及方向

目前认为,没有营养不良的患者在进行择期腹部手术时,不应常规使用人工肠内或肠外营养支持;术前不应该长时间禁食;而术后应该尽早地恢复口服进食,联合其他围术期处理的优化措施,可以促进患者的快速康复,而减少由于手术导致地对营养及代谢的损害。由此可见,加速康复外科并不是对营养支持的抛弃,而更重视营养管理在围术期的合理开展,通过减少应激与创伤反应,达到了更好地保护机体营养及代谢的目的。应该说这些方法更符合生理、更有利于提高医疗品质,必将更为患者及家属所接受,未来前景十分地广阔。目前,加速康复外科还主要是在择期、无严重器官功能障碍的患者中实施。而对于围术期已存在严重营养不良的患者,目前仍主张不宜立即手术,而应该通过10~14d左右的肠内或肠外营养支持,以改善患者的营养状态后再手术,以减少手术的危险[21]。如果通过术前准备,器官功能障碍得到纠正及营养状态得到改善,患者仍可以进入到加速康复外科治疗的路径中,这是以后需要加强研究的方向之一。通过特殊营养物质谷氨酰胺、生长激素等以促进术后肠功能的恢复,也可能成为加速康复外科关注的方向之一。

(江志伟　李　宁　黎介寿)

参考文献

1. 江志伟,李宁,黎介寿. 加速康复外科的概念及临床意义. 中国实用外科杂志,2007,27(2):131-133.

2. Studley HO. Percentage of weight loss. a hasic indicator of surgical risk in patients with chronic peptic ulcer. Journal of the American Medical Association,1936,106:458-460.

3. Hill GL. Changes in body composition and outcome in surgical patients. Clinical Nutrition,1994,13:331-340.

4. Heyland DK, MacDonald S, Keefe L, et al. Total parenteral nutrition in the critically ill patient:a meta-analysis Journal of the Ameri-can Medical Association. 1998,280:2013-2019.

5. Sarr MC. Appropriate use,complications and advantages demonstrated in 500 consecutive needle catheter jejunostomies. B J Surg. 1999,86:557-561.

6. Smith RC, Hartemink RJ, Hollinshead JW, et al. Fine bore jejunostomy feeding following major abdominal surgery:a controlled randomized clinical trial. B J Surg,1985,72:458-461.

7. Gottschlich MM, Jenkins ME, Mayes T, et al. An evaluation of the safety of early vs delayed enteral support and effects on clinical, nu-tritional, and endocrine outcomes after severe burns. Journal of Burn Care and Rehabilitation,2000,23:401-415.

8. Kudsk KA, Croce MA, Fabian TC, et al. Enteral versus parenteral feeding. Effects on septic morbidity after blunt and penetrating abdominal trauma. Ann Surg,1992,215:503-511.

9. Jeejeebhoy KN. Enteral and parenteral nutrition：evidence-based ap-proach. Proc Nutri Society, 2001, 60：399-402.

10. Heys SD, Walker LG, Smith I, et al. Enteral nutritional supplemen-tation with key nutrients in patients with critical illness and cancer：a meta-analysis of randomized controlled clinical trials. Ann Surg, 1999, 229：467-477.

11. Heslin MJ, Latkany L, Leung D, et al. A prospective, randomized trial of early enteral feeding after resection of upper gastrointestinal malignancy：discussion. Ann Surg, 1997, 226：567-577.

12. Heslin MJ, Latkany L, Leung D, et al. A prospective, randomized trial of early enteral feeding after resection of upper gastrointestinal malignancy：discussion. Ann Surg, 1997, 226：577-580.

13. Pettigrew RA, Hill GL. Indicators of surgical risk and clinical judge-ment. Bri J Surg, 1986, 73：47-51.

14. Basse L, Hjort Jakobsen D, Billesbolle P, et al. A clinical pathway to accelerate recovery after colonic resection. Ann Surg, 2000, 232：51-57.

15. Slim K, Vicaut E, Panis Y, et al. Meta-analysis of randomized clinical trials of colorectal surgery with or without mechanical bowel preparation, Br J Surg, 2004, 91：1125-1130.

16. Soop M, Nygren J, Myrenfors P, et al. Preoperative oral carbohydrate treatment attenuates immediate postoperative insulin resistance. Am J Physiol Endocrinol Metab, 2001, 280：E576-583.

17. Brandstrup B, Tonnesen H, Beier-Holgersen R, et al. Effects of intravenous fluid restriction on postoperative complications：comparison of two perioperative fluid regimens：a randomized assessor-blinded multicenter trial. Ann Surg, 2003, 238：641-648.

18. Mangesi L, Hofmeyr GJ. Early compared with delayed oral fluids and food after caesarean section. Cochrane Database Syst Rev, 2002：CD003516.

19. Johnson Casto C, Krammer J, Drake J. Postoperative feeding：a clinical review. Obstet Gynecol Surv, 2000, 55：571-573.

20. Cheatham ML, Chapman WC, Key SP, et al. A meta-analysis of selective versus routine nasogastric decompression after elective laparotomy. Ann Surg, 1995, 221：469-476.

21. Weimann A, Braga M, Harsanyi L, et al. ESPEN Guidelines on Enteral Nutrition：Surgery including organ transplantation. Clin Nut, 2006, 25：224-244.

第六节　加速康复外科与术后胰岛素抵抗

手术创伤引起一系列的应激反应，对患者术后代谢、器官功能及康复速度都将产生影响。应激反应所引起的代谢变化，特别是术后的胰岛素抵抗及高血糖现象，目前，虽然仍未完全了解其发生机制，但它们都是与术后并发症及康复速度相关的重要因素。

一、术后胰岛素抵抗的概念及机制

创伤导致的许多代谢改变，理论而言，都可以用胰岛素的作用下降这一理由来解释，这一现象常被称之为术后胰岛素抵抗。胰岛素抵抗这一术语常在糖尿病时被提及，所谓胰岛素抵抗，是指正常数量的胰岛素不足以产生对脂肪细胞、肌肉细胞和肝细胞的正常的胰岛素响应的状况。近年来的研究越来越重视术后胰岛素抵抗的现象，它与糖尿病引起的胰岛素抵抗有相同之处，也有些不同之处。一般而言，术后胰岛素抵抗通常是一个急性的严重过程。

手术后早期的糖代谢变化比较类似于 2 型糖尿病，代谢正常的非糖尿病患者，在术后也会出现数天至数周的高血糖。因此，有人认为术后胰岛素抵抗及高血糖现象，在手术患者中普遍存在，可以对患者术后的并发症及预后产生影响，临床上应该重视对其预防及治疗。

术后胰岛素抵抗发生时，一方面会增加葡萄糖的合成，作用部位主要是肝脏，另一方面导致外周肌肉组织特别是骨骼肌对葡萄糖的摄入减少，这两方面的变化导致了发生术后高血糖。术后胰岛素抵抗的程度通常主要与手术创伤程度相关，如果是小的手术操作如腹股沟疝修补或腹腔镜胆囊切除术，术后胰岛素敏感性比术前仅下降15%~20%，而开腹的胆囊切除术比术前下降了约75%[1]。另外，围术期血液的丢失量多少也影响到术后胰岛素抵抗的程度。而患者术前胰岛素的敏感性、性别、年龄，则不对术后胰岛素抵抗的发生产生太大的影响。胰岛素抵抗可以在手术后几分钟就发生，胰岛素敏感性就可以下降约40%左右，并且可以持续至少数周。研究显示，在非复杂的开腹胆囊切除手术患者中，术后胰岛素抵抗引起的代谢异常如要正常恢复，一般需要约2~3周的时间。

手术创伤引起应激反应时机体释放出应激激素如皮质醇、儿茶酚胺、胰高血糖素等，它们数分钟至半小时内迅速入血，并且很快地就会引起代谢的变化，使机体从能量贮备中动员底物，从糖原中动员葡萄糖，从脂肪贮备中动员脂肪，从肌肉中动员蛋白质。而所有这些激素都与胰岛素的作用正好相反，因此，其中任何一个或几个应激激素的变化，都将引起发生胰岛素抵抗。手术创伤引起内分泌代谢变化的同时，也会激活炎性反应，机体释放出细胞因子如肿瘤坏死因子（TNF-α）、白细胞介素-6（1L-6）等参与代谢变化。研究表明，择期手术后IL-6释放的程度与术后胰岛素抵抗的程度具有相关性[2]。有趣的是，当危重手术患者使用胰岛素控制血糖时，C反应蛋白（CRP）水平亦下降，提示胰岛素治疗可以对过度的炎性反应产生负反馈。

由此可见，术后内分泌变化及炎性反应对术后胰岛素抵抗的发生具有重要作用。

二、术后胰岛素抵抗与术后康复的关系

术后胰岛素抵抗不仅影响到葡萄糖的代谢，而且将影响蛋白质及脂肪的代谢。众所周知，胰岛素是一个强力抑制蛋白分解的促合成激素，而这种能力在术后由于发生胰岛素抵抗而受到损害[3]。由于胰岛素与其他激素可以相互作用，手术应激导致胰岛素作用的下降，这将使得胰岛素样生长因子-1（IGF-1）以及皮质醇的活性水平也会受到影响。还有研究发现，胰岛素抵抗还具有促进炎性反应的作用[4]。

术后胰岛素抵抗可能在三个方面影响到患者术后的康复速度：①胰岛素抵抗直接引起高血糖，而高血糖已是公认的导致术后并发症的危险因素之一[5]；②胰岛素是合成激素，当发生胰岛素抵抗时，会导致肌肉的蛋白质丢失增加[6]；③胰岛素抵抗发生时，一方面由于肌肉对葡萄糖的摄入减少，糖原贮备减少；另一方面由于肌肉的蛋白质丢失增加，会引起手术后患者肌肉强度的下降，导致体弱而影响康复[7]。

三、术后高血糖是对手术结局有重要影响的危险因素

2001年van den Berghe等[5]报道了强化胰岛素治疗在外科危重患者中的作用，他们将1548例外科术后入住ICU须接受呼吸机辅助呼吸的患者随机分为两组：一组随机进行强化胰岛素治疗，维持血糖在正常的6mmol/L水平，而另一治疗组仅当血糖浓度超过12mmol/L时，才使用胰岛素治疗。结果发现通过使用胰岛素使术后血糖维持正常水平，将对患者的结局产生影响，强化胰岛素治疗可以使术后重症监护患者的死亡率减少43%，使术后脓毒症发生频度、呼吸机支持、肾衰及多发性神经疾病等并发症发生率下降约40%~50%。有趣的是，最近的一个来自美国的研究发现，用胰岛素来抑制胰岛素抵抗，最有效的结果出现在APACH Ⅱ评分（acute physiologic and chronic health score Ⅱ）具有较低危重度的患者群中，而大手术患者应该属于此类患者群[8]。

在危重患者中应用胰岛素强化治疗具有有效作用的机制仍不是十分明确。有解释认为，胰岛素主要影响肌肉和脂肪细胞摄入葡萄糖，当胰岛素抵抗时而发生高血糖。然而，其他的许多细胞从血浆中摄取葡萄糖主要依赖于血糖的浓度，而不依赖于胰岛素，如肝脏、神经组织、血细胞等。因此，当血糖上升时，这些细胞增加对葡萄糖的摄取，然后通过糖酵解来代谢过度摄入的葡萄糖，通过Krebs's循环进入线粒体氧化链。当氧化代谢途径过度激活时，从中将产生大量的氧自由基及其他终产物，这些物质都影响到细胞因子的基因表达[9]。因此，高血糖就有可能引起过度炎性反应等不良结果。

四、术后胰岛素抵抗对蛋白质代谢及肌肉功能变化的影响

胰岛素不仅影响术后血糖的水平,而且在手术后胰岛素作为正常的合成激素的代谢作用也将停止,这将导致脂肪分解增加,血浆游离脂肪酸水平上升,氧化程度更严重。另一个更显著的代谢变化是蛋白代谢的负平衡,表现为肌肉蛋白质的分解增加,导致肌肉的丢失及瘦肉质群的减少,有研究表明,手术后患者在肠内灌食的同时使用胰岛素治疗,可以保存更多的蛋白质,这表明胰岛素在术后蛋白质的代谢中具有重要的作用。

导致术后肌肉功能下降的原因主要有两方面,一个是由于蛋白质代谢的负平衡,导致肌肉群丢失。另外一个原因,是由于肌肉的糖代谢异常也引起肌肉功能的下降。发生胰岛素抵抗时,肌肉对葡萄糖的摄入减少,并且葡萄糖转化为糖原的贮备能力也下降。这两个变化在手术后数分钟内就出现,并持续数周甚至几个月的时间。有研究发现在腹部大手术时,外周肌肉内的葡萄糖合成酶活性在 1 个月后仍有下降[10]。由此可见,由于肌肉蛋白丢失和糖原贮备能力的下降,可能是导致术后体弱的两个重要因素。

五、防治术后胰岛素抵抗

防治术后胰岛素抵抗主要通过两方面,一个是减少及预防胰岛素抵抗的发生,一个是及时处理已发生的胰岛素抵抗。有许多方法可以防止或减缓发生术后胰岛素抵抗。例如使用中胸段硬膜外麻醉及止痛,选择的位置一般位于肾上腺神经支配的节段水平以上(胸 8 以上),这样可以显著地减少儿茶酚胺、皮质醇的释放,与单独全麻方法相比,术后胰岛素抵抗程度下降约 40%[11]。术后硬膜外麻醉可以提供最有效的术后止痛,减轻疼痛也是减缓胰岛素抵抗的有效方法之一[12]。另外一个有效方法是通过使用腹腔镜微创技术,与常规肋缘下斜切口开腹手术相比,术后胰岛素抵抗程度下降约一半[13]。最后,避免术前长时间禁食,术前口服碳水化合物进行代谢准备,也可以减轻术后胰岛素抵抗[14]。

术前常规整夜禁食已有 150 年以上的历史,目的是保证麻醉前胃排空以避免反流误吸的危险,这一常规目前仍在许多国家实施,但已有大量的研究证据表明,这一措施对大多数择期手术而言已不是必需的措施。近十多年以来,许多国家的麻醉学会已修改了临床的麻醉指南,患者在麻醉前 2~3h 可以自由进食清流质[15]。这一措施修改的初衷是为了避免口渴不适,但近年来的研究发现,整夜禁食不仅增加患者口渴、烦躁等不适反应,而且不利于手术患者的代谢状态。因此,取而代之在术前口服含碳水化合物的液体,而取代了 16~18h 的术前禁食,这样处理如同正常进餐后可以刺激释放胰岛素,这对术后的代谢有许多好处,特别是减轻了术后的胰岛素抵抗。如果选择静脉应用碳水化合物,需要 20% 以上的葡萄糖按 5mg/(kg·min) 速度输注,才能获得足够的胰岛素释放,而使用低浓度如 5% 葡萄糖则不足以引起足够的胰岛素反应。术前口服碳水化合物相对而言,更为符合生理,并且使用简便。因此,目前国外比较流行使用一种低渗的麦芽糊精果糖口服液,推荐在术前 2~3h 口服,这也符合现代麻醉禁食指南,是一个安全的术前处理措施,临床上已有不少患者安全使用[14]。通过术前口服碳水化合物进行代谢准备,对术后代谢最为重要的影响,是各类手术患者术后的胰岛素抵抗下降了约 50%[16]。

有研究发现,术前碳水化合物准备可以减少肝脏产生葡萄糖,而增加外周组织摄入葡萄糖,从而减少术后高血糖的发生[17]。在另一个研究中观察了术前口服碳水化合物联合持续使用硬膜外麻醉及止痛的效果,结果发现这与任何一种方法单独使用相比,发生胰岛素抵抗的机会更少,患者即使进行肠内营养灌食,不使用胰岛素也仍能维持血糖水平于正常(<6mmol/L)[18]。

在通过术前口服碳水化合物减少胰岛素抵抗的研究中,同时发现可以改善蛋白质代谢。有研究发现术前使用 20% 葡萄糖整夜静脉输注,可以减少蛋白质的丢失[6]。在腹部大手术时,术前口服碳水化合物,可以减少大约一半肌肉质群的丢失[19]。在结直肠切除患者中术前口服碳水化合物,在手术后 1 个月时肌肉的丢失比对照组有显著减轻[10]。所有这些结果的改善都与胰岛素抵抗的减轻相关,也表明控制术后胰岛素抵抗改善了患者的预后。有作者对总共 52 例患者的 3 个小样本的前瞻性研究进行了荟萃分析,结果发现患者住院天数有显著地缩短[20]。这些研究原本并不是以住院天数为研究指标的,而回顾性的研究结果却表明住院天数也获得了显著地减少。

六、结语

总而言之,胰岛素抵抗是在手术后发生的一个常见的代谢损害。特别是胰岛素抵抗导致的术后高血糖,与术后许多并发症均有相关性。避免或减轻发生胰岛素抵抗的方法包括使用硬膜外麻醉、微创技术、良好的止痛、术前口服碳水化合物等。如果已发生了术后高血糖,例如急诊手术后,应该通过使用胰岛素治疗来恢复正常血糖水平,降低由于高血糖引起的术后相关并发症的危险。针对胰岛素抵抗进行预防与治疗,可以显著地改善术后并发症及病死率。

（江志伟　李　宁　黎介寿）

参考文献 ••

1. Thorell A, Nygren J, Ljungqvist O. Insulin resistance: a marker of surgical strese. Curr Opin Clin Nutr Metab Care, 1999, 2 (1): 69–78.

2. Thorell A, Loftenius A, Andersson B, et al. Postoperative insulin resistance and circulating concentrations of stress hormones and cytokines. Clin Nutr, 1996, 15 (2): 75–79.

3. Inculet Rl, Finley RJ, Duff JH, et al. Insulin decreases muscle protein loss after operative trauma in man. Surgery, 1986, 99 (6): 752–758.

4. Hansen TK, Thiel S, Wouters PJ, et al. Intensive insulin therapy exerts anti-inflammatory effects in critically ill patients and counteracts the adverse effect of low mannose-binding lectin levels. J Clin Endocrinol Metab, 2003, 88 (3): 1082–1088.

5. van den Berghe G, Wouters P, Weekers F, et al. Intensive insulin therapy in the critically ill patients. N Engl J Med, 2001, 345 (19): 1359–1367.

6. Crowe PJ, Dennison A, Royle GT. The effect of pre-operative glucose loading on postoperative nitrogen metabolism. Br J Surg, 1984, 71 (8): 635–637.

7. Henriksen MG, Hessov I, Dela F, et al. Effects of preoperative oral carbohydrates and peptides on postoperative endocrine response, mobilization, nutrition and muscle function in abdominal surgery. Acta Anaesthesiol Scand, 2003, 47 (2): 191–199.

8. Krinsley JS. Effect of an intensive glucose management protocol on the mortality of critically ill adult patients. Mayo Clin Proc, 2004, 79 (8): 992–1000.

9. Brownlee M. The pathobiology of diabetic complications: a unifying mechanism. Diabetes, 2005, 54 (6): 1615–1625.

10. Henriksen MG, Hessov I, Dela F, et al. Effects of preoperative oral carbohydrates and peptides on postoperative endocrine response, mobilization, nutrition and muscle function in abdominal surgery. Acta Anaesthesiol Scand, 2003, 47 (2): 191–199.

11. Uchida I, Asoh T, Shirasaka C, et al. Effect of epidural analgesia on postoperative insulin resistance as evaluated by insulin clamp technique. Br I Surg, 1988, 75 (6): 557–562.

12. Greisen J, Juhl CB, Grofte T, et al. Acute pain induces insulin resistance in humans. Anesthesiology, 2001, 95 (3): 578–584.

13. Thorell A, Nygren J, Essn P, et al. The metabolic response to cholecystectomy: insulin resistance after open vs. laparoscopic surgery. Eur J Surg, 1996, 162 (3): 187–192.

14. Ljungqvist O, Nygren J, Thorell A. Modulation of postoperative insulin resistance by pre-operative carbohydrate loading. Proc Nutr Soc, 2002, 61 (3): 329–336.

15. Ljungqvist O, Soreide E. Preoperative fasting. Br J Surg, 2003, 90 (4): 400–406.

16. Nygren J, Soop M, Thorell A, et al. Preoperative oral carbohydrate administration reduces postoperative

insulin resistance. Clin Nutr, 1998, 17（2）: 65–71.

17. Soop M, Nygren J, Thorell A, et al. Preoperative oral carbohydrate treatment attenuates endogenous glucose release 3 days after surgery. Clin Nutr, 2004, 23（4）: 733–741.

18. Soop M, Carlson GL, Hopkinson J, et al. Randomized clinical trial of the effects of immediate enteral nutrition on metabolic responses to major colorectal surgery in an enhanced recovery protocol. Br J Surg, 2004, 91: 1138–1145.

19. Yuill KA, Richardson RA, Davidson HI, et al. The administration of an oral carbohydrate-containing fluid prior to major elective upper-gastrointestinal surgery preserves skeletal muscle mass postoperatively–a randomised clinical trial. Clin Nurr, 2005, 24（1）: 32–37.

20. Ljungqvist O, Nyeren J, Thorell A, et al. Preoperative nutrition–elective surgery in the fed or the overnight fasted state. Clin Nutr, 2001, 20（Suppl 1）: 167–171.

第七节　危重症病人的营养支持

在危重症病人中应重视营养支持,但并非越早越足量越好。原则上是以肠内营养（EN）为主,肠外营养（PN）为辅,先少量再逐渐加量,可以是单一的 EN,或是 EN 加 PN,待机体内稳态稳定、分解代谢下降后,再达到营养需要的全量。充分发挥机体能量与蛋白质的贮备机制,并且需要重视胃肠功能的耐受性,促进肠功能的康复以及肠道微生态平衡。

一、营养支持模式及理念的变迁

长期以来,人们都公认了营养支持对改善不能进食的住院病人的健康恢复是有利的这一概念。

（一）肠外营养阶段

在 20 世纪 70 年代前,危重症病人由于持续地体重丢失将可能导致死亡,有些病人却由于恢复了正常口服营养而获得康复。70 年代后,创用了深静脉营养技术,也称之为全肠外营养（TPN）,认为无论什么病人、无论疾病状态如何,均可通过静脉提供全部营养所需的质与量,几乎成为所有不能进食病人治疗的一个常规组成部分,呈现一个 PN 支持的狂热期。在之后岁月里,人们开始关注 TPN 的相关并发症,如导管相关感染并发症、高血糖、中心静脉血栓形成等,尤其是肝功能受损的代谢并发症,引发了进行随机对照研究（RCT）来评估其真正的临床意义。最重要的围术期 TPN 的研究来自退伍军人（veterans affairs）研究协作组[1],研究发现术后常规 PN 支持不仅增加感染并发症的发生率,而且费用昂贵。进一步分析发现,PN 仅对有营养不良的手术病人可能产生一些益处。

（二）肠内营养阶段

有人认为 PN 支持的好处未显现,可能是因为 TPN 的并发症抵消了其益处。于是,20 世纪 80 年代开始,不少学者转向了努力地进行 EN 支持的研究。然而,在危重症病人中进行 EN 的主要问题是上消化道功能障碍,特别是胃排空障碍。也有研究者尝试进行幽门后灌食提供营养,努力避免使用 TPN 治疗。有对照研究显示 EN 优于 PN,包括减少了感染并发症的发生率和治疗费用,以及 EN 对肠黏膜屏障的保护作用和肠微生态的调节作用等,这些研究结果导致人们又重新关注 EN 支持治疗的应用。

（三）联合营养阶段

然而,随后的研究又发现了 EN 的缺陷,如 EN 很难在一周内快速地达到营养需要全量,会导致热量补充的缺乏。一项非对照的研究发现,热量缺少"鸿沟"的幅度与长期病死率相关。因此,进而又提出了双模式营养支持即联合营养的概念,即早期实施 EN,EN 不足部分由 PN 补充,直到 EN 达到目标量[2]。

二、营养支持的时机

现有的理论与理念正经受挑战:营养支持是否越早越足量越好？许多年来,Koretz[3]一直在大声呼吁,正确地设计及进行 RCT 研究来评价营养支持是否更有益处,并提醒人们需牢记无论 PN 或 EN 支持均有其相关并发症。但却有许多人忽视了他的呐喊,甚至声称强制性营养支持可改善病人的康复和临床预后,认为营养支持的好处是不容置疑的。因为健康人需要大量的营养供给,对饥饿病人不进行营养支持甚至被认为是不人道的。近年的研究证据显示,其实在危重症病人中展开营养支持并非越早越足量越好。

(一)证据一

早期足量补充 PN 效果并不好,一个随机多中心的临床研究报道了 4640 例 ICU 的危重症病人,第一周内行 EEN 支持,所需热量不足部分由 PN 来补充。这符合目前的欧洲肠内与肠外营养支持学会的指南。而对照组病人也行 EEN 支持,1 周后再对所需热量不足部分进行 PN 补充。与预期相反,对照组病人的结果更好[4]。

(二)证据二

早期补充足量 EN 并不优于早期肠内滋养营养,且胃肠道并发症增加。这是由全美心肺血液研究院 Rice 等[5] ARDS 临床研究组发表的 1000 例 ICU 呼吸衰竭病人论文,认为早期滋养营养(10ml/h,48h 内),第一周内如此,然后逐渐增加至目标量。对照组是早期 TEN(25ml/h,第 6 小时增加量,直至热量需要达到目标量)。看似更积极的 EN 支持,但并未给病人带来生存获益,相反出现更多的胃肠道相关并发症。

三、机体贮备及肠代偿机制的发挥

(一)机体能量和蛋白质的贮备机制

Rice 从这些研究中得出了结论,认为机械通气病人中应推荐 EEN 支持,但"热量缺乏的鸿沟"在第一周内无需通过 PN 来补充。其机制可能是早期的滋养营养更有利于保护胃肠道,减少炎性反应,效果更佳[6-7]。但仍不清楚术后第一周内给予早期滋养营养是否比不给予的病人更具优势,特别是在欧美国家大多数病人是超重的,他们已有很多的能量及蛋白质贮备,可以维持数周的丢失。

肝是代谢的中心,通常认为有肝疾病的病人会更快地出现营养问题,对其进行营养支持可改善病人的预后。事实上,确实肝脏疾病的病人营养不良的发生率较高[8]。然而,Koretz 等[9]强调认为,不针对病人的病因治疗,而过分地强调营养支持,不能改善营养不良,也不能改善预后。为了证实其观点,他对 37 篇 RCT 研究进行了荟萃分析,包括各种慢性肝病和肝移植的肝病。他的结论是在肝病病人中无论常规使用 PN、EN 或口服营养均无太多的有益证据。

这些结果对营养学家可能是失望的,但并不尽然。仅在贮备消耗完了以后,才需要进行营养支持。人类已进化了百万年,有对抗急性损伤,而无需营养支持的机制,机体贮备可以应对这些事件。对危重症病人,在 48h 内补充水和电解质作为开始复苏的一部分,但蛋白质及能量(脂肪)贮备可以维持数周,这一点无人质疑。因此,Koretz 等[9]认为,营养支持的适应证应修正为当有营养缺乏时进行营养支持。这又引起了另外一个问题,如何界定营养缺乏呢? 水、电解质和矿物质可通过血液测量,但我们仍不知道究竟能量和蛋白质贮备降低至多少才会影响到重要的器官功能和伤口愈合。Winter 等[10]认为,若病人没有水肿,体重指数(BMI)<17 时均需要营养支持。有此考虑的原因是因为无论 PN 或 EN 均有相关并发症,底线是无论使用 PN 或 EN 支持,均不应对临床预后产生不良反应。

(二)小肠的超代偿作用

在大量肠切除的肠衰竭病人中,营养支持是救命的手段,这无需 RCT 研究。因为无 PN 支持,这些病人只会因营养不良而逐渐加重病情,甚至死亡。然而,使用家庭 PN 支持需要考虑诸多问题,如 PN 的并发症、需要夜间持续静脉输注水电解质、蛋白质、热量、维生素和微量元素;造口液体的大量丢失;不可控制的腹泻等,都可能导致社交困难和生活质量下降[11]。目前,小肠移植是唯一可考虑替代 TPN 的方法。其可重建正常的进食、消化和吸收功能,但代价是移植手术以及术后使用免疫抑制剂可能引发的并发症及死亡。目前有使用小肠生长因子替度鲁肽(teduglutide)来增加残余小肠的吸收率,称之为小肠超代偿作用。替度鲁肽是一种胰高血糖素样肽 2(GLP-2)类似物,是一种天然生成的激素,可减少胃排空和分泌,并调节小肠黏膜细胞的生长、增殖和修复。有研究表明,对小肠绒毛生长、增加吸收和减少腹泻等有显著的作用,可减少短肠综合征病人对 PN 支持的需要量。根据此结果,美国食品药品监督局(FDA)已批准其作为大量小肠切除术后肠衰竭病人的治疗药物。然而,此药仅只能帮助部分尚有一定量小肠者发挥代偿作用,对那些超短肠的病人,仍需从 PN 加以补充。对减少了 PN 的需要量是否能改善病人的生活质量,还需要进一步地随访和研究观察。

四、营养支持与微生态

目前,营养学与胃肠学科中最热门的领域是以前未认识到的微生态对机体健康的重要作用。微生态的整体大小及代谢活性表明,需要将其看作机体的一个器官,有其内源性的代谢需要及功能,也有对机体其他部分具有重要的调节作用。微生态会导致机体内产生许多生物活性分子。有研究者认为,饮食改变微生态。由于基因的不同导致同一饮食而引起的不同代谢,也可能是因为微生态的不同,导致了不同的代谢反应。目前,对微生态的关注还比较少,在疾病状态时仍很少有营养支持考虑到微生态的需要。在正常饮食中,膳食纤维提供微生态的大多数营养需要。目前推荐饮食中每天至少有 35g 的膳食纤维。早期的研究发现,常规的 EN 配方中缺乏足够的膳食纤维,仅约 0~5g/L,不足以维持健康的肠道微生态。同时使用质子泵抑制剂及抗生素,将逐渐抑制微生态和引发微生态功能障碍(dysbiosis)[12]。抑制微生态将使结肠上皮细胞增殖和调节所需的养分被剥夺,其中丁酸(butyrate)是一种短链脂肪酸,由微生态对膳食纤维发酵而来。微生态障碍会使病人易发生艰难芽孢杆菌(Clostridium difficile)过度生长,导致严重的结肠炎,这在危重症病人中的病死率很高,极难治疗[13]。特异的抗生素如万古霉素、非达霉素(fidaxomicin)是有效的治疗药物,但也可加重微生态障碍,而增加复发的风险。因此,治疗的目标应该是去除患病源,但在危重症病人中很难去除抗生素和质子泵抑制剂。

另外,重建微生态的方法之一是移植健康人的肠道菌群。最近已有 RCT 研究发表,粪菌移植组病人使用 10 周后艰难芽孢杆菌的清除率达 81%,较对照组(21%~33%)显著增加[14]。然而,需要注意的是与艰难芽孢杆菌相关病死率最高的病人、内稳态不稳定的危重症病人以及需要抗生素治疗的病人被排除在这些研究之外。因此,进一步的研究需要明确粪菌移植是否能够真正地减少并发症和病死率。

(江志伟 黎介寿 李赞)

📖 参考文献

1. The Veterans Affairs Total Parenteral Nutrition Cooperative Study Group. Perioperative total parenteral nutrition in surgical patients. N Engl J Med, 1991, 325(8): 525–532.

2. Wischmeyer PE, Heyland DK. The future of crtical care nutrition therapy. Crit Care, 2010, 26(3): 433–441.

3. Koretz RL. What supports nuttional support? Dig Dis Sci, 1984, 29(6): 577–588.

4. Casaer MP, Mesotten D, Hermans G, et al. Earlyversus late paren–teral nutrition in critically ill adults. N Engl J Med, 2011, 365(6): 506–517.

5. Rice TW, Wheeler AP, Thompson BT, et al. Initial trophic vs full enteralfeeding in patients with acute lung injury: the EDEN ran–domized trial. JAMA, 2012, 307(8): 795–803.

6. Fukatsu K, Kudsk KA. Nutrition and gut immunity. Surg Clin North Am, 2011, 91(4): 755–770.

7. Fong YM, Marano MA, Barber A, et al. Total parenteral nutrition and bowelrest modify the metabolic response to endotoxin in hu–mans. Ann Surg, 1989, 210(4): 456–457.

8. Cheung K, Lee SS, Raman M. Prevalence and mechanisms of mal–nutrition inpatients with advanced liver disease, and nutrition management strategies. Clin Gastroenterol Hepatol, 2012, 10(2): 117–125.

9. Koretz RL, Avenell A, Lipman TO. Nutritional support for liver disease. Cochrane Database Syst Rev, 2012, 5: CD0083444.

10. Winter TA, Lemmer ER, OKeefe SJ, et al. The effect of severe un–dernutrition, and subsequent refeeding on

digestive function in human patients. Eur J Gastroenterol Hepatol, 2000, 12（2）: 191-196.

11. OKeefe SJ, Emerling M, Koritsky D, et al. Nutrition and quality of life followingsmall intestinal transplantation. Am J Gastroenterol, 2007, 102（5）: 1093-1100.

12. OKeefe sJ, Ou J, Delany JP, et al. Effect of fiber supplementation on themicrobiota in critically ill patients. World J Gastrointest Pathophysiol, 2011, 2（6）: 138-145.

13. Kenneally C, Rosini JM, Skrupky LP, et al. Analysis of 30-day mortality forclostridium difficile-associated disease in the ICU set-ting. Chest, 2007, 13（2）: 418-424.

14. van Nood E, Vrieze A, Nieuwdorp M, et al. Duodenal infusion of donor fecesfor recurrent Clostridium difficile. N Engl J Med, 2013, 368（5）: 407-415.

第七章

加速康复外科与微创外科

第一节　结直肠癌手术腹腔镜或开腹术式的选择

结直肠癌选择腹腔镜手术还是开腹手术仍在争论中。结直肠癌手术切除常常在高龄、危重、恶性肿瘤等病人中进行，如果采用传统的围术期处理方法，病人一般术后需要 7~10d 才能出院，手术创伤产生的应激反应将引起一系列神经内分泌代谢及体液系统的复杂反应，这将导致对生理代谢的需要增加，可能引起器官功能不全及术后并发症，从而延长病人住院及康复的时间。目前，为了加速结直肠切除手术病人术后快速康复，其进展主要表现在两个方面：腹腔镜微创技术的应用以及加速康复外科理念的临床应用。加速康复外科主要是通过优化一系列的围术期处理措施，强调更好地实施止痛、改善液体管理、早期进食及下床活动等方案，来减少或减轻手术应激来达到病人的快速康复和早期出院[1]。而腹腔镜手术技术主要是通过微创操作、减轻疼痛来缓解手术应激，减少术后并发症及住院时间。那么，目前进行结直肠切除时究竟是选择腹腔镜手术还是选择应用加速康复外科理念的开腹手术呢？这个问题目前可能还是很难回答，还有待进一步研究。

一、加速康复外科的优缺点

加速康复外科在临床应用最为成功的领域是在结肠切除术中的应用，一般术后住院天数平均为 2~4d，与使用常规处理方法的腹腔镜手术相比，其住院时间更短，病人康复速度更快[2]。加速康复外科是根据有关围术期处理的最新循证医学证据，对围术期的措施进行综合优化整合[3]，其主要内容包括病人的全新教育、麻醉的进步、术后止痛方法的改进、术后早期进食及下床活动，不常规使用鼻胃管、腹腔引流管，不常规术前肠道准备，术前口服碳水化合物液体，而不长时间的术前禁食等诸多方面。加速康复外科的核心是通过综合处理以减轻手术病人生理及心理的创伤应激，缓解组织的分解代谢，以促进病人术后的快速康复[4]。加速康复外科与传统围术期处理方法相比，显著地减少了对肺功能、肠运动功能、体力、心血管功能的损害，更好地保存机体肌肉的强度[5-8]，择期结肠切除手术病人术后住院时间仅需 2~3d[2]。一些随机对照研究还证实，加速康复外科不仅减少住院时间和降低并发症发生率，而且改善了病人的生活质量，提高了病人及家属的满意率[8]。而使用腹腔镜联合常规处理方法时，并不能达到如此的作用。应用加速康复外科的开腹手术还可以减轻术后体质虚弱状况，在出院后不再需要其他的健康支持手段。与传统方法相比，加速康复外科病人再入院率轻微增加，但总费用却是显著下降。另外，在大宗病例的研究中还显示，加速康复外科可以降低术后心肺并发症的发生率[8]。以上一些结果表明，应用加速康复外科的开腹手术相当或甚至优于单独使用腹腔镜手术。

当然，目前在应用及推广加速康复外科方面也存在着一些不足之处或不利因素，如加速康复外科需要外科、麻醉、护理等多科协作配合，而目前医院内的组织结构可能影响其顺利地开展，因此，需要行政部门的组织与协调。一些医院及医生对传统方法的坚持，也将影响新理念的实施，虽然已有许多证据显示传统的方法应该被中止。还有部分病人及家属对此方案安全性的担心以及对早期出院的反对，因此，需要加大对病人及家属的教育，以取得良好的配合。另外，老年人或单独居住者早期出院后可能还需要社会和家庭的照顾,因此,需要社会及家庭的配合。还有研究认为,应用加速康复外科早期出院后可能将住院费用的减少转嫁到院外服务支持费用的增加。另外,早期的研究报道应用加速康复外科时可能面临有较高的再入院率,因此,出院计划不应绝对地追求早期出院,术后3~4d的出院计划可能可以较好地解决此问题。

二、腹腔镜手术的优缺点

目前,在一些国家应用腹腔镜进行结直肠切除手术已达到10%的比例,来自美国、英国、欧洲、中国香港及新加坡的研究都证实了腹腔镜手术的安全性,腹腔镜手术可以减轻疼痛、减轻手术应激反应、减轻肠麻痹、改善肺功能、疼痛少、出血少、促进术后康复、减少术后住院时间[9-10]。腹腔镜手术对肿瘤学的短期或中期预后无不良影响,至少与开腹手术相当。有些研究还显示,腹腔镜手术可以降低术后长期并发症如小肠粘连和切口疝的发生率。荟萃分析发现,在超过3500例的腹腔镜结肠切除术中,平均住院日下降了约20%,主要是因为术后疼痛少、肠麻痹时间短[11]。在一些随机对照研究中显示,住院时间减少了约3d,平均住院天数约5~9d[12]。腹腔镜对并发症的影响仍有争论,荟萃分析显示,主要是通过减少切口感染减少并发症。腹腔镜结肠切除经济学优势仍不清楚,因为有几项研究显示直接费用是增加的,也有些研究显示有的费用减少。根据以上研究结果,有人推荐常规使用腹腔镜进行结肠切除。

但是由于腹腔镜技术需要培训、操作困难、手术时间长、学习曲线较长,以及有较高的中转率及花费较高等缺点,因此影响了此项技术的广泛应用。以后,广泛地开展腹腔镜结肠切除手术,一个重要的问题是培训和教育,一般学习曲线需30~50例。同时选择合适的病例也将是关键之一,因为应用腹腔镜行横结肠、直肠癌切除仍有不少的困难,虽然通过手助腹腔镜技术稍微延长切口,可能有助于缩短手术时间和进行一些复杂的病例操作。另外,腹腔镜结肠切除手术的操作顺序问题,是由"中至侧"还是"侧至中"仍存在着争论。有人推荐由"中至侧"的方法,认为比较符合肿瘤学原则,因为首先结扎处理了血管。然而,由"侧至中"方法在开腹手术中更为常用,解剖更为熟悉。

三、腹腔镜手术与开腹手术选择

最近有两个随机研究都使用加速康复外科方案,观察了腹腔镜手术与开腹手术在结直肠切除中的作用,但两个研究结果存在矛盾之处。其中,一项英国的研究将62例病人随机分为腹腔镜组或开腹组(2:1),均采用快速康复计划。结果腹腔镜组住院时间、康复时间及再住院时间短,尽管两组在并发症、生活质量及花费方面无明显差异[13]。但此项研究由于病例数少、缺乏双盲研究,其结果受到质疑。哥本哈根的一项随机研究,在术后1个月内对手术类型及预后判断均进行了盲法处理[14],将60例病人随机分为腹腔镜组或开腹组(1:1),两组均采用了加速康复的方案,均计划术后48h出院,结果两组的并发症、病死率及再入院率差异无统计学意义,平均住院2d,均很快地恢复了正常活动。但是,由于病例数少,因此,无法显示出腹腔镜技术对减少并发症及降低病死率的优势,也受到一些质疑。这些结果表明,术后康复的快慢更多地是依赖于全新的围术期处理方案,而并非是依赖某一种微创方法。目前,国际上有关腹腔镜结直肠切除的研究,大多尚未使用加速康复外科作为对比研究,两者谁优谁劣从中还不能得出肯定的结论,需要进一步地扩大病例数进行随机对照研究。

四、进一步研究的方向

近年来,因为其安全及有效性,加速康复外科的概念已越来越受到人们的重视,加之应用一些新的方法如控制应激反应的药物、微创技术、特异性的麻醉与止痛方法,使得加速康复外科有望进一步地应用于危重及体质虚弱的病人中。另一方面,随着腹腔镜技术不断进步,培训的加强与改善,及病人逐渐广泛接受,腹腔镜结直肠切除手术将逐渐增加。因此,需要进一步明确加速康复外科与腹腔镜手术的关系,合理地将微创手术整合到加速康复外科方案中,以期进一步缩短住院时间,加速病人的康复。

腹腔镜外科具有无可质疑的生理学优势:小切口、出血少、切口感染少,术后肠粘连轻、肠梗阻的发生率低。但腹腔镜外科医生应当注意不能仅仅依赖单一的微创手术优势,因为围术期的其他因素对术后康复的影响也可能具有相同甚至更为重要的作用。因此需要在快速康复治疗方案的基础上,再对照研究腹腔镜和开腹手术的优劣性。另外,以后的研究应该由有经验的腹腔镜外科医生来参加,尽量减少中转开腹率,希望由通常的 20% 下降至 <10%。研究设计时也应将手术技术进行盲法处理,避免人为因素对术后的处理和结果评估产生偏差。另外,尽量减少使用阿片类止痛药以及使用外周阿片受体的拮抗剂等,来进一步地减少术后肠麻痹。以往在开腹的快速康复治疗中使用硬膜外麻醉来达到良好的止痛效果,以及减轻肠麻痹,但是在腹腔镜手术中一般不需要使用硬膜外麻醉。因此,以后的研究也应考虑将硬膜外止痛的方案进行盲法处理来观察。另外,通过在围术期使用糖皮质激素、β 受体阻滞剂或促合成药物以减轻应激反应,在此基础上来评价腹腔镜的优势,以达到更好的无应激、无痛手术。围术期的液体治疗也应重新考虑,因为输注过多的液体将延缓胃肠功能的恢复,增加术后的并发症,而在腹腔镜手术时液体的转移可能会减少。以后加速康复外科的研究重点之一还应包括在老年及高危病人中的应用,因为在年轻人及低危病人中,术后恢复通常较快。另外,应将重点之一放在更复杂的结直肠手术中如直肠手术、Hartmann术后重建肠道手术及结肠炎性疾病手术。最后,费用问题也需要重新评估,腹腔镜结肠手术的直接费用增加,而检验、药物及后续的康复等费用有所下降,通过更有效的多模式康复治疗将获得更显著的费用下降。由于腹腔镜术后切口疝、肠粘连发生率低,因此,可能对中、长期结果产生更有利的结果。总之,以后应该在多层面上研究与整合加速康复外科与腹腔镜外科的优势,以期加速结直肠切除术病人的康复速度。

（江志伟　黎介寿　王　刚）

参考文献

1. 江志伟,李宁,黎介寿. 加速康复外科的概念及临床意义. 中国实用外科杂志,2007,27（2）:131-133.

2. Basse L, Hjort JD, Billesbolle P, et al. A clinical pathway to accelerate recovery after colonic resection. Ann Surg, 2000, 232（1）: 51-57.

3. Fearon KC, Ljungqvist O, Von Meyenfeldt M, et al. Enhanced recovery after surgery: a consensus review of clinical care for patients undergoing colonic resection. Clin Nutr, 2005, 24（3）: 466-477.

4. Kehlet H, Wilmore DW. Multimodal strategies to improve surgical outcome. Am J Surg, 2002, 183（6）: 630.

5. 江志伟,黎介寿,汪志明,等. 加速康复外科用于直肠癌前切除病人价值探讨. 中国实用外科杂志,2008, 28（1）: 59-61.

6. Delaney CP, Zutshi M, Senagor AJ, et al. Prospective, randomized, controlled trial between a pathway of controlled rehabilitation with early ambulation and diet and traditional postoperative care after laparotomy and intestinal resection. Dis Colon Rectum, 2003, 46（7）: 851-859.

7. Anderson ADG, McNaught CE, McFie J, et al. Randomised clinical trial of multimodal optimization and standard preoperative surgical care. Br J Surg, 2003, 90（12）: 1497-1504.

8. Basse L, Thorbol JE, Lossb K, et al. Convalesence after fast-track versus conventional care of colonic surgery. Dis Colon Re ctum, 204, 47（3）: 275-278.

9. Veldkamp R, Gholghesaei M, Bonjer HJ et alLaparoscopic resection of colon cancerSurg Endosc, 2004, 18（8）: 1163-1185.

10. The Clinical Outcomes of Surgical Therapy Study Group. A comparison of laparoscopically assisted and open colectomy for colon cancer. N Eng J Med, 2004, 350（20）: 2050-2059.

11. Leung KL, Kwok SP, Lam SC, et al. Laparoscopic resection of rectosigmoid carcinoma: prospective randomized trial. Lancet, 2004, 363（9416）: 1187-1197.

12. Guillou PJ, Quirke P, Thorpe H, et al. Short-term endpoints of conventional versus laparoscopic-assisted surgery in patients with colorectal cancer（MRC CLASICC trial）: multicentre, randomized controlled trial. Lancet, 2005, 365（9472）: 1718-1726.

13. King PM, Blazeby JM, Ewings P, et al. Randomized clinical trial comparing laparoscopic and open surgery for colorectal cancer with an enhanced recovery programme. Br J Surg, 2006, 93（3）：300–308.
14. Basse L, Jakobsen DH, Bardram L, et al. Functional recovery after open versus laparoscopic colon resection. A randomized blinded study. Ann Surg, 2005, 241（3）：416–423.

第二节 微创外科与加速康复外科的结合

一、加速康复外科的主要临床措施

加速康复外科强调在围术期采用许多与以往传统完全不同的新方法及新理念[1-3]，主要包括以下一些重要措施：

1. 在手术前不再常规进行机械性灌肠，以避免导致患者脱水及水电解质失衡。

2. 患者在手术前不再整夜的禁食，反而鼓励患者在手术前夜和麻醉前 2~3h 喝含糖水，这样不仅可以缓解术前口渴、饥饿和烦躁，而且有利于抑制手术后的胰岛素抵抗及分解代谢。

3. 不再等到手术后 4~5 天病人恢复肠道通气或排便后才恢复口服进食，而是鼓励患者在手术后的第 1 天就开始少量进食，只要病人胃肠道耐受良好，没有腹胀、恶心、呕吐等不良反应，则可以逐渐增加口服饮食量，争取在手术后 3~4 天不再进行静脉输液。

4. 以往手术时病人身体内会被放置多种导管，如鼻胃减压管、腹腔引流管、空肠造口管等，而在新的治疗方案中已不再需要常规放置这些导管，这不仅减少了病人的疼痛，而且改善了其舒适性。

5. 特别强调手术后的止痛处理，病人在无痛的情况下，手术第 1 天就可以下床进行活动了，早期的下床活动可以促进肌肉组织的合成，有利于体力及营养的恢复。

6. 采用硬膜外麻醉及术后止痛的方法，有利于抑制交感应激，并且有利于术后加速康复外科所取得的良好效果，原因是综合实施了上述的优化措施，而不是某一个措施单独所发挥的作用。

加速康复外科特别强调不同专业人员组成的团队来共同完成研究方案，其中包括了医师、麻醉医师、护士、理疗师及社会工作者等，医院的行政领导也应参与协调利用各种资源，建立起可实施的临床路径（clinical pathway）。开始阶段，小组成员应到有成熟经验的单位参观学习，并在实践过程中建立起资料库以帮助评估结果，不断地结论及更新措施，这是成功实施加速康复外科的一个重要步骤。

二、加速康复外科的有效性及安全性

早期的研究是通过非对照的病例观察来研究的，以后有随机对照研究证实，应用加速康复外科理念进行结肠切除，住院时间可以从 8~12 天缩短至 3~4 天[4-5]，同时结果显示术后器官功能也早期的康复，包括肠麻痹的时间、心肺功能、肌肉力量及体力状态等都所改善。也有研究观察了相对更为复杂一些的直肠切除手术应用加速康复外科的效果，也同样显示出其有效性及安全性[6]。术后内科并发症如心、肺功能不全等显著减少，由于并发症减少带来住院时间也相应地缩短，并且因此也减少了医疗费用。尽管也一个研究报告显示，医疗费用下降可能因为转为了出院后的花费增加，但更多地研究还是显示了确实有医疗费用降低的趋势[7]。实施加速康复外科节省医疗费用的作用，还需进行大规模及详细的经济分析来完成。

目前尚没有研究发现加速康复外科增加手术病人的并发症及死亡率，尽管还需要更大规模的随机、对照及多中心的研究加以证实。在早期的一个研究中发现，加速康复外科病人出院后可能有再入院率的增加，约为 20% 再入院率，但在其他一些研究中并未发现此现象。以后的研究认为术后不应过分地强调早期的出院，延迟 1~2 天的出院可能对病人的安全性更为有利。需要强调的是，促进病人的快速康复是加速康复外科最为重要的出发点及终点，而不应以缩短住院时间以及节省医疗费用为出发点。也有研究中观察了回家后的一些严重并发症，如肺栓塞、吻合口瘘等的发生率，结果未发现与传统手术有差异。在所有的加速康复计划中,术前教育及病人的社会经济情况都必须考虑,其中家庭及朋友的关心与帮助也是决定病人早期能由医院转入家庭的一个重要因素。

三、有关加速康复外科的理解与思考

加速康复外科并非是手术操作的加速,而是指整个手术治疗过程的缩短。因此,要求手术操作更精细、更加地微创,手术的微创不仅仅是通过腹腔镜操作来达到,而且要求在开腹手术中也应遵循微创的理念,只有手术微创精细,才能为不常规放置腹腔引流管、早期解决肠麻痹等创造条件。如果手术操作不精细,必然导致手术野渗液、渗血严重,这时就必须放置腹腔引流,不然就可能增加术后腹腔积液、感染的发生率。

在实施加速康复外科治疗的过程中,围术期处理的每一个细小的步骤都应考虑在内,例如选择手术切口的长度及缝合方法,在不影响根治切除暴露的情况下,应尽可能地缩短切口的长度,伤口地缝合也可应采用皮内缝合而不需拆线的方法。其目的是尽可能地减少切口导致的创伤以及术后的疼痛,有利于病人的早期康复出院。

加速康复外科的许多措施是相互影响的,例如以往认为术后疼痛应是麻醉医生所关注的问题,其实术后的疼痛也与临床的许多操作有关,如放置腹腔引流管、导尿管、鼻胃管等都可以引起疼痛。因此,在加强术后药物止痛的同时,应尽量少地使用或尽早地去除各种导管。减轻了术后的疼痛,不但减少了创伤应激反应,也为病人术后的早期下床活动创造了条件。另外相互影响的措施还包括如术前口服碳水化合物、不常规灌肠准备,不仅减少了液体的丢失,而且补充了病人术前对液体的生理需要量,加上采取术后早期进食及饮水等措施,也为早期停止静脉输液创造了条件。

术后早期进食、饮水,早期下床活动,加强了止痛,控制静脉液体的输注量等措施,首先有利于术后肠麻痹的缓解,而进一步地有利于逐渐增加口服进食量。术后早期进食不仅仅是营养问题,而且有利对肠黏膜屏障功能的保护及恢复,有利于控制及缓解术后炎性反应的发生。在加速康复外科的实施过程中,更应重视营养管理的重要性,术前口服碳水化合物,不仅补充了液体,而且有利于控制术后的胰岛素抵抗,防止饥饿引起的应激代谢。针对有严重营养不良的病人,应在术前通过至少 10~14 天的充分地营养支持;针对心、肺等合并疾病时,应在术前进行充分地控制与处理,这样才能有利于病人更好地进入加速康复外科治疗的路径[8]。

四、加速康复外科的研究及发展的方向

目前,加速康复外科在结直肠癌的治疗中的应用已达成了专家的共识,有整套可行的方案。而对胃癌病人是否也能够应用加速康复外科的理念呢?对胃癌手术病人的观察结果显示,在胃癌手术病人中应用加速康复外科的理念,同样具有安全性与有效性,在胃癌手术病人中不常规放置鼻胃减压管、不常规放置腹腔引流管,术后早期进食及下床活动,重视术后止痛等多种措施,大多数胃癌病人术后 5~6 天就可以出院了。目前在我国,加强胃癌手术病人的加速康复外科的研究可能更具现实意义[9]。

加速康复外科没有一个固定的模式或方案,需要不断地整合有循证医学证据的研究结果,以改善手术病人的预后。以后其他的一些更新的方法也可能被会整合到其中,如生长激素、β 受体阻断剂、促合成药物,另外腹腔镜微创手术、液体管理、麻醉及止痛等也将有更新的发展。从择期手术病人中获得的经验,也将被应用到急诊病人中,以及创伤、严重感染等危重病人中[10-12]。由于加速康复外科正处于不断地完善及发展的过程中,以后,病人对这方面的需求也将越来越大。如同人们对腹腔镜手术治疗胆囊结石的需求不断增加一样,相信将来通过加速康复外科治疗胃肠癌病人也必将有更大的发展空间。

(江志伟　李　宁　黎介寿)

参考文献 ···

1. 黎介寿. 对 Fast-track Surgery(快通道外科)内涵的认识. 中华医学杂志, 2007, 87(8): 515-517.

2. 江志伟,李宁,黎介寿. 加速康复外科的概念及临床意义. 中国实用外科杂志,2007,27(2):131-133.

3. Kehlet H, Wilmore DW. Multimodal strategies to improve surgical outcome. Am J Surg 2002,183:630-641.

4. Basse L, Thorbol JE, Lossl K, et al. Colonic surgery with accelerated rehabiliation or conventional care. Dis Colon Rectum 2004,47:271-278.

5. Anderson ADG, McNaught CE, MacFie J, et al. Randomized clinical trial of multimodal optimization and standard perioperative surgical care. Br J Surg, 2003,90:1497-1504.

6. 江志伟,黎介寿,汪志明,等. 加速康复外科用于直肠癌前切除病人价值探讨. 中国实用外科杂志,2008, 28(1):59-61.

7. Stephen AE, Berger DL. Shortened length of stay and hospital cost reduction with implementation of an acccelerated clinical care pathway after elective colonic resection. Surgery, 2003,133:277-282.

8. 黎介寿. 营养与加速康复外科. 肠外与肠内营养杂志,2007,14(2):65-67.

9. 江志伟,黎介寿,汪志明,等. 胃癌患者应用加速康复外科治疗的安全性及有效性研究. 中华外科杂志, 2007,45(19):1314-1317.

10. Wilmore DW. From Cuthbertson to fast-track surgery:70 years of progress in reducing stress in surgical patients. Ann Surg 2002,236:643-648.

11. Kehlet H. Fast-track colonic surgery:Status and perspectives. Recent Results Cancer Res, 2005,165:8-13.

12. 江志伟,黎介寿,李宁,等. 在加速康复外科理念指导下的腹腔镜胃癌根治术. 肠内与肠外营养,2009, 16(6):335-337.

第三节　手术机器人系统和腹腔镜微创外科技术在胃癌治疗中的应用

　　胃癌手术与结肠癌手术有所不同,因为其不同的分期及不同的部位。医生可以有多种不同的选择;而医生的最终选择,可能影响着患者的疗效及其生活质量。根据淋巴结清扫的范围,胃癌手术可分为 D1、D2 和 D3。目前,较倾向于针对局部进展期及侵犯黏膜下的早期胃癌,选择 D2 淋巴结清扫作为标准术式。这是因为侵及黏膜下层的早期胃癌仍有 10%~15% 的淋巴结转移发生率;而针对进展期胃癌进行扩大的 D3 淋巴结清扫并没有显示出长期生存的优势,过大的手术创伤反而增加了手术患者的病死率。根据胃切除范围,胃癌手术分为远端胃切除、近端胃切除或全胃切除。由于术后食管反流等对患者生活质量的影响,目前在一些研究中心已较少应用近端胃切除,而较多地采用全胃切除的方法。这主要是考虑到以往近端胃切除术主要应用于贲门附近的早期胃癌,而这些患者往往有较长时间的生存,食管反流的影响因而也是长期的。消化道重建方式包括 Billroth Ⅰ(BⅠ式)、Billroth Ⅱ(BⅡ式)及食管空肠 Roux-en-Y 吻合,哪种吻合方式更优,目前尚无定论。根据肿瘤分期早晚、肿瘤的部位和吻合口的血供及张力情况,可能是决定选择重建方式时更需要考虑的因素。目前,针对胃癌的外科治疗方法又有了更多的选择,除了开腹还有胃镜、腹腔镜和手术机器人系统等微创手术的方法,如何认识及选择腹腔镜及手术机器人系统等微创技术将是本文讨论的重点内容。

一、胃癌的腹腔镜外科治疗

　　自 1994 年腹腔镜首次在胃切除手术中获得成功应用以来,目前腹腔镜在胃癌治疗的临床应用已有 18 年的历史[1]。腹腔镜在早期胃癌及远端胃切除中的疗效已初步获得了公认,其具有切口小、出血少和恢复快等优势,且在淋巴结清扫及远期生存等肿瘤学方面与开腹手术结果相当。在一些研究中,腹腔镜在局部进展期胃癌治疗中也取得了良好的效果,但其临床推广应用尚未获得完全认可。

　　腹腔镜外科在胃癌治疗的应用主要面临两大难题,即 D2 淋巴结清扫和全腹腔镜下的消化道重建比较困难。虽然传统腹腔镜有术野放大 4 倍的优势，但其的二维视野使得术野缺乏景深，易损伤细小血管引起出血；常规的长、直器械使得手部颤抖被放大；以戳孔为中心的反向器械操作增加了手术难度；需要依赖与助手和扶镜手的良好配合。与结直肠腹腔镜外科手术相比，胃癌的腹腔镜手术更有其特殊的困难，血管多、解剖层次复杂、D2 淋巴结清扫较为困难；而消化道重建问题，目前使用侧侧吻合器在全腔镜下行远端胃切除 BⅡ 式吻合，技术相对比较成熟，具有切口小、创伤少的优势；而全胃切除后食管空肠吻合及远端胃切除后残胃十二指肠吻合（BⅠ 式）使用常规长、直腹腔镜器械尚很难在全腹腔镜下完成；虽然已有一些研究报道了在全腹腔镜下行消化道重建的方法，但都还不十分可靠、成熟[2]。针对腹腔镜下全胃切除或远端胃切除 BⅠ 式吻合。常需要行 6~7cm 辅助小切口进行消化道重建，当遇到患者肥胖、腹壁前后径宽或肋弓角小时，辅助"小"切口通常需要延长更大的切口以利于暴露。因此，腹腔镜胃癌手术目前较为成熟的适应证是针对早期胃癌的远端胃切除手术。而在我国，进展期胃癌占绝大多数，故进一步拓展微创技术在胃癌治疗的适应证具有十分重要的意义。

二、胃癌的手术机器人外科治疗

为了克服常规腹腔镜手术的缺点，手术机器人系统应运而生。其优点包括：①图像立体三维、放大 10 倍、稳定；②器械具有 7 个自由度的关节；③动作具有 5:1 的缩小，消除颤抖；④医生体位更舒适；⑤3 个机器臂可以交相使用，有利于术野的牵拉与暴露。手术机器人系统兼有开腹手术的优点，又有腹腔镜手术的微创优势，视觉的立体放大、机械手的精准灵活拓展了人眼及人手的局限，最大限度地保证完成精准外科操作和保护脏器功能以获得最佳康复。手术机器人系统应用在胃癌手术方面的优势表现为：①更加容易进行 D2 淋巴结清扫，减少了出血的概率；②食管空肠吻合、残胃十二指肠吻合（BⅠ 式）及残胃空肠吻合（BⅡ 式）均可在手术机器人系统下完成缝合，消化道重建的难题将被化解[3]。因此手术机器人系统在胃癌治疗中的优越性无疑将拓展微创外科在胃癌治疗中的适应证。但手术机器人系统治疗费用较高，这是目前阻碍其推广应用的首要问题。因此，期待国产化产品的出现，以降低治疗费用。另外，手术机器人系统还需要通过系统培训来规范地推广应用。

所有的微创技术都只是一种工具，掌握适应证至为重要，临床医生需要仔细对患者的病情及肿瘤分期进行评估与判断，针对不同的适应证选择不同的治疗工具。开腹手术由于具有直视、可触摸等优势，目前仍不失为进展期胃癌治疗很好的手术方法之一。需要注意，在不影响淋巴结清扫的情况下，开腹切口应尽可能地缩小，尽量避免行劈开剑突等手术方法。

在胃癌治疗的围术期，需要加强与麻醉、护理、化疗、放疗、影像、病理、输血、ICU、营养、心脏和呼吸等多个部门的合作与配合，将有循证医学证据的围术期优化措施进行交叉整合，这也是一种重要的创新形式——集成创新。单一因素地应用微创技术，而不是多模式地改进围术期的处理，其临床效果仍可能并不是很好。近年来，加速康复外科通过多模式地优化围术期处理，强调缩短术前禁食时间、使用硬膜麻醉与术后止痛、术后早期下床活动及早期饮水与进食、不常规使用鼻胃管及腹腔引流管以及尽早拔除导尿管等[4]，使得无论开腹、腹腔镜或手术机器人系统治疗的胃癌患者均可以从优化围术期的处理中获益，显著地缩短了术后住院时间。因此，加速康复外科理念与微创外科技术的强强联合，必将最大化地发挥微创外科的优势[5]。这也是今后微创外科在胃癌手术治疗中应关注的发展方向之一。

（江志伟　黎介寿　李　赞）

参考文献

1. Kitano S, Iso Y, Moriyama M, et al. Laparoscopy—assisted Billroth I gastrectomy. Surg Laparosc Endosc，1994，4（2）：146-148.

2. 杜建军，双剑博，郑建勇，等. 一种勿需缝合的完全腹腔镜胃肠毕Ⅱ式吻合技术. 中华胃肠外科杂志，2011，14（8）：611.613.

3. Hur H, Kim JY, Cho YK, et al, Technical feasibility of robot—sewn anastomosis in robotic surgery for gastric

cancer. J Laparoendosc Adv Surg Tech A, 2010, 20（8）：693-697.

4. Liu XX, Jiang ZW, Wang ZM, et al. Mnhimodal optimization of surgical care shows beneficial outcome in gastrectomy surgery. JPEN J Parenter Enteral Nutr. 2010；34（3）：313-321.

5. 江志伟,黎介寿. 快速康复外科——优化的临床路径. 中华胃肠外科杂志,2012,15（1）：12-13.

第四节　机器人手术系统在
胃癌手术中的应用现状

从 20 世纪 80 年代开始,腹腔镜外科作为微创外科的代表被广泛应用,与开腹手术相比,腹腔镜手术的优点是并发症少、恢复活动早、肠通气和进食提前、康复速度快及住院时间短。尽管腹腔镜外科具有许多优点,但仍存在如医生体位不适、反向操作、易颤抖等不足之处,这些不足因素阻碍了腹腔镜在复杂手术中的应用,也在一定程度上增加了手术医生的紧张度。为了减少腹腔镜操作的难度,机器人手术系统应运而生,其优点是减少常规腹腔镜手术的缺点,采用三维放大（10~15 倍）的视野及 7 个自由度的器械使操作更加精准,医生的体位也更加舒适[1-2]。

目前,机器人已取得了不少的成绩,其中最为成功的是应用在前列腺癌根治术中,此方法已在全球广泛开展[3-5]。2008 年在美国 80% 前列腺癌根治术是由机器人手术系统完成的。机器人手术还应用于其他复杂的手术中,如心脏、妇科及小儿外科领域[6-9]。特别是还可以应用于常规腹腔镜难以完成的手术中,如心脏瓣膜置换等手术中,因此,机器人手术系统有望拓展微创外科的适应证范围。本文重点总结了机器人手术系统在胃癌治疗中的现状及未来的发展方向。

一、机器人手术系统应用于胃癌治疗的可行性及安全性

2003 年, Hashizume 等[10]报道了机器人辅助的胃切除术,之后,有小样本的病例报道其与腹腔镜或开腹相比较的短期效果观察。2011 年, Woo 等[11]报道了目前最大一组机器人胃癌切除的研究,2006~2010 年共完成了 236 例机器人早期胃癌手术,与 591 例腹腔镜手术进行了比较,发现机器人手术术中出血少,但手术时间较长,术后住院时间无明显缩短。这些研究均证明了机器人手术系统治疗胃癌特别是在早期胃癌治疗中的应用是安全及可行的。

机器人手术系统由于需要额外的安装机器臂的时间,及机器人手术触觉的缺失,一般而言,机器人手术时间通常较长。Song 等[12]报道机器臂安装时间约 15min,通过前 30 例熟悉以后装机时间逐渐减少将达到一个平台期;操控台上的手术时间（不包括安装机器臂时间）,比腹腔镜开始阶段的时间短,与腹腔镜组熟练期的操作时间相当。由于机器人手术采用与常规开腹手术相似的方法,其操作简便,且学习曲线比腹腔镜学习曲线短,因此使得机器人微创外科操作更加容易;外科医生也较容易适应机器人手术[13]。

大多数的研究报道机器人手术与腹腔镜手术相比术后短期效果基本相同。Pugliese 等[14]研究结果表明,机器人组与腹腔镜组术后起床活动时间、恢复进食时间及术后住院时间比较差异无统计学意义。而 Kim 等[15]研究比较了 16 例机器人、11 例腹腔镜、12 例开腹胃切除手术,结果示机器人术后住院时间显著缩短。许多研究报告了机器人手术胃切除术后不同的并发症发生率为 5.0%~46.2%,提示其并发症并不比常规手术增加,其中大部分是切口并发症,并不需要再开腹手术。有 2 例术后死亡,但与机器人操作无关。

二、机器人手术系统有利于拓展微创手术治疗胃癌的适应证范围

标准的胃癌根治术包括胃切除及淋巴结清扫,淋巴结清扫被认为是影响胃癌患者长期生存的一个特别重要的因素。腹腔镜手术清扫第 14、9 及 11 组淋巴结时,由于血管解剖结构的复杂性、器械的活动度

有限等原因,最容易发生术中出血;即使是有经验的腹腔镜外科医生,也存在非自主性的颤抖及视野不佳等问题。由于这些原因,目前腹腔镜胃切除术首先仅被推荐应用于早期胃癌,因早期胃癌无需进行广泛的淋巴结清扫,仅需清扫1、3~9组淋巴结即可。而对于黏膜下层早期胃癌及局部进展期胃癌的手术治疗,目前要求均应进行D_2淋巴结清扫。因此,目前胃癌腹腔镜手术较成熟的指征是Ⅰa及Ⅰb期胃癌,因为与常规开腹手术相比,腹腔镜进行D_2淋巴结清扫仍有一些局限性。

机器人手术系统可以改善外科医生操作的灵活性,特别适用在狭窄空间内进行广泛的淋巴结清扫。Kim等[15]的研究对比了机器人、腹腔镜及开腹手术获取的淋巴结数,发现3组间无显著差异,这可能是因为有经验的腹腔镜医生可以如同开腹手术一样清扫足够的淋巴。然而,即使在这种情况下,机器人术中出血量仍显著少于其他两组。这些研究仅依赖于早期的机器人手术经验,随着病例数的增加,机器人手术可能超越腹腔镜手术,更加完美地完成淋巴结清扫。D_2胃癌根治术已是Ⅱ、Ⅲ期胃癌开腹手术的标准方式,因此,在微创外科中也应成为其标准手术方式。从病理学的结果来看,机器人辅助胃切除及D_2淋巴结清扫是安全的,有与开腹手术相当的肿瘤学效果,同时仍具有腹腔镜手术的微创优势。因此,机器人手术有利拓展微创外科的适应证范围,是治疗进展期胃癌一个切实可行的微创方法。目前在国内已有较多病例使用机器人进行进展性胃癌的根治术[16-17]。

由于机器人手术系统临床应用时间仍较短,其治疗胃癌的长期肿瘤学效果目前还不能确定。Pugliese等[14]研究观察了16例包括早期和进展期胃癌进行机器人辅助胃切除术中期生存情况,平均随访28个月,结果发现机器人手术组3年生存率为78%,而腹腔镜组为85%,两组间生存率比较差异无统计学意义。然而,此研究的缺陷是病例数少,随访时间短。因此,仍需要更准确的长期、大样本的随机对照研究来证实机器人手术的长期肿瘤学效果。

三、机器人缝合有利于切口更小化

目前,许多机器人胃切除术的研究是通过腹腔外进行手工缝合或腹腔内应用缝合闭合器进行吻合。在东方国家,患者体质偏瘦,4~5cm小切口进行体外吻合是可能的。因为要移出切除的标本,切口也至少需要3.5cm;另外,考虑到体内吻合技术困难且手术时间较长。在此情况下进行体外吻合是可以接受的。

然而2010年Hur等[18]在一个开放的研究报道中发现,使用机器人进行缝合吻合重建是可行的,真正由全机器人进行胃癌手术,而不是机器人辅助手术或机器人辅助的腹腔镜手术。机器人不仅可以进行胃十二指肠吻合、胃空肠吻合,还可以进行食管空肠吻合,结果表明,在深而窄的腹部空间内进行吻合是可行的,正如在前列腺癌切除中的尿道吻合或心脏手术中的瓣膜置换手术,由于机器人手术系统具有三维视野、内腕式的器械有7个自由度且消除了生理颤抖等优点。这一技术对于肥胖患者有明显的优势,因为对于肥胖患者往往需辅助"小"切口进行体外吻合,剖腹切口较大。近年来,微创外科有进一步缩小切口的趋势,如NOTES及单孔腹腔镜技术,这些观念也适用于机器人外科。机器人手术维持了腹腔镜的优势,如术后疼痛少及美容等。

腹腔镜下全胃切除后如何进行食管空肠吻合还没有很好的方法。RY吻合是通过体外取小切口使用管状吻合器来进行吻合,这是一个简便易行且与常规开腹手术相似的一种吻合方法,但是,这个方法有时也会遇到困难,如通过小切口做荷包缝合及将吻合器头插入时,特别是患者肥胖、前后径较大、肋弓角较小时。因此,有人尝试全胃切除后使用腹腔内吻合来解决这一困难,使用内镜下荷包缝合器械法及管状吻合器来完成。有研究报道了使用经口插入吻合器头部的Orvil装置进行腹腔内管状吻合器行食管空肠吻合。这一装置仍不十分完美,在经口插入时有损伤咽部及食道可能,仍未被广泛使用。也有报道使用手工荷包缝合,再使用管状吻合器进行吻合的方法。这些使用管状吻合器的所有方法常遇到困难,如需要重建气腹、通过小切口在脐上放入管状吻合器较为困难。也有研究报道使用侧侧吻合器进行腹腔内食管空肠吻合来克服以上使用管状吻合器的困难,如侧侧、功能性端端及端侧吻合方法,然而其又会出现其他技术性困难,如需要广泛游离远端食道,Roux袢在吻合口处需要减少张力,切断的食管会回缩到纵隔中,在有限的膈肌角进行缝合开孔处的关闭困难等。

四、机器人胃手术有待解决的问题

虽然目前有证据证明机器人胃手术具有较高的安全及可行性,但仍有一些亟待解决的问题。首先,仍需明确机器人手术系统对胃癌患者的长期肿瘤学效果,特别是进展性胃癌。价格效益比也是一个重要问题。第二,不同腹腔镜操作经验的外科医生的培训标准化问题。以往的一些机器人研究结果均来自有成熟腹腔镜技术的医生,还需要考虑如何培训无腹腔镜经验的医生。第三,仍需要研发合适的机器人器械。目前还缺乏基本的器械如吸引器、切割闭合器,在机器人手术时需要另外戳孔及另外一个助手的帮助。通过研发这些器械,机器人手术的优势将最大化,以及联合其他领域的进展如单孔腹腔镜技术也可以在机器人手术系统中应用。尽管目前仍是一些小样本的回顾性研究,机器人辅助胃切除及淋巴结清扫治疗胃癌,对于有经验的腹腔镜外科医生而言,在技术上是可行、安全的,而且有满意的效果。由于肿瘤学及长期生存结果是肿瘤外科必须观察的,因此需要通过前瞻、随机、对照研究来观察开腹、腹腔镜及机器人手术胃切除及淋巴结清扫的效果。

（江志伟　黎介寿　王　刚）

参考文献

1. Selber JC. Robotic surgery. J Reconstr Microsurg, 2012, 28（7）: 433-434.

2. Baik SH, Kwon HY, Kim JS, et al. Robotic versus laparoscopic low anterior resection of rectal cancer: short-term outcome of a prospective comparative study. Ann Surg Oncol, 2009, 16（6）: 1480-1487.

3. Ramsay C, Pickard R, Robertson C, et al. Systematic review and economic modelling of the relative clinical benefit and cost-effectiveness of laparoscopic surgery and robotic surgery for removal of the prostate in men with localised prostate cancer. Health Technol Assess, 2012, 16（41）: 1-313.

4. Ko WJ, Truesdale MD, Hruby GW, et al. Impacting factors for recovery of erectile function within 1 year following robotic-assisted laparoscopic radical prostatectomy. J Sex Med, 2011, 8（6）: 1805-1812.

5. Trevisani LF, Nguyen HT. Current controversies in pediatric urologic robotic surgery. Curr Opin Urol, 2013, 23（1）: 72-77.

6. Leff JD, Enriquez LJ. Robotic-assisted cardiac surgery. Int Anesthesiol Clin, 2012, 50（2）: 78-89.

7. Fleming ND, Ramirez PT. Robotic surgery in gynecologic oncology. Curr Opin Oncol, 2012, 24（5）: 547-553.

8. Verheijen R, Zweemer R. Robotic surgery for gynaecologic cancer: an overview. Curr Oncol Rep, 2012, 14（6）: 544-549.

9. Oliveira CM, Nguyen HT, Ferraz AR, et al. Robotic surgery in otolaryngology and head and neck surgery: a review. Minim Invasive Surg, 2012, Epub Ahead of Print.

10. Huscher CG, Mingoli A, Sgarzini G, et al. Laparoscopic versus open subtotal gastrectomy for distal gastric cancer: five-year results of a randomized prospective trial. Ann Surg, 2005, 241（2）: 232-237.

11. Woo Y, Hyung WJ, Pak KH. Robotic gastrectomy as an oncologically sound alternative to laparoscopic resections for the treatment of early-stage gastric cancers. Arch Surg, 2011, 146（9）: 1086-1092.

12. Song J, Kang WH, Oh SJ, et al. Role of robotic gastrectomy using da Vinci system compared with laparoscopic gastrectomy: initial experience of 20 consecutive cases. Surg Endosc, 2009, 23（6）: 1204-1211.

13. Kang BH, Xuan Y, Hur H, et al. Comparison of Surgical Outcomes between Robotic and Laparoscopic Gastrectomy for Gastric Cancer: The Learning Curve of Robotic Surgery. J Gastric Cancer, 2012, 12（3）: 156-163.

14. Pugliese R, Maggioni D, Sansonna F, et al. Outcomes and survival after laparoscopic gastrectomy for adenocarcinoma. Analysis on 65 patients operated on by conventional or robot-assisted minimal access procedures. Eur J Surg Oncol, 2009, 35（3）: 281-288.

15. Kim MC, Heo GU, Jung GJ. Robotic gastrectomy for gastric cancer: surgical techniques and clinical merits. Surg Endosc, 2010, 24（3）: 610-615.

16. 江志伟, 赵坤, 王刚, 等. 手术机器人系统在120例胃癌患者治疗中的应用. 中华胃肠外科杂志, 2012, 15（8）: 801-803.

17. 江志伟, 赵坤, 王刚, 等. 应用手术机器人系统行食管空肠吻合可行性观察. 中国实用外科杂志, 2012, 32（8）: 641-643.

18. Hur H, Kim JY, Cho YK. Technical feasibility of robot-sewn anastomosis in robotic surgery for gastric cancer. J Laparoendosc Adv Surg Tech A, 2010, 20（8）: 693-697.

第八章

加速康复外科应用于胃肠手术的临床经验

第一节　胃癌手术应用加速康复外科的研究与推广

经过 20 年的临床应用与研究,目前加速康复外科已广泛应用于普外科、泌尿外科、妇科、骨科、胸心外科及乳腺外科等领域,并取得显著成绩,表现为减少手术应激,减少并发症发生,显著缩短住院时间,并未增加再住院率。其中最为成功的临床应用是在结肠直肠手术病人,其出院标准与传统相同:即停止静脉输液,无痛,自由行走,恢复半流质饮食,病人意愿。平均术后住院时间缩短至 2~3d,显著减少术后并发症发生率,约下降 47%[1]。2010 年起,欧洲肠外肠内营养学会建立了加速康复外科协会,陆续制定有关结肠直肠、胰十二指肠切除、胃切除等专家共识[2-6],且多次召开国际会议,针对加速康复外科理念的推广及应用进行大量卓有成效的工作。目前,加速康复外科在英国及加拿大两国已成为政府主导的行动。

一、加速康复外科在胃癌手术中的应用

我国既是结肠直肠癌高发国家,也是胃癌高发国家,因此,应加大加速康复外科在胃肠肿瘤领域的应用研究。我国开展加速康复外科的临床研究始于 2007 年,首先在结肠直肠领域有研究应用报道[7-8]。同年,笔者团队发表了国际上第一篇有关胃癌应用加速康复外科的临床研究论文,首次证实在胃癌手术中应用加速康复外科的安全性及有效性[9]。此研究于 2014 年被欧洲加速康复外科协会《胃切除术加速康复外科指南》所引用[2],奠定了我国在此领域的先进地位。笔者的系列研究证实,在胃切除的围术期中不常规置放鼻胃管及腹腔引流管、早期饮水进食等措施是安全有效的,可减少病人不适、术后疼痛和恶心呕吐发生率,减少术后肺炎发生率,并不增加吻合口漏及再住院率[10-11]。无论是在开腹、腹腔镜或机器人手术中应用加速康复外科的理念,均获得临床成功[12-15]。经过 10 年研究,胃癌病人术后住院时间由 2006 年 10d 左右,缩短至目前 5d 左右,效果显著。

2007 年,笔者将 80 例行 D2 根治切除的胃癌病人,随机分为两组[9]。传统对照组采用传统的围术期处理方法,加速康复外科组采用加速康复外科程序治疗。与传统对照组相比的结果显示,加速康复外科组术后住院时间显著缩短[(5.6±1.3)d 比(9.4±1.9)d],治疗费用显著减少[(18 620±2360)元比(20 370±2440)元],排气时间及停止静脉输液时间显著提前,手术后体重下降显著减少;而术后并发症发生率及再住院率并未显著增加。

2010 年,有学者对胃癌手术应用加速康复外科的相关机制做了进一步研究[12],研究结果发现,加速康复外科组与传统治疗组相比,显著减轻术后胰岛素抵抗,减轻术后炎性反应,体重丢失显著减少[(2.45±2.11)kg 比(4.02±2.40)kg,P=0.028]。

2012 年,笔者将加速康复外科理念与机器人技术结合治疗了 120 例胃癌病人[13]。2013 年,通过应用全机器人消化道重建吻合技术使得平均住院时间同样缩短[(6.2±2.5)d][14],与早期使用辅助小切口的手术病人相比,住院时间缩短约 1d。2015 年。在 8 例女性病人中应用全机器人胃癌手术及消化道重建吻合技术,将切除标本自阴道后穹隆拖出,实现腹部无手术切口,术后平均住院时间为 3.6d[15],显示机器人

技术与加速康复外科理念的完美结合。

2014 年欧洲加速康复外科协会发表的《胃切除术加速康复外科指南》,共提出 25 项改进及优化,涉及术前、术中及术后多项措施的改良与更新[2]。最新的日本胃癌指南(2015 年版),首次增加围术期处理的临床路径[16]。日本外科医师在重视手术技巧的同时,也开始关注围术期的处理及优化,如推荐使用硬膜外麻醉及术后止痛、术后早期拔除鼻胃管、早期恢复饮水进食、早期下床活动等。但其临床路径中规定术后 8~14d 出院的标准,仍未体现围术期处理的先进性。因此,有关胃癌围术期处理,应积累自己的经验,形成先发优势,不是盲从,而是在学习借鉴的基础上进行超越。可喜的是,我国学者在国际上有关胃癌加速康复外科的临床应用及研究报道不断增加,正越来越受到国际同行的重视。

二、胃癌手术应用及推广加速康复外科的几点建议

Kehlet[17]认为,如在围术期使用太多的改良方法,不一定提高加速康复外科的临床效率。因此,特别强调 5 项措施的改进:①多模式止痛;②避免使用鼻胃管;③早期下床活动;④早期饮水进食;⑤避免液体过多或不足。同时还指出,今后的加速康复外科研究应加大对外科应激代谢规律的探索,深入研究术后并发症发生的原因及预防。以往的加速康复外科临床研究大多使用 RCT 研究,不一定是最好的研究方法,以后应更多使用全数据及大数据的队列研究方法[17]。

Gatt 等[18]认为加速康复外科成功的关键是术后肠功能的快速康复。笔者认为在以后的加速康复外科临床应用研究中,应加大对胃肠功能康复机制的研究。术后肠麻痹受到神经、体液及药物等多种因素的影响,缩短术后肠麻痹的时间,将为病人的康复提供前提和保证[19]。目前有关胃癌加速康复外科的许多措施中,大多与防治术后肠麻痹相关,如控制性输液,避免使用鼻胃管,避免或减少应用阿片类止痛剂,早期饮水进食,应用微创手术等。

加速康复外科的临床推广应用并非一帆风顺,首先是受到传统及习惯的阻碍。欧洲的一项调查显示,虽然加速康复外科成绩显著,但只有三分之一的医院应用其理念。笔者单位牵头于去年成立中国加速康复外科协作组,发布第一个结肠直肠手术应用加速康复外科的中国专家共识[20],在南京召开中国第一届加速康复外科大会,标志我国加速康复外科进入一个快速发展的新阶段。

在以后的推广与应用中,应从简单的结肠直肠手术开始,逐渐向较复杂的胃、肝、胆、胰等手术推进。在开展加速康复外科的过程中,首先应阅读学习原始文献,了解加速康复外科的内涵及精髓;然后到有经验的单位或中心参观、学习,这将是一个行之有效的方法。在加速康复外科的实践中有许多细节,需要医师、护士及麻醉医师共同协调与组织。医院行政管理部门肩负协调组织的重任。可喜的是,目前已有不少医院院长及行政领导开始重视加速康复外科的临床实践及应用。在 2015 年厦门召开的中国医院院长年会上,笔者团队向全国的院长们介绍了应用加速康复外科在胃肠癌领域应用的 10 年经验,获得广泛关注及认可。目前,国际上公认的数据表明,加速康复外科可至少提高医疗效益 30%。

三、结语

胃癌围术期的处理有不同于结肠直肠癌手术的特殊之处,需要加大针对胃癌特殊的加速康复外科临床路径的研究。相信在胃癌手术中应用与研究加速康复外科意义重大,前途光明。同时应清醒地认识到,我国外科同仁能在此领域保持先发优势,开展更多的前瞻性多中心联合研究,势在必行。

(江志伟　黎介寿　柳欣欣　刘　江)

参考文献

1. Gouvas N, Tan E, Windsor A, et al. Fast-track vs standard care in colorectal surgery: a meta-analysis update. Int J Colorectal Dis, 2009, 24(10): 1119-1131.

2. Mortensen K, Nilsson M, Slim K. Consensus guidelines for enhanced recovery after gastrectomy: Enhanced

Recovery After Surgery（ERAS（r））Society recommendations. Br J Surg, 2014, 101（10）: 1209–1229.

3. Mortensen K, Nilsson M, Slim K. et al. Guidelines for perioperative care in elective colonic surgery: Enhanced Recovery After Surgery（ERAS（r））Society recommendations. Clin Nutr, 2012, 31（6）: 783–800.

4. Nygren J, Thacker J, Carli F. Guidelines for perioperative care in elective rectal/pelvic surgery: Enhanced Recovery After Surgery（ERAS（r））Society recommendations. Clin Nutr, 2012, 31（6）: 801–816.

5. Lassen K, Coolsen MM, Slim K. Guidelines for perioperative care for pancreaticoduodenectomy: Enhanced Recovery After Surgery（ERAS（r））Society recommendations. Clin Nutr, 2012, 31（6）: 817–830.

6. 江志伟, 李宁, 黎介寿. 加速康复外科的概念及临床意义. 中国实用外科杂志, 2007, 27（2）: 131–133.

7. 柳欣欣, 江志伟, 汪志明, 等. 加速康复外科在结直肠癌手术病人的应用研究. 肠外与肠内营养, 2007, 14（4）: 205–208.

8. 许剑民, 钟芸诗, 朱德祥, 等. 促进术后恢复综合方案在结直肠癌根治术中的应用. 中华胃肠外科杂志, 2007, 10（3）: 238–240.

9. 江志伟, 黎介寿, 汪志明, 等. 胃癌患者应用加速康复外科治疗的安全性及有效性研究. 中华外科杂志, 2007, 45（19）: 1314–1317.

10. 王建忠, 江志伟, 鲍阳, 等. 胃肠道手术中不常规留置胃肠减压管并早期进食的临床应用研究. 中国实用外科杂志, 2009, 29（4）: 331–332.

11. 江志伟, 黎介寿, 汪志明, 等. 胃癌根治切除术预防性放置腹腔引流管随机对照研究. 中国实用外科杂志, 2008, 28（9）: 761–762.

12. Liu XX, Jiang ZW, Wang ZM, et al. Multimodal optimization of surgical care shows beneficial outcome in gastrectomy surgery. J Parenter Enteral Nutr, 2010, 34（3）: 313–321.

13. 江志伟, 赵坤, 王刚, 等. 手术机器人系统在 120 例胃癌患者治疗中的应用. 中华胃肠外科杂志, 2012, 15（8）: 801–803.

14. Liu XX, Jiang ZW, Chen P, et al. Full robotassisted gastrectomy with intracorporeal robot-sewn anastomosis produces satisfying outcomes. World J Gastroenterol, 2013, 19（38）: 6427–6437.

15. Shu Z, Jiang ZW, Wang G, et al. Robotic gastrectomy with transvaginal specimen extraction for female gastric cancer patients. World J Gastroenterol, 2005, 21（46）: 13 332–13 338.

16. 胡祥. 2014 年第 4 版日本《胃癌治疗指南》更新要旨. 中国实用外科杂志, 2015, 35（1）: 16–19.

17. Kehlet H. Enhanced Recovery After Surgery（ERAS）: good for now, but what about the future? Can J Anaesth, 2015, 62（2）: 99–104.

18. Gatt M, Macfie J. Fast-track surgery. Br J Surg, 2005, 92（1）: 3–4.

19. Mattei P, Rombeau JL. Review of the pathophysiology and management of postoperative ileus. World J Surg, 2006, 30（8）: 1382–1391.

20. 江志伟, 李宁. 结直肠手术应用加速康复外科中国专家共识（2015 版）. 中国实用外科杂志, 2015, 35（8）: 841–843.

第二节　胃手术的加速康复外科

已有相关的随机对照试验和 meta 分析研究表明, 腹部手术取消常规机械灌肠、局部使用镇痛药物和全身镇痛, 早期给予肠内营养, 较早地移除鼻胃管和进行离床活动等措施并不增加术后吻合口瘘、肠梗阻和腹部感染等术后并发症的发生[1-3]。尽管如此, 中国加速康复外科理念特别是胃手术的加速康复外科相对于结直肠在临床治疗中应用较少, 本节针对胃手术加速外科胃手术期提出了一些具体干预措施。

一、院前筛查及宣教

一些基础疾病会影响到术后顺利康复。进入胃手术加速康复外科的病人入院前筛查和积极处理基础疾病：

1. 有吸烟史并肺功能异常者术前应至少戒烟三周,并进行痰培养,预防性使用抗生素。
2. 术前营养评分 NRS2002 评分≥3 分者应术前给予营养支持治疗。
3. 术前空腹血糖高于 10mmol/L 者应在内分泌科指导下进行降糖治疗,控制空腹血糖在 8~10mmol/L。
4. 长期服用血管活性药物或者激素类药物如阿司匹林,华法林和泼尼松者,应至少停药 2 周后方可安排手术。
5. 老年男性患者,注意有无前列腺肥大疾病,必要时请泌尿外科协助处理,以免术后拔除尿管困难。

进入胃手术加速康复外科的患者进行院前宣教,目的是让患者了解哪些主动行为有助于术后康复：①术前吹气球大于 3 次日,每次超过 15 分钟;②术前是否爬楼梯 3~4 层,每日超过 1 次;③术前步行每天超过 3000 步;④术前每日进行翻身锻炼;⑤术前每日进行深呼吸锻炼;⑥术前每日进行有效咳嗽锻炼;⑦识别疼痛评分表(VAS 评分)的含义,术后能准确表达。

二、术前项目

1. 术前心理干预措施　医护人员需要详细掌握胃手术患者的疾病情况、家庭情况、生活情况等基本信息,以利于对患者开展更好的心理干预[4]。手术前,让患者参观病区和术后的病人,并告知患者医生的基本信息,消除陌生环境带给患者的恐惧感,增加患者对医护人员的了解;告知手术的目的、流程等,同时向患者讲授疾病的相关知识,提高患者对疾病的认知程度,消除由于缺乏疾病知识导致的恐惧、紧张等情绪;有条件的安排术前患者和术后患者同病房,让术后患者用自己的亲身经历告知术前患者,可以更有效地消除患者术前的紧张情绪。护理人员要主动与患者进行交流沟通,交流时要用通俗易懂的语言,态度要热情,及时掌握患者的不良情绪的来源并给予正确的疏导。护理人员告知患者及其家属围术期护理的正确方法,同时告知患者适当运动的重要性及如何运动和有效咳嗽、自我疼痛评分等。通过增强患者对疾病知识、康复知识的了解,以提高患者的治疗依从性,加快康复的速度。

2. 术前肠道准备　术前除非有幽门梗阻的病人无需禁食,并告知患者在手术前 1 天晚上要进食全流质或者半流质的食物,手术前 3h 给予口服浓度为碳水化合物溶液 300ml。胃手术患者术前无需口服任何陡泻剂,如果肿瘤位于胃大弯侧,术前影像学评估可能会侵犯横结肠,术中可能会切除部分结肠,则可以术晨使用温盐水清洁灌肠。有幽门梗阻的患者则可提前胃肠减压并使用 3% 盐水洗胃,每日 2~3 次。

3. 皮肤准备　上腹部手术常规清洁皮肤,但是不用剃刀剃毛,如果确实术区体毛过长,术中可能会影响手术操作则可以使用剪刀剪除过长的术区体毛,备皮避免使用剃刀。

4. 术前胃管和尿管的放置　无幽门梗阻的病人一般在麻醉后在喉镜指引下放置胃管并留置导尿,有幽门梗阻的病人提前放置胃管并术前洗胃,麻醉后留置导尿。

5. 术前是否需要使用抗焦虑药物　麻醉前焦虑会增加术后疼痛管理难度。因此,传统上术前常规使用抗焦虑药物,但并无证据表明麻醉前使用抗焦虑药物能使术后疼痛减轻,反而使麻醉复苏困难或复苏后处于嗜睡状态。因此,不主张在术前应用抗焦虑药物。

三、术中项目

1. 预防性使用抗菌药物　有充分研究证据支持术前预防性使用抗菌药物可降低手术部位感染发生率。主张切开皮肤前 0.5~1.0h 或麻醉开始时给予抗菌药物,推荐静脉给药,且抗菌药物有效覆盖时间应包括整个手术过程。如手术时间 >3h 或超过所用抗菌药物半衰期的 2 倍,或成年患者术中出血量 >1500ml,术中应追加单次剂量。抗菌药物可根据国家卫生和计划生育委员会指南选择,但预防性使用有别于治疗性使用。总体来说,预防性使用的抗菌药物应覆盖所有可能的病原菌。

2. 术中的保暖措施　术中预防低体温,多项 Meta 分析和临床随机对照研究结果均表明,避免术中低体温能降低切口感染、心脏并发症、出血等发生率。此外,术中低体温会影响药理及药代动力学,影响麻醉复苏[5]。因此,术中要常规监测体温,应提高室内温度并保持在 22℃,必要时使用保温毯、加热的冲洗水等措施,积极避免低体温发生,保持体温 >36℃。

3. 术中入路和切口选择 手术入路和切口以能良好暴露手术视野为准,开放手术或腹腔镜手术都适用。

4. 术中预防性镇痛 预防性镇痛的核心理念是预防痛觉敏化(疼痛阈值降低),采用多模式镇痛,多种药物联合使用,以减少每一种药物的用量,降低药物副作用,并增强镇痛效果。术中为避免患者的应激反应,静脉麻醉前 20 分钟应该给予 5mg 地塞米松静推,并给予非甾体类止疼药(NSAIDs)静推。目前的经验是,全麻气管插管成功后,用 0.5% 罗哌卡因或左旋布比卡因切口浸润注射三次:切皮前切口周围 2~3cm 多点浸润麻醉,进腹后于腹膜外切口周围 2~3cm 多点浸润麻醉,关腹前于腹膜外肌层多点浸润麻醉,术后连续三天使用 NSAIDs。

5. 术中的引流放置 手术放置引流管对引流少量瘘、避免瘘继发感染有益,无高级别证据支持胃外科术后常规放置引流管。有研究结果表明,在胃手术中未放置引流管的患者虽未导致术后吻合口瘘等严重并发症发生率增加,但术后再次腹腔穿刺引流发生率显著升高。故不强求常规不放置引流管,涉及胃手术仍推荐放置引流管,同时主张在无瘘、无感染的情况下早期拔除引流管。

6. 术中输液的管理和深度肌松的管理,由麻醉医生负责,术者给予积极配合。

四、术后措施

1. 术后胃管和尿管的处置 术后应该尽早拔除胃管和尿管。一般全胃切除术在麻醉清醒前,观察胃管内无明显出血即可拔出胃管,在行远端胃切除或者近端胃切除的患者术后 24 小时内拔出胃管[6]。除非男性患者存在严重的前列腺肥大,均可在麻醉清醒后拔出尿管,有严重前列腺肥大患者,应在术前口服哈乐和保列治等药物后尽早拔除尿管。

2. 术后镇痛措施 据研究显示,术后 80% 的患者术后经历中重度疼痛,术后良好镇痛可提高患者和感受和生活质量,缓解紧张和焦虑,且提高早期进食、早期活动等依从性,加快机体机能恢复。相反,术后镇痛不足对患者危害极大,包括:疼痛所致的免疫抑制及其不良后果,如延缓伤口愈合、延长恢复时间、增加术后感染风险等;影响心理健康,如增加焦虑和抑郁风险;影响早期活动,延迟下床时间;影响肠功能恢复;延长住院时间、增加静脉血栓栓塞风险等;增加再入院风险。因此,术后镇痛是加速康复外科的重要环节,而"手术无痛"被视作加速康复外科的终极目标之一。

胃手术加速康复外科术后主张预防、按时、多模式的镇痛策略。预防镇痛,即在疼痛出现前采取镇痛措施以减轻痛觉敏化的发生,其始于外科手术前,覆盖整个术中和术后,并按时有规律地给予镇痛药物。提倡多模式镇痛,例如全麻加硬膜外麻醉,全麻加椎旁神经阻滞麻醉,全麻加 B 超引导下腹横肌平面阻滞或经腹横肌平面阻滞。对于镇痛药物的选择,阿片类药物的不良反应较大,如影响肠功能恢复、呼吸抑制、恶心、呕吐等,应尽量减少使用。近年来,联合应用阿片类与非阿片类药物使不良反应减少。非甾体类抗炎药物被美国及欧洲多个国家的指南推荐为基础用药,建议若无禁忌证,首选 NSAID,其针剂可与弱阿片类药物联合应用,片剂作为口服序贯镇痛药物。在 NSAID 针剂的选择上,因非选择性 NSAID 可能增加出血风险和应激性溃疡发生率,推荐使用选择性环氧化酶(cyclooxygenase,COX)2 抑制剂。多模式镇痛采用硬膜外阻滞麻醉、患者自控镇痛泵(patient control analgesia,PCA)和切口自控镇痛泵、腹直肌后鞘和(或)腹横筋膜平面(transversus abdominis plane,TAP)阻滞等[7]。有随机对照研究结果表明,局部切口浸润麻醉联合 PCA 比硬膜外阻滞麻醉更能缩短患者术后住院时间[8]。术后第一天每 2~4 小时评估一次疼痛评分,VAS 评分超过四分,就要采取积极的处理措施,缓解疼痛。

3. 术后活动 术后早期下床活动对于胃肠道功能的恢复、预防深静脉血栓及肺部感染尤为重要。首次下床活动可能会出现头晕、心慌,甚至晕倒。下床活动应循序渐进,麻醉清醒后即给予半卧位,术后 6 小时评估生命体征平稳,再依次变换为半坐位、坐位(两脚触地)和下床活动。每变换一种体位间隔时间为

5~10 分钟。为增强患者术后下床活动的信心,手术医生需亲临床边,去除患者身上的监测导管并指导患者首次下床活动。一般情况下生命体征平稳,术后 6 小时即可下床,每次少许活动 5~10 分钟。若患者身体条件允许,按术后 0 天离床活动 2h/ 天,以后每天递增 2h 计算活动时间[9]。

4. 术后预防深静脉血栓措施　胃外科手术多涉及胃恶性肿瘤的大手术,增加了深静脉血栓形成和肺动脉栓塞风险。预防性抗凝是降低这一严重并发症的有效手段。预防性抗血栓形成措施包括患者教育、基础预防、机械预防和药物预防。基础预防即早期活动;机械预防常用措施是间歇性空气加压(intermittent pneu-matic compression, IPC)和梯度压力弹力袜(gradient pressure elastic socks, GCS);药物预防有普通肝素、低分子肝素(low molecular weight heparin, LMWH)、阿司匹林等。LMWH 与普通肝素比较,前者出血风险低,患者依从性高,可有效降低血栓形成风险,比 IPC 机械抗凝效果更佳。术后 Carprini 评分 >5 分,需要同时进行机械预防和药物预防。在排除出血风险的情况下,建议术后 1~3d 使用 LMW。

5. 术后营养支持措施　术后营养支持以肠内营养为主导,术后 5~6h 患者清醒后即鼓励其开始少量进水,每次 20~40ml,每 4 小时 1 次。术后第 1 天开始进少量流质,术后第一天进水 500ml,第二天 1000ml,第三天 1500ml,4d 内停止静脉输液。必须根据患者生理需要以及胃肠耐受情况,采取逐渐增量的原则进行术后早期进食,以免发生腹胀、恶心、呕吐[10,11]。如果患者不能经口饮食存在顾虑,肠内营养也可通过术后放置空肠营养管实施,术后 5~6h 患者清醒后可以给予肠内营养,基础量从 20ml/h 开始,并根据患者肠胃的耐受情况随时调整增加。部分患者对肠内营养制剂耐受不佳,出现腹胀和腹泻,调整 EN 配方和速度。术后两天肠内营养主要以糖盐水为主,48 小时后开始营养制剂,由低浓度开始。当给予肠内营养后出现腹胀,及时给予评估,程度轻者调整输注速度,严重者应该停止肠内营养,密切观察肠鸣音,给予腹部查体以排除机械性梗阻[12,13]。

6. 肺部感染的预防　雾化吸入、深呼吸锻炼、辅助排痰仪和早期下床活动是术后预防肺部感染的重要措施。当患者咳嗽时腹肌和腹壁切口承受巨大张力,手术医生应教会陪护人员双手帮助收拢腹部切口,以减少咳嗽时切口承受张力和疼痛。

7. 医、护、麻醉一体化查房　胃手术的加速康复外科提倡医、护、麻醉一体化查房,这样的方式可以加强整个治疗小组对于患者实时病情变化的管控,护理可以和手术医生沟通患者术后的活动情况及术后对于肠内营养的耐受情况并调整术后治疗方案;麻醉医生可以实时了解患者术后的镇痛情况,并随时改变镇痛策略。

五、出院标准

患者生活基本自理,体温正常、白细胞计数正常、器官功能良好,疼痛缓解或口服止痛药能良好控制,能少量多次经口进食,排气排便通畅,切口愈合良好、无感染[14]。

(施 海　赵青川)

参考文献

1. Honda M, Hiki N, Nunobe S, et al. Unplanned admission after gastrectomy as a consequence of fast-track surgery: a comparative risk analysis. Gastric Cancer. 2016, 19(3): 1002-1007.

2. Gemmill EH, Humes DJ, Catton JA. Systematic review of enhanced recovery after gastro-oesophageal cancer surgery. Ann R Coll Surg Engl, 2015, 97(3): 173-179.

3. Hahl T, Peromaa-Haavisto P, Tarkiainen P, et al. Outcome of Laparoscopic Gastric Bypass(LRYGB)with a Program for Enhanced Recovery AfterSurgery(ERAS). Obes Surg, 2016, 26(3): 505-511.

4. Chen S, Zou Z, Chen F, et al. A meta-analysis of fast track surgery for patients with gastric cancer undergoing gastrectomy. Ann R Coll Surg Engl, 2015, 97(1): 3-10.

5. Shao Y, Zou LL, Zhou QH, et al. Fast-track surgery for gastroenteric neoplasms: a meta-analysis. Tumori,

2014, 100（5）: e197-203.

6. Zhang HW, Sun L, Yang XW, et al. Safety of total gastrectomy without nasogastric and nutritional intubation. Mol Clin Oncol, 2017, 7（3）: 421-426.

7. Feng F, Ji G, Li JP, et al. Fast-track surgery could improve postoperative recovery in radical total gastrectomy patients. World J Gastroenterol, 2013, 19（23）: 3642-3648.

8. 赵青川, 刘小楠, 丰帆, 等. 预防性镇痛在胃癌根治术中应用价值的前瞻性研究. 中华消化外科杂志, 2015, 14（1）: 57-60.

9. Feng F, Li XH, Shi H, et al. Fast-track surgery combined with laparoscopy could improve postoperative recovery of low-risk rectal cancer patients: a randomized controlled clinical trial. J Dig Dis, 2014, 5（6）: 306-313.

10. 朱俊杰, 郭明贤, 王士祺, 等. 胃癌患者术后早期肠内营养耐受状况及其相关. 中华临床营养杂志, 2014, 22（3）: 131-135.

11. 朱俊杰, 尼春萍, 冯向英, 等. 新型口服水解蛋白制剂对正常人群耐受性的研究. 肠外与肠内营养, 2014, 21（3）.

12. Xiaoyong W, Xuzhao L, Deliang Y, et al. Construction of a model predicting the risk of tube feeding intolerance after gastrectomy for gastric cancer based on 225 cases from a single chinese center. Oncotarget, 2017, 8（59）: 99940-99949.

13. 朱俊杰, 赵青川. 口服还是管饲? - 消化道肿瘤患者肠内营养途径的选择. 肿瘤代谢与营养电子杂志, 2016, 3（1）: 24-27.

14. Zhao Q. Enhanced recovery after surgery based on medical ethics. Zhonghua Wei Chang Wai Ke Za Zhi, 2016, 19（3）: 250-252.

第三节　胃肠癌手术病人的快速康复

目前, 加速康复外科应用于临床最为成功的领域是结肠切除, 病人可在术后 2~4d 出院, 并且病人的免疫功能、营养状态和器官功能等都可获得改善[1-3]。由于欧美国家结直肠癌的患病率高, 因此, 他们对该方面的研究有其优势。而我国胃癌手术病人也较多, 为此, 还应研究胃癌手术病人加速康复外科的应用。

一、加速康复外科治疗的主要措施

加速康复外科强调在围术期采用许多与以往传统方法完全不同的新方法和新理念[3], 主要包括以下一些重要措施: ①术前不再常规行机械性灌肠, 避免导致病人脱水和水电解质失衡; ②病人手术前 1 天晚上不再禁食, 可食用流质, 麻醉前 2~3h 饮含糖液体, 这样不仅可缓解术前口渴、饥饿和烦躁, 而且有利于抑制术后胰岛素抵抗和分解代谢; ③鼓励病人术后第 1 天, 就开始少量进食, 只要病人胃肠道耐受良好, 未发生腹胀、恶心、呕吐等不良反应, 就可逐渐增加口服饮食量, 争取术后 3~4d 不再行静脉输液; ④手术时, 病人体内不再常规放置鼻胃减压管、腹腔引流管和空肠造口管等, 以减少病人的疼痛, 改善其舒适度; ⑤术后给予了止痛处理, 让病人在无痛情况下, 术后第 1 天就下床活动, 以促进病人肌肉组织合成, 有利于体力和营养状况的恢复; ⑥尽量采用硬膜外麻醉, 有利于抑制交感应激反应。综合实施上述优化措施, 将有利于加速康复外科取得的良好效果。

加速康复外科要特别强调组成包括医师、麻醉医师、护士、理疗师和社会工作者等团队来共同完成研究方案。医院的行政领导也应参与协调利用各种资源, 建立起可实施的临床路径。开始阶段, 小组成员应到有成熟经验的单位参观学习, 并在实践过程中建立起资料库, 以帮助评估结果, 不断地总结和更新措施, 这是成功地实施加速康复外科理念的一个重要步骤。

二、加速康复外科的有效性和安全性

有研究证实,应用加速康复外科理念进行结肠切除,住院时间可从 8~12d 缩短至 3~4d[2-3],同时术后病人的器官功能也获得早期康复,包括肠麻痹的时间、心肺功能、肌肉力量和体力状态等都有所改善。相对更为复杂的直肠切除手术病人应用加速康复外科的效果同样显示出其有效性和安全性[4]。术后心、肺功能不全等并发症显著减少,住院时间也相应地缩短。因此,也减少了医疗费用[5]。实施加速康复外科节省医疗费用的作用,还需要进行大规模和详细的经济分析来完成。

目前,尚无研究发现,加速康复外科增加手术病人的并发症和病死率,但还需更大规模的研究加以证实。曾在早期的一个研究中发现,经加速康复外科的病人出院后,再入院率约为 20%,但在其他研究中并未发现此现象。不过,术后不应过早出院,延迟 1~2d,可能对病人的安全性更为有利。需要强调的是,加速康复外科理念的核心,是促进术后病人快速康复。在所有的加速康复计划中,术前教育和病人的社会经济情况都必须考虑,其中家庭和朋友的关心与帮助,也是决定病人早期能由医院转入家庭的一个重要因素。

三、有关加速康复外科的理解和思考

加速康复外科是指整个手术治疗过程的缩短。因此,要求手术操作更精细和微创。手术微创不仅是通过腹腔镜来操作,而且要求剖腹手术中也应遵循微创的理念,只有手术微创精细,才能为不常规放置腹腔引流管、早期解决肠麻痹等创造条件。反之,导致手术野严重渗液、渗血,就必须放置腹腔引流,否则会增加术后腹腔积液和感染的发生率。

在实施加速康复外科治疗的过程中,围术期处理的每一个细小步骤,都应考虑到。如选择手术切口的长度和缝合方法;在不影响根治切除暴露的情况下,应尽可能地缩短切口长度,采用皮内缝合而无需拆线的方法。其目的是尽可能地减少切口导致的创伤以及术后的疼痛,有利于病人的早期康复出院。

加速康复外科的许多措施是相互影响的。如术后病人的疼痛,除与麻醉有关外,还与临床放置腹腔引流管、导尿管和鼻胃管等有关。因此,在加强术后药物止痛的同时,应尽量少地放置或尽早地拔除各种导管。减轻病人术后的疼痛。不仅可减少创伤的应激反应,而且还为病人术后早期下床活动创造条件。另外,采取术前口服含糖液体、不常规灌肠准备、术后早期进食和饮水等措施,为早期停止静脉输液创造条件。术后早期进食。不仅有利于肠黏膜屏障功能的保护和恢复,而且还有利于控制和缓解术后炎症反应的发生。

在加速康复外科的实施过程中,应重视营养管理的重要性。如术前病人口服含糖液体,有利于控制术后胰岛素抵抗,防止饥饿引起的应激代谢;对术前有严重营养不良的病人,应作 10~14d 充分的营养支持;对并发有心、肺等疾病的病人,应在术前进行治疗,控制症状,这样才能使病人更好地进入加速康复外科治疗的路径[6]。

四、研究和发展的方向

目前,加速康复外科理念在结直肠癌治疗中的应用,专家已达成了共识,有整套可行的方案。胃癌手术病人应用该方案的初步结果显示,在胃癌手术病人中,应用加速康复外科的理念,同样具有安全性和有效性。在胃癌手术病人中,采用不常规放置鼻胃减压管和腹腔引流管、术后早期进食、早期下床活动、术后有效地止痛等多种措施,大多数病人术后 5~6d 就可出院了。目前,在我国加强胃癌手术病人的加速康复外科的研究,可能更具有现实意义[7]。

加速康复外科没有一个固定的模式或方案,需要不断地整合有循证医学证据的研究结果,以改善手术病人的预后。今后,其他一些更新的方法也可能会被整合到其中,如生长激素、β受体阻断剂、促合成药物、腹腔镜微创手术、液体管理、麻醉和止痛等,也将有更新的发展。从择期手术病人中获得的经验,也将被应用至急诊、创伤、严重感染等危重症病人中[8-9]。加速康复外科正处于不断地完善和发展过程中,今后病人对这方向的需求,也将越来越大。如同人们对腹腔镜手术治疗胆囊结石的需求不断增加一样,相信将来通过加速康复外科治疗胃肠癌病人,也将有更大的发展空间。

（江志伟　李　宁　黎介寿　柳欣欣）

参考文献

1. Kehlet H, Wilmore DW. Multimodal strategies to improve surgical outcome. Am J Surg, 2002, 183(6): 630-641.

2. Basse L, ThorbΦl JE, LΦssl K, et al. Colonic surgery with accelerated rehabilitation or conventional care. Dis Colon Rectum, 2004, 47(3): 271-278.

3. Anderson ADG, McNaught CE, MacFie J, et al. Randomized clinical trial of multimodal optimization and standard perioperative surgical care. Br J Surg, 2003, 90(1): 1497-1504.

4. 江志伟,黎介寿,汪志明,等. 加速康复外科用于直肠癌前切除病人价值探讨. 中国实用外科杂志,2008, 28(1): 59-61.

5. Stephen AE, Berger DL. Shortened length of stay and hospital cost reduction with implementation of an acccelerated clinical care pathway after elective colonic resection. Surgery, 2003, 133(3): 277-282.

6. 黎介寿. 营养与加速康复外科. 肠外与肠内营养,2007, 14(2): 65-67.

7. 江志伟,黎介寿,汪志明,等. 胃癌患者应用加速康复外科治疗的安全性及有效性研究. 中华外科杂志, 2007, 45(19): 1314-1317.

8. Wilmore DW. From Cuthbertson to fast-track surgery: 70 years of progress in reducing stress in surgical patients. Ann Surg, 2002, 236(5): 643-648.

9. Kehlet H. Fast-track colonic surgery: Status and perspectives. Recent Results Cancer Res, 2005, 165(1): 8-13.

第四节　相关指南热点问题解读

加速康复外科最早由丹麦外科医师 Kehlet 教授于 2002 年首先提出并应用于临床,通过多种新型的围术期处理方式加快患者康复,减少术后并发症,缩短住院时间,从而改善患者预后[1-2]。国际上结直肠切除术加速康复外科的研究较成熟,且已发表了多个专家共识与指南[3]。而有关胃切除术加速康复外科的研究仍处于起步阶段。笔者团队于 2007 年率先在国际上开展了胃癌手术的加速康复外科研究以来,加速康复外科在胃癌手术中的应用越来越得到业界的重视[4]。欧洲加速康复外科协会组织专家进行了全面文献检索,并反复论证其证据级别和结论的强度,经过多方探讨、科学地论证和调整,最终于 2014 年 7 月达成共识并发布了《胃切除术加速康复外科指南》(以下简称《指南》)。《指南》的发布使胃切除术的加速康复外科有据可循。《指南》选取的研究来源主要是择期胃癌手术患者[5]。

一、制订背景

《指南》由欧洲加速康复外科协会发起,经过多国协作,旨在构建一个全面、以循证医学为基础的框架,选择胃癌手术围术期的处理方法,具有强大的证据性和有效性。《指南》优先纳入最新和高质量的研究成果如中高质量的随机临床试验(RCT),大型的高质量队列研究以及系统评价和 Meta 分析等。如果缺乏高质量研究的数据,则纳入回顾性研究。

二、证据评价及分级

证据质量和推荐强度专家委员会依据"the grading of recommendations assessment, development and evaluation"(GRADE)评分系统进行评价。证据质量级别分为:高、中、低和极低;推荐强度分为:强和弱。

证据级别受试验设计和样本量偏倚影响,如果有不一致的结果或缺少直接证据,则由相近领域手术进行推断。《指南》提供的建议不仅仅基于证据的质量,还取决于对临床工作的指导意义和价值,如低质量的证据可能值得强烈推荐,反之亦然。

三、证据质量及推荐级别

《指南》详细讨论了术前营养、术式、腹腔引流、镇痛麻醉等25项加速康复外科项目,现将其简介归纳如下:

1. 术前营养 2009年欧洲临床营养和代谢学会(ESPEN)指南认为:营养不良和术后并发症发生率增加有关[6-9]。而本《指南》则认为:施行胃切除术患者,术前不应常规使用人工营养支持;但存在明显营养不良的患者,推荐术前口服补充营养或行肠内营养支持治疗[10]。

证据质量:极低

推荐级别:强

2. 术前口服免疫营养制剂 术前常规口服免疫营养制剂对减少行大手术的胃肠肿瘤患者术后感染和促进伤口愈合可能有益,但该处理措施缺少专门的胃切除术高质量临床试验验证,没有足够的证据来支持其常规应用。

证据质量:中等

推荐级别:弱

3. 手术方式

(1)腹腔镜与开腹远端胃 D_2 根治术:有研究结果显示:与开腹手术比较,早期胃癌的腹腔镜远端胃癌 D_2 根治术手术时间较长(平均为71rain),但可减少术中出血量,提前经口进食时间(平均提前1d),缩短住院时间(平均缩短4.5d),减少整体术后并发症(尤其是肺部相关并发症),减少术后止痛药物使用量,患者术后恢复更快[11-16]。淋巴结清扫方面,有研究结果表明:腹腔镜手术组比开腹手术组平均少清扫4.2枚淋巴结[12-14]。也有研究结果显示:两者淋巴结清扫数目比较,差异无统计学意义[11,15-16]。但目前暂无循证医学结果验证两种手术方式中淋巴结清扫存在差异,也缺少腹腔镜手术与开腹手术治疗进展期(T2~4期)胃癌的长期生存率的分析。因此,《指南》对腹腔镜在远端胃切除术的应用推荐如下:

证据质量:早期胃癌——高,进展期胃癌——中等

推荐级别:早期胃癌——强,进展期胃癌——弱

(2)腹腔镜与开腹全胃切除术:《指南》指出如果医师技术足够成熟,早期胃癌可选择施行腹腔镜全胃切除术。腹腔镜能减少术中出血量和降低术后感染等并发症发生率[17-19]。《指南》专家委员会特别提醒,该项目的证据质量不足,仅为中等。

证据质量:中等

推荐级别:弱

4. 伤口导管镇痛和腹横肌平面阻滞 胃切除术后的患者应使用伤口导管和腹横肌平面阻滞,由此避免侵入性操作可能带来的低血压损害,减少硬膜外血肿及感染的发生率。同时伤口导管镇痛和腹横肌平面阻滞可显著减少术后疼痛、恶心、呕吐的发生,减少术后阿片类药物的使用量[20-21]。腹膜外伤口导管镇痛和腹横肌平面阻滞在结直肠手术中也能起到相似的效果[21]。但其局限性在于显著镇痛效果仅能维持至术后48h,且与导管放置的位置(皮下、筋膜下、腹膜外)以及局部麻醉药物的类型、浓度和剂量有关[21]。

证据质量:伤口导管——低到中等,腹横肌平面阻滞——低

推荐级别:弱

5. 鼻胃管或鼻肠管减压 胃肠减压与手术并发症无相关关系。根据加速康复外科的原则,《指南》推荐胃切除术患者不应常规使用鼻胃管。

证据质量:高

推荐级别：强

6. 腹腔引流　有无腹腔引流对胃切除术后患者胃胀气、半流质饮食的摄入、住院时间及术后 30d 并发症的发生率并无影响。Cochrane 研究认为患者术后使用腹腔引流证据不足[22]。因此，《指南》认为行胃切除术患者应避免使用腹腔引流，以期减少引流管相关并发症，缩短住院时间。

证据质量：高

推荐级别：强

7. 早期术后进食和支持营养　胃切除术患者应在术后第 1 天开始进食进水，并根据自身耐受情况逐步增加摄入量。

证据质量：中等

推荐级别：弱

明显营养不良或营养无法满足日常需求 60% 的患者应在术后第 6 天起给予个体化的营养支持。

证据质量：中等

推荐级别：强

8. 评估　对患者定期系统性评估能改善患者依从性和临床预后。可使用实时图表化方法进行评估。评估方法应尽量采用有循证医学依据的多中心评估方法及评估平台。如果缺乏有效标准，应辨别目前病因是由于干预措施未起效还是干预措施不足而导致的。

证据质量：低

推荐级别：强

9. 术前宣传教育　应常规进行详尽的术前宣传教育。个体化、详细地解释治疗程序以及术后每日康复目标，能减轻患者焦虑和恐惧情绪，使患者放松，减少并发症，促进恢复。

证据质量：低

推荐级别：强

10. 术前烟酒摄入　日均摄入酒精 >60ml 的患者，胃切除术后不良反应和并发症的发生率，比不饮酒者显著增高[23]。每日吸烟的患者胃切除术后发生手术并发症的风险也较未吸烟患者增加[24]。因此，术前 1 个月需告知患者戒烟、戒酒，同时建议术前进行物理治疗，并行肺功能康复锻炼。

证据质量：戒酒——低，戒烟——中等

推荐级别：强

11. 肠道准备　术前机械性肠道准备可能使手术患者发生脱水和水电解质紊乱，尤其是对老年患者更为明显。目前暂无相关研究证明胃肠道手术前机械性肠道准备能使患者获益，所以不应常规使用。

证据质量：中等

推荐级别：强

12. 术前禁食和补充碳水化合物　行胃切除术患者，术前一晚开始禁食不能降低其术后并发症发生率，禁食反而可能带来胰岛素抵抗和不适[25]。术前禁食：术前 6h 内应禁食固态食物，2h 内应禁水。基于大宗病例的研究结果表明：若患者术前未合并糖尿病，麻醉前 2h 内应口服葡萄糖液，以减轻患者饥饿、口渴、焦虑，缩短患者住院时间以及减少术后胰岛素抵抗[26-28]。

证据质量：液体摄入——高，固体食物摄入——低，糖负荷——低

推荐级别：缩短禁食时间——强；术前糖负荷——强

13. 麻醉前用药　有研究结果显示：术前预防性使用长效镇痛药不能减少腹部手术后疼痛，不应该常规使用[29]。而使用抗焦虑药物可能增强患者术后第 1 天镇静效果，硬膜外置管时可使用短效镇静剂。

证据质量：术前不使用长效镇静剂——中等

推荐级别：弱

14. 预防性抗血栓治疗　肿瘤负荷、大手术、化疗和长时间卧床是导致静脉血栓栓塞的危险因素。而肝素和低分子肝素能降低血栓栓塞并发症风险，用药应持续至出院 4 周[4]。使用低分子肝素抗凝和硬膜

外置管应严格按指南要求执行,两者操作应间隔 12h 以上。高危患者必要时应采取机械措施,如采用间歇气腿压缩或使用弹力袜。

　　　证据质量:高

　　　推荐级别:强

　　15. 预防性使用抗菌药物及术前皮肤准备　腹部大手术患者应在术前 1h 内单剂量使用抗生素预防感染。抗生素应用时机可能并非关键。如果药物半衰期短,应在术中每 3~4h 及时补充。氯己定、酒精对患者皮肤的消毒效果优于聚维酮碘。

　　　证据质量:高

　　　推荐级别:强

　　16. 硬膜外镇痛　《指南》认为:在缓解疼痛和减少呼吸道并发症方面,中胸段硬膜外麻醉优于静脉注射阿片类药物。

　　　证据质量:减轻疼痛——高,减少呼吸道并发症——中等,降低总发病率——低

　　　推荐级别:弱

　　17. 静脉镇痛　推荐使用患者自主控制的镇痛泵或静脉注射利多卡因镇痛。

　　　证据质量:患者自控的镇痛泵——中等,静脉注射利多卡因——中等

　　　推荐级别:弱

　　18. 麻醉管理　《指南》推荐使用短效的麻醉诱导剂、阿片类药和肌松剂。维持麻醉在脑电双频谱监测下进行。推荐术中使用低潮气量通气。

　　　证据质量:使用脑电双频谱监测——高,低潮气量通气——高

　　　推荐级别:强

　　19. 术后恶心和呕吐　术后早期活动,应用甲氧氯普胺药物以及术后第 1~2 天拔除鼻胃管等加速康复外科围术期措施可降低患者术后恶心、呕吐。行胃切除术患者术后恶心、呕吐的危险因素包括:吸烟者、女性患者、术后恶心和呕吐史、术后使用阿片类药物。有 3 个危险因素的高危患者,术中应使用丙泊酚和瑞芬太尼,禁用吸入性麻醉,并在手术开始时加用地塞米松 4~8mg,5-HT 拮抗剂或氟哌啶,或手术结束前 30min 使用 25~50mg 甲氧氯普胺预防性止吐。

　　应根据胃切除术患者病史、术式和麻醉方式选择药物治疗患者术后恶心和呕吐。《指南》推荐术中和术后使用多种措施预防术后恶心、呕吐。

　　　证据质量:低

　　　推荐级别:强

　　20. 避免低体温　术中应使用保温措施防止患者体温过低,以减少伤口出血量、感染发生率、加快患者术后恢复。

　　　证据质量:高

　　　推荐级别:强

　　21. 术后血糖控制　胰岛素抵抗和高血糖与胃切除术后患者死亡率和并发症发生率十分相关。但避免高血糖的同时更需要防止患者发生低血糖。

　　　证据质量:低

　　　推荐级别:强

　　22. 液体平衡　液体平衡能改善胃切除术患者的预后。高危患者应由经验丰富的团队制订个体化、目标导向的液体治疗方案,以获得最佳组织灌注。使用术中食管超声监测补液量可改善患者预后[30]。《指南》指出:液体治疗应首先使用平衡晶体补液。

　　　证据质量:液体平衡——高,食管超声监测补液量——中等,优先使用平衡晶体补液——中等

　　　推荐级别:强

　　23. 导尿　除非特殊情况,胃切除术后 1~2d 即可拔出患者尿管。若导尿时间超过 4d,则应选择耻骨上膀胱穿刺引流术。

证据质量：高

推荐级别：术后 1~2d 拔除尿道导尿管——强，耻骨上膀胱穿刺引流术——弱

24. 刺激肠蠕动　目前缺乏高质量的临床证据支持使用药物刺激胃切除术患者术后的肠蠕动。术后口服硫酸镁或比沙可啶可促进胃肠运动功能恢复。

证据质量：导泻——极低，假饲——低

推荐级别：弱

25. 早期下床活动　应积极鼓励患者从术后第 1 天开始下床活动并完成每 13 制订的活动目标。

证据质量：极低

推荐级别：强

四、结语

《指南》的制订填补了加速康复外科在胃癌手术围术期操作中无指南指导的空白，使胃癌加速康复外科有据可循。经过 10 多年的发展，加速康复外科越发显示出生机和活力，有成为业界标杆的发展趋势。笔者团队在胃肠癌手术加速康复外科的应用中积累了开腹、腹腔镜及机器人手术较丰富的经验[31-35]，且期待加速康复外科能够在胃肠外科领域应用与推广，更多地为我国广大患者造福。

（张　树　江志伟　黎介寿　赵　健）

参考文献

1. Kehlet H, Wilmore DW. Multimodal strategies to improve surgical outcome. Am J Surg, 2002, 183 (6): 630-641.

2. Varadhan KK, Neal KR, Dejong CH, et al. The enhanced recovery after surgery (ERAS) pathway for patients undergoing major elective open colorectal surgery: a meta-analysis of randomized controlled trials. Clin Nutr, 2010, 29 (4): 434-440.

3. Gustafsson UO, Scott MJ, Schwenk W, et al. Guidelines for perioperative care in elective colonic surgery: Enhanced Recovery After Surgery (ERAS®) Society recommendations. Clin Nutr, 2012, 31 (6): 783-800.

4. 江志伟, 黎介寿, 汪志明, 等. 胃癌患者应用加速康复外科治疗的安全性及有效性研究. 中华外科杂志, 2007, 45 (19): 1314-1317.

5. Mortensen K, Nilsson M, Slim K, et al. Consensus guidelines for enhanced recovery after gastrectomy: Enhanced Recovery After Surgery (ERAS®) Society recommendations. Br J Surg, 2014, 101 (10): 1209-1229.

6. Lassen K, Coolsen MM, Slim K, et al. Guidelines for perioperative care for pancreaticoduodenectomy: Enhanced Recovery After Surgery (ERAS®) Society recommendations. Clin Nutr, 2012, 31 (6): 817-830.

7. van Stijn MF, Korkic-Halilovic I, Bakker MS, et al. Preoperative nutrition status and postoperative outcome in elderly general surgery patients: a systematic review. JPEN J Parenter Enteral Nutr, 2013, 37 (1): 37-43.

8. Grotenhuis BA, Wijnhoven BP, Grune F, et al. Preoperative risk assessment and prevention of complications in patients with esophageal cancer. J Surg Oncol, 2010, 101 (3): 270-278.

9. Heys SD, Schofield AC, Wahle KW, et al. Nutrition and the surgical patient: triumphs and challenges. Surgeon, 2005, 3 (3): 139-144.

10. Kondrup J, Rasmussen HH, Hamberg O, et al. Nutritional risk screening (NRS2002): a new method based on an analysis of controlled clinical trials. Clin Nutr, 2003, 22 (3): 321-336.

11. Ding J, Liao GQ, Liu HL, et al. Meta-analysis of laparoscopy-as-sisted distal gastrectomy with D2 lymph node dissection for gastric cancer. J Surg Oncol, 2012, 105 (3): 297-303.

12. Memon MA, Khan S, Yunus RM, et al. Meta-analysis of laparoscopic and open distal gastrectomy for gastric carcinoma. Surg Endosc, 2008, 22 (8): 1781-1789.

13. Ohtani H, Tamamori Y, Noguchi K, et al. A meta-analysis of randomized controlled trials that compared laparoscopy-assisted and open distal gastrectomy for early gastric cancer. J Gastrointest Surg, 2010, 14 (6): 958-964.

14. Vinuela EF, Gonen M, Brennan MF, et al. Laparoscopic versus open distal gastrectomy for gastric cancer: a meta-analysis of randomized controlled trials and high-quality nonrandomizedstudies. Ann Surg, 2012, 255 (3): 446-456.

15. Yakoub D, Athanasiou T, Tekkis P, et al. Laparoscopic assisted distal gastrectomy for early gastric cancer: is it analternative to the open approach? Surg Oncol, 2009, 18 (4): 322-333.

16. Zeng YK, Yang ZL, Peng JS, et al. Lapparoscopy-assisted versus open distal gastrectomy for early gastric cancer: evidence from randomized and nonrandomized clinical trials. Ann Surg, 2012, 256 (1): 39-52.

17. Bracale U, Rovani M, Bracale M, et al. Totally laparoscopic gastrectomy for gastric cancer: meta-analysis of short-term outcomes. Minim Invasive Ther Allied Technol, 2012, 21 (3): 150-160.

18. Martinez-Ramos D, Miralles-Tena JM, Cuesta MA, et al. Laparoscopy versus open surgery for advanced and resectable gastriccancer: a meta-analysis. Rev Esp Enferm Dig, 2011, 103 (3): 133-141.

19. Wei HB, Wei B, Qi CL, et al. Laparoscopic versus open gastrectomy with D2 lymph node dissection for gastric cancer: a meta-analysis. Surg Laparosc Endosc Percutan Tech, 2011, 21 (6): 383-390.

20. Liu SS, Richman JM, Thirlby RC, et al. Efficacy of continuous wound catheters delivering local anesthetic for postoperative analgesia: a quantitative and qualitative systematic review of randomized controlled trials. J Am Coll Surg, 2006, 203 (6): 914-932.

21. Beaussier M, ElAyoubi H, Schiffer E, et al. Continuous preperitoneal infusion of ropivacaine provides effective analgesia and accelerates recovery after colorectal surgery: a randomized, doubleblind, placebo-controlled study. Anesthesiology, 2007, 107 (3): 461-468.

22. Wang Z, Chen J, Su K, et al. Abdominal drainage versus no drainage post gastrectomy for gastric cancer. Cochrane Database Syst Rev, 2011, (8): CD008788.

23. Tonnesen H, Kehlet H. Preoperative alcoholism and postoperative morbidity. Br J Surg, 1999, 86 (7): 869-874.

24. Tonnesen H, Rosenberg J, Nielsen HJ, et al. Effect of preoperative abstinence on poor postoperative outcome in alcohol misusers: randomized controlled trial. BMJ, 1999, 318 (7194): 1311-1316.

25. Smith I, Kranke P, Murat I, et al. Perioperative fasting in adults and children: guidelines from the European Society of Anaesthesiology. Eur J Anaesthesiol, 2011, 28 (8): 556-569.

26. Ljungqvist O, Nygren J, Thorell A. Modulation of post-operative insulin resistance by pre-operative carbohydrate loading. Proc Nutr Soc, 2002, 61 (3): 329-336.

27. Hausel J, Nygren J, Lagerkranser M, et al. A carbohydrate-rich drink reduces preoperative discomfort in elective surgery patients. Anesth Analg, 2001, 93 (5): 1344-1350.

28. Helminen H, Viitanen H, Sajanti J. Effect of preoperative intravenous carbohydrate loading on preoperativediscomfort in elective surgery patients. Eur J Anaesthesiol, 2009, 26 (2): 123-127.

29. MØiniche S, Kehlet H, Dahl JB. A qualitative and quantitative systematic review of preemptive analgesia for postoperative pain relief: the role of timing of analgesia. Anesthesiology, 2002, 96 (3): 725-741.

30. Alhashemi JA, Cecconi M, Hofer CK. Cardiac output monitoring: an integrative perspective. Crit Care, 2011, 15 (2): 214.

31. 江志伟, 鲍扬, 刘磊, 等. 在急速康复外科理念指导下的腹腔镜胃癌根治术. 肠外与肠内营养, 2009, 16 (6): 335-337.

32. Liu XX, Jiang ZW, Chen P, et al. Full robot-assisted gastrectomy with intracorporeal robot-sewn anastomosis produces satisfying outcomes. World J Gastroenterol, 2013, 19 (38): 6427-6437.

33. Liu XX, Jiang ZW, Wang ZM, et al. Multimodal optimization of surgical care shows beneficial outcome in gastrectomy surgery. JPEN J Parenter Enteral Nutr, 2010, 34（3）: 313-321.

34. Wang G, Jiang ZW, Zhao K, et al. Fast track rehabilitation programme enhances functional recovery after laparoscopic colonic resection. Hepatogastroenterology, 2012, 59（119）: 2158-2163.

35. Wang G, Jiang ZW, Xu J, et al. Fast-track rehabilitation program vs conventional care after colorectal resection: a randomized clinical trial. World J Gastroenterol, 2011, 17（5）: 671-676.

第九章

加速康复外科在肝脏外科的应用

第一节　加速康复外科在肝脏外科临床应用现状

加速康复外科在肝脏外科临床应用起步较晚,2008 年 van Dam 等在国际上首先开展了开腹肝切除加速康复外科的临床研究[1],2009 年 Stoot 等首次将加速康复外科理念引入腹腔镜肝切除患者[2],所采用的临床策略基本上是借鉴结肠切除手术患者加速康复外科的治疗方案,主要的技术要点包括以下方面:术前对患者进行宣教、不做肠道准备、不彻夜禁食;术中使用胸段硬膜外麻醉、全程保温、控制性输液;术后留置硬膜外导管并联合非甾体类抗炎药(NSAIDs)开展多模式镇痛、不常规留置鼻胃管减压、不放置或早期拔除腹腔引流管及导尿管、早期饮水及进食以及下床活动[1,2]。2009 年樊嘉院士的团队发表了国内第 1 篇肝切除治疗肝肿瘤加速康复外科相关的研究[3],作者所在的单位在国内较早开展肝切除加速康复外科的临床探索,发表了国内该领域第 2 和 3 篇相关的研究[4,5]。然而,加速康复外科理念在肝脏外科的应用并非一帆风顺,其探索的道路充满曲折。前期的研究基本上是沿袭加速康复外科在结肠手术中应用的临床策略,没有涉及肝脏基础疾病的特殊处理,尽管在严格选择的肝切除病例中开展加速康复外科是安全有效的,但对于整体病例而言,尤其是合并乙肝肝硬化患者,因为术前肝脏储备功能下降、术后肝功能损伤等关键因素的影响,严重制约了患者术后的加速康复。2012 年,作者倡导将精准肝脏外科与加速康复外科理念联合应用在肝癌围术期处理,借鉴加速康复外科在结肠手术中应用的临床策略,聚焦于肝脏基础疾病,注重术前精确评估和手术规划,术中精确解剖、精细止血和剩余肝脏功能的保护以及术后精良的处理[6]。将精准肝脏外科理念和加速康复外科理念联合应用在肝癌患者围术期的治疗中,一方面改变传统肝脏外科的思维模式,另一方面也为加速康复外科在肝脏外科的发展提供了一个广阔的平台,值得深思和进一步的深入探索[7,8]。基于国内外已有的相关研究,2016 年欧洲加速康复外科协会制定了肝脏手术的加速康复外科指南[9],国内肝脏外科领域也相继制定和发布多项加速康复外科相关的专家共识,包括:肝胆胰外科术后加速康复专家共识(2015 版)[10]、加速康复外科优化重型肝炎肝移植围术期管理临床实践的专家共识[11]、腹腔镜肝切除术加速康复外科中国专家共识[12]和肝切除术后加速康复中国专家共识(2017 版)[13]。

(荚卫东　王润东)

参考文献

1. Van Dam RM, Hendry PO, Coolsen MM, et al. Initial experience with a multimodal enhanced recovery programme in patients undergoing liver resection. Br J Surg, 2008, 95(8): 969–975.

2. Stoot JH, Van Dam RM, Busch OR, et al. The effect of a multimodal fast-track programme on outcomes in laparoscopic liver surgery: a multicentre pilot study. HPB, 2009, 11(2): 140–144.

3. 胡捷, 李宗军, 樊嘉, 等. 加速康复外科技术对肝肿瘤患者术后恢复的影响. 中华消化外科杂志, 2009, 8(4): 281–283.

4. 余继海,荚卫东,马金良,等. 加速康复外科治疗手术切除肝癌患者的价值探讨. 实用肝脏病杂志,2010,13(5):357-358.

5. 余继海,许戈良,马金良,等. 损伤控制和加速康复外科理念在原发性肝癌合并肝硬化手术治疗中的价值. 肝胆外科杂志,2010,18(1):19-22.

6. 许戈良,荚卫东. 精细肝脏外科联合快速康复外科理念在肝癌围术期中的应用. 肝胆外科杂志,2012,20(1):9-11.

7. 荚卫东,骆鹏飞. 加速康复外科在精准肝脏外科中的应用. 中华消化外科杂志,2015,14(1):25-28.

8. 荚卫东,乔晓斐. 加速康复外科理念在精准肝切除治疗肝细胞癌中的应用策略. 中国实用外科杂志,2016,36(6):692-698.

9. Melloul E, Hübner M, Scott M, et al. Guidelines for Perioperative Care for Liver Surgery: Enhanced Recovery After Surgery (ERAS) Society Recommendations. World J Surg, 2016, 40(10): 2425-2440.

10. 中国研究型医院学会肝胆胰外科专业委员会. 肝胆胰外科术后加速康复专家共识(2015版). 中华消化外科杂志,2016,15(1):1-6.

11. 中国医师协会器官移植分会移植免疫学组,中华医学会外科学分会手术学组,广东省医师协会器官移植医师分会. 加速康复外科优化重型肝炎肝移植围术期管理临床实践的专家共识. 器官移植,2017,8(4):251-259.

12. 中国医师协会外科医师分会微创外科医师委员会. 腹腔镜肝切除术加速康复外科中国专家共识(2017版). 中国实用外科杂志,2017,37(5):517-524.

13. 中华医学会外科学分会外科手术学学组,中国医疗保健国际交流促进会加速康复外科学分会肝脏外科学组. 肝切除术后加速康复中国专家共识. 中华肝脏外科手术学电子杂志,2017,6(4):254-260.

第二节　加速康复外科在肝脏外科临床应用存在的问题与思考

目前大多数肝切除术加速康复外科研究中,术后住院时间被视为最主要的研究指标,Hughes 等[1]在 meta 分析中指出肝切除加速康复外科组中位术后住院时间为 5d,明显低于常规对照组(7.5d)。然而,Stoot 等[2]报道腹腔镜肝切除术加速康复外科组中位术后住院时间是 5d,对照组是 7d,尽管 2 组差异无统计学意义,但加速康复外科组功能恢复时间较对照组显著减少,提示术后住院时间可能并不是判断加速康复外科方案疗效评价的最佳指标,因为出院时间经常受到许多非医学因素的影响,功能恢复时间可能比术后住院时间更适合评估加速康复外科的效果。研究显示:围术期使用加速康复外科策略较传统围术期处理显著降低肝切除术后一般并发症的发生率,但肝切除手术特有的并发症发生率并无明显差异,主要是与肝切除术后肝功能的损伤、肝脏和胆道解剖学上的复杂性以及肝切除术后肝再生等原因有关[3,4]。现有研究报道显示:加速康复外科组恢复正常饮食时间及肠道通气时间显著低于传统组;加速康复外科可以减少住院费用[5];生命质量评分(quality of life, QOL)显著高于对照组,但两组满意度无差异[3];死亡率也未见差异[3,6]。加速康复外科一个潜在性的缺点是可能导致再入院率增高,但现有的肝切除术加速康复外科研究中并未有再入院率增加的报道。依从性被认为是可以改善肝脏手术加速康复外科临床效果的潜在方向,但现有肝切除加速康复外科研究中关于依从性的报道较少,依从性之间差异较大,尤其是术后活动的依从性低[7,8]。

尽管现有的研究结果显示在肝切除手术中开展加速康复外科是安全有效的,可以在不增加再入院率、死亡率及并发症的情况下减少术后住院时间及住院费用,但仍有许多问题亟待解决,如:①功能恢复时间是否可以取代术后住院时间作为评估加速康复外科更客观的指标;②加速康复外科是否可以减少手术并发症以及再入院率是否增高仍需要更多的临床试验来明确;③加速康复外科的依从性同样有待提高。最为核心的问题是迄今为止国内外尚缺乏可供临床广泛应用的临床策略,国外目前的研究主要是沿袭加速康复外科在结肠手术中应用的临床策略,没有涉及肝脏基础疾病临床处理,如何在术后短期内实现胆红素正常或接近正常,目前所有的肝切除加速康复外科研究中均未涉及,可能与国外结肠癌肝转移在肝切除中的比重较大有关。国内目前的研究基本上是模仿国外加速康复外科在肝切除中的策略,没有突出肝脏基础疾病,尤其是中国元素即乙肝肝硬化对加速康复外科的影响。鉴于国情不同、生活方式不同、医疗模式不同、医疗体制不同、尤其是肝脏的基础疾病不同,作者认为加速康复外科在肝切除手术中的临床策略在中国如果只是简单采取拿来主义,照搬照抄结肠手术中应用的技术要点,则有可能达不到加速康复的目的,甚至事与愿违给患者带来伤害[9]。

(英卫东 王润东)

参考文献

1. Hendry PO, van Dam RM, Bukkems S, et al. Randomized clinical trial of laxatives and oral nutritional supplements within an enhanced recovery after surgery protocol following liver resection.Br J Surg,2010,97(8):1198-1206.
2. Stoot JH, Van Dam RM, Busch OR, et al. The effect of a multimodal fast-track programme on outcomes in laparoscopic liver surgery:a multicentre pilot study. HPB, 2009, 11(2):140-144.
3. Jones C, Kelliher L, Dickinson M, et al. Randomized clinical trial on enhanced recovery versus standard care following open liver resection. Br J Surg, 2013, 100(8):1015-1024.
4. Ni CY, Yang Y, Chang YQ, et al. Fast-track surgery improves postoperative recovery in patients undergoing partial hepatectomy for primary liver cancer:A prospective randomized controlled trial. EJSO, 2013, 39(6):542-547.
5. Wonglunhing EM, Lodewick TM, Stoot JH, et al. A survey in the hepatopancreatobiliary community on ways to enhance patient recovery. HPB, 2012, 14(12):818-827.
6. Hendry PO, van Dam RM, Bukkems S, et al. Randomized clinical trial of laxatives and oral nutritional supplements within an enhanced recovery after surgery protocol following liver resection.Br J Surg,2010,97(8):1198-1206.
7. Sánchez-Pérez B, Aranda-Narváez J M, Suárez-Muñoz M A. Fast-track program in laparoscopic liver surgery:Theory or fact? *World* J Gastrointest Surg, 2012, 4(11):246-250.
8. Wong-Lun-Hing EM, van Dam RM, Heijnen LA, et al. Is Current Perioperative Practice in Hepatic Surgery Based on Enhanced Recovery After Surgery(ERAS)Principles? World J Surg, 2014, 38(5):1127-1140.
9. 英卫东,骆鹏飞. 加速康复外科在精准肝脏外科中的应用. 中华消化外科杂志,2015,14(1):25-28.

第三节 肝脏外科的加速康复临床策略

一、术前项目

1. 术前肝脏储备功能评估 术前精确评估肝脏储备功能对选择合理的治疗方法、把握合适的肝切除范围、降低术后肝衰竭的发生率具有重要意义,是肝切除加速康复外科的基石[1]。采用肝实质病变、Child-Pugh 分级及 ICG R15 分级评估患者的肝脏储备功能,明确维持机体生理代偿的最小功能性肝脏体积,即必需功能性肝脏体积(EFLV)是肝脏储备功能的量化评估的主要内容。除肝脏血清生化学试验和综合评分系统外,作者术前常规采用 ICG 排泄实验评估肝脏储备功能,当 ICGR15<10%,可行半肝或者三叶肝切除;10% ≤ICGR15<20%,可行 2 个肝段切除;20% ≤ICGR15<30%;只能行 1 个肝段或亚肝段切

除；ICGR15≥30%，则建议不做任何形式的肝切除[2,3]。对于合并有黄疸、门脉高压以及门静脉癌栓等患者，作者采用⁹⁹Tcᵐ-EHIDA肝胆动态显像技术评价肝脏功能储备，当血液清除指数（HH15）≥0.533时，提示术后发生肝功能不全率明显增加[4]。

2. 术前手术规划　根据病灶局部状况以及与主要血管毗邻关系，基于门静脉灌注区的体积分析以及肝静脉引流区的定量评估，采用三维可视化技术确定肝脏可切除范围、手术方式、手术入路及最佳的肝实质分割层面，预见并设计重要脉管结构的切除和重建，系统性评估手术风险并制订风险控制对策，基于虚拟肝脏切除，可以对不同手术方案进行比较、筛选和优化[5]。借助3D手术规划系统，完成对剩余肝体积的精确测量、手术方案的设计及虚拟肝切除，在一定程度上可以避免术后肝衰竭的发生[6]，标准肝体积可通过患者性别、身高、体重等参数进行估算，进而准确计算肝实质切除率（剩余肝体积/标准肝体积）。对于肝实质正常的患者，保留功能性肝脏体积应≥20%~25%标准肝脏体积（standard liver volume, SLV）；对于明显肝实质损伤患者（肝硬化、脂肪肝、药物性肝损伤等），保留功能性肝脏体积应≥40% SLV。对于大范围肝切除术，剩余肝体积无法达到标准时，为预防术后肝功能不全，术前可采用门静脉栓塞术（PVE）、门静脉结扎术（PVL）、联合肝脏分隔和门静脉结扎的二期肝切除术（ALPPS）等。通过合理的外科决策、可控的外科干预以及可预测性的治疗效果完善治疗方案，加速患者术后康复。

3. 术前宣教　肝脏外科术前积极心理辅导对减轻围术期应激、加速术后康复意义重大。针对不同患者，术前应由专门的医护人员通过口头、书面或多媒体方式，形式告知患者麻醉、手术、术后处理等围术期各项相关事宜，缓解其焦虑、恐惧及紧张情绪，使患者知晓自己在此计划中所发挥的重要作用，获得患者及其家属的理解、配合。术前宣教的内容包括：

（1）告知患者麻醉和手术过程，减轻患者对麻醉和手术的恐惧和焦虑。

（2）告知患者加速康复外科方案的目的和主要项目，鼓励患者术后早期进食、术后早期活动、宣传疼痛控制及呼吸功能锻炼等相关知识，将有助于改善患者术后早期进食和早期活动，增加方案施行的依从性，帮助患者和家属配合术后康复及顺利完成加速康复外科项目[7-10]。

（3）告知患者预设的出院标准。

（4）告知患者随访时间安排、出院后关注的要点和再入院途径[11]。术前戒烟、戒酒，吸烟与术后并发症发生率和病死率的增加具有相关性，可致组织氧合降低，伤口感染、肺部并发症增加及血栓栓塞等。Meta分析发现，戒烟至少2周可减少术后并发症的发生。戒酒可缩短住院时间，降低并发症发生率和病死率，改善预后。戒酒时间长短对器官功能的影响不同，戒酒2周即可明显改善血小板功能，缩短出血时间，一般推荐术前戒酒4周。

4. 术前营养支持　营养不良是增加术后并发症发生率的独立危险因素[12]，尤其是长期梗阻性黄疸患者，营养不良风险较高。研究结果显示，明显的营养不良会增加腹部大手术术后并发症发生率[13]。术前应用营养风险筛查量表（NRS）2002对所有患者进行营养风险筛查[14]，有营养风险的患者可进一步应用特异性营养状况评估工具，对患者自评-主观全面评定（PG-SGA）和主观全面评定（SGA）等进行营养评定，了解患者营养状况。NRS 2002≥3分提示存在营养风险，术前应给予营养支持。NRS2002<3分可暂不予营养支持，1w后复评或在手术后及发生病情变化时复评。营养状态良好的患者，术前营养支持治疗并不能使患者获益。对轻、中度营养不良患者，在进行营养教育或营养治疗同时，可按期手术；对重度营养不良患者（6个月内体重下降10%~15%或更多；进食量低于推荐摄入量的60%，持续>10d；体重指数<18.5kg/m²；血清ALB<30g/L；无肝肾功能不全），可在营养师的指导下给予7~14d营养支持，营养状态恢复后行手术治疗[12]。术前营养支持治疗方式首选经口（oral nutritional supplements, ONS）或肠内营养支持治疗，根据患者个体情况设定每日营养目标。营养物配置方面应充分考虑胆道疾病患者有无长期胆道梗阻、合并电解质紊乱和脂溶性维生素缺乏、合并肝炎后或胆汁性肝硬化、肝功能不良等特殊情况。当口服不能满足营养需要或合并十二指肠梗阻时应行静脉营养支持治疗[15]，术前营养支持治疗时间一般为7~10d，严重营养风险患者可能需要更长时间的营养支持，以改善患者营养状况，降低术后并发症发生率。口服免疫营养在肝切除术中的治疗价值证据有限[16]。

5. 术前肠道准备　传统术前肠道准备包括机械性肠道准备和口服抗菌药物清除肠道细菌,多个领域的加速康复外科方案均不建议术前行肠道准备。有研究结果显示:术前机械性肠道准备对于患者是应激因素,机械性肠道准备可导致患者脱水、电解质紊乱,尤其是老年患者[17]。有研究结果表明:术前机械性肠道准备并不能降低胆胰疾病术后并发症发生率[18],肝切除对肠道的要求相对较低,肠道准备不利于患者的内环境稳定和术后康复[19-21],故肝脏外科手术不需常规行术前肠道准备。

6. 术前禁食禁饮　传统围术期处理方案提倡术前禁食 12h、禁水 6h,可降低术后吸入性肺炎的发生率,但缺乏相应的询证依据。术前长时间禁食对患者不利,尤其是合并肝脏基础疾病患者。长时间禁食使患者处于代谢应激状态,可导致胰岛素抵抗和不适,增加了术后并发症的发生率[22]。一项纳入了 22 项随机对照研究的 Meta 分析结果表明:术前 2h 进流质食物并未增加并发症发生率,相反降低了胰岛素抵抗发生率[23]。建议术前 6h 禁食固体食物,术前 2h 禁食清流质食物。对未合并胃排空延迟、胃肠蠕动异常和急诊手术等患者,目前提倡禁饮时间延后至术前 2h,禁饮前可口服清饮料,包括清水、糖水、无渣果汁、碳酸类饮料、清茶及黑咖啡(不含奶),不包括含酒精类饮品;禁食时间延后至术前 6h,禁食前可进食淀粉类固体食物(牛奶等乳制品的胃排空时间与固体食物相当),但油炸、脂肪及肉类食物则需要更长的禁食时间。推荐术前 2h 饮用 400ml 12.5% 的碳水化合物饮料,可减轻饥饿、口渴、焦虑等,降低术后胰岛素抵抗和高血糖发生率[24]。合并肝硬化的患者深夜进食少量碳水化合物有助于改善蛋白质代谢[25],降低氮和蛋白质损失[26,27]。

7. 术前使用抗焦虑用药　麻醉前焦虑会增加术后疼痛管理难度,因此,传统上术前常规使用抗焦虑药物。但并无证据表明麻醉前使用抗焦虑药物能使术后疼痛减轻,反而使麻醉复苏困难或复苏后处于嗜睡状态[28]。多个领域的加速康复外科方案均不推荐术前常规使用长效镇静药物,在硬膜外麻醉时可酌情使用短效镇静药物。荟萃研究不建议肝切除术前使用抗焦虑用药[20,21,25]。

8. 预防性使用抗菌药物　肝脏外科手术为 II 类切口,术前预防性使用抗菌药物,可降低手术部位感染发生率[29]。主张在皮肤切开前 30min~1h 内或麻醉开始时给予抗菌药物,推荐静脉给药,在输注完毕后开始手术,以保证手术部位暴露时局部组织中抗菌药物已达到足以杀灭手术过程中沾染细菌的药物浓度。抗菌药物的有效覆盖时间应包括整个手术过程,如手术时间超过 3h 或超过所用药物半衰期的 2 倍以上,或成人出血量超过 1500ml,术中应追加单次剂量[30];预防用药时间不超过 24h。肝切除术可能的污染菌是革兰阴性杆菌、厌氧菌(如脆弱拟杆菌);可选择抗菌药物包括:第一、二代头孢菌素或头孢曲松和(或)甲硝唑,或头霉素类;有循证医学证据的第一代头孢菌素主要为头孢唑啉,第二代头孢菌素主要为头孢呋辛;如果患者对 β- 内酰胺类抗菌药物过敏,可用克林霉素 + 氨基糖苷类,或氨基糖苷类 + 甲硝唑。肝切除术后不建议常规应用抗生素,但对于术中出血量多、肝创面大、有明显肝硬化、手术时间过长的患者,应根据患者实际情况作出判断,选择有效覆盖病原菌的抗生素。

二、术中项目

1. 麻醉选择和用药　肝脏手术麻醉前应着重评估患者肝功能,不仅需要考虑原发疾病对肝功能及药物代谢的影响,还需要考虑手术、麻醉对肝脏的潜在危害和创伤应激反应。因此,推荐使用无肝脏毒性、不经过肝脏代谢的中短效麻醉药、镇痛药和肌松药作为首选,如丙泊酚、瑞芬太尼、舒芬太尼等,肌松药可考虑罗库溴铵、顺式阿曲库铵等。肌松监测有助于精确的肌松管理。如果必须,可谨慎给予短效镇静药物,以减轻硬膜外或蛛网膜下腔麻醉操作时患者的焦虑。根据患者情况选择全身麻醉联合腹横肌平面阻滞或切口局部浸润阻滞等麻醉方案。肝脏手术患者围术期存在凝血功能异常风险,椎管内阻滞存在硬膜外血肿的风险。研究表明,全身麻醉复合适当剂量的右美托咪定,可提供与全身麻醉复合硬膜外阻滞同等的抗应激效应。术中尽量使用联合麻醉方式,减少阿片类药物的剂量,以减少对肠道功能的影响。因此,肝脏手术的麻醉选择需根据手术类型、患者情况以及肝功能状况等作全面权衡,可采用全身麻醉、硬膜外麻醉、全身麻醉复合硬膜外麻醉[31,32]。腹腔镜肝切除常采用气管内插管全身麻醉,也可采用全身麻醉复合硬膜外麻醉[33]。如没有凝血功能障碍,中胸段硬膜外麻醉有利于保护肺功能、减轻心血管负荷、减少术后肠麻痹、降低术后应激反应、缩短住院时间,是开腹肝切除较为理想的麻醉选择[34,35,36]。

2. 麻醉深度监测、肺保护性通气及气道管理　以脑电双频指数（bispectral index, BIS 40~60）指导麻醉深度维持，避免麻醉过深或麻醉过浅导致的术中知晓；对于老年患者，麻醉深度应维持在较高一侧，麻醉过深可致术后谵妄及潜在的远期认知功能损害。

采用低潮气量（6~8ml/kg），中度呼气末正压（PEEP）5~8cmH₂O（1cmH₂O=0.098kPa），吸入气中的氧浓度分数（FiO₂）<60%，吸呼比为1:2.0~2.5，其中慢性阻塞性肺部疾病（COPD）患者可以调整吸呼比为1:3~4。间断性肺复张性通气为防止肺不张的有效方法，应该至少在手术结束、拔管前实施1次。术中调整通气频率维持动脉血二氧化碳分压（PaCO₂）在35~45mmHg（1mmHg=0.133kPa）。腹腔镜手术时，CO₂气腹以及特殊体位可能影响呼气末二氧化碳分压（PetCO₂）评价PaCO₂的准确性，推荐在气腹后应测定动脉血气以指导通气参数的调整，避免潜在严重高碳酸血症。

3. 术中体温管理　术中发生低体温（低于36℃）与麻醉药物抑制机体体温调节功能和术中热量丢失有关，影响患者体内的药理及药代动力学，影响麻醉复苏，可导致凝血功能异常，增加术中出血风险，心血管事件增加，术后感染增加等。有多项Meta分析及RCT研究显示，腹部复杂手术中避免低体温可以降低伤口感染、心脏并发症的发生率，降低出血和输血需求，提高免疫功能，缩短麻醉后苏醒时间。术中应常规监测患者体温，通过手术室温度调节、加温毯、加压空气加热（暖风机）、循环水服加温系统、输血输液加温装置、使用温热盐水冲洗腹腔等措施，保持体温≥36℃，避免低体温[37-39]。meta分析结果显示循环水毯与空气加温法相比，循环水毯能更好地控制体温[34]。

4. 鼻胃管放置　鼻胃管放置可引起患者术后不适和应激反应，导致或者加重肺部感染、肺不张，且影响患者术后早期进食，延缓肝切除术后的快速康复[19,40]。肝切除术中放置鼻胃管者，应在手术结束后拔出，术后不推荐常规使用鼻胃管减压。

5. 手术方式及切口选择　根据手术入腹方式分为开腹肝切除、经腹腔镜肝切除和机器人辅助下经腹腔镜肝切除，根据手术方式分为解剖性肝切除和非解剖性肝切除，手术入路和切口选择以能够良好暴露手术视野为准。建议采用术中超声探查肝脏病变的数目及范围，判断肝实质内病灶与重要脉管结构之间的解剖关系，标记肝静脉等重要血管走行。采用吲哚菁绿（ICG）荧光融合影像、美蓝染色或选择性阻断需切除肝脏区段入肝血流等方法有助于准确标定肝脏区段的边界。

创伤是患者最为重要的应激因素，而术后并发症直接影响到术后康复的进程，提倡在精准、微创及损伤控制理念下完成手术，以减小创伤应激。经验丰富的肝胆外科医生可以进行腹腔镜肝切除术，特别是肝左外叶切除术和切除肝脏前段的病灶。根据患者情况、肿瘤分期以及术者的技术等状况，选择手术方式。荟萃分析结果显示：腹腔镜肝切除术可减少术中失血量、术中输血量、术后并发症，缩短住院时间[41,42]。此外，腹腔镜肝切除术可降低肝功能衰竭的发生率，降低术后黄疸的发生率，减少总费用[43]。而且，腹腔镜肝切除患者术后能更快开始进食，需要使用的静脉内麻醉药较少[44]。机器人辅助下经腹腔镜肝切除术出血量、手术时间均高于传统腹腔镜手术，但尚无临床研究表明机器人辅助与腹腔镜肝切除手术在平均住院时间、中转开放手术率、并发症发生率等方面存在显著差异。

6. 肝脏血流控制　肝切除术中应用肝血流控制技术有助于减少出血、最佳器官功能保护和安全切除病灶，倡导个体化肝脏血流控制技术[45]。对于肝实质损害较重、预留剩余肝脏功能体积处于边缘状态的患者，应考虑不阻断肝脏血流或者选择性半肝血流阻断的方法；对于肝实质正常且预留剩余肝脏功能体积充足的患者，可以选用Pringle法并采用间歇性阻断的方式（肝门血流阻断15min后间歇性开放5min）。术中注意控制中心静脉压（CVP），保证CVP<5cmH₂O。

7. 肝实质离断　随着现代科技的发展和技术进步，新的肝实质离断技术和器械不断涌现，在快速离断肝实质的同时，可以精细解剖和精确保护肝断面的脉管结构，将术中出血量降至最低，并减少术后肝断面出血和降低术后胆汁漏的发生率，保护剩余肝功能，降低术后肝衰竭发生率，促进患者术后早期康复[1]。肝实质离断方法可依据肝脏脉管的区带化分布特征进行选择，在中央区或靠近脉管的区域采用超声吸引刀、超声刀精细解剖，在无重要脉管结构的肝脏周边区域采用钳夹法结合电凝进行处理[5]。无论采用何种

技术和器械,术中精细肝实质的离断原则包括以下三个方面:

（1）精确解剖和处理肝断面的脉管结构,减少术后肝断面出血和胆汁漏的发生。

（2）完整保留剩余肝脏组织的脉管结构完整性,包括肝动脉、门静脉、肝静脉以及肝内外胆管系统,保护残留肝脏功能,减少术后肝衰的发生。

（3）肝断面确切止血后应尽量避免对拢缝合[46]。

8. 腹腔引流管放置　肝切除术中放置腹腔引流管目的在于引流腹腔积液、减轻腹腔内压力、观察术后腹腔内出血以及早期发现胆漏[47],对引流少量胆漏、避免继发腹腔感染有益。然而,肝切除术是否需要常规留置腹腔引流管,仍存在争议。近年有研究表明,除较为复杂的肝脏手术以外,一般肝切除术后肝创面引流管的留置并不能减少术后并发症,也不能降低术后重新穿刺置管的发生率;但亦有研究表明,术后引流管的放置降低了膈下脓肿和腹腔局部淤胆的发生率。Butte 等[48]回顾性研究中对比了 199 名肝切除患者的临床资料,证明术后并发症发生仅与肝切除的范围（>3 个肝段）相关,与肝周引流管放置无关;但肝周放置引流管的患者术后并发症发生的级别较高。前瞻性研究表明,慢性肝病患者接受肝切除术后放置腹腔引流管会引起切口感染等术后并发症、并延长住院时间[49,50]。由于多种因素影响到术后引流管留置与否的临床转归,包括手术方式和技巧、肝脏切除部位、手术的复杂程度等,目前尚无确切的临床研究可以评估预防性引流管留置对患者术后康复的利弊权重。建议术中可视具体情况酌情放置腹腔引流管[39,51,52]。术后早期拔除吻合口旁引流管有助于降低吻合口瘘、腹腔及肺部并发症发生率。因此,择期肝脏手术不推荐常规放置腹腔引流管。当存在吻合口漏的危险因素如血运、张力、感染、吻合不满意等情形时,建议留置腹腔引流管。

三、术后项目

1. 预防性及多模式镇痛　肝切除手术创伤大,术中为增加手术显露应用肝拉钩牵引,术后放置引流管多,导致患者术后疼痛通常较重,严重影响了术后加速康复[46]。作者先前对 555 例行肝切除术患者的调查研究发现,其中男 408 例,女 147 例,男女比例;年龄 22~79 岁,平均年龄 53.2 岁,平均住院时间 11.7 天。原发性肝癌 278 例,转移性肝癌 18 例,肝内胆管结石 179 例,肝血管瘤 59 例,肝良性肿瘤 16 例,肝包虫病 5 例,采用传统的疼痛管理模式,255 例出现术后中重度疼痛,发生率 45.95%,疼痛部位以切口疼痛最常见,性质以刀割样痛最多,原因以手术创伤为主,其次为术后并发症引起的疼痛[53]。精准肝脏外科被认为是 21 世纪肝脏外科发展的方向,从人文外科的理念而言,除了精准外科技术之外,肝切除术后急性疼痛的管理具有迫切性和必要性,也是加速康复外科核心内容之一,应引起临床医师的高度重视。建立肝脏外科无痛病房,开展围术期规范化疼痛管理,针对肝切除术后疼痛影响因素采取有效措施有可能改善患者术后疼痛,提升患者生活质量,促进术后加速康复[54]。

术后镇痛原则上应选择预防性及多模式镇痛[55]。预防性镇痛是通过对患者术前、术中和术后全程的疼痛管理,达到预防中枢和外周敏化的效果,从而降低术后疼痛强度,减少阿片类用量。多模式镇痛是联合作用机制不同的镇痛方法或镇痛药物,镇痛作用协同或相加,同时每种药物剂量减少,不良反应相应减低,从而达到最大的镇痛效应 / 不良反应比。多模式镇痛的方法包括:腹直肌后鞘和（或）腹横筋膜平面（transversusabdominis plane, TAP）阻滞、患者自控镇痛泵（patient control analgesia, PCA）、切口局部浸润等。尽管胸段硬膜外镇痛被推荐用于结直肠手术加速康复外科的基本策略,是腹部开放大手术镇痛的金标准,其优点是:镇痛充分、改善肺功能减少肺部感染发生、减少胰岛素抵抗、减少应激反应。但临床实践中发现,三分之一病例难以达到满意镇痛效果,原因与导管未置入硬膜外腔、导管未置入恰当的平面、药物剂量不够、PCEA 泵失灵等相关。鉴于肝切除术后可能出现凝血功能障碍等,增加术后出血可能[56],肝切除术后胸段硬膜外镇痛现阶段在国际上尚存有争议[57,58]。实施 PCEA 具有发生低血压、硬膜外血肿、尿潴留等并发症风险,应密切监测并加以预防。区域阻滞镇痛效果明显,且有利于术后早期活动和康复,适合于肝切除术后镇痛。前腹部的皮肤、肌肉及壁层腹膜由低位的胸腰段神经支配（T6-LI）,这些神经离开椎间孔后越过横突,穿入侧腹壁肌肉,进入腹内斜肌与腹横肌之间的神经筋膜层,作者首创腹腔反式入路法 TAP 阻断技术,将 0.375% 罗哌卡因联合 5mg 地塞米松注射液,穿刺针从腹腔内穿透壁层腹膜,穿过腹横肌,继续向外,经历一次突破感后即到达目标平面,能够有效减轻肝癌患者肝部分切除术后的疼痛,有利于患者早期下床活动,促进了胃肠功能恢复,缩短了住院时间[59]。

阿片类药物用于术后镇痛可抑制术后肠道功能,并可能引起诸多不良反应,妨碍患者术后康复,如影响肠功能恢复、呼吸抑制、恶心、呕吐等,应尽量减少使用[60]。而 NSAIDs 用于术后镇痛效果肯定,可以减少阿片类药物的使用量。NSAIDs 药物可分为非选择性 NSAIDs 和选择性环氧化酶-2(cyclooxygenase-2,COX-2)抑制剂,传统的非选择性 NSAIDs 可能增加出血风险和应激性溃疡发生率,不推荐用于肝切除术后镇痛[61,62]。帕瑞昔布属于选择性 COX-2 抑制剂,快速透过血脑屏障,同时抑制中枢及外周痛觉敏化术前使用预防性镇痛效果肯定,可以减轻术后疼痛[63]。氟比洛芬酯注射液是一种以脂微球为载体的具有靶向镇痛作用的 NSAIDs 药物,单次应用凯纷对血小板功能无明显的抑制,可透过血脑屏障,同时有效抑制外周和中枢痛觉敏化,提高痛阈,适宜于预防性镇痛[64]。围术期应用 NSAIDs 药物,可以降低阿片类药物用量 30%~50%,且使呼吸抑制、呕吐、恶心等的副作用降低 30% 以上。但应根据患者年龄、术前并存疾病(消化道疾病、心血管疾病等)、手术类型、术前肾功能等状况评价 NSAIDs 导致的潜在吻合口漏、急性肾损伤等风险。盐酸纳布啡属于人工合成的阿片受体激动拮抗剂,对 κ 受体完全激动,镇痛效果强,镇痛起效快、镇痛时间久;对 μ 受体具有部分拮抗作用,使呼吸抑制和依赖的发生率低;对 δ 阿片受体活性极弱,几乎没有作用,对内脏痛特别有效的镇痛剂[65]。肝脏手术多模式镇痛的药物组合一般基于下述原则选择[54]:①药物的镇痛机制互补;②药物不影响肝功能恢复;③药物的镇痛作用相加或协同,副作用不相加或反而减轻;④不同时使用作用时间和作用受体相同或互相拮抗的阿片类药物。

2. 围术期抗血栓治疗　肝脏外科中涉及恶性肿瘤的大手术居多,手术复杂、时间长,术后长时间卧床使深静脉血栓形成和肺动脉栓塞风险增加[66,67]。然而,肝切除患者往往合并慢性肝病和梗阻性黄疸等,除凝血因子缺乏外,有时伴有血小板减少和功能缺陷,术前常存在凝血功能障碍,加之麻醉时间长、手术创伤大、术中出血多、大量快速输液等因素,易发生术中及术后凝血功能异常,特别是大范围肝切除、肝脏血流阻断带来的血流动力学改变等,可能加重凝血功能异常[68]。围术期抗血栓治疗措施包括基础预防、机械预防和药物预防。基础预防即早期活动,机械预防是间歇性空气加压(intermittent pneumatic compression,IPC),药物预防有普通肝素、低分子肝素(low molecular weight heparin,LMWH)、阿司匹林、华法林、利伐沙班等。肝切除术后采用药物预防性抗血栓治疗的主要障碍是对术后出血的顾虑,回顾性研究显示采用药物预防性抗血栓治疗并未增加术后出血[69]。目前肝切除手术加速康复外科项目是否采用药物预防性抗血栓治疗尚有争议[10,19,70]。结合现阶段国内临床实践,国内肝切除术后加速康复外科专家共识不推荐肝切除围术期常规采用药物预防性抗血栓治疗[71]。对深静脉血栓形成低危患者首先推荐采用基础预防和机械预防。对中、高危患者(Caprini 评分≥3 分),无出血风险,推荐使用低分子肝素预防性抗血栓治疗[72,73]。须结合术前血栓风险综合评估和术后凝血指标检测,个体化合理应用抗凝治疗措施。

3. 预防术后恶心呕吐　术后恶心呕吐(postoperative nausea and vomiting,PONV)是肝脏外科术后常见不良反应。有研究结果显示:女性、非吸烟、有 PONV 史或晕动病史、<50 岁成人、腹腔镜手术,非吸烟者,吸入性麻醉剂和阿片类的使用是 PONV 的主要危险因素[74,75]。但加速康复外科途径的多模式方法可使大多数肝切除患者术后第一天就开始进食[34]。有研究结果表明:早期活动、使用甲氧普胺和术后第 1 天或第 2 天拔除胃管能减少 PONV 的发生[76]。提倡使用两种止吐药以减少 PONV。5-HT3 受体拮抗剂副作用少,仍为一线用药,可以复合小剂量地塞米松(4~8mg),低剂量地塞米松亦可改善肝脏再生[77],由于地塞米松会使血糖控制恶化,糖尿病患者应慎用;二线用药包括抗组胺药、丁酰苯和吩噻嗪类药物等,也可依据患者的高危因素使用其他措施降低 PONV 的风险,包括使用丙泊酚麻醉诱导和维持、避免使用挥发性麻醉药、术中术后阿片类药物用量最小化及避免液体过负荷等。对于有 PONV 风险的肝切除患者,建议术后预防性使用止吐药物,推荐不同作用机制的药物联合使用[78]。

4. 术后肝功能衰竭的预防　我国大多数肝癌患者合并乙型肝炎和乙型肝炎后肝硬化,肝脏储备功能受损,预防术后肝功能衰竭及促进术后肝功能恢复是我国肝切除加速康复外科处理措施的核心[1]。预防术后肝衰发生的策略,除了术前和术中精确地评估、术中精细的手术操作,也与术后合理的用药密切相关。腺苷蛋氨酸通过解毒、抗氧自由基、增加膜的流动性、抗炎症介质等途径,有效保护肝功能。作者前期的研究证实:肝切除术后补充外源性腺苷蛋氨酸可能有利于保护剩余肝脏功能、减少术后肝功能不全的发生,特别适用于术中第一肝门阻断时间超过15min的患者[79];外源性腺苷蛋氨酸预处理可能减轻肝切除术中肝门阻断导致的剩余肝脏缺血再灌注损伤,特别对于合并慢性乙肝肝硬化的肝癌患者[80]。

5. 肝脏手术围术期血糖管理　残肝功能的恢复取决于适当的肝再生,与患者年龄、性别、肝切除范围、门静脉栓塞、肥胖及潜在的实质性疾病等均有相关性,而血糖水平亦可影响肝再生和术后转归。肝脏手术可致糖代谢紊乱,其可能的机制包括应激激素如皮质醇和儿茶酚胺分泌过多,降低胰岛素敏感性;术中交感神经活性增高可同时降低胰岛素水平,促进生长激素和胰高血糖素分泌,导致高血糖和酮症酸中毒。持续性高血糖可导致术后感染的风险增加,伤口愈合和内皮功能障碍,延长住院时间。推荐积极减少创伤、出血、感染等应激因素,有助于围术期血糖调控,改善预后,缩短住院时间。

6. 过度炎症反应和应激反应调控　肝脏手术所致应激反应较大,术后易出现促炎因子过度释放,延长患者康复时间,尤其是大范围肝脏切除、术中有入肝血流阻断的患者,术后炎症反应更为显著。手术应激可激活神经内分泌系统及炎性应激反应系统,诱发全身炎症反应,是术后并发症发生的重要病理生理学基础。肝切除术的多种损伤因素如手术创伤、输血、麻醉、疼痛、感染和焦虑等可引起促炎因子过度释放,导致局部和全身炎症反应,是引起各种并发症的重要原因,严重时可能危及患者生命。现阶段临床使用的药物包括抗炎药物有糖皮质激素、水解酶抑制剂、NSAIDs等。对于肝脏手术术前是否使用激素预防术后并发症尚有争议[81,82],已有临床研究表明,激素类药物可显著降低肝脏术后血液中炎症因子水平,并不会增加手术并发症的发生率,但使用时须排除糖尿病患者。乌司他丁注射液能达到减轻炎症反应的效果,同时能够增加肝细胞溶酶体膜稳定性,防止肝脏脂质过氧化,减轻肝脏缺血再灌注损伤,目前已被推荐用于肝切除术围术期管理,可有效发挥对抗过度炎症反应、保护肝脏及全身其他器官的作用[83]。

应激性黏膜病变是应激所致的严重急性胃肠道功能障碍,NSAIDs类和糖皮质激素药物的应用,也会增加应激性溃疡发生的风险,预防和治疗应激性黏膜病变有助于提高围术期安全性[84]。肝脏手术患者应激性黏膜病变的发生率1%~6%,尽管出血情况很少见,但一旦发生难以控制。胃黏膜缺血、胃酸分泌过多是导致应激性溃疡的主要机制,H2受体拮抗剂和质子泵抑制剂(PPI)可有效预防应激性黏膜病变,减少术后上消化道出血及出血所致的风险。一直以来预防应激性溃疡以PPI为主,但PPI预防应激性溃疡临床证据不足,存在过度使用[85]。适度抑酸可能更加经济、且不影响患者术后早期进食,更加符合肝脏手术加速康复外科理念。对于部分肝切除、肝脏移植、肝功能衰竭或者凝血机制障碍的患者,美国卫生系统药师学会A类证据推荐H2受体拮抗剂为预防应激性溃疡的首选[86]。

7. 围术期液体治疗　肝切除术后早期易出现水和电解质失衡,肝功能不全进一步影响水和电解质平衡,围术期液体治疗直接关系到肝切除患者术中安全以及术后康复[87]。补液过多会增加循环容量和心脏负荷,导致肠道水肿、增加肺间质体液量,也是术后发生胸水和腹水的危险因素。如果患者没有血容量不足的证据,术中麻醉和术后硬膜外镇痛引起的低血压应该使用升压药治疗,推荐适当使用α肾上腺素能受体激动剂,如去氧肾上腺素或低剂量去甲肾上腺素等缩血管药物,维持术中血压不低于术前基线血压20%。为维持有效循环血容量、保证微循环灌注和组织氧供,避免过多的液体输入,建议根据容量监测指标,进行围术期目标导向液体治疗(goal-directed fluid therapy, GDFT)[52]。研究表明,在肝脏切除结束时和最初6小时内的目标导向液体疗法可以快速恢复循环血容量,减少并发症[24]。

8. 术后营养和早期经口进食　术后早期进食及营养支持治疗的安全性在外科许多领域中都已得到证实。研究显示,择期腹部手术术后尽早恢复经口进食、饮水及早期口服辅助营养可促进胃肠道运动功能恢复,有助于维护肠黏膜功能,改善全身营养状况,纠正电解质紊乱和负氮平衡,防止菌群失调和异位,还可以降低术后感染发生率及缩短术后住院时间,对术后加速康复有重要促进作用。因此,建议患者在肝切除术后 4~6h 饮水、术后 1d 流质或半流质饮食,摄入量根据胃肠耐受量增加,逐渐过渡到正常饮食,当经口能量摄入少于正常量的 60% 时,应鼓励添加口服肠内营养辅助制剂,出院后可继续口服辅助营养物。对于术后营养不良的患者,或术后长期禁食(5 天以上)的情况,例如发生重度并发症时,应有计划地给予营养支持治疗,首选肠内营养[88,89]。

9. 术后肠功能恢复 采用加速康复外科方案可明显缩短患者首次肛门排气的时间,支持多模式肠道刺激方案,如口服西沙必利等[90]。Hendry 等研究显示:常规使用术后泻药可缩短至首次排便的时间,但肝脏手术患者的总体恢复速度没有改变,因此不推荐肝脏手术后常规使用泻药[9]。

10. 术后腹腔积液防治 肝细胞癌患者常伴有不同程度的肝硬化及门静脉高压症,肝切除术后大量腹腔积液不仅引起血浆蛋白丢失、电解质紊乱、肝再生受抑,还存在发生自发性腹膜炎和肝肾综合征的风险。可以采用多种方式预防和治疗腹腔积液,包括控制性补液、输白蛋白提升胶体渗透压、小剂量利尿剂应用以及使用特利加压素[91]。

11. 早期活动 卧床休息容易引起弥漫性肌肉萎缩、血栓栓塞性疾病和胰岛素抵抗。早期活动促进肌肉骨骼系统、呼吸系统等多系统功能恢复,可预防肺部感染、褥疮和深静脉血栓形成,促进胃肠功能恢复[92]。早期活动目标的达成有赖于术前宣传教育、施行多模式镇痛、早期拔除鼻胃管、尿管及引流管以及患者自信的基础上。因此,进行合理规划的早期活动安全有益。推荐肝切除术后第 1 天即可开始下床活动,建立每日活动目标,逐日增加活动量[93]。

(荚卫东 王润东)

参考文献

1. 荚卫东,骆鹏飞. 加速康复外科在精准肝脏外科中的应用. 中华消化外科杂志,2015,14(1):25-28.

2. 荚卫东,刘文斌,许戈良,等. 精细肝切除治疗原发性肝癌术后并发症的原因和防治. 国际外科学杂志,2012,39(4):246-249.

3. 荚卫东,许戈良,李建生,等. 吲哚菁绿排泄试验预测肝切除术后肝功能衰竭的价值. 中华消化外科杂志,2011,10(1):60-63.

4. 孙永刚,李建生,荚卫东,等. $^{99}Tc^{m}$-EHIDA 肝胆动态显像评价肝切除患者肝储备功能的价值. 中华核医学与分子影像杂志,2012,32(3):226-227.

5. 董家鸿,唐茂盛,张文智,等. 精准肝脏外科理念和技术对大范围肝切除围术期安全性的影响. 中华消化外科杂志,2013,12(5):344-351.

6. 荚卫东,陈浩,葛勇胜,等. 三维可视化技术在巨块型肝细胞癌精准肝切除中的应用价值. 中华肝脏外科手术学电子杂志杂志,2018,7(1):36-40.

7. Van Dam RM, Hendry PO, Coolsen MM, et al. Initial experience with a multimodal enhanced recovery programme in patients undergoing liver resection. Br J Surg, 2008, 95(8):969-975.

8. Stoot JH, Van Dam RM, Busch OR, et al. The effect of a multimodal fast-track programme on outcomes in laparoscopic liver surgery:a multicentre pilot study. HPB, 2009, 11(2):140-144.

9. Hendry PO, van Dam RM, Bukkems S, et al. Randomized clinical trial of laxatives and oral nutritional supplements within an enhanced recovery after surgery protocol following liver resectionBr J Surg, 2010, 97(8):1198-1206.

10. Lin DX, Li X, Ye QW, et al. Implementation of a fast-track clinical pathway decreases postoperative length of stay and hospital charges for liver resection. Cell Biochem Biophys, 2011, 61(2):413-419.

11. Stergiopoulou A, Birbas K, Katostaras T, et al. The effect of interactive multimedia on preoperative knowledge and postoperative recovery of patients undergoing laparoscopic cholecystectomy. Methods Inf Med, 2007, 46(4):406-409.

12. 中华医学会肠外肠内营养学分会. 成人围术期营养支持指南. 中华外科杂志, 2016, 54(9): 641-657.

13. van Stijn MF, Korkichalilovic I, Bakker MS, et al. Preoperative nutrition status and postoperative outcome in elderly general surgery patients: a systematic review. JPEN J Parenter Enteral Nutr, 2013, 37(1): 37-43.

14. Zhong JX, Kang K, Shu XL. Effect of nutritional support on clinical outcomes in perioperative malnourished patients: a meta-analysis. Asia Pac J Clin Nutr, 2015, 24(3): 367-378.

15. Braga M, Ljungqvist O, Soeters P, et al. ESPEN Guidelines on Parenteral Nutrition: Surgery. Clin Nutr, 2009, 28(4): 378-386.

16. Melloul E, Hübner M, Scott M, et al. Guidelines for Perioperative Care for Liver Surgery: Enhanced Recovery After Surgery (ERAS) Society Recommendations. World J Surg, 2016, 40(10): 2425-2440.

17. Holte K, Nielsen KG, Madsen JL, et al. Physiologic Effects of Bowel Preparation. Dis Colon Rectum, 2004, 47(9): 1397-1402.

18. Lavu H, Kennedy EP, Mazo R, et al. Preoperative mechanical bowel preparation does not offer a benefit for patients who undergo pancreaticoduodenectomy. Surgery, 2010, 148(2): 278-284.

19. Coolsen MM, Wonglunhing EM, van Dam RM, et al. A systematic review of outcomes in patients undergoing liver surgery in an enhanced recovery after surgery pathways. HPB, 2013, 15(4): 245-251.

20. Hughes MJ, McNally S, Wigmore SJ. Enhanced recovery following liver surgery: a systematic review and meta-analysis. HPB, 2014, 16(8): 699-706.

21. Lei Q, Wang X, Tan S, et al. Fast-track programs versus traditional care in hepatectomy: a meta-analysis of randomized controlled trials. Dig Surg, 2014, 31(4/5): 392-399.

22. Smith I, Kranke P, Murat I, et al. Perioperative fasting in adults and children: guidelines from the European Society of Anaesthesiology. Eur J Anaesthesiol, 2011, 28(8): 556-569.

23. Mcleod R, Fitzgerald W, Sarr M. Canadian Association of General Surgeons and American College of Surgeons Evidence Based Reviews in Surgery. 14: Preoperative fasting for adults to prevent perioperative complications. Can J Surg, 2005, 48(5): 409-411.

24. Bilku DK, Dennison AR, Hall TC, et al. Role of preoperative carbohydrate loading: a systematic review. Ann R Coll Surg Engl, 2014, 96(1): 15-22.

25. Plauth M. Cabré E, Campillo B, et al. ESPEN guidelines on parenteral nutrition: hepatology. CLin Nutr, 2009, 28(4): 436-444.

26. Gustafsson UO, Scott MJ, Schwenk W, et al. Guidelines for perioperative care in elective colonic surgery: enhanced recovery after surgery (ERAS® society recommendations. Clin Nutr, 2012, 31(6): 783-800.

27. Lassen K, Coolsen MM, Slim K, et al. Guidelines for perioperative care for pancreaticoduodenectomy: enhanced recovery after surgery (ERAS®) society recommendations. Clin Nutr, 2012, 31(6): 817-830.

28. Caumo W, Hidalgo MP, Schmidt AP, et al. Effect of pre-operative anxiolysis on postoperative pain response in patients undergoing total abdominal hysterectomy. Anaesthesia, 2015, 57(8): 740-746.

29. Bratzler DW, Houck PM. Antimicrobial prophylaxis for surgery: An advisory statement from the National Surgical Infection Prevention Project. Clin Infect Dis, 2004, 189(4): 395-404.

30. 中华人民共和国国家卫生和计划生育委员会. 抗菌药物临床应用指导原则(2015年版). 北京: 卫生与计划生育委员会, 2015.

31. Van Dam RM, Hendry PO, Coolsen MM, et al. Initial experience with a multimodal enhanced recovery programme in patients undergoing liver resection. Br J Surg, 2008, 95(8): 969-975.

32. Ni CY, Yang Y, Chang YQ, et al. Fast-track surgery improves postoperative recovery in patients undergoing partial hepatectomy for primary liver cancer: A prospective randomized controlled trial. EJSO, 2013, 39(6): 542-547.

33. 中华医学会外科学分会肝脏外科学组. 腹腔镜肝切除专家共识与手术操作指南. 中华消化外科杂志,

2013, 12（3）: 161–165.

34. Jones C, Kelliher L, Dickinson M, et al. Randomized clinical trial on enhanced recovery versus standard care following open liver resection. Br J Surg, 2013, 100（8）: 1015–1024.

35. Wong-Lun-Hing EM, van Dam RM, Heijnen LA, et al. Is Current Perioperative Practice in Hepatic Surgery Based on Enhanced Recovery After Surgery（ERAS）Principles? World J Surg, 2014, 38（5）: 1127–1140.

36. Koea JB, Young Y, Gunn K. Fast-track liver resection: the effect of a comprehensive care package and analgesia with single dose intrathecal morphine with gabapentin or continuous epidural analgesia. HPB Surg, 2009, 2009（5）: 271986.

37. Kurz A, Sessler DI, Lenhardt R. Perioperative normothermia to reduce the incidence of surgical-wound infection and shorten hospitalization. Study of Wound Infection and Temperature Group. N Engl J Med, 1996, 334（19）: 1209–1915.

38. Madrid E, Urrútia G, Roqué I FM, et al. Active body surface warming systems for preventing complications caused by inadvertent perioperative hypothermia in adults. Cochrane Database Syst Rev, 2016, 4（4）: CD009016.

39. Schultz NA, Larsen PN, Klarskov B, et al. Evaluation of a fast-track programme for patients undergoing liver resection. Br J Surg, 2013, 100（1）: 138–143.

40. 陈荣珠, 王桂红, 荚卫东, 等. 综合保温措施在肝癌手术患者快速康复外科中的应用. 实用肝脏病杂志, 2014, 17（4）: 384–387.

41. Parks KR, Kuo YH, Davis JM, et al. Laparoscopic versus open liver resection: a meta-analysis of long-term outcome. HPB（Oxford）, 2014, 16（2）: 109–118.

42. Yin Z, Fan X, Ye H, et al. Short- and Long-term Outcomes after Laparoscopic and Open Hepatectomy for Hepatocellular Carcinoma: A Global Systematic Review and Meta-analysis. Ann Surg Oncol, 2013, 20（4）: 1203–1215.

43. Bhojani FD, Fox A, Pitzul K, et al. Clinical and economic comparison of laparoscopic to open liver resections using a 2-to1 matched pair analysis: an institutional experience. J Am Coll Surg, 2012, 214（2）: 184–195.

44. Montalti R, Berardi G, Laurent S, et al. Laparoscopic liver resection compared to open approach in patients with colorectal liver metastases improves further resectability: Oncological outcomes of a case-control matched-pairs analysis. Eur J Surg Oncol, 2014, 40（5）: 536–544.

45. 张必翔, 陈孝平. 肝切除中的个体化肝血流控制技术. 临床外科杂志, 2012, 20（1）: 1–4.

46. 荚卫东. 精准肝切除治疗肝细胞癌关键技术. 中国普通外科杂志, 2014, 23（1）: 1–5.

47. Bona S, Gavelli A, Huguet C. The role of abdominal drainage after major hepatic resection. Am J Surg, 1994, 167（6）: 593–595.

48. Butte J M, Grendar J, Bathe O, et al. The role of peri-hepatic drain placement in liver surgery: a prospective analysis. HPB（Oxford）, 2014, 16（10）: 936–942.

49. Liu CL, Fan ST, Lo CM, et al. Abdominal drainage after hepatic resection is contraindicated in patients with chronic liver diseases. Ann Surg, 2004, 239（2）: 194–201.

50. Sun HC, Qin LX, Lu L, et al. Randomized clinical trial of the effects of abdominal drainage after elective hepatectomy using the crushing clamp method. Br J Surg, 2006, 93（4）: 422–426.

51. Ni CY, Yang Y, Chang YQ, et al. Fast-track surgery improves postoperative recovery in patients undergoing partial hepatectomy for primary liver cancer: A prospective randomized controlled trial. Eur J Surg Oncol, 2013, 39（6）: 542–547.

52. S á nchezpérez B, Arandanarváez JM, Suárezmuñoz MA, et al. Fast-track program in laparoscopic liver surgery: Theory or fact? World J Gastrointest Surg, 2012, 4（11）: 246–250.

53. 骆鹏飞, 荚卫东, 许戈良, 等. 肝切除术后疼痛分析. 中华普通外科杂志, 2015, 30（3）: 184–187.

54. 荚卫东, 乔晓斐. 精准肝脏外科时代无痛病房建设. 中华消化外科杂志, 2014, 13(6): 415-418.

55. 荚卫东, 乔晓斐. 加速康复外科理念在精准肝切除治疗肝细胞癌中的应用策略. 中国实用外科杂志, 2016, 36(6): 692-694.

56. Sakowska M, Docherty E, Linscott D, et al. A Change in Practice from Epidural to Intrathecal Morphine Analgesia for Hepato-Pancreato-Biliary Surgery. World J Surg, 2009, 33(9): 1802-1808.

57. Revie EJ, Massie LJ, Mcnally SJ, et al. Effectiveness of epidural analgesia following open liver resection. HPB(Oxford), 2011, 13(3): 206-211.

58. Tzimas P, Prout J, Papadopoulos G, et al. Epidural anaesthesia and analgesia for liver resection. Anaesthesia, 2013, 68(6): 628-635.

59. 周红, 荚卫东, 乔晓斐, 等. 多模式预防性镇痛在肝癌肝部分切除患者围术期的应用. 中华外科杂志, 2017, 55(2): 141-145.

60. Kehlet H. Enhanced Recovery After Surgery(ERAS): good for now, but what about the future? Can J Anaesth, 2015, 62(2): 99-104.

61. Mimoz O, Incagnoli P, Josses C, et al. Analgesic efficacy and safety of nefopam vs. propacetamol following hepatic resection. Anaesthesia, 2001, 56(6): 520-525.

62. Chandok N, Watt KD. Pain management in the cirrhotic patient: the clinical challenge. Mayo Clin Proc, 2010, 85(5): 451-458.

63. Mehta V, Johnston A, Cheung R, et al. Intravenous parecoxib rapidly leads to COX-2 inhibitory concentration of valdecoxib in the central nervous system. Clin Pharmacol Ther, 2008, 83(3): 430-435.

64. 黄希照, 佘守章, 胡祖荣, 等. 氟比洛芬酯联合术后硬膜外 PCA 的预防性镇痛效应. 实用疼痛学杂志, 2009, 5(1): 13-17.

65. Rivière PJ. Peripheral kappa-opioid agonists for visceral pain. Br J Pharmacol, 2004, 141(8): 1331-1334.

66. Kim JY, Khavanin N, Rambachan A, et al. Surgical duration and risk of venous thromboembolism. JAMA Surg, 2015, 150(2): 110-117.

67. Kakkar AK. Prevention of venous thromboembolism in the cancer surgical patient. J Clin Oncol, 2009, 27(29): 4881-4884.

68. 中华外科杂志编辑部. 肝胆外科患者凝血功能评价与凝血功能障碍的干预的专家共识. 中华外科杂志, 2012, 50(8): 678-783.

69. Reddy SK, Turley RS, Barbas AS, et al. Post-operative pharmacologic thromboprophylaxis after major hepatectomy: does peripheral venous thromboembolism prevention outweigh bleeding risks? J Gastrointest Surg, 2011, 15(9): 1602-1610.

70. Takamoto T, Hashimoto T, Inoue K, et al. Applicability of enhanced recovery program for advanced liver surgery. World J Surg, 2014, 38(10): 2676-2682.

71. 中华医学会外科学分会外科手术学学组, 中国医疗保健国际交流促进会加速康复外科学分会肝脏外科学组. 肝切除术后加速康复中国专家共识. 中华肝脏外科手术学电子杂志, 2017, 6(4): 254-260.

72. Caprini JA. Risk assessment as a guide for the prevention of the many faces of venous thromboembolism. Am J Surg, 2010, 199(1): 3-10.

73. Bahl V, Hu HM, Henke PK, et al. A validation study of a retrospective venous thromboembolism risk scoring method. Ann Surg, 2010, 251(2): 344-350.

74. Gan T J, Meyer T, Apfel CC, et al. Consensus guidelines for managing postoperative nausea and vomiting. Anesth Analg, 2003, 97(1): 62-71.

75. Apfel CC, Heidrich FM, Jukarrao S, et al. Evidence-based analysis of risk factors for postoperative nausea and vomiting. Br J Anaesth, 2012, 109(5): 742-753.

76. Balzano G, Zerbi A, Braga M, et al. Fast-track recovery programme after pancreatico-duodenectomy reduces

delayed gastric emptying. Br J Surg, 2008, 95（11）: 1387–1393.

77. Carlisle JB. Preventing postoperative nausea and vomiting. Bmj, 2006, 3（3）: CD004125.

78. Gan TJ, Diemunsch P, Habib, AS, et al. Consensus guidelines for the management of postoperative nausea and vomiting. Anesth Analg, 2014, 118（1）: 85–113.

79. Su ZR, Cui ZL, Ma JL, et al. Beneficial effects of s-adenosyl-l-methionine on post-hepatectomy residual liver function: a prospective, randomized, controlled clinical trial. Hepatogastroenterology, 2013, 60（125）: 1136–1141.

80. Liu GY, Wang W, Jia WD, et al. Protective effect of S-adenosylmethionine on hepatic ischemia-reperfusion injury during hepatectomy in HCC patients with chronic HBV infection. World J Surg Oncol, 2014, 12（1）, 27–34.

81. Richardson AJ, Laurence JM, Lam VW. Use of pre-operative steroids in liver resection: a systematic review and meta-analysis. HPB（Oxford）, 2014, 16（1）: 12–19.

82. Li N, Gu WL, Weng JF, et al. Short-term administration of steroids does not affect postoperative complications following liver resection: Evidence from a meta-analysis of randomized controlled trials. Hepatol Res, 2015, 45（2）: 201–209.

83. 中国抗癌协会肝癌专业委员会. 肝切除术围术期过度炎症反应调控的多学科专家共识（2014 版）. 中华消化外科杂志, 2014, 13（10）: 751–755.

84. Steinberg KP. Stress-related mucosal disease in the critically ill patient: risk factors and strategies to prevent stress-related bleeding in the intensive care unit. Crit Care Med, 2002, 30（6 Suppl）: 362–364.

85. Heidelbaugh JJ, Kim AH, Chang R, et al. Overutilization of proton-pump inhibitors: what the clinician needs to know. Therap Adv Gastroenterol, 2012, 5（4）: 219.

86. Listed N. ASHP Therapeutic Guidelines on Stress Ulcer Prophylaxis. ASHP Commission on Therapeutics and approved by the ASHP Board of Directors on November 14, 1998. Am J Health Syst Pharm, 1999, 56（4）: 347–379.

87. Wrighton LJ, O'Bosky KR, Namm JP, et al. Postoperative management after hepatic resection. J Gastrointest Oncol, 2012, 3（1）: 41–47.

88. Weimann A, Braga M, Harsanyi L, et al. ESPEN Guidelines on Enteral Nutrition: Surgery including Organ Transplantation. Clin Nutr, 2006, 25（2）: 224–244.

89. Guenter P, Robinson L, Dimaria-Ghalili RA, et al. Development of Sustain™: ASPEN's National Patient Registry for Nutrition Care. Jpen J Parenter Enteral Nutr, 2012, 36（4）: 399–406.

90. Basse L, Madsen JL, Kehlet H. Normal gastrointestinal transit after colonic resection using epidural analgesia, enforced oral nutrition and laxative. Br J Surg, 2001, 88（11）: 1498–1500

91. Fayed N, Refaat EK, et al. Effect of perioperative terlipressin infusion on systemic, hepatic, and renal hemodynamics during living donor liver transplantation. J Crit Care, 2013, 28（5）: 775–782.

92. Vlug MS, Wind J, Hollmann MW, et al. Laparoscopy in combination with fast track multimodal management is the best perioperative strategy in patients undergoing colonic surgery: a randomized clinical trial（LAFA-study）. Ann Surg, 2011, 254（6）: 868–875.

93. 乔晓斐, 莫卫东, 万君新, 等. 早期功能锻炼路径在肝切除患者术后加速康复中的应用. 国际外科学杂志, 2017, 44（7）: 473–476.

第四节 肝切除术后加速康复外科 出院标准、随访标准和评价

一、肝切除术后加速康复外科出院标准设置

2016 年欧洲加速康复外科协会制定了《肝切除术加速康复外科指南》,该指南没有提出肝切除手术加速康复外科出院标准[1]。根据中华医学会外科学分会外科手术学学组联合中国医疗保健国际交流促进会加速康复外科学分会肝脏外科学组制定和发布的《肝切除术后加速康复中国专家共识(2017 版)》,肝切除术后加速康复外科出院标准[2]:生活能基本自理;疼痛缓解或口服止痛药能良好控制疼痛;能正常进食,不需要静脉补液;通畅排气排便;肝功能 Child A 级或者胆红素恢复正常或接近正常;切口愈合良好无感染(不必等待拆线);患者同意并希望出院。根据中国医师协会外科医师分会微创外科医师委员会制定和发布的《腹腔镜肝切除术加速康复外科中国专家共识(2017 版)》,腹腔镜肝切除术加速康复外科出院标准[3]:患者能够自由活动,体温正常,无须补液治疗,正常饮食,口服镇痛药物能良好控制疼痛,器官功能良好,排气排便通畅,伤口愈合良好,无感染迹象。

二、肝切除加速康复外科患者近期随访及评价

接受加速康复外科治疗策略的肝切除患者,如果临床符合出院标准,可予以出院。出院后 24 h 内进行第 1 次电话随访,出院 2w 进行门诊随访,直至术后 30d 完成近期随访。由经治医生、病房护士或医院配备的专门随访人员负责与患者和家属联系,常规的随访内容包括:切口愈合情况;应用数字等级评定量表进行切口疼痛评分;患者饮食情况以了解营养状况;有无发热情况;排气排便是否通畅;肝功能是否恢复正常或接近正常;引流管情况;患者术后精神状况;指导功能锻炼和院外继续治疗等。若出现下列情况则需要再入院治疗:①切口并发症;②手术部位感染;③腹腔积液导致腹胀;④胸腔积液导致胸痛和呼吸困难;⑤任何原因导致的发热;⑥任何原因导致的腹痛;⑦肝功能不全或胆道梗阻导致的黄疸;⑧内科疾病等。

Connor 等[4]回顾性分析 128 例开腹肝切除实施加速康复外科方案再入院的临床资料,其中结直肠癌肝转移 84 例,64 例行大块肝切除;14 例患者再入院,出院至再入院的时间 1~21d,平均 3d;再入院的原因:下呼吸道感染 2 例、哮喘加重 1 例、贫血 1 例、胆漏 3 例、切口感染 1 例、肠梗阻 1 例、腹腔积液或脓肿 3 例、非特定原因 2 例(患者认为在医院感到更安全,要求重新入院)。上述单中心回顾性的研究显示,加速康复外科在肝切除手术中开展和应用具备较好的可能性和可行性,但仍有少数患者可能需要在术后 30d 内再次入院,因此,对于接受加速康复外科治疗策略的肝切除手术患者,近期随访尤为重要。

自加速康复外科产生以来,比较加速康复外科与传统围手术期处理更多的关注点是住院时间的缩短,并发症的减少,再入院率降低,这些均是基于医生的角度评价加速康复外科预后的内容,甚少从患者角度评价加速康复外科临床实施的效果[5]。从根源上看,加速康复外科起源于欧洲和北美,主要强调的是缩短住院日和降低费用,并以此作为判断加速康复外科方案是否成功的标志。但近年来的临床实践表明,只有患者从加速康复外科中获益,才能更好地在临床实践中普及加速康复外科,提高患者参与加速康复外科的依从性。因此,特别强调术后患者症状恢复的加速康复外科评价新体系(PROs),包括疲劳、疼痛、气短、睡眠不适和嗜睡等,用患者症状恢复作为加速康复外科的评价目标,在传统的随访内容基础上,术后近期随访需要更加关注患者术后症状的恢复正常[6]。我院肝脏外科从 2015 年开始在近期随访增加了 PROs,相关的资料正在整理中。

三、肝切除加速康复外科患者远期随访及评价

肝切除围术期有效控制了患者的病理生理学反应,减少手术创伤和术后应激,不仅使肝切除手术患者达到早期康复之目的,对其远期生命质量(QoL)也将产生深远的影响。肝切除加速康复外科相关QoL可以理解为在肝脏疾病以及外科手术干预的影响下,患者对自己的身体状态、心理功能、社会能力以及个人整体情形的主观体验。这种主观体验可以借用EuroQol五维调查问卷表(EQ-5D)进行随访和评价。EQ-5D是欧洲开发的基于偏好的健康相关QoL问卷,问卷共有6项选择题,包含了健康描述部分和EQ视觉模拟量表(EQ-VAS)部分,广泛运用于测评人群的QoL状况及分布[7]。EQ-5D健康描述部分的5个问题分别是运动能力(Mobility)、自我照顾能力(Self-Care)、日常活动能力(Usual Activities)、体贴或不适(Pain/Discomfort)、焦虑或沮丧(Anxiety/Depression)。根据EQ-5D设计肝切除加速康复外科患者远期QoL的随访,其主要内容包括:躯体健康、心理健康、社会功能、疾病状况和对健康的总体感受。就随访的时间周期而言,肝脏良性疾病的随访通常要在1年以上,一些难治性良性疾病需更长时间随访,例如胆管结石患者结石容易复发。He等[8]分析2014年4月—2014年10月86例腹腔镜肝切除患者,加速康复外科组48例、对照组38例,采用中文版EQ-5D)、结合EQ-VAS分析术后30d、40d患者的QoL,研究结果显示加速康复外科组健康价值指数评分明显高于对照组。van Dam等[9]正在开展开腹和腹腔镜肝左外侧叶切除的多中心随机对照研究(ORANGE Ⅱ试验),所有患者均采用标准的加速康复外科方案,QoL是其中的观察指标之一,采用EQ-5D来描述术后10d、3m、6m和12m的QoL,目前ORANGE Ⅱ试验正在临床开展。

加速康复外科不仅可以减少患者术后并发症及应激反应,而且可以促进免疫功能的恢复,对于恶性肿瘤患者可能影响长期生存状态。作者近期的研究显示,在肝切除加速康复外科临床实践中,帕瑞昔布钠联合芬太尼多模式镇痛可增强肝癌肝切除术后镇痛的效果,减少阿片类用量,改善肝癌肝切除术后患者的免疫功能,可能预防和控制参与肿瘤细胞的生长和转移,远期疗效正在随访中[10]。理论上而言,开展加速康复外科的长期优势不仅体现在改善患者远期QoL方面,还有可能对患者的生存时间产生影响,但迄今为止,国内外所有肝切除加速康复外科研究报告均未涉及肝脏恶性肿瘤患者的生存时间,围术期加速康复外科临床策略能否最终影响肝切除患者的长期生存状态亟待临床探索。尽管如此,对于肝脏恶性肿瘤实施肝切除术后加速康复外科的患者,作者推荐终身进行随访,无病生存期(disease-free survival, DFS)和总生存期(overall survival, OS)有可能成为评价肝切除加速康复外科远期疗效的新标准。

在"互联网+"和临床医学大数据时代,肝切除术后加速康复外科随访的本质是将医疗服务由院内拓展至院外,是创建"围术期外科之家(PSH)"充分体现,真正有效促进术后患者的加速康复[11]。随访标准及其评价系统的建立不仅有助于完善现有的加速康复外科临床策略,增加患者和家属、医生和护士的依从性,更加有助于加速康复外科质量控制,通过有效的质量控制,更好、有效的普及和推广加速康复外科在肝脏外科领域的应用,给社会及患者带来最大的临床获益;同时在借鉴国外经验的基础上,结合我国国情和临床实践的具体特点,做好肝切除加速康复外科全过程的质量持续改进。

(英卫东　王润东)

参考文献

1. Melloul E, Hübner M, Scott M, et al. Guidelines for Perioperative Care for Liver Surgery: Enhanced Recovery After Surgery (ERAS) Society Recommendations. World J Surg, 2016, 40(10): 2425-2440.

2. 中华医学会外科学分会外科手术学学组,中国医疗保健国际交流促进会加速康复外科学分会肝脏学组. 肝切除术后加速康复中国专家共识. 中华肝脏外科手术学电子杂志, 2017, 6(4): 254-260.

3. 中国医师协会外科医师分会微创外科医师委员会. 腹腔镜肝切除术加速康复外科中国专家共识. 中国实用外科杂志, 2017, 37(5): 517-524.

4. Connor S, Cross A, Sakowska M, et al. Effects of introducing an enhanced recovery after surgery programme for

patients undergoing open hepatic resection. HPB, 2013, 15（4）: 294-301.

5. 荚卫东, 骆鹏飞. 加速康复外科在精准肝脏外科中的应用. 中华消化外科杂志, 2015, 14（1）: 25-28.

6. Fagundes CP, Shi Q, Vaporciyan AA, et al. Symptom recovery after thoracic surgery: Measuring patient-reported outcomes with the MD Anderson Symptom Inventory. J Thorac Cardiovasc Surg, 2015, 150（3）: 613-619.

7. 李明辉, 罗南. 欧洲五维健康量表（EQ-5D）中文版应用介绍. 中国药物经济学, 2009,（1）: 49-57.

8. He F, Lin X, Xie F, et al. The effect of enhanced recovery program for patients undergoing partial laparoscopichepatectomy of liver cancer. Clin Transl Oncol, 2015, 17（9）: 694-701

9. van Dam RM, Edgar M, Wonglunhing EM, van Breukelen G J, et al. Open versus laparoscopic left lateralhepatic sectionectomy within an enhanced recovery ERASW programme（ORANGE II - Trial）: study protocol for a randomised controlled trial. Trials, 2012, 13（1）: 1-11.

10. 朱剑宇, 荚卫东, 许戈良, 等. 帕瑞昔布钠联合芬太尼多模式镇痛对原发性肝癌病人围术期免疫功能的影响. 中华普通外科杂志, 2016, 31（2）: 117-120.

11. Jones C, Kelliher L, Dickinson M, et al. Randomized clinical trial on enhanced recovery versus standard care following open liver resection. Br J Surg, 2013, 100（8）: 1015-1024.

第五节　肝切除术后加速康复外科质量控制与持续改进

一、肝切除加速康复外科质量控制目标和内容

质量控制是指为达到质量要求所采取的作业技术和活动, 其目的是消除质量环节上所有引起不合格和不满意效果的因素[1]。肝切除手术本身的质量控制与患者预后密切相关, 因此精准微创的手术依然是质量控制的核心环节。然而肝切除加速康复外科质量控制不应该单纯地理解为手术作业的质量控制, 还包括术前精确的评估、手术指征的把握、麻醉选择、手术方式以及围术期的处理等。加速康复外科质量控制看似单纯, 事实上却是系统工程, 涉及到肝切除围术期的全程, 包括多学科团队的协作（MDT）和围术期各个环节的衔接, 也关系到患者、外科医生、麻醉医生、护士、营养师、临床药师和相关科室医师等。通过ERAS-MDT的共同努力, 采用围术期优化处理措施, 控制围术期病理生理学反应, 减少手术创伤和术后应激, 实现外科术后充分止痛、早期活动以及促进器官功能恢复, 从而减少术后并发症、促进患者康复、缩短住院时间以及节省医疗费用是加速康复外科质量控制研究的重要目标。2015年, MD安德森癌症中心首先倡导以患者为中心, 强调术后症状恢复的加速康复外科评价新体系, 用患者症状恢复（PROs）作为加速康复外科的目的, 因此关注肝切除患者术后症状的恢复和住院舒适度同样是加速康复外科质量控制研究的重要目标[2]。

加速康复外科临床策略涉及围术期全程乃至从院内延伸至院外, 加速康复外科的质量控制内容理论上应该涵盖围术期乃至从院内延伸至院外。现有的肝切除加速康复外科围术期临床策略有术前项目、术中项目、术后项目以及出院标准组成。术前项目包括: 术前肝脏储备功能评估、手术规划、术前宣教、术前营养支持、术前肠道准备、术前禁食禁饮、术前抗焦虑用药和预防性应用抗菌药物[3]。从肝切除加速康复外科质量控制的研究内容而言, 现有肝切除加速康复外科所采取的每一项临床策略和出院标准均需要达到目标质量要求, 尽量消除质量环节上所有引起不合格和不满意效果的因素。既要体现学科之间的协调和围术期各个环节的衔接, 同样也要体现患者和家属、医生和护士的依从性。

二、肝切除加速康复外科质量控制策略

流程规范化是加速康复外科临床高质量运行的保障。在肝切除加速康复外科临床实施中, 需要组成

以肝胆外科、麻醉科、手术室、营养科、临床药学科以及相关学科的 MDT 质控小组,制定相关质量考核标准,最终体现质量的可控性和保证持续质量改进。各学科严格要求科内成员按照流程规范执行,科室成员定期自查,针对围术期加速康复外科医疗与护理质量问题集中讨论分析,保证各个环节落实到位不流于形式,对屡次出现的问题,提出整改意见并督促落实。质控小组成员定期进行 MDT 质控检查,尤其是检查各学科加速康复外科环节的衔接与措施的落实,收集资料,及时分析肝切除加速康复外科临床策略运行过程中遇到的问题,提出改进措施,并反馈到各个科室。

医护人员的依存性是加速康复外科质量控制的策略之一[4]。由于 MDT 成员加速康复外科理念和专业技术的能力参差不齐,部分医护人员、麻醉医生尚未完全接受加速康复外科理念,参与度仍不高,并且在学科之间的协调和围术期各个环节的衔接存在缺陷,在一定程度上限制了肝切除加速康复外科深度的拓展,也对加速康复外科的质量控制产生深远的影响。因此,通过培训和再教育等多种举措并行,可以不断提升医护人员依从性。加速康复外科实施过程中需要每位医护齐心协力团结合作,在关注临床细节优化的同时,将患者预后作为一个非常重要的考核指标和关注指标,最大限度地落实了加速康复外科的各项具体措施,改善患者的就医体验,实现患者利益最大化。

患者的依从性是提升加速康复外科质量另一方面,对肝切除加速康复外科方案依从性越高,患者获益越大[5]。肝切除患者在术前通常存在不同程度的紧张、焦虑和恐惧等心理应激,导致心理负担过重,妨碍手术的实施和术后的康复,术前积极心理辅导对减轻围术期应激,增加患者的依存性,对促进术后康复意义重大。针对肝切除手术方案、麻醉选择、疼痛控制和呼吸锻炼等相关内容的沟通和宣教,将有助于改善患者术后早期进食和早期活动,帮助患者属配合术后康复及顺利完成加速康复外科项目[6]。

三、肝切除加速康复外科质量改进目标和缺陷类型分析

肝切除加速康复外科质量改进是指主动采取各种措施消除围术期加速康复外科策略存在的系统性问题,对现有的质量水平在控制的基础上加以提高,使质量达到一个新水平。PDCA 循环,即计划(Plan),实施(Do),检查(Check),处置(Action)是质量改进的基本步骤[7]。首先通过肝切除 ERAS-MDT 制定ERAS 临床策略、目标、计划书和管理项目等;按计划去做,落实 ERAS 具体的临床策略;实施具体 ERAS策略后,验证其临床效果;总结成功的经验,实施标准化,以后可以按该标准进行。对于没有解决的问题,转入下一轮 PDCA 循环解决,为制定下一轮改进计划提供资料。加速康复外科质量改进的对象应该是围术期处理措施的质量以及与之有关的工作质量,通过 PDCA 循环不止的进行,以达到不断发现并解决问题和持续改进的目的,最终目标在于通过加速康复外科质量改进给肝切除患者提供增值效益。

肝切除加速康复外科质量缺陷是指未能满足临床预期的使用要求,即指一种或多种加速康复外科方案在临床实施中偏离了预期的应用要求,分为偶然性质量缺陷和长期性质量缺陷两种类型,长期性质量缺陷不易引起人们的重视,对患者术后加速康复所造成的影响远远高于偶发性质量缺陷。偶然性质量缺陷是指突然恶化所造成的缺陷,临床实践中由于系统偏差所造成,需立即采取措施使之恢复正常。肝切除患者术前常存在凝血功能障碍,加之麻醉时间长、手术创伤大、术中出血多、大量快速输液等因素,易发生术中及术后凝血功能异常,采用药物预防性抗血栓治疗的主要障碍是对术后出血的顾虑,目前国内肝切除手术加速康复外科项目是否采用药物预防性抗血栓治疗尚有争议[8,9],结合现阶段国内临床实践,相关的专家共识不推荐肝切除围术期常规采用药物预防性抗血栓治疗[3]。然而临床实践中,如果肝切除患者术后出现下肢静脉血栓,采取的措施是积极的药物抗血栓治疗,导致加速康复外科方案在临床实施中偏离了预期的应用要求。更为重要的是未来肝切除加速康复外科方案优化中,针对特定的人群,可能增加药物预防性抗血栓治疗相关策略,使肝切除加速康复外科质量持续改进达到新高度。长期性质量缺陷是指加速康复外科方案和流程在临床实施中长期处于低水平状态所造成的缺陷,人们习以为常,缺乏采取措施的紧迫感。Wong-Lun-Hing 等[4]开展多中心研究调查肝切除加速康复外科方案依存性情况,11 家欧洲肝胆胰外科中心各连续 15 例共计 165 例患者,结果发现术前、术中和术后项目的依存性分别为 67%、50% 和 22%,直接导致肝切除加速康复外科策略临床实施长期处于低水平状态。

四、加速康复外科质量改进策略和实施

美国麻省理工学院 Robert Hayes 教授提出两种类型质量改进流程,即递增型策略和跳跃型策略,采用何种策略取决于质量改进阶段的划分以及改进的目标效益值[10]。递增型质量改进的特点是每天每月都要改进各方面的工作,即使改进的步子很微小,但可以保证无止境地改进。该策略的优点在于将质量改进列入日常的工作计划中去,保证改进工作不间断地进行。跳跃型质量改进的特点是质量改进的时间间隔较长,改进的目标值较高。他山之石可以攻玉,肝切除加速康复外科临床实施中可以借鉴 Robert-Hayes 教授质量改进流程,根据学科具体的临床实践加以选择。根据作者单位有限的经验,作者认为在开展肝切除加速康复外科的早期阶段,通过 ERAS-MDT 的努力可以采用递增型策略,一旦临床实施较为成熟之时,跳跃型策略可能成为新常态。

ERAS 质量改进有效实施需要在技术和管理上进行综合性的工作,与 ERAS-MDT 的主导作用、ERAS 成员的规范化培训以及医院管理部门的大力支持密切相关。ERAS-MDT 负责人以及专家团队组成的质量管理改进小组,在加速康复外科临床策略实施过程中,通过记录各科室所处的质量状态,找出提高和改进质量计划所需要采取的行动。加速康复外科成员的培训和再教育有助于增强医护人员的依从性[11],让不同学科加速康复外科成员养成积极对待质量的习惯,严格按照已有的加速康复外科临床策略和流程规范化开展,并在实施加速康复外科过程中及时发现问题并予以改正的习惯。加速康复外科质量改进有助肝脏外科疾病诊疗模式和质量的提升,提升医院核心竞争力,有助于医院走上质量效益型、内涵发展和集约发展的健康之路,医院管理部门需积极参与加速康复外科质量改进的活动方案[12]。

五、结语

质量控制与持续改进是加速康复外科的生命线,离开了质量控制与持续改进,加速康复外科也难以临床推广和应用。在肝切除加速康复外科发展的过程中,国外的经验和成果已难以简单的为我所用,在借鉴国外经验的基础上,建立符合我国国情的肝切除加速康复外科质量控制与持续改进临床策略是目前亟待研究的新课题。通过有效的质量控制与改进,可以更好、有效的普及和推广加速康复外科在肝脏外科领域的应用,给社会及患者带来最大的临床获益。聚焦于肝脏外科基础疾病和特征,通过 ERAS-MDT 的共同努力,在循证医学指导下积极开展多中心临床研究和探索,可能有助于做好肝切除加速康复外科全过程的质量控制和持续改进。

（荚卫东　王润东）

参考文献

1. 荚卫东. 肝切除术后加速康复质量控制与持续改进. 中国普通外科杂志, 2018, 27（1）: 1-5.
2. Fagundes CP, Shi Q, Vaporciyan AA, et al. Symptom recovery after thoracic surgery: Measuring patient-reported outcomes with the MD Anderson Symptom Inventory. J Thorac Cardiovasc Surg, 2015, 150（3）: 613-619.
3. 中华医学会外科学分会外科手术学学组, 中国医疗保健国际交流促进会加速康复外科学分会肝脏外科学组. 肝切除术后加速康复中国专家共识. 中华肝脏外科手术学电子杂志, 2017, 6（4）: 254-260.
4. Wonglunhing EM, van Dam ML, Heijnen LA, et al. Is current perioperative practice in hepatic surgery based on enhanced recovery after surgery（ERAS）principles World J Surg, 2014, 38（5）: 1127-1140.
5. Hughes MJ, McNally S, Wigmore SJ. Enhanced recovery following liver surgery: a systematic review and meta-analysis. HPB, 2014, 16（8）: 699-706.
6. 荚卫东, 乔晓斐. 加速康复外科理念在精准肝切除治疗肝细胞癌中的应用策略. 中国实用外科杂志, 2016, 36（6）: 692-698.
7. 宋琳琳, 马万江. 运用 PDCA 循环模式促进临床路径关键环节的持续改进. 中国卫生事业管理, 2012,

29（3）：179-181.

8. Coolsen MM, Wonglunhing EM, van Dam RM, et al. A systematic review of outcomes in patients undergoing liver surgery in an enhanced recovery after surgery pathways. HPB, 2013, 15（4）：245-251.

9. Takamoto T, Hashimoto T, Inoue K, et al. Applicability of enhanced recovery program foradvanced liver surgery. World J Surg, 2014, 38（10）：2676-2682.

10. 陈俊芳. 质量改进与质量管理. 北京师范大学出版社, 2007.

11. ones C, Kelliher L, Dickinson M, et al. Randomized clinical trial on enhanced recovery versus standard care following open liver resection. Br J Surg, 2013, 100（8）：1015-1024.

12. 程黎阳, 胡文魁, 申东翔. 快速康复外科新理念给医院管理带来的启迪. 中华医院管理杂志, 2010, 26（11）：823-826.

第十章 加速康复外科在胰腺外科的应用

胰腺外科中的胰十二指肠切除术是普通外科操作最复杂、技术要求最高、并发症最多的手术,不但要求医师有精湛的手术技术,同时对护士在病人围术期的病情观察和护理方面也提出很高要求,因此,加速康复措施在胰腺外科领域的应用相对较迟。通过借鉴加速康复策略在胃肠外科领域的成功经验,目前加速康复的主要措施也逐步在胰腺手术中应用,加速康复措施在胰腺外科领域的应用包括术前、术中和术后3个阶段。

一、术前准备

加速康复理念提倡给予病人更充分的术前准备,包括充分的术前宣教、良好的营养支持、舒适的胃肠道准备、更少的术前应激等。术前加强对病人的交流和宣教,可有效减轻其紧张、恐惧、焦虑情绪以及给机体带来的应激反应。详细告知病人病情及围术期可能采取的治疗措施,使其更好地配合医护人员完成各项工作。

机械性肠道准备也会引发机体的应激反应,引起低血糖、脱水或电解质紊乱等,尤其是老年病人。几项荟萃分析均认为择期手术前的肠道准备无益处,甚至有增加吻合口漏的风险[1]。

为避免术中误吸,传统认为术前禁食至少12h,但研究发现这种措施并无科学依据。加速康复外科主张的术前禁食标准为:麻醉开始前2h仍可进清亮液体,麻醉开始前6h可进固体饮食。这样既有利于减轻病人术前的饥饿、口渴、焦虑,也能明显改善术后胰岛素抵抗,避免术后发生高血糖并能促进合成代谢,还可从术后营养支持中获益[2]。

传统观点认为,常规留置鼻胃管可缓解腹胀,降低吻合口张力,减少吻合口漏的发生。最新研究表明,吻合口漏的发生主要受吻合口张力和血供、缝合技术以及病人营养状况等因素影响,而鼻胃管只起到使胃空虚、防止误吸的作用,不能有效降低肠道压力、防止吻合口漏。一项有关择期开腹手术后常规放置鼻胃管的荟萃分析指出,留置鼻胃管可能会减轻腹胀和呕吐,但不减少切口感染、切口裂开的发生,反而增加发热、肺不张、肺炎的发生率,因此不支持择期开腹手术后常规放置鼻胃管[3]。

二、术中处理

术中应用目标导向性输液,避免过多输液和输血所引起的外周组织水肿和心功能不全,减少液体在第三间隙的过度积聚,减轻组织水肿,既能明显加快病人术后胃肠功能恢复,又能在一定程度上减少吻合口漏的发生。

术中低温使切口感染发生率上升2~3倍,亦会使失血量和心律失常等发生率明显上升,还引起凝血功能异常。术中采用保温措施可减少术后应激反应,有利于减轻机体的分解代谢、促进康复[4]。

手术切除范围大、手术时间长会加重手术创伤,同时抑制免疫功能,增加术后感染和肿瘤转移复发的可能。因此,尽量采用腹腔镜或达芬奇机器人辅助的微创手术,减少手术创伤。无论开腹或是腔镜手术,均应精准操作,通过应用超声刀、双极电凝等解剖器械以及 Prolene 缝线、切割吻合器等吻合器械,减少手术创伤,缩短手术时间。

三、术后治疗

充分镇痛是病人术后加速康复的保证。采用硬膜外止痛技术、静脉自控镇痛泵和非甾体类止痛药物等多模式镇痛,被证实效果良好,能促进胃肠道功能恢复,促使病人早日下床活动[5]。

一般认为,术后 4~5d 肛门排气方可进食,早期进食可能会出现呕吐。采用加速康复策略的病人,可在术后麻醉清醒即进食营养液体,直到正常饮食,而并不增加相关并发症,这得益于加速康复治疗措施的协同作用,如持续硬膜外麻醉与应用非阿片类镇痛药物(尽量避免使用阿片类药物)有利于胃肠功能的恢复。早期进食有利于肠黏膜屏障功能的恢复,减少细菌移位,避免内源性感染,且不增加吻合口漏等并发症的发生率[6]。术后早期肠内营养可降低分解代谢,缓解术后恶心、呕吐及肠麻痹。

早期下床活动能有效预防下肢深静脉血栓形成以及肺不张,促进肠蠕动恢复,减少肺部感染的发生,改善全身血液循环,促进切口愈合。丹麦的一项随机对照研究[7]显示,采用加速康复策略治疗的择期开腹结肠切除术病人术后第 1 天的平均下床活动时间为 10h,术后第 2 天后平均 14h。一般目标是手术当天下床活动 2h,此后每天至少下床活动 6h,直至出院。由于胰腺手术创伤较大,建议手术当天在床上活动,术后第 1 天起鼓励病人下床活动。

留置导尿管除了增加病人术后肺部感染、尿路感染的发生外,还会影响早期下床活动。研究发现,导尿管应在术后 24h 内拔除。

一项多中心随机对照研究结果显示,择期结肠切除术后常规放置腹腔引流,既不能降低吻合口漏的发生,也不能减轻吻合口漏的严重程度,反而会出现导管性感染等。胰腺手术因发生胰漏等严重并发症的风险较高,目前仍无法做到不常规放置腹腔引流。最近关于术后可能发生胰漏的高危因素研究表明,术后第 1 天引流液淀粉酶 >5000U/L 是术后可能发生 B 级以上胰漏的有效预测指标[8]。因此对于术后第 1 天引流液淀粉酶 <5000U/L 的病人,可在严密观察下早期拔除腹腔引流。一旦发生腹腔积液引起的感染,应及时行 B 超或 CT 引导下腹腔穿刺引流。

四、相关指南及实践经验

2012 年,World Journal of Surgery 发布了胰十二指肠切除术的加速康复外科指南[9]。对胰十二指肠切除术的围术期治疗措施提出 27 条建议,其内容包括:术前与病人充分交流;对严重梗阻性黄疸者行术前胆道引流;术前戒烟、戒酒;术前营养支持;围术期肠内营养支持;不常规行机械性肠道准备;术前 2h 口服葡萄糖,术前 6h 口服固体食物;麻醉前应用镇静药物;预防性抗凝治疗;备皮和预防性应用抗生素;硬膜外镇痛;静脉应用镇痛药物;腹部切口皮下局麻药物镇痛;防止术后恶心呕吐;合理选择手术切口;避免术中体温降低;术后血糖控制;不常规放置鼻胃管;控制性输液;术后 72h 引流液淀粉酶 <5000U/L 者,早期拔除引流管;应用生长抑素;术后 1~2d 拔除导尿管;防止胃排空延迟;促进肠道动力恢复;加强术后营养支持;鼓励早期活动;密切观察随访。

自 2014 年 12 月 9 日起,参考该指南,结合临床实践经验,对符合条件的胰腺肿瘤手术病人采用加速康复外科策略的具体措施如下。

病人选择为初次手术,拟行胰十二指肠切除术、胰体尾切除术、胰中段切除术或姑息性手术者。术前总胆红素 <300μmol/L,血清白蛋白 >35g/L。术前无明显心、肺、肝、肾功能不全。

术前不常规行肠道准备,术前 6h 禁食,2h 禁水。预防性使用抗生素。术中维持体温 >36℃。术中控制性输液,限制平衡盐溶液输注总量。手术时间 <6h。术中出血量 <800ml。主胰管经确切处理(吻合、缝扎)。手术医师主观判断手术满意。

术后处理如下:手术后予非吗啡类药物镇痛。手术当天嚼口香糖,鼓励下肢活动。术后第 1 天拔除鼻胃管、导尿管,予少量饮水。早期恢复饮食,早期下床活动。术后第 1、2 天引流液量 <50ml,引流液淀粉酶 <5000U/L 者,术后第 3 天拔腹腔引流管。如引流液淀粉酶 ≥5000U/L 或引流液量 ≥50ml,术后第 5 天复查腹部 CT,CT 检查结果示腹腔无明显积液且连续 2d 引流量 <30ml,引流液淀粉酶 <1000U/L 者拔腹腔引流管。

　　至 2015 年 7 月 1 日,共开展各类胰腺肿瘤切除手术 293 例,平均术后住院时间(15.6±5.3)d,平均术后 2d 肛门排气,平均引流管留置时间(9.5±4.5)d,胰漏发生率 25%,无下肢深静脉血栓、急性胃扩张和严重肺部感染等并发症发生。与 2013 年至 2014 年的数据比较,术后住院时间、肛门排气时间、引流管留置时间以及深静脉血栓、严重肺部感染等并发症的发生率均有明显下降,而胰漏的发生率无统计学差异。

　　初步的临床研究显示,在胰腺外科领域,加速康复外科执行的基础在于术者对手术满意度的自信。加速康复外科能有效减少术后并发症的发生,明显改善术后消化道功能的恢复,有效缩短病人住院时间,但不能降低术后胰漏的发生率。

　　加速康复理念的成功实施是包括外科、麻醉、营养、护理的多学科团队共同努力的结果,缺一不可。其在外科中的应用已被证实可行、有效,但加速康复外科在胰腺外科领域的探索尚处于起步阶段。胰漏仍是胰腺手术病人加速康复的瓶颈。加速康复外科的发展有待于外科医师传统观念的改变,从循证医学出发,进一步开展多中心、大样本、前瞻性研究,使胰腺外科的加速康复策略趋向规范化、个体化、最佳化。

(施　源　沈柏用)

参考文献

1. Slim K, Vicaut E, Panis Y, et al. Meta-analysis of randomized clinical trials of colorectal surgery with or without mechanical bowel preparation. Br J Surg, 2004, 91(9): 1125-1130.

2. Smith I, Kranke P, Murat I, et al. Perioperative fasting in adults and children: guidelines from the European Society of Anaesthesiology. Eur J Anaesthesiol, 2011, 28(8): 556-569.

3. Cheatham ML, Chapman WC, Key SP, et al. A meta analysis of selective versus routine nasogastric decompression after elective laparotomy. Ann Surg, 1995, 221(5): 469-476.

4. 姜洪池,王刚. 快速康复外科理念在原发性肝癌围术期的应用. 中华外科杂志, 2010, 48(20): 1521-1523.

5. 王刚,江志伟,周志宏,等. 胸段硬膜外阻滞联合全麻在快速康复外科中的应用性研究. 实用临床医药杂志, 2010, 14(15): 13-16.

6. Fearon KC, Ljungqvist O, von Meyenfeldt M, et al. Enhanced recovery after surgery: a consensus review of clinical care for patients undergoing colonic resection. Clin Nutr, 2005, 24(3): 466-477.

7. Basse L, Jakobsen DH, Bardram L, et al. Functional recovery after open versus laparoscopic colonic resection: a randomized, blinded study. Ann Surg, 2005, 241(3): 416-423.

8. Bassi C, Molinari E, Malleo G, et al. Early versus late drain removal after standard pancreatic resections: results of a prospective randomized trial. Ann Surg, 2010, 252(2): 207-214.

9. Lassen K, Coolsen MM, Slim K, et al. Guidelines for perioperative care for pancreaticoduodenectomy: Enhanced Recovery After Surgery(ERAS)Society recommendations. Clin Nutr, 2012, 31(6): 817-830.

第十一章
加速康复外科在肺外科的应用

加速康复外科是医学理论和外科技术发展的必然结果,它不但关注减少对机体的应激反应,同时也重视对手术进行风险评估和干预,优化治疗共存病症包括心血管、呼吸系统和/或肾脏疾病,同时治疗、维持患者在围术期重要器官功能,了解和处理患者存在的社会和行为因素,进而达到临床上降低并发症和缩短住院时间的目的[1]。目前,加速康复外科已在骨科、乳腺外科、心胸外科、胃肠外科、妇产科等多个外科领域开展且取得显著的临床结果[2]。国内外已发布多种术后加速康复外科指南或专家共识,如胃切除手术,肝胆胰手术等[3]。肺外科患者均存在术前伴随疾病多,术中麻醉、单肺和肺挫裂伤等使术后并发症发生率高,但近年微创技术和精准切除、损伤控制和流程优化的现代外科理念为加速康复外科的施行奠定了理论和实践基础[4,5]。目前,多家医疗中心开始在肺手术患者中施行加速康复外科,并取得了一定临床效果。但是国内外均无一致的针对肺手术的加速康复外科方案来指导临床实践[6]。因此,有必要总结国内外该领域研究进展及专家经验,探讨加速肺康复(enhanced lung recovery after surgery, ELRAS)可能实现的途径,旨在为实现我国肺外科手术加速康复外科的规范化、标准化提供参考意见。

一、术前可采取的措施

1. 术前宣传教育 术前通过集体或面对面交流,书面(宣传册)或多媒体方式,告知患者围术期各项相关事宜,包括[7,8]:①术前戒烟或肺康复训练的意义及方法;②告知患者加速康复外科方案的目的和主要项目,鼓励患者术后早期进食、早期活动、宣传疼痛控制及呼吸理疗等相关知识,提高依从性;③告知患者麻醉和手术过程,减轻患者对麻醉和手术的恐惧和焦虑;④告知患者预设的出院标准;⑤告知患者随访时间安排和再入院途径。

2. 术前肺功能评估 静态肺功能检测(pulmonary function test, PFT)不能正确评价患者的运动肺功能及运动耐力,且不能发现术前可能并存的高危因素。建议增加亚极量运动试验如爬楼试验,心肺运动试验或6分钟步行试验[9,10]。

3. 术前呼吸道准备 从目前已有研究来看,需要术前准备的人群有:①戒烟:至少戒烟2周以上,最好是4周[11]。并进行合适的呼吸道准备。②术前肺康复训练:对于高龄、合并中到重度慢性阻塞性肺疾病患者,吸烟史大于800年支患者,建议术前进行肺康复训练,如消炎、平喘等,雾化吸入糖皮质激素类或支气管扩张剂等;激励式肺量计吸气训练等[6,12-16]。

4. 术前禁食 传统围术期处理方案提倡术前禁食12h、禁水6h,认为可降低术后吸入性肺炎的发生率,但缺乏相应证据。同时有研究结果表明:禁食过夜可引起胰岛素抵抗和术后不适[17]。一项纳入了22项随机对照研究的 meta 分析结果表明:术前2h进流质食物并未增加并发症发生率[18]。此外,术前避免长时间禁食可减轻术前不适。

5. 术前心理疏导或镇静 术前心理疏导有助于降低术前焦虑,传统上术前晚应用镇静药物。但并无证据表明麻醉前使用抗焦虑药物能使术后疼痛减轻,反而使麻醉复苏困难或复苏后处于嗜睡状态[19]。因此,不主张在术前应用抗焦虑药物。

6. 预防性抗菌药物使用[20] 有充分的研究证据支持术前预防性使用抗菌药物,认为其可降低手术部位感染发生率。主张切开皮肤前 0.5h~1.0h 或麻醉开始时给予抗菌药物,推荐静脉给药,且抗菌药物有效覆盖时间应包括整个手术过程。如手术时间 >3h 或超过所用抗菌药物半衰期的 2 倍,或成年患者术中出血量 >1500ml,术中应追加单次剂量。抗菌药物可根据国家卫生和计划生育委员会指南选择,但预防性使用有别于治疗性使用。总体来说,预防性使用的抗菌药物应覆盖所有可能的病原菌。

二、术中需优化的流程

1. 术中预防低体温　多项 meta 分析和临床随机对照研究结果均表明:避免术中低体温能降低切口感染、心脏并发症、出血和输血等发生率[21]。此外,术中低体温会影响药理及药代动力学,影响麻醉复苏。因此,术中应积极避免低体温发生,保持体温 ≥36℃。

2. 目标导向性静脉补液　对于围术期患者,既应避免因低血容量导致的组织灌注不足和器官功能损害,也应注意容量负荷过多所致的组织水肿和心脏负荷增加。针对不同患者的个性化目标导向性补液治疗(goal directed fluid therapy, GDFT)可维持患者合适的循环容量和组织氧供,达到加快术后康复的目的[22]。有研究结果显示:GDFT 的临床参考指标很多,实施过程中,需要连续、动态监测,维持血压下降幅度 ≤正常值的 20%,心率加快幅度 ≤正常值的 20%,中心静脉压(central venous pressure, CVP)为 4~12cmH_2O,尿量维持在 >0.5ml/(kg·h),血乳酸 ≤2mmol/L,中心静脉血氧饱和度(systemic central venous oxygen saturation, ScvO_2)>65%,每搏出量变异度 ≤13%。由于大部分患者术后可进食,故可以在术后尽早停止静脉补液。

3. 术中入路和切口选择　手术入路和切口以能良好显露手术野为准,开放手术或胸腔镜手术都适用,微创手术首选。

4. 术中尿管留置　术中留置尿管不但可引起患者不适,也易导致术后清醒时患者麻醉期苏醒期躁动和不良事件[23],术后尿路感染和降低患者舒适度,并限制术后早期活动[24,25]。麻醉后置尿管,而在患者完全清醒前拔掉尿管。若患者无尿道外伤或手术史、中重度前列腺增生或下腹部手术史,估计麻醉时间小于 4h,可以不置尿管[25,26]。

5. 胸腔引流管放置　胸腔引流管留置主要是防止术后胸腔积气、积液[27]。有研究[28-30]表明,单管(28F、32F、36F)或细管(14F、16F、18F)引流效果不劣于双管或粗管引流,且有助于患者术后活动、减少引流量、增加舒适度和引流管口愈合。故不强求常规不放置引流管,涉及胸膜腔闭锁、全肺切除及脓胸等手术仍推荐放置引流管,同时主张在无漏气、肺复张的情况下早期拔除引流管。

三、术后需要关注的症状

1. 术后镇痛　80% 的患者术后经历中重度疼痛,术后良好镇痛可缓解紧张和焦虑,且提高早期活动等依从性,降低静脉血栓和肺栓塞风险等。因此,术后镇痛是加速康复外科的重要环节,而"手术无痛"被视作加速康复外科的终极目标之一。预防镇痛,即在疼痛出现前采取镇痛措施以减缓术后疼痛的发生,其始于外科手术前,覆盖整个术中和术后,并按时有规律地给予镇痛药物。对于镇痛药物的选择,阿片类药物的不良反应较大,如影响肠功能恢复、呼吸抑制、恶心、呕吐等,应尽量减少使用[31]。近年来,联合应用阿片类与非阿片类药物使患者不良反应减少。非甾体类抗炎药物(non steroidal anti-inflammatory drugs, NSAIDs)被美国及欧洲多个国家的指南推荐为基础用药,建议若无禁忌证,首选 NSAIDs,其针剂可与弱阿片类药物联合应用,片剂作为口服续贯镇痛药物[32]。在 NSAIDs 针剂的选择上,因非选择性 NSAIDs 可能增加出血风险和应激性溃疡发生率,推荐使用选择性环氧化酶 -2(cyclooxygenase-2, COX-2)抑制剂、以降低出血风险。多模式镇痛采用硬膜外阻滞麻醉、患者自控镇痛泵(patient control analgesia, PCA)肋间神经阻滞等。术后采用多模式镇痛,以选择性 COX2 抑制剂,非选择性 NSAIDs 或对乙酰氨基酚为基础用药,包括 PCA、NSAIDs 针剂按时注射 5~7d 和 NSAIDs 续贯镇痛等。具体措施:根据预防、按时、多模式镇痛理念,术前 1~3d 使用 NSAIDs,术后采用多模式镇痛,包括 PCA、TAP 阻滞、NSAIDs 针剂按时注射 5~7d 和 NSAIDs 续贯镇痛。

2. 预防肺动脉栓塞[33]　肺外科术后肺动脉栓塞发生率约为 1%,后果严重,死亡率高。预防性抗血栓形成措施包括基础预防、机械预防和药物预防。基础预防即早期活动；机械预防常用措施是间歇性空气加压（intermittent pneumatic compression，IPC）；药物预防有普通肝素、低分子肝素（low-molecular-weight heparin，LMWH）、阿司匹林等。LMWH 与普通肝素比较，前者出血风险低，患者依从性高，可有效降低血栓形成风险，比 IPC 机械抗凝效果更佳。在排除出血风险的情况下，建议使用 LMWH 至术后可活动甚至直到出院为止；术前根据 Caprini 评分，选择相应预防性抗凝措施：Caprini 评分≥4 分，建议使用术前 6~12h 应用 1 次 LMWH 直到出院。

3. 预防恶心呕吐　术后恶心呕吐为常见麻醉不良反应。早期活动、进食及不应用或少用吗啡类或阿片类药物能减少术后恶心呕吐的发生。

4. 术后饮食与营养　术后饮食建议以清淡或 MCT 为主，尤其是胃肠功能恢复以前。研究[34]发现 MCT 饮食不但有助于胃肠功能快速恢复，也可以减少胸腔引流量。

5. 引流管拔除　早期拔除各种引流管，包括导尿管。有研究结果[23,26]显示：长期留置导尿管增加尿路感染等风险。因此，建议术后即刻或 24h 内拔除导尿管。

6. 早期活动　早期活动指有目标地合理规划的活动。长期卧床会增加肺部感染、栓塞等并发症发生率。早期活动促进肌肉骨骼系统、呼吸系统等多系统功能恢复，可预防肺部感染、褥疮和深静脉血栓形成，同时促进胃肠功能恢复。早期活动目标的达成有赖于术前宣传教育、施行多模式镇痛和早期拔除引流管[11]。因此，进行合理规划的早期活动安全有益。推荐术后建立每日活动目标，逐日增加活动量。

7. 术后肺康复训练　若术前合并高危因素，建议术后仍继续进行康复训练，方案同术前[11]。

四、结语

加速康复外科方案的目的主要是加速患者术后安全康复，并非仅追求术后住院时间的缩短。因此，围术期处理措施的施行必须在循证医学或真实世界数据或证据指导下进行，以使患者受益为目的。加速康复外科方案的重点在于经过合理的处理措施，患者并发症发生率降低，在此基础上术后住院时间才能安全缩短。不同地区、不同疾病、不同手术、不同患者加速康复外科的具体方案并不能一概而论。

（车国卫）

参考文献

1. 车国卫，刘伦旭，周清华. 加速康复外科从理论到实践：我们需要做什么？中国肺癌杂志，2017，20（4）：219-225.

2. Ljungqvist O，Scott M，Fearon KC. Enhanced recovery after surgery：A review. JAMA Surg，2017，152（3）：292-298.

3. 中国研究型医院学会肝胆胰专业委员会. 肝胆胰外科术后加速康复专家共识. 中华消化外科杂志，2016，15（1）：1-6.

4. 车国卫，刘伦旭，石应康. 加速康复外科临床应用现状与思考. 中国胸心血管外科临床杂志，2016，23（3）：211-215.

5. 车国卫，李为民，刘伦旭. 快速肺康复需要围术期流程优化. 中国胸心血管外科临床杂志，2016，23（3）：216-220.

6. Lai Y，Huang J，Yang M，et al. Seven-day intensive preoperative rehabilitation for elderly patients with lung cancer：a randomized controlled trial. J Surg Res，2017，209：30-36.

7. 杜娜，郭成林，杨梅，等. 加速康复外科在中国大陆胸外科临床现状——基于胸外科医生及护士调查的分析. 中国肺癌杂志，2017，20（3）：157-162.

8. Li S，Wang Z，Huang J，et al. Systematic review of prognostic roles of body mass index for patients undergoing lung cancer surgery：does the 'obesity paradox' really exist？Eur J Cardiothorac Surg，2017，51（5）：817-828.

9. Gao K，Yu PM，Su JH，et al. Cardiopulmonary exercise testing screening and pre-operative pulmonary

rehabilitation reduce postoperative complications and improve fast-track recovery after lung cancer surgery: a study for 342 cases. Thorac Cancer, 2015, 6(4): 443-449.

10. Mei J, Liu L, Tang M, et al. Airway bacterial colonization in patients with non-small cell lung cancer and the alterations during the perioperative period. J Thorac Dis, 2014, 6(9): 1200-1208.

11. 多学科围术期气道管理专家共识专家组. 多学科围术期气道管理专家共识(2016年版). 中国胸心血管外科临床杂志, 2016, 23(7): 641-645.

12. 车国卫, 支修益. 肺癌合并慢性阻塞性肺疾病患者围术期气道管理现状. 中国肺癌杂志, 2014, 17(12): 884-888.

13. 苏建华, 喻鹏铭, 周渝斌, 等. 影响肺癌手术住院费用和快速康复的临床因素分析. 中国肺癌杂志, 2014, 17(7): 536-540.

14. 赖玉田, 苏建华, 杨梅, 等. 术前短期综合肺康复训练对肺癌合并轻中度慢性阻塞性肺病患者的影响: 一项前瞻性随机对照试验. 中国肺癌杂志, 2016, 19(11): 746-753.

15. 沈春辉, 梅龙勇, 喻鹏铭, 等. 术前肺康复对肺癌合并中-重度慢性阻塞性肺疾病患者运动耐力影响. 中国胸心血管外科临床杂志, 2011, 18(6): 514-517.

16. Licker M, Karenovics W, Diaper J, et al. Short-term preoperative highintensity interval training in patients a waiting lung cancer surgery: a randomized controlled trial. J Thorac Oncol, 2017, 12(2): 323-333.

17. Dennhardt N, Beck C, Huber D, et al. Impact of preoperative fasting times on blood glucose concentration, ketone bodies and acid-base balance in children younger than 36 months: a prospective observational study. Eur J Anaesthesiol, 2015, 32(12): 857-861.

18. De Groot JJ, Ament SM, Maessen JM, et al. Enhanced recovery pathways in abdominal gynecologic surgery: a systematic review and metaanalysis. Acta Obstet Gynecol Scand, 2016, 95(4): 382-395.

19. Caumo W, Nazare F, da Cunha M, et al. Development, psychometric evaluation and validation of a brief measure of emotional preoperative stress (B-MEPS) to predict moderate to intense postoperative acute pain. Br J Anaesth, 2016, 117(5): 642-649.

20. Bratzler DW, Dellinger EP, Olsen KM, et al. Clinical practice guidelines for antimicrobial prophylaxis in surgery. Surg Infect (Larchmt), 2013, 14(1): 73-156.

21. Kurz A, Sessler DI, Lenhardt R. Perioperative normothermia to reduce the incidence of surgical-wound infection and shorten hospitalization. Study of Wound Infection and Temperature Group. N Engl J Med, 1996, 334(19): 1209-1215.

22. Li P, Qu LP, Qi D, et al. Significance of perioperative goaldirected hemodynamic approach in preventing postoperative complications in patients after cardiac surgery: a meta-analysis and systematic review. Ann Med, 2017, 49(4): 343-351.

23. 赵金兰, 邱姝婷, 许宁惠, 等. 尿管留置对胸科手术患者全身麻醉苏醒期躁动影响的前瞻性队列研究. 中国胸心血管外科临床杂志, 2016, 23(4): 319-322.

24. 徐志华, 杨梅, 邱舫, 等. 肺癌患者围术期无痛性留置导尿管的前瞻性队列研究. 中国胸心血管外科临床杂志, 2016, 23(4): 323-327.

25. 邱舫, 杨梅, 车国卫, 等. 胸腔镜肺叶切除术患者围术期无尿管留置导致尿潴留的危险因素分析. 中国胸心血管外科临床杂志, 2016, 23(4): 328-333.

26. 杨梅, 陈娟, 车国卫, 等. 肺癌肺叶切除术患者围术期有无尿管留置的成本效益分析. 中国胸心血管临床杂志, 2016, 23(5): 421-424.

27. 时辉, 梅龙勇, 车国卫. 肺癌患者术后胸腔引流新理念. 中国肺癌杂志, 2010, 13(11): 999-1003.

28. 韩兆杰, 宋志芳, 苏建华, 等. 单胸腔引流管在肺癌术后快速康复中的应用. 中国胸心血管外科临床杂志, 2014, 21(1): 17-20.

29. 周洪霞, 杨梅, 廖虎, 等. 胸腔镜肺叶切除术后16F尿管胸腔引流可行性的前瞻性队列研究. 中国胸心血管外科临床杂志, 2016, 23（4）: 334-340.

30. 杨梅, 樊骏, 周红霞, 等. 胸腔镜肺癌肺叶切除术后 16 F 较 28 F 胸腔引流管应用的临床优势. 中国肺癌杂志, 2015, 18（8）: 512-517.

31. Kehlet H. Enhanced recovery after surgery（ERAS）: good for now, but what about the future? Can J Anaesth, 2015, 62（2）: 99-104.

32. Duan P, Liu Y, Li J. The comparative efficacy and safety of topical nonsteroidal anti-inflammatory drugs for the treatment of anterior chamber inflammation after cataract surgery: a systematic review and network *meta-analysis*. Graefes Arch Clin Exp Ophthalmol, 2017, 255（4）: 639-649.

33. Chen Y, Zhou HX, Hu YH, *et al*. Risk factors of pulmonary embolism in senile and non-senile inpatients and the predictive value of Caprini risk assessment model in these two populations. Zhonghua Yi Xue Za Zhi, 2017, 97（10）: 755-760.

34. 杜娜, 饶志勇, 车国卫, 等. 肺癌术后短期中链甘油三酯饮食临床效果的前瞻性随机研究. 中国肺癌杂志, 2016, 19（12）: 821-826.

第十二章 加速康复外科在泌尿外科的应用

加速康复外科指南因专业而异,但均包括术前、术中及术后至少 20 个共同要点。在此背景下,加速康复外科模式在泌尿外科手术中亦具有广阔的应用前景,尤其是根治性膀胱切除术[1]、根治性前列腺切除术[2]、肾上腺切除术[3]及肾癌根治术[4]。

一、术前准备

1. 术前宣传教育　术前进行以书面、口头或多媒体等形式的个体化宣传教育,对于成功实施加速康复外科十分重要,其能缓解患者术前存在的不同程度的焦虑与恐慌情绪。患者应在术前积极参与整个外科团队成员的讨论会议。医疗工作人员应向患者及家属介绍围术期护理的相关知识及促进康复的各种建议,以达到缓解患者紧张、恐惧、焦虑情绪的目的。

宣教的对象应包括但不限于患者、家属及其陪护人员。宣教方式可以口头、书面以及多媒体等多种形式联合进行。医护人员应结合患者的疾病和具体情况进行个体化的宣教,介绍疾病的基本情况、围术期护理、可能出现的不良事件、预后情况以及康复建议等。充分、全面的疾病宣教能够使患者及家属更好的了解疾病,对相关不良事件的预警,能够减轻不良事件发生时患者的情绪和应激反应,使患者能够更好配合诊疗,加快术后恢复[5]。

2. 健康状况评估　术前对接受手术患者的健康状况进行合理评估具有重要的临床意义。术前 1 个月以上避免过多的酒精摄入,可减少术后并发症[6]。戒烟亦是如此,但术前立即戒烟可能会造成更大的伤害。因此,患者术前应至少戒烟 8 周,以减少长期吸烟者突然戒烟后肺部并发症的发生[6]。营养不良是术后并发症的独立危险因素。目前,外科患者营养筛查最有价值的工具是由欧洲临床营养和代谢学会推荐的营养不良风险调查评分[7]。该评分高低取决于患者的年龄、营养不良状况及疾病严重程度。同时,增强免疫的营养物质可调节宿主免疫系统和炎性反应。随机对照试验(randomized controlled trial,RCT)已经证明,即使在营养状况良好的患者中,增强免疫的营养物质也可以在术后改善宿主防御机制,从而缩短住院天数,降低感染风险[8]。

术前对患者的健康状况进行系统、全面的评估,包括对现有疾病、基础性疾病(如糖尿病、高血压、呼吸系统疾病等慢性病)的评估、营养状况评估、心理状态评估以及可能对疾病预后、手术恢复产生影响的其他因素的评估。营养不良是术后并发症的独立危险因素,而 Hamilton 等[8]的一项 RCT 研究显示,即使是营养状况良好的患者,应用增强免疫的营养物质也可以改善患者术后的防御机制,从而降低继发性感染风险,缩短住院天数。Azhar 等[6]在 2016 年发表的一项研究结果发现,对于泌尿外科手术病人,术前 1 月开始减少酒精摄入、戒烟 8 周以上,能够减少术后并发症及戒烟相关肺部并发症。因此,合理的术前评估、术前对器官功能障碍的改善,对营养状况、免疫状态及不良生活习惯的提前干预及能够有效降低手术风险,减少术后并发症的发生率[9]。鉴于目前医疗资源的紧缺,让患者入院后再进行营养等调整,会增加住院时间,不利于床位使用,可以适当将该项工作前伸至门诊。在门诊对于拟住院手术的患者,先行评估,而后予以饮食调整等建议(为减少手术应激,一般建议患者以优质蛋白、低盐、低脂并富含维生素、易吸收的饮食为主),在待床过程中即同时完成营养状态的调整和改善。

3. 禁食和口服碳水化合物　术前长时间禁食可使患者机体处于代谢应激状态,不利于术后康复。因此,大多数麻醉医师建议患者术前 6 小时禁食固体食物和术前 2 小时禁饮液体。欧洲麻醉学会指南指出,可能出现胃排空延迟的患者(如肥胖患者)、胃食管反流患者、糖尿病患者及孕妇也可以采纳上述建议[10]。术前推荐服用碳水化合物(如素乾)以缓解饥饿、口渴及焦虑,可有效减轻胰岛素抵抗,降低血糖水平。此外,术前口服碳水化合物可减少蛋白质的损失量,体重和肌肉力量均得到更好的保存[11]。口服碳水化合物是加速康复外科路径中标准的护理要点,但糖尿病患者需谨慎考虑。

邱维吉等[12]人研究不同营养液对于麻醉诱导前禁食时间的影响,结果发现,口服 12.5% 碳水化合物溶液 400ml(含 40g 麦芽糊精 +10g 蔗糖)2h 后胃基本排空,可安全进行麻醉诱导。国外也有学者研究发现术前口服碳水化合物,能够减少蛋白质损失[11],并可降低术中低血压的发生率,减轻手术创伤致的内分泌应激及胰岛素抵抗[11]。

4. 预防下肢静脉血栓形成　恶性肿瘤、复杂凶险手术及长时间卧床是术后下肢静脉血栓形成的危险因素。血栓栓塞是泌尿外科肿瘤术后 30 天内最常见的死亡原因[13]。目前认为低分子量肝素类药物是耐受性、有效性及成本效益最好的药物[14]。欧洲加速康复外科指南也推荐在静脉血栓栓塞症高危人群中长期使用这类抗凝药物[15]。其他保护措施包括住院期间使用间歇充气压缩泵和穿戴压力袜等。

5. 预防性使用抗菌药物　术前预防性使用药物是指除外患者基础性疾病治疗所必需的药物之外,在术前给予的药物,主要是抗菌药物和镇痛药物的预防性应用。而传统的观点认为,患者术前容易产生焦虑及恐惧情绪,故应常规应用镇静药物及抗胆碱能药物。而实际上,使用抗胆碱能药物会引起患者口干等不适,加之术前长时间的禁食、禁水则会加重患者的不适感。同时,使用镇静或抗焦虑药物则会加重术后的镇静作用,不利于患者的术后苏醒、早期活动与进食以及各种引流管的拔除。因此除部分处于极端焦虑的患者应给予适当剂量的镇静药物外,此类药物并不应常规应用。

预防性应用抗菌药物可显著降低术后感染性并发症的发生率,使患者受益。手术切口级别和性质是应用抗菌药物预防感染的重要依据,对于有感染危险因素的 Ⅰ ~ Ⅲ 类切口,应预防性应用抗菌药物。应用时间应根据感染危险因素具体选择。美国泌尿外科协会指南中建议[6],即使患者没有危险因素,也应在术前 24 小时内或单次适当应用抗感染药物。泌尿外科择期手术绝大多数为 Ⅰ 、Ⅱ 类切口,但对于泌尿道内镜手术,尤其需要严格控制感染,且由于术中灌注压问题(如输尿管镜碎石术),可能引起术后的严重继发性感染,故应特别注意术前感染的控制与预防。

欧洲泌尿协会指南建议术前 1 小时内给药,持续 24 小时;对具有感染危险因素或长时间手术(>3 小时)的患者延长至 72 小时[6]。由于不同细菌的耐药性不同,具体抗菌药物治疗方案并不明确,但肯定的是:预防性使用抗菌药物可使患者受益。如果患者没有危险因素,美国泌尿协会指南建议术前 24 小时使用第二代或第三代头孢菌素或庆大霉素联合甲硝唑[6]。欧洲加速康复外科指南建议术前使用氯己定 – 酒精擦洗来预防手术部位感染[15]。

6. 麻醉管理和预防术中低温　中枢神经或区域神经阻滞可减少阿片类药物的使用量,并促进肠内营养和胃肠蠕动尽早恢复。在开放的结直肠手术中推荐胸膜硬膜外阻滞,可缩短住院天数,减少术后肠梗阻的发生。既往研究已证实在开放的根治性膀胱切除术中使用硬膜外阻滞的镇痛效果优于传统麻醉[16]。尽管如此,目前仍无高质量的研究比较这些麻醉方案在其他泌尿外科手术中的效果。因此,今后应进一步研究如何选择合适的麻醉药物和麻醉方法。避免术中低温有助于防治术中发生凝血功能障碍,减少切口感染和不良心血管事件的发生,减轻患者不适感,缩短住院天数。有效的升温策略包括强制使用暖气毯、保温的静脉液体及提高手术室室温[17]。

7. 肠道准备　传统的术前肠道准备将灌肠作为常规手段。但有大量研究表明,术前灌肠会使患者脱水,并可能增加麻醉时低血压的风险,对患者并无益处。泌尿外科的手术,有很大部分是经自然腔道(输尿管镜、膀胱镜等)或经腹膜后入路,对于这部分手术,建议不需特别进行肠道准备。对于需要肠道准备的手术,如膀胱根治性切除 + 回肠代膀胱术,我们参考肠镜检查的措施,采取改良的肠道准备,术前三天予无渣饮食,术前予以口服磷酸钠盐代替灌肠,同样取得了良好的肠道准备效果,同时患者的不适感显著减轻。

8. 疼痛管理　是加速康复外科非常重要的一个环节。对于疼痛的管理应细化到所有可能产生疼痛的操作，而不应仅局限于手术本身，如术前动脉穿刺的疼痛。对手术患者进行的一项小样本调查中，甚至有相当比例的患者认为，围术期不适感最强的阶段就是动脉穿刺操作。术前在恰当的时机选择适当的药物进行干预，可有效降低此类不良刺激感受。预防性应用镇痛药物，目的是为了有效地对疼痛进行管理和预先干预，减轻围术期的疼痛刺激的影响，降低神经敏感性，从而减轻术后疼痛，减低术后镇痛药物应用需求，改善患者主观感受，提高患者对整体治疗的满意度[18]。

二、术中管理

1. 麻醉方法选择　最好的麻醉方式应该是术中保持最合适的麻醉深度，同时术后能快速清醒，减轻患者应激反应，促使患者术后尽早恢复日常活动及锻炼，并且降低并发症的发生率，从而加快患者恢复速度，提高患者满意度。在诸多麻醉方法中，硬膜外麻醉镇痛效果最佳，并能促进肠道蠕动。但传统的观点认为，全身麻醉＋肌松药＋气管插管是泌尿腔镜手术最好的麻醉方式。因为泌尿外科腹腔镜手术刺激较小，且相当部分可经后腹膜路径，对肠道干扰小，因此，硬膜外麻醉在泌尿腔镜手术中是否值得应用还存在争议。但是目前已有越来越多的研究者认为，全麻并发症较多，应使用多种模式的麻醉方式[19]，以此产生的协同效应来降低各种麻醉药物的使用剂量。通过采取辅助性局部麻醉＋使用短小麻醉药物＋术中全麻等综合措施对麻醉方法进行改良，能够更快和更有效地减少术后疼痛，缩短住院时间，此方法已有学者在肾切除及肾盂成形术中成功应用[20]。此外，即便是采用传统麻醉方法，也可以通过改良来提高患者的主观感受，如可将气管插管更换为应用喉罩进行辅助呼吸，以减轻患者术后咽喉部不适，降低术后因插管刺激引起的痰多而导致雾化药物的应用。

2. 手术方法　手术方法（即开放与微创）可能会影响患者的临床结局、术后并发症及恢复情况。微创手术切口较小，可减少镇痛药物的使用量和术中失血量。因此，与开放手术相比，腹腔镜手术可能会降低术后并发症的发生率，缓解疼痛症状，缩短住院天数[21]。当前，机器人辅助手术方法越来越多地用于泌尿外科手术中。研究表明，尽管机器人辅助手术的操作时间较长且花费不菲，但患者术中失血量和镇痛药物使用量均明显减少[21]。因此，为了评估腹腔镜手术和机器人辅助腹腔镜手术的优劣，需要具有医疗成本分析的进一步研究比较不同患者的恢复情况和生活质量。但毋庸置疑，微创手术可加速泌尿外科手术患者康复。

3. 液体治疗　泌尿外科手术患者的液体管理具有挑战性，因术中尿量通常无法监测，且术后尿量需仔细测量。加速康复外科以减少体液波动为目标。体液过少可能导致灌注不足和器官功能障碍，而静脉注射生理盐水和液体超负荷被认为是导致术后肠梗阻及其并发症发生的主要原因。维持稳定的血容量和心输出量，向组织输送足够的氧和营养物质，对保持细胞功能极为重要，特别是在有组织损伤和需要修复时。过多的液体治疗和高血容量会导致内脏灌注不足和肠梗阻的发生。部分临床医师认为围术期输血与根治性膀胱切除术后膀胱癌复发存在一定的关系[22]。加速康复外科理念已经提出了限制和平衡的液体管理方案[23]。目标导向液体治疗尝试通过建立血流动力学监测、优化灌注和吸氧方案，以增加液体复苏的精度，保持正常的生理液体平衡和内环境稳态。需要进一步研究泌尿外科手术中限制和平衡的液体管理方案的临床效果。此外，目标导向液体治疗可使患者治疗个体化，使围术期的管理和处理措施更精确。

4. 术中保温　术中维持体温对于维持正常的机体内环境平衡十分重要。研究结果显示接受择期手术的患者中有 25%~90% 的患者术中会出现低体温，术中持续的热量散失可导致机体应激反应增加，并有可能增加围术期心血管并发症的发生率。而严重的心血管事件（例如心律失常、心肌梗死）是围术期低体温相关最严重的并发症。此外，低体温患者还可能发生凝血功能障碍，导致术中出血量增加导致增加输血需求，术后伤口感染率增加从而延缓伤口愈合[24]。总之，围术期低体温对手术结果和术后恢复过程都具有负面影响。因此，术中应应用综合措施维持患者体温，以减少低体温带来的氧耗增加、合成代谢激素分泌增加和体温过低引起的应激反应。

与开放手术相比，腹腔镜手术创口较小，一般认为其低体温的发生率应该较低。但研究表明[25]，在腹部手术中，腹腔镜手术与开放手术的低体温发生率相似。因此，腹腔镜手术中的保温与开放手术同样需要重视。

术中保温的措施应包括但不限于一下内容：①提高手术室室温；②患者非手术部位的物理性保暖；③应用加热毯；④输入液体、腔内冲洗液甚至麻醉吸入气体的加温。对于泌尿外科腔内手术，术中通常需要使用大量冲洗液，如使用低温液体，会使患者核心体温迅速下降。因此需特别重视冲洗液的加温。

5. 引流管的管理　推荐术后避免使用或尽早拔除鼻胃管。关于结直肠手术的研究证实术后无需留置引流管，且目前也有泌尿外科手术的研究得到相同的结论[26]。荟萃分析表明，结肠手术中避免使用鼻胃管可降低术后并发症发生率，缩短腹部手术后肠功能恢复正常的时间[27]。同时，咽喉炎、呼吸道感染及呕吐的发生率也较低。同理，应避免使用或尽早拔除导尿管，因其可影响患者术后活动，增加尿路感染的发生风险，延长住院天数[16]。另外，大量 RCT 均表明，接受结直肠手术患者术后有无腹腔抽吸引流对其恢复的影响无显著差异，表明引流管不是必需的[28]。不同的加速康复外科方案均建议尽快移除引流管。然而，目前仍无明确的证据表明移除引流管的最佳时间为何时。

三、术后相关问题

1. 术后恶心和呕吐　恶心和呕吐为术后常见的不良反应，是引起患者满意度降低和住院天数延长的主要原因。采用昂丹司琼等药物预防方案可以减少术后恶心和呕吐的发生；另外，地塞米松也是一种安全、有效、廉价的止吐药物[29]。结合使用一氧化二氮和异丙酚也可以缓解恶心和呕吐症状，且未观察到这些药物之间存在显著的相互作用。一项双盲 RCT 发现，通过经食管多普勒超声监测心血管情况进行术中液体优化，可以显著减少根治性膀胱切除术后 24 小时和 48 小时恶心和呕吐的发生[30]。

2. 促进肠道功能恢复　肠梗阻是根治性膀胱切除术后的常见不良反应，也可能在前列腺切除术和肾脏手术后发生。加速康复外科路径突出了预防术后肠梗阻的重要性[34]。目前主张在加速康复外科中使用传统药物，如甲氧氯普胺，以降低术后肠梗阻的发生率。尽管甲氧氯普胺可能不会改变患者的术后排气时间，但该药物可能会减少恶心和呕吐的发生。咀嚼口香糖有益于腹部和胃肠手术患者恢复，荟萃分析发现：与对照组相比，咀嚼口香糖的患者术后排气时间显著提前。这是由于咀嚼口香糖的患者术后肠麻痹症状减轻，尽管如此，咀嚼口香糖组和对照组患者的住院天数并无显著差异[31]。

3. 尽早恢复饮食　加速康复外科特别重视早期饮水进食，建议术后尽快恢复正常饮食摄入。在禁食后的 24 小时内，机体出现胰岛素抵抗效应，但早期进食可减缓此效应，有利于恢复肌肉功能、促进伤口愈合及减少败血症的发生[32]。传统观念认为早期进食会增加胃肠道并发症的发生风险，但一项关于胃肠手术的荟萃分析对此观念提出了挑战[32]。早期进食已获得积极的临床效果，如吻合口开裂、麻痹性肠梗阻及感染并发症的发生均显著减少[33]。

4. 术后疼痛治疗　适当的疼痛治疗有助于患者术后早期下床活动，可对抗胰岛素抵抗效应，降低血栓栓塞事件和胸部感染的发生率，增强肌肉力量，减少肠梗阻的发生。多模式阿片类药物镇痛是常见的术后镇痛方案，通常结合局部麻醉，旨在提供有效的疼痛管理，同时尽量减少阿片类药物的不良反应[34]。尽量给予非甾体抗炎药，该类药不仅安全可靠，且可减少阿片类药物的使用量及其不良反应的发生，有利于患者快速康复。口服或静脉注射扑热息痛和（或）非甾体抗炎药可用于腹腔镜肾上腺切除术和根治性前列腺切除术患者的术后镇痛[3,35]。

5. 早期下床活动　如前所述，早期下床活动可降低下肢静脉血栓的发生风险，对抗胰岛素抵抗效应，减少胸部并发症的发生。加速康复外科强调早期下床活动，因其可增加肠蠕动，提高肺活量，降低胸部感染和血栓栓塞的发生风险，加速切口部位的血液循环，促进切口愈合及下肢静脉回流，预防术后深静脉血栓的形成[36]。研究显示术后是否早期下床活动与加速康复外科能否成功并取得满意结果显著相关[37]。但是，早期下床活动也应根据具体患者情况进行。如肾部分切除术患者，过早的活动有可能会增加术后继发性出血的风险，应根据术中情况及患者恢复情况制定个体化方案。

6. 出院标准及随访　目前认为只要患者恢复固体饮食和胃肠道功能，口服镇痛药即可有效止痛，自由活动，无其他临床问题，即可出院[6]。临床医师应定期对患者进行电话随访并接听紧急电话，建议设立"绿色通道"，以便满足患者再入院的需求。

四、资料分析

1. **审计临床资料** 审计是评估和提高医疗卫生服务和医疗制度质量的重要组成部分。审计加速康复外科可以帮助评估执行加速康复外科路径的情况，这是确保成功实施加速康复外科并评价其对临床和财务结果的影响所必经的过程。审计还可确保加速康复外科通过适应不同手术方式、疾病状态或机构特定的个体化方案继续保持动态发展的势头。实施加速康复外科过程中应对代表性个案进行回顾，对退出路径的病例进行讨论，总结泌尿外科加速康复外科模式的循证实践经验。

2. **成本效益** 目前少有研究评估加速康复外科的成本效益。美国结直肠手术的荟萃分析显示以加速康复外科治疗患者平均节省约 2000 美元的费用[38]。目前对加速康复外科的主要争议为：由于患者较早出院，而后可能更频繁再入院，从而增加不必要的医疗费用。然而，一项前瞻性研究评估了接受根治性膀胱切除术患者的再入院率，发现加速康复外科组与对照组患者的再入院率并无显著差异（21%∶18%，$P=0.1$），此再入院率与其他医疗中心相当[16]。总之，加速康复外科似乎具有明显的临床成本效益。然而，目前缺乏随机前瞻性研究系统地评估泌尿外科手术中成本节约的数据（包括院内和院外费用），需要进一步开展工作以明确加速康复外科短期和长期的成本效益。

3. **实施加速康复外科的障碍** 尽管越来越多的证据证实加速康复外科的安全性和潜在的成本效益，但许多医疗机构和临床医师仍在犹豫是否采用加速康复外科，由此导致其进展和推广缓慢。替代或调整现有方案和标准操作程序可能需要多年。因此，决策者需要参考更多的前瞻性研究，以提供更清晰、更强有力的证据。值得注意的是，术后不良结局的发生率与遵循加速康复外科的情况直接相关。成功实施加速康复外科需要患者、外科医师、麻醉医师、护理团队等多方的全力支持。

五、拓展及展望

1. **加速康复外科在泌尿外科领域的拓展**

（1）手术器械及设备的发展对手术的影响：不可否认，手术器械及设备的发展对手术的影响深远。自传统的开放手术，到目前的腹腔镜、内窥镜手术，再到机器人辅助腹腔镜手术，手术微创化的发展历史其实就是手术器械及设备的发展历史。而这些器械和设备的应用，也使得手术的创伤更小、患者恢复更快，从而才会发展到如今加速康复外科等各种先进的医疗理念。如今，手术器械和设备的发展仍对手术产生着巨大的影响，尤其是在泌尿外科领域。下面以经尿道前列腺电切术（TURP）和经皮肾镜碎石术（PCNL）为例说明。以往的 TURP，患者术后需留置导尿管、膀胱造瘘管，加之术中的失血、大量冲洗液的应用，术后还需行持续膀胱冲洗，患者术后恢复时间长，并发症发生率高。而近年来随着激光技术的应用（如绿激光、铥激光、1470 半导体激光等），经尿道前列腺激光汽化已逐渐取代 TURP，因为激光汽化术在术中切除/汽化组织过程中，同时能够关闭血管，极大地减少了术中失血，同时避免了血管开放，冲洗液进入循环后引起的低钠血症的发生率。此外，良好的止血效果也带来了更好的手术视野，使得术中膀胱造瘘不再是必须，术后的膀胱冲洗也能够不作为常规手段进行应用。

传统的 PCNL 手术，碎石取石通道大，对肾脏损伤大，出血、感染风险极高，术后需留置肾造瘘管及输尿管支架，患者恢复周期长。而近年来的微通道 PCNL，乃至可视化穿刺设备的应用，不但能够减轻肾脏损伤，而且极大地减少了术中术后大出血的风险，同时使得"无管化"PCNL 成为了可能。

（2）日间手术模式与加速康复外科结合在泌尿外科中的应用：日间手术是指患者入院、手术与出院在 1 个工作日中完成的手术，门诊手术除外。该模式能够缩短患者住院等候时间及治疗时间，增加床位使用率，提高疾病诊疗效率，在保证医疗质量的同时，减少住院时间和花费，提高患者满意度。目前，国内外各大医院均已广泛开展日间手术。其中，泌尿外科日间手术开展范围最广，包括输尿管镜碎石、经皮肾镜碎石、前列腺激光剜除、经尿道膀胱肿瘤电切、阴茎畸形矫正、精索静脉曲张高位结扎等多种手术。由于日间手术住院时间短，对手术类别和患者的选择十分重要，同时对术后恢复的要求也更高。因此，引入加速康复外科理念，对于日间手术的发展和完善也是十分必要的，而加速康复外科在这种快节奏的手术模式中，也能够发挥更为重要的作用。

2. 展望　加速康复外科未来研究的重点是如何减轻阿片类药物的依赖、减少术后肠梗阻的发生及优化目标导向液体治疗。未来的研究会再次强调加速康复外科成功的核心原则之一是外科、护理及麻醉之间的协作，这对实施加速康复外科及保持其长期稳定有效至关重要。术后沟通和长期随访均需额外的资源来降低患者的再入院率，提高其舒适度和生活质量，而当前的加速康复外科成本效益分析往往未考虑院外费用。如前所述，目前用于泌尿外科的加速康复外科方案大多是从结直肠手术中借鉴而来的。考虑二者在肿瘤学、手术方案及癌症发病率方面的差异，目前迫切需要研究评估泌尿外科中加速康复外科模式的应用效果。尽管有诸多证据支持加速康复外科，但大多数研究是回顾性的，或证据水平不足，导致结论较零散，缺乏总结，没有标准，不成系统。因此，需要高质量的前瞻性多中心研究来评估泌尿外科加速康复外科的不同要点，如围术期的营养支持、引流管的类型和留置时间，以便在不同的泌尿外科手术中寻求个体化的加速康复外科方案。随着微创技术的革新、围术期处理措施的改进、多学科间不断交流及运行机制的逐步完善，加速康复外科理念在泌尿外科必然具有广阔的发展前景。

（谭晓辉　张智宇　王　科　高振利　徐振宇　傅　点）

参考文献

1. Tyson MD, Chang SS. Enhanced Recovery Pathways Versus Standard Care After Cystectomy: A Meta-analysis of the Effect on Perioperative Outcomes. Eur Urol, 2016, 70（6）: 995-1003.

2. Gralla O, Haas F, Knoll N, et al. Fast-track surgery in laparo-scopic radical prostatectomy: basic principles. World J Urol, 2007, 25（2）: 185-191.

3. 唐朝朋, 徐振宇, 高建平, 等. 加速康复外科在后腹腔镜肾上腺切除术中的应用. 医学研究生学报, 2014, 27（8）: 829-832.

4. M'Baya O, Grilo N, Valerio M, et al. The role of minimally invasive surgery on enhanced recovery after nephrectomy. Clin Nutr ESPEN, 2016, 12: e52.

5. Daltroy LH, Morlino CI, Eaton HM, et al. Preoperative education for total hip and knee replacement patients. Arthritis Care Res, 1998, 11（6）: 469-478.

6. Azhar RA, Bochner B, Catto J, et al. Enhanced Recovery after Urological Surgery: A Contemporary Systematic Review of Outcomes, Key Elements, and Research Needs. Eur Urol, 2016, 70（1）: 176-187.

7. Cederholm T, Bosaeus I, Barazzoni R, et al. Diagnostic criteria for malnutrition-An ESPEN Consensus Statement. Clin Nutr, 2015, 34（3）: 335-340.

8. Hamilton-Reeves JM, Bechtel MD, Hand LK, et al. Effects of Immunonutrition for Cystectomy on Immune Response and Infection Rates: A Pilot Randomized Controlled Clinical Trial. Eur Urol, 2016, 69（3）: 389-392.

9. Kehlet H, Wilmore DW. Multimodal strategies to improve surgical outcome. Am J Surg, 2002, 183（6）: 630-641.

10. Smith I, Kranke P, Murat I, et al. Perioperative fasting in adults and children: guidelines from the European Society of Anaesthesiology. Eur J Anaesthesiol, 2011, 28（8）: 556-569.

11. Svanfeldt M, Thorell A, Hausel J, et al. Randomized clinical trial of the effect of preoperative oral carbohydrate treatment on postoperative whole-body protein and glucose kinetics. Br J Surg, 2007, 94（11）: 1342-1350.

12. 邱维吉, 李士通, 花天放, 等. 不同营养液对麻醉诱导前禁食时间的影响. 中华临床营养杂志, 2015, 23（2）: 73-76.

13. Alberts BD, Woldu SL, Weinberg AC, et al. Venous thromboembolism after major urologic oncology surgery: a focus on the incidence and timing of thromboembolic events after 27,455 operati ons.Urology, 2014, 84（4）: 799-806.

14. Bergqvist D, Agnelli G, Cohen AT, et al. Duration of prophylaxis against venous thromboembolism with

enoxaparin after surgery for cancer. N Engl J Med, 2002, 346 (13): 975–980.

15. Cerantola Y, Valerio M, Persson B, et al. Guidelines for perioperative care after radical cystectomy for bladder cancer: Enhanced Recovery After Surgery (ERAS®) society recomme ndations. Clin Nutr, 2013, 32 (6): 879–887.

16. Daneshmand S, Ahmadi H, Schuckman AK, et al. Enhanced recovery protocol after radical cystectomy for bladder cancer. J Urol, 2014, 192 (1): 50–55.

17. Bernard H. Patient warming in surgery and the enhanced recovery. Br J Nurs, 2013, 22 (6): 319–320, 322–325.

18. 唐帅, 黄宇光. 术后镇痛理念新跨越: 从超前镇痛到预防性镇痛. 协和医学杂志, 2014, 01 (5): 106–109.

19. Peters CL, Shirley B, Erickson J. The effect of a new multimodal perioperative anesthetic regimen on postoperative pain, side effects, rehabilitation, and length of hospital stay after total joint arthroplasty. J Arthroplasty, 2006, 21 (6 Suppl 2): 132–138.

20. Dingemann J, Kuebler JF, Wolters M, et al. Perioperative analgesia strategies in fast–track pediatric surgery of the kidney and renal pelvis: lessons learned. World J Urol, 2010, 28 (2): 215–219.

21. Bochner BH, Dalbagni G, Sjoberg DD, et al. Comparing Open Radical Cystectomy and Robot–assisted Laparoscopic Radical Cystectomy: A Randomized Clinical Trial. Eur Urol, 2015, 67 (6): 1042–1050.

22. Kluth LA, Xylinas E, Rieken M, et al. Impact of peri–operative blood transfusion on the outcomes of patients undergoing radical cystectomy for urothelial carcinoma of the bladder. BJU Int, 2014, 113 (3): 393–398.

23. Bundgaard–Nielsen M, Secher NH, Kehlet H. 'Liberal' vs. 'restrictive' perioperative fluid therapy——a critical assessment of the evidence. Acta Anaesthesiol Scand, 2009, 53 (7): 843–851.

24. Torossian A, Brauer A, Hocker J, et al. Preventing inadvertent perioperative hypothermia. Dtsch Arztebl Int, 2015, 112 (10): 166–172

25. Stewart BT, Stitz RW, Tuch MM, et al. Hypothermia in open and laparoscopic colorectal surgery. Dis Colon Rectum, 1999, 42 (10): 1292–1295

26. Donat SM, Slaton JW, Pisters LL, et al. Early nasogastric tube removal combined with metoclopramide after radical cystectomy and urinary diversion. J Urol, 1999, 162 (5): 1599–1602.

27. Rao W, Zhang X, Zhang J, et al. The role of nasogastric tube in decompression after elective colon and rectum surgery: a metaanalysis. Int J Colorectal Dis, 2011, 26 (4): 423–429.

28. Nygren J, Thacker J, Carli F, et al. Guidelines for perioperative care in elective rectal/pelvic surgery: Enhanced Recovery After Surgery (ERAS®) Society recommendations. World J Surg, 2013, 37 (2): 285–305.

29. Wang XX, Zhou Q, Pan DB, et al. Dexamethasone versus ondansetron in the prevention of postoperative nausea and vomi ting in patients undergoing laparoscopic surgery: a metaanalysis of randomized controlled trials. BMC Anesthesiol, 2015, 15: 118–126.

30. Pillai P, Mceleavy I, Gaughan M, et al. A double–blind random ized controlled clinical trial to assess the effect of Doppler optimized intraoperative fluid management on outcome follo wing radical cystectomy. J Urol, 2011, 186 (6): 2201–2206.

31. Fitzgerald JE, Ahmed I. Systematic review and meta–analysis of chewing–gum therapy in the reduction of postoperative paralytic ileus following gastrointestinal surgery. World J Surg, 2009, 33 (12): 2557–2566.

32. Osland E, Yunus RM, Khan S, et al. Early versus traditional postoperative feeding in patients undergoing resectional gastrointestinal surgery: a meta–analysis. JPEN J Parenter Enteral Nutr, 2011, 35 (4): 473–487.

33. Lewis SJ, Andersen HK, Thomas S. Early enteral nutrition within 24 h of intestinal surgery versus later commencement of feeding: a systematic review and meta–analysis. J Gastrointest Surg, 2009, 13 (3):

569-575.

34. Pruthi RS, Nielsen M, Smith A, et al. Fast track program in patients undergoing radical cystectomy: results in 362 consecutive patients. J Am Coll Surg, 2010, 210(1): 93-99.

35. 任建，王翔，耿凛，等. 快速康复外科在腹腔镜前列腺癌根治术中的应用. 北京医学，2014，36(4): 289-291.

36. Lassen K, Soop M, Nygren J, et al. Consensus review of optimal perioperative care in colorectal surgery: Enhanced Recovery After Surgery(ERAS)Group recommendations. Arch Surg, 2009, 144(10): 961-969.

37. Vlug MS, Wind J, Hollmann MW, et al. Laparoscopy in combination with fast track multimodal management is the best perioperative strategy in patients undergoing colonic surgery: a randomized clinical trial(LAFA-study). Ann Surg, 2011, 254(6): 868-875.

38. Lemanu DP, Singh PP, Stowers MD, et al. A systematic review to assess cost effectiveness of enhanced recovery after surgery progr ammes in colorectal surgery. Colorectal Dis, 2014, 16(5): 338-346.

第十三章

加速康复外科在骨科的应用

第一节　加速康复外科在创伤骨科中的应用

加速康复外科的概念是指在术前、术中及术后应用各种已证实有效的方法以减少手术应激及并发症，加速病人术后的康复。创伤引起骨折术后并发症在很大程度上与围术期诱发应激反应以及手术医生操作有关。通过对围术期患者进行应激反应干预及手术微创化，多模式控制病理生理变化，减少并发症，加快患者康复。

一、局部炎症反应

骨折本身就是创伤一种，骨折局部缺血缺氧以及失活组织，成为炎症反应来源。炎症反应包括促炎性反应和抗炎性反应。炎症反应过程包括中间体（细胞因子、趋化因子，氧自由基、炎性因子和一氧化氮）和效应器（中性粒细胞，单核细胞/巨噬细胞和内皮细胞）。在创伤后炎性反应过程中，促炎性反应和抗炎性处于一种平衡状态，这种动态平衡可以在没有并发症情况下机体恢复正常。促炎性反应占据优势，可能导致多器官功能衰竭，抗炎性反应优势状态，免疫抑制，增加感染和脓毒血症发生率。

二、围术期术前评估和宣讲教育

创伤后骨折患者需要仔细询问完整病史及全身体格检查，如未经治疗糖尿病患者，血糖控制不稳定容易造成切口感染。吸烟及时戒烟，告知患者烟草影响肺部功能和骨折愈合能力。

骨折患者因为意外伤害均会产生紧张恐惧心理，加上住院环境陌生，不能较好适应病人角色，入院后应予心理安抚，根据患者年龄及文化因素，有针对性的同时进行有效的医患沟通，利用宣传手册和多媒体资料向患者及家属讲解手术过程、术前注意事项、术后可能出现的并发症及预防措施，以消除患者对手术的疑虑，增加治疗的信心。

三、围术期疼痛管理

骨折患者术后疼痛是主要应激源，过去对患者疼痛认识治疗不足，往往会给患者带来短期甚至长期后遗症，如恶心、肠梗阻、呼吸抑制及痛觉过敏。手术前一天予以非甾体抗炎超前镇痛，抑制前列腺素释放，减少组织肿胀和提高患者的痛阈值，减轻术后疼痛感。麻醉根据手术部位减少全麻使用，多采用神经阻滞麻醉，如下肢胫腓骨、踝关节骨折可以采用神经阻滞麻醉，既能有效解决手术麻醉问题，同时术后起到镇痛作用，早期康复起到积极作用。对于多发性骨折患者，术后建议采取多种模式镇痛处理，即采用两种或两种以上镇痛药物或方法，有利于肢体功能早期恢复。目前已经开展无痛病房工作，意义在于提高患者对手术治疗的顺应性；提高患者对手术质量的整体评价；早期无痛功能训练，提高手术效果；减少并发症的发生，避免急性疼痛向慢性疼痛转变。

四、围术期手术策略

创伤后骨折建议在手术中多采用微创技术,如用闭合复位方法采用髓内钉治疗长骨干骨折(图13-1),微创接骨板技术。通过这些技术对软组织和骨折区域医源性损伤减少到最小,能够提供更符合生物学稳定固定。

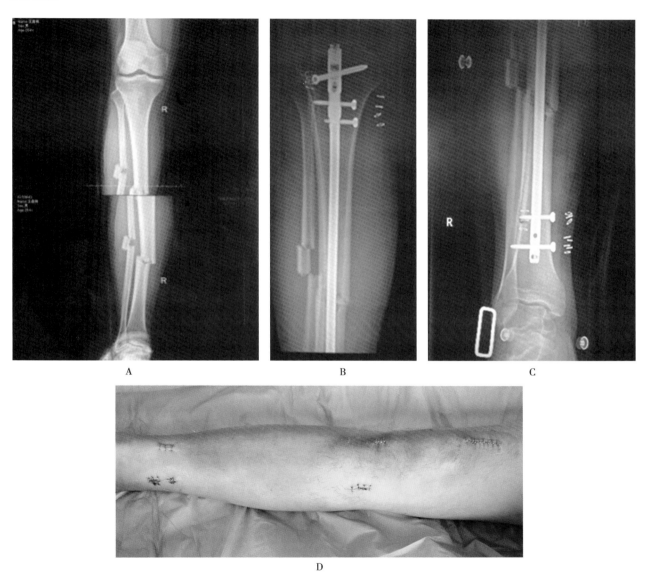

图 13-1　胫腓骨骨折髓内钉治疗

A:术前 X 线提示胫腓骨骨折;B、C:髌上入路髓内钉技术闭合复位固定;D:治疗后患肢大体照

对于开放性骨折或有感染可能性存在时,在选择外固定固定同时也可以考虑使用锁定钢板外支架固定,锁定钢板外置固定相对外固定定架,体积小,消除患者恐惧,可以穿合适衣服(图13-2)。

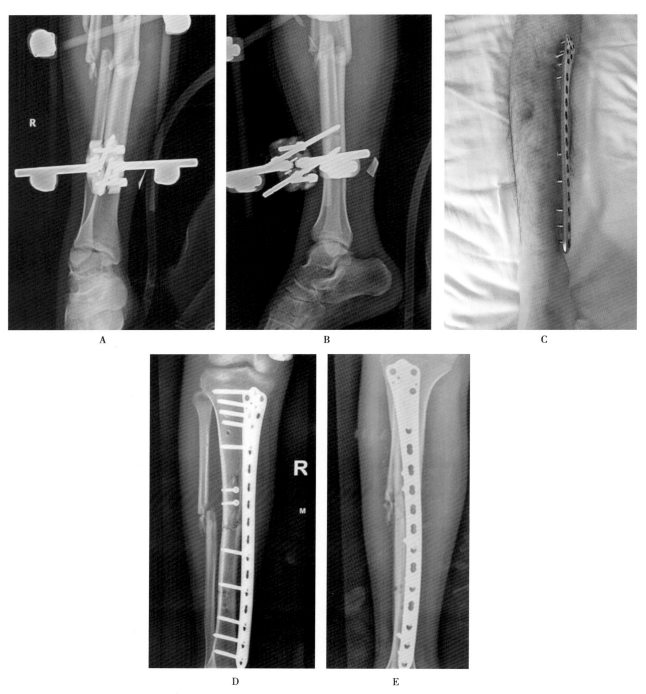

图 13-2 胫腓骨骨折锁定钢板外置固定

A、B：患者术前开放伤外院予以临时外固定架固定；C：二期手术锁定钢板外置治疗患肢大体照；
D、E：随访见锁定钢板外置固定 X 线复查见有部分骨痂形成

五、围术期深静脉血栓干预

创伤后多发性骨折、髋部骨折和骨盆髋臼骨折，需要预防下肢深静脉血栓形成。对于上述骨折，入院后术前采用物理和药物相结合方法，物理方法主要以间歇充气压力泵，药物以低分子肝素为主，低分子肝素具有以下优点：①抗凝效果肯定，起效快；②生物利用度高，无需监测；③严重出血风险很低，比较安全。术后采用口服利伐沙班继续抗凝治疗，可以降低深静脉血栓发生率，加速患者康复。

六、围术期功能康复

骨折术后早期康复是加速康复外科重要部分,如何有效对肢体进行康复,是肢体恢复功能先决条件。对于术后未固定关节部位,采用等张收缩,主要指肌肉均匀用力收缩使关节匀速运动。累及固定关节部位,周围肌肉等长收缩训练,即肌肉收缩、张力增加,但关节不产生运动。早期康复需要在无痛模式下进行,对于膝、肩、肘、掌指关节邻近周围骨折,因这些关节容易僵硬,尤其需要重视,需要早期进行合理康复锻炼。

(赵建宁)

第二节 加速康复外科在脊柱外科中的应用

加速康复外科理念是采用一系列经循证医学证实有效的围术期优化措施,减少手术应激反应、降低术后并发症的发生率、加速患者康复及缩短住院时间、降低住院费用。其措施包括:健康教育;术前机械灌肠不作为术前肠道准备的常规项目;根据病情缩短术前禁食水时间;手术精细操作及微创化,减少术中出血及创伤应激;术中保温;围术期疼痛管理;术后早期肠内营养及康复训练等等。脊柱外科多出现患者年龄偏大、手术创伤较大、住院周期长、并发症发生率及严重程度高、治疗费用高等问题。所以加速康复外科理念在脊柱外科中的推广,有利于目前学科临床发展的趋势和要求。

脊柱外科的病种主要包括先天性脊柱疾病、退变性脊柱疾病、脊柱创伤、感染性疾病及脊柱原发及转移性肿瘤等,主要采取的加速康复外科流程进行围术期处理。

常规的处理方案如下。术前:告知病人加速康复外科流程、措施及住院相关注意事项,通知心理科医师协助改善患者焦虑症状及睡眠情况;请营养科医师调整营养状态;根据入院患者疼痛程度决定是否给予口服或静脉镇痛药物超前镇痛;根据麻醉方式选择患者术前禁食、饮时间,及决定是否在术前 2h 补充 200ml 碳水化合物口服。术中:采用靶向性治疗方案(微创手术、非融合手术)减轻术中损伤;根据手术方案阶梯性选择麻醉方式;术中采用 80% 的氧气支持,并使用保温毯维持患者提问,使用温液仪加热静脉补液;在关闭切口前采用伤口浸润麻醉或留置局部镇痛泵。术后:围术期多模式镇痛;限制患者补液量,鼓励早期进水、及流质饮食早期补充;回病房后即鼓励下肢被动运动,拔除引流管后早期支具等外固定保护下地活动,并请康复科医师制订康复计划;请心理医师协助改善术后患者睡眠。

近年来在脊柱外科方面,加速康复外科理念的发展得益于以下方面:微创手术的广泛开展及临床应用;围术期多模式镇痛方式的共识;康复医学的推动和发展以及精准脊柱外科操作技术的开展。

脊柱微创手术近年来广泛开展及临床应用,主要包括腔镜、通道、经皮系统等。颈、腰椎的椎间孔镜技术使得椎间盘手术操作微创化、手术损伤小,降低了麻醉的层级,部分操作可以在局麻下完成,患者围术期应激反应小、术后恢复快。通道、经皮系统保护了皮下、肌肉和筋膜组织,避免了以往手术的广泛剥离,术中损伤小、术后肌肉筋膜组织去神经疤痕化症状轻,患者主观感受较好、有利于康复医师的早期介入。

围术期多模式镇痛,包括术前的超前镇痛、术中伤口局部麻醉镇痛及术后局部镇痛泵、静脉镇痛泵及口服阶梯镇痛药物方案,可以显著改善患者术后早期疼痛程度,有效缩短患者卧床时间,减少卧床引起的并发症。脊柱外科术后疼痛是影响患者早期康复的重要因素,对其进行有效的管理,可以改善术后患者状态、提高患者对治疗的满意度,加速患者康复进程。

康复医学的应用和发展也是脊柱外科近年来临床工作的新趋势。脊柱外科患者多存在不同程度的神经损伤及功能障碍,术后在康复医师的指导下进行围术期功能主、被动训练,可以减轻术后肌肉、肌腱组织的痉挛,对外周神经感受器进行刺激有利于神经反射弧的修复重建,提高肌容积和肌纤维的顺应性,这些都是有利于患者的功能重建及后期康复。

精准脊柱外科操作技术是另一个重要指标,目前脊柱外科操作更加精准,包括手术显微镜在颈椎外科中的应用、脊柱外科手术机器人的研发、脊柱肿瘤患者的术前规划及 3D 假体定制,这些新技术的研发和开展,使得脊柱外科手术操作更加精准。对于上颈椎复杂手术、脊柱畸形矫正、脊柱原发及转移性肿瘤的切除,精准脊柱外科操作技术的发展推动了临床医学的进步,减轻了手术对患者的机体的损伤程度,提高了治疗效果。

随着人口老龄化的趋势,脊柱外科患者呈现高龄化发展趋势,加速康复外科技术使得高龄患者具有争取手术改善生活质量的机会,降低了脊柱疾病在高龄患者中的死亡率。椎体成形技术使得高龄患者早期下地生活,避免卧床后的并发症;椎间孔镜可以在局麻下开展颈椎、腰椎的椎间盘突出症患者的微创手术,降低了手术麻醉方案的阶梯,减轻了高龄患者神经损伤的程度,显著提高生活质量;高压氧治疗及早期康复训练,对于高龄患者的治疗更是具有重要的意义。随着加速康复外科理念的不断深入及相关脊柱外科技术的发展,高龄患者脊柱手术操作更精准、微创,术后康复更及时有效,显著提高高龄患者的生存率和生活质量。

（赵建宁）

第三节　加速康复外科在关节外科中的应用

一、患者教育

首先患者入院后术前需要与患者进行充分的术前宣教,充分告知患者手术的相关风险和注意事项,手术费用和住院天数,了解患者术前对手术的期望值,以及即将接受的手术方案和加速康复措施,并告诉患者快速康复所能带来的获益并逐渐培养患者对于加速康复的信心,才能取得患者家属的积极合作,缓解患者的术前焦虑和抑郁症状,增强信心,并提高患者的满意度。

二、营养支持

术前营养状况较差,尤其对于低蛋白血症患者容易导致切口延迟愈合,增加感染风险等并发症。对于此类患者,围术期给予高蛋白饮食,同时定时监测患者的白蛋白水平,必要时输注白蛋白,以纠正低蛋白血症,对于食欲欠佳者可使用胃肠动力要及助消化药。

三、睡眠管理

患者失眠特别是术前失眠很常见,会导致围术期镇痛效果以及血压调控等方面出现困难,失眠症状的改善可以明显缓解术后疼痛、促进早期下地活动及功能锻炼,提高患者舒适度及满意度从而加速康复。

而很多时候对于患者的围术期失眠未予以充分重视,自从引入加速康复理念后,对于不同原因导致的失眠可以采取不同的干预措施:

（1）对于单纯环境因素如住院、术前紧致等引起的失眠者,推荐使用安定、阿普唑仑等镇静催眠药物。

（2）对于明显焦虑或习惯性失眠的患者则使用地西泮、帕罗西汀等强效镇静药物进行干预。

（3）既往有其他精神疾病病史者则推荐使用其原有的专科用药方案或请神经内科等专科协助治疗。

四、减少置管及置管时间

关节外科围术期常见的置管操作包括伤口引流管,导尿管及椎管内麻醉置管,虽然置管可以减少伤口肿胀、减少尿潴留、合理控制麻醉时间,但置管为侵入性操作,特别对于关节外科,会影响病人术后早期功能锻炼,增加切口感染和尿路感染的风险。所以对于置管操作进行了优化:

1. 伤口引流管　关节镜手术和一些创面出血较少一般不放置引流管或仅采用皮片引流并于次日拔除。对于关节置换或创面渗血较多的常规放置引流管,氨甲环酸的局部联合静脉输注可以明显减少伤口引流管的引流量,使得常规的关节置换病人于术后第一天就可以拔出伤口引流管,从而不影响术后病人的功能锻炼并减少感染风险。

2. 导尿管　较少使用导尿管,除非遇到一些手术时间较长(大于1.5h),手术出血较多(大于300ml)的病人会安置导尿管,但一般留置的时间不超过24小时。所以置管的经验是加强围术期的监测和护理,在保证安全的前提下尽量减少置管操作,或置管后尽量减少置管时间,从而减轻术后患者的心理负担,减轻对患者早期功能锻炼的影响和降低置管操作所带来的并发症的风险。

五、实现真正的微创

最近微创手术在关节外科飞速发展,关节镜技术和新的术式的应用使得手术中的损伤、出血量较以往传统手术大大减少,还可以减轻疼痛,加快患者的康复。但对于真正的微创的理解是要将微创操作理念贯穿手术全程、从组织间隙入路、熟悉主要血管的走行、提高手术操作的精确性及缩短手术的时间、减少术中的出血量,而不局限于将手术切口大小作为评判是否微创的唯一标准。特别在手术入路的选择上,由于新式手术入路的学习曲线的要求,只在经过规范化的系统学习的基础上才会开始尝试新的微创入路,而不是盲目追求形式上的小切口。手术方式的选择上是能简单手术的尽量简单化,同时将微创操作理念贯穿于手术全过程。同时具体到单个病人,根据术中习惯和熟练程度,以及患者具体情况选择合适的手术入路,坚持微创化操作技术,以缩短手术时间和减少术中出血,从而实现真的微创。

六、麻醉与围术期疼痛管理

(一)手术日饮食及输液管理

传统的手术日饮食管理基本上都要求患者术前一天后开始禁食,术晨开始禁饮,这样的管理方式容易导致患者特别是等待时间长的患者出现术前低血糖、口渴等不适,影响患者术后胃肠功能的恢复,建议选择的方式则是更加精细化的管理患者的手术日饮食,尽量精确的估计患者开始手术的时间,将手术日的饮食计划精确到每一个患者,根据单个患者的手术时间及麻醉方式制定相应的饮食计划。推荐:①麻醉前6h禁食蛋白质类流质(牛奶、肉汤);麻醉前4h禁食碳水化合物(稀饭、馒头),麻醉前2h禁饮清亮液体;②采用全身麻醉者,清醒后先进饮再进食;③采用细针腰麻或硬膜外麻醉者,返病房后可进饮和进食;④尽量控制输液。这样更精细化的管理可最大限度地帮助患者加快术后肠道功能恢复、减少便秘、促进加速康复。

(二)围术期麻醉及疼痛管理

1. 术前镇痛　术前镇痛主要分为非药物治疗和药物治疗两种。

1)非药物治疗主要为患者教育,研究表明,患者教育对于术后疼痛控制非常重要,这是以往经常被忽略的部分。部分患者术后不愿意进行功能锻炼,因为患肢活动痛,怕痛所以不动,这些都会影响患者住院期间恢复的速度和满意度。所以现在加强对患者的疼痛宣教:介绍手术方法,可能发生的疼痛和疼痛评估方法及处理措施,消除患者对疼痛的恐惧,以及镇痛对于其术后功能康复的必要性。

2)药物治疗,术前疼痛严重的患者应给予镇痛治疗,对于失眠或焦虑患者选择镇静催眠或抗焦虑药物。

2. 麻醉及术中镇痛　在麻醉方式的选择上应根据每位患者的具体情况,拟定精准的麻醉管理和治疗方案。目前临床常用的麻醉方法有椎管内麻醉、神经丛(干)阻滞和全身麻醉等,单一或联合应用均安全有效,两种或两种以上麻醉方法联合应用可增加患者的舒适性,减少术中或术后的并发症,并可克服单一麻醉方法给术后康复锻炼带来的不便。麻醉和术中镇痛相辅相成,如全身麻醉(喉罩或气管插管)联合局部浸润麻醉或椎管内麻醉(较低局部麻醉药浓度)使患者术中更为舒适,增加术后的镇痛效果,减少麻醉性镇痛药的用量和并发症,且对术后运动功能影响小。从而提高患者术后的舒适程度增加患者的康复信心,加速康复进程。

3. 术后镇痛 患者术后疼痛会严重影响术后关节功能锻炼,术后有效镇痛对于关节功能的加速康复尤为重要。术后镇痛首先要加强对于患者疼痛程度的评估,因需用药和及时用药对于术后疼痛控制非常关键,及时评估患者的疼痛评分,及时、适度、有效的给予药物干预可以有效缓解术后疼痛并减少因盲目用药引起的药物副作用。同时配合冰敷、抬高患肢、早期下地活动等措施可以减轻术后关节肿胀,促进功能康复。

七、感染的预防

预防感染是外科医生所不得不面对的一项挑战,一旦发生感染会增加患者痛苦和经济负担,造成患者肢体功能障碍,甚至威胁患者生命。建议的预防措施主要是:①排除体内潜在感染灶及皮肤黏膜破损;②百级层流手术室进行手术;③控制手术参观人数,避免人员走动;④严格消毒与铺巾;⑤缩短手术时间,减少手术创伤;⑥手术过程中反复冲洗术野;⑦严格按照抗菌药物临床应用指导原则和常见手术预防用抗菌药物表选择抗菌药物,避免抗生素滥用。

八、VTE 的预防

VTE 是关节外科术后严重并发症,会影响关节功能恢复,甚至威胁患者生命,所以做好 VTE 的预防对于患者的围术期管理和加速康复尤为重要。VTE 的预防主要靠抗凝药物的规范应用和物理治疗及患者主动功能锻炼相配合,而不是仅仅使用抗凝药物进行预防,术前加强病人对于 VTE 预防的宣教,术后早期功能锻炼,患肢气压治疗,减少止血带的使用等均可有效降低 VTE 的发生率。同时抗凝药物的使用应更加规范化精准化。对于 THA 和 TKA 患肢术后抗凝药的应用是在术后 6h 以后观察患肢引流量的变化,引流管无明显出血时开始抗凝,而对于患者术后仍有明显出血可酌情推迟应用抗凝治疗,大面积皮下瘀斑提示抗凝过度的病人应及时调整抗凝药物用量或暂停使用抗凝药物。

九、优化止血带的应用

关节外科中在 TKA 及关节镜等手术中常需要使用止血带,使用止血带可以有效止血、使得术野清晰、方便术中操作可以减少手术时间,但较长时间应用止血带会引起肢体的缺血再灌注损伤,从而加重术后肢体的肿胀及疼痛。而不使用止血带可以减轻术后肌肉疼痛,加快膝关节功能恢复,缩短住院时间。对于止血带应用原则包括:

1)对于需要止血带的手术如关节镜手术,尽量缩短止血带的使用时间,同时使用时注意对局部组织的保护,避免止血带直接压迫皮肤,术后加强给予消肿、止痛等对症处理。

2)部分使用止血带:对于关节畸形严重,需要清除大量骨赘及广泛软组织松解或手术时间长的开放行手术选择在手术出血多或对术野要求较高的特定步骤部分使用止血带,特别需要指出的是,使用止血带手术的病人可以建议在缝合切口前松开止血带,探查切口内的活动性止血,可以有效减少局部出血和缓解患肢肿胀。

3)不使用止血带指征:伴有下肢动静脉疾病的患者不推荐使用止血带。

十、功能锻炼

功能锻炼对于关节外科病人的重要性不言而喻,积极功能锻炼有利于关节功能的早期恢复,减少深静脉血栓、褥疮、坠积性肺炎等并发症的发生率,缩短术后恢复时间,减少住院时间及住院费用。而病人往往因为术后疼痛、或因为不敢练和不知道怎么练而影响了术后功能锻炼及其效果。应重视对于患者这一方面的术前宣教,分不同病种于术前对病人进行指导,消除患者心里的顾虑,鼓励患者早期进行主动的功能锻炼,并辅以有效的镇痛方案,并于术后加强指导与鼓励,让患者敢练并懂得如何练。

十一、出院后管理及随访

相比于过去,现在住院时间缩短,加速康复的病人出院后的镇痛、功能锻炼、伤口护理以及 VTE 的预防等更需要引起医生的重视,所以患者出院后管理及随访显得尤为重要。患者出院后常规需继续口服抗凝药物预防 VTE,对于有疼痛者继续口服镇痛药物,并定期随访用于监测患者切口愈合情况、拆线、跟踪患者康复锻炼情况并予以及时的指导。这样才能及时发现问题及时解决问题,有效减少术后并发症的发生,做到真正安全有效的加速康复。

（赵建宁）

第十四章

加速康复外科与护理

第一节　加速康复外科的临床护理与管理实践

加速康复外科概念中的"多学科"包括外科医生、麻醉医生、护士、营养师、康复师等团队,强调打破学科之间的壁垒,注重团队的整体性与协同性。护理团队作为加速康复外科多学科团队中的重要力量,与医生共同携手走过中国加速康复外科发展十余年辛路历程。在加速康复外科的应用与推广中,护士作为多学科团队的临床实施者在加速康复外科围术期管理中与医生共同实现了系列技术变革,包括术前不常规禁食、不常规肠道准备、术后早期停止胃肠减压、早期拔除引流管、早期进食、早期活动、限制补液、营养管理以及疼痛管理等;在加速康复外科安全评估体系的构建中,护士精准的病情观察及营养、疼痛、伤口、心情指数、睡眠质量、生存质量等多维度风险评估与监控有效预防了风险的发生,保障了加速康复外科实施过程中的安全质量;在加速康复外科系列指南的构建中,护士作为资料的收集者,助力医生挖掘高质量的临床研究数据,为指南的制定提供循证依据;在支撑加速康复外科安全推行的医院保障体系管理创新中,护士作为组织协调者,与医院管理者一道探索医护一体多学科合作模式、门诊住院前移模式、日间手术服务模式、出院后延续性服务模式等,系列的管理创新提高了加速康复外科模式的运行效果。在加速康复外科之路的前行中,护士角色逐渐向管理者、教育者、研究者、评估者、医生助理等延伸,护理学科也进一步向专业化、多元化纵深迈进。

一、加速康复外科的临床护理实践

1. 围术期营养管理　随着对加速康复外科的不断深入探索,临床营养管理的内涵也在实践中得到更新与拓展。黎介寿院士在《营养支持治疗指南的"读"与"用"》中提出围术期营养管理的理念已经从"营养支持"转变为"营养治疗",其内涵包括手术患者营养风险评估、纠正术前营养不良、术前口服碳水化合物(如素乾,12.6%麦芽糊精果糖饮品)、术后早期进食、口服营养制剂、围术期血糖控制等。规范的临床营养管理能够增强患者对手术创伤的耐受力,调控手术患者的病理生理改变,减少术后并发症的发生,为促进患者快速康复打下坚实基础。

(1)术前营养风险筛查与营养支持:术前营养不良是增加术后并发症的危险因素,术前进行营养风险筛查并纠正营养不良是加速康复外科术前安全风险管理的重要手段,能有效降低手术风险、促进早期安全康复。目前,针对营养状况筛查的量表包括:患者主观整体评估量表(PG-SGA)、总体主观量表(SGA)、营养风险筛查量表(NRS-2002)等。对于存在营养风险的患者应尽早制订营养治疗方案,可在营养师指导下设定每日营养目标,首选肠内营养支持治疗,必要时辅以肠外营养。已有研究提出应用免疫营养制剂能够降低术后感染,但是否临床应用尚存争议。

(2)缩短术前禁食禁饮时间:传统模式下择期手术前 8~12 小时开始禁食,术前 4 小时开始禁饮,以避免麻醉时胃内容物反流引起肺部误吸。加速康复外科提倡缩短术前禁食禁饮时间,美国麻醉医师学会(ASA)2017 年 1 月更新的术前禁食指南表明,无胃肠道动力障碍患者固体食物 6 小时可排空,水、清饮料 2 小时可排空,缩短禁食禁饮时间不会增加术中误吸风险。《中国加速康复外科围术期管理专家共识

（2016）》建议无胃肠道动力障碍患者术前 6 小时禁食固体饮食、术前 2 小时禁食清流质。

（3）不常规机械性肠道准备：近年来研究发现结肠手术患者行机械性肠道准备不仅无法降低吻合口瘘及感染的风险，反而可能破坏肠道微生态平衡、导致脱水和电解质失衡。《结直肠手术应用加速康复外科中国专家共识（2015 版）》提出实施结肠手术的患者不提倡常规行术前肠道准备，术前肠道准备适用于需要在术中行结肠镜检查多有严重便秘的患者。

（4）术后早期肠内营养：术后早期经口进食有助于维护肠道黏膜屏障功能，促进肠蠕动恢复。术后患者应结合病情、个体的意愿及耐受程度，尽快恢复经口进食，必要时可给予口服营养制剂，以达到目标摄入量。管饲营养及肠外营养不作为常规推荐，但在合并感染、吻合口瘘、胰瘘等情况下应予考虑实施。关于早期进食时间，不同疾病有所差异。2009 年发表在《中国普外与临床杂志》的《四川大学华西医院肛肠外科 . 结直肠外科快速流程临床指南》提出肠功能恢复的生理指标是患者能够耐受经口饮食而不伴有腹痛、腹胀、呕吐等症状，不建议以经肛排气便作为肠道功能恢复和经口进食的条件。建议常规结直肠重建手术，推荐术后 24~48 小时开始尝试饮水，48~72 小时开始鼓励半流质 / 固体饮食；肠造口患者术后 6~8 小时开始尝试饮水，推荐 24 小时内进半流质饮食。随着加速康复外科模式的发展，2016 年《中国加速康复外科围术期管理专家共识（2016）》推荐直肠或盆腔手术患者，术后 4 小时即可开始进食；结肠及胃切除术后 1 天开始进水，并根据自身耐受情况逐步增加饮食摄入量；胰腺手术则可根据患者耐受情况在术后 3~4 天逐渐恢复经口进食。

（5）围术期血糖控制：临床常见术后应激诱发胰岛素抵抗，已有的研究结果表明术中使用胰岛素控制血糖接近正常（<10mmol/L），并注意避免低血糖，可以降低患者术后胰岛素抵抗和应激性高血糖等代谢异常的发生，对临床预后有明显改善作用。《中国加速康复外科围术期管理专家共识（2016）》提倡未合并糖尿病的患者术前 2 小时应口服碳水化合物饮品（如素乾，12.6% 麦芽糊精果糖饮品）400ml，以减轻患者术前饥饿、口渴、焦虑，减少术后胰岛素抵抗。若患者合并糖尿病可以饮用清水代替。

2. 疼痛管理　疼痛已经成为继体温、脉搏、呼吸、血压之后的第 5 大生命体征。加速康复外科核心内容之一即是有效镇痛，强调应用已证实有效的方法减少手术应激，降低疼痛与并发症的发生率，最终实现无痛管理。疼痛评估是疼痛管理的首要环节，不仅可以判断疼痛的程度，同时有助于评价镇痛治疗的效果。《中国加速康复外科围术期管理专家共识（2016）》提倡建立由麻醉医师、外科医师、护士与药剂人员组成的术后急性疼痛管理团队，提高术后疼痛管理质量。护士负责评估并记录患者疼痛状态，根据医嘱实施止痛措施，并对患者进行疼痛管理相关健康教育。推荐采用视觉模拟评分法、数字等级评定量表、面部表情量表法等工具对患者疼痛状况进行评估。

（1）视觉模拟评分：一条 10cm 的横线，横线的一端为 0，表示无痛；另一端为 10，表示剧痛；中间部分表示不同程度的疼痛。让患者根据自我感觉在横线上划一记号，护士根据标记的位置评估患者的疼痛程度。

（2）数字等级评定量表：用 0~10 代表不同程度的疼痛：0 为无痛，1~3 为轻度疼痛，4~6 为中度疼痛，7~9 为重度疼痛，10 为剧烈疼痛。护士询问患者疼痛的严重程度，做出标记，或者让患者自己画出一个最能代表自身疼痛程度的数字。

（3）面部表情量表法：适用于老人、小儿、文化程度较低或认知功能障碍者。共有 6 种面部表情，包括从微笑、悲伤至痛苦哭泣的图画来表达疼痛的程度。

疼痛评估应与体温、脉搏、呼吸、血压等生命体征同步、及时、准确测量并记录。评估内容包括疼痛时间、程度、部位、疼痛发生频率、性质。疼痛评分 ≤3 分，记录并观察疼痛有无缓解；当疼痛评分 ≥4 分，通知医生，给予止痛药物，用药前应评估一次，静脉给药需用药后 15 分钟再评估一次，肌肉注射则 30 分钟后再评估一次，口服给药则用药 1 小时后再评估一次。

3. 管道管理　传统围术期管理模式下患者需安置多种管道，如尿管、血浆引流管、鼻胃管等。加速康复外科理念认为，这些管道通常不能起到预防并发症的作用，反而影响患者舒适度、增加应激反应、延迟经口进食和下床活动时间。目前多数择期手术的加速康复外科方案中均为不安置或早期停止胃肠减压，避免或缩短安置血浆引流管时间，不安置或早期拔除导尿管。《中国加速康复外科围术期管理专家共识（2016）》、《胃癌胃切除手术加速康复外科专家共识（2016版）》均不推荐术后常规使用鼻胃管，仅在发生胃排空障碍时选择性使用。《四川大学华西医院肛肠外科.结直肠外科快速流程临床指南》建议术后12~24小时胃肠减压引流量大于500ml，评估胃功能恢复障碍/延迟者，需待观察评估后拔除胃管。

术后导管相关性尿路感染的风险随着尿管留置时间的延长而升高，研究发现结直肠手术早期拔除尿管后尿潴留的发生率无显著差异，而且有利于患者早期功能锻炼、增加舒适度。《四川大学华西医院肛肠外科.结直肠外科快速流程临床指南》中建议结直肠及直肠上段手术后24小时拔除尿管，直肠中下段手术，常规术中实施保盆腔自主神经手术，术后3~5天拔除尿管；术中存在有泌尿系统激惹或术前存在泌尿系统疾患及肿瘤浸润时，选择延长尿管保留时间。《结直肠手术应用加速康复外科中国专家共识（2015版）》推荐结肠切除患者在胸段硬膜外镇痛时可在导尿管使用24h后拔除，其他情况下直肠经腹低位前切除时，导尿管放置时间为2天左右。《中国加速康复外科围术期管理专家共识（2016）》建议对于导尿管预计留置时间超过4天的结直肠及盆腔手术，可选择耻骨上膀胱穿刺引流术，有助于减轻患者的不适感，降低泌尿系统感染的发生率。

《四川大学华西医院肛肠外科.结直肠外科快速流程临床指南》建议结肠及直肠上段手术术后不常规安置腹腔/盆腔引流管；直肠中下段/肛管手术术式常规经会阴置入骶前引流管；引流量在500ml以内者，推荐术后24小时拔引流管。《中国加速康复外科围术期管理专家共识（2016）》提出吻合口周围引流管留置与否不仅对患者术后并发症及结局无明显影响，还会影响早期功能锻炼和增加感染风险，不推荐常规留置引流管，在手术创面存在感染，吻合口存在血运不佳、张力过大及可能导致愈合不良的其他因素的情形下，建议留置引流管。胰腺手术需常规放置腹腔引流管。《胆道手术加速康复外科专家共识（2016版）》提出目前尚无高级别证据支持胆道外科手术后常规放置引流管。推荐对涉及胆肠吻合、肝切除的手术放置引流管，在术后无漏、无感染的情况下早期拔除。《中国髋、膝关节置换术加速康复——围术期管理策略专家共识（2016）》提倡髋、膝关节置换术不常规安置引流管，仅在创面渗血明显或严重关节畸形矫形者安置血浆引流管，但应在出血趋于停止（引流管无明显出血或引流管血清分离）时尽早拔除引流管，可于手术当日或第2日拔除。

4. 限制补液　围术期液体治疗的目的是通过优化循环容量以改善组织灌注，使机体的血容量和心血管功能相匹配，避免容量不足及容量过负荷。国际加速康复外科协会、欧洲肠外与肠内营养学会及国际手术代谢与营养研究学会等联合发布的指南显示，目标导向性补液原则（goal-directed fluid therapy, GDFT）作为围术期个体化输液方案的新策略，通过持续监测患者循环状态，结合微循环灌注指标及血管活性药物的应用，可减少术后并发症和缩短住院时间。护士应通过应用各种无创或有创循环监测指标及相关实验室检测指标，早期识别容量变化，协助医生制定并正确实施围术期液体治疗方案。

（1）无创循环监测指标：包括心率、无创血压、尿量、颈静脉充盈度、四肢皮肤色泽和温度、脉搏血氧饱和度（SpO_2）。

（2）有创循环监测指标：包括中心静脉压（CVP）、有创动脉血压（IABP）、肺动脉楔压（PAWP）、动态血流动力学参数（收缩压变异度（SPV）、每搏量变异度（SVV）、脉压变异度（PPV））和中心静脉血氧饱和度（$SctO_2$）等。

（3）相关实验室检测指标：包括动脉血气、电解质、血糖、胃黏膜pH（pHi）及血乳酸；血红蛋白（Hb）和血细胞比容（Hct）等。

《四川大学华西医院肛肠外科.结直肠外科快速流程临床指南》建议非评估血容量不足的择期术后患者，术后补液量在2000ml/天，并随着进食恢复逐步减少，维持在500ml/天左右。超过2500ml/天补液量的患者需监控评估术后肺水肿、肠道水肿/胃肠动力下降及腹腔潜在感染的情况。《中国加速康复外科围术期管理专家共识（2016）》推荐患者术前2~3小时口服清亮碳水化合物饮品，可以避免长时间禁食禁饮引起患者口渴、脱水，维持有效循环血容量，进而减少术中静脉补液量。推荐术中可采取目标导向液体治疗方案，完善监测，避免血管外容量过负荷及组织水肿。术后应鼓励患者早期进食。在没有额外液体丢失的情况下，应鼓励患者尽量通过进饮进食满足机体的液体与能量需要，并逐渐减少或停止静脉输液。

5. 围术期活动管理　围术期活动管理是加速康复外科程序的重要组成部分。术后早期下床活动可促进呼吸、运动等多系统功能恢复，促进肌肉的合成代谢，避免长期卧床引起的肌肉群丢失，有利于改善胰岛素抵抗，并能减少深静脉血栓形成风险、降低肺部感染等并发症的发生率。术后伤口疼痛、引流管道牵拉、安置心电监护、患者及家属对早期活动缺乏认识都可能影响患者术后早期下床活动的依从性。有研究结果显示，术后 1~3 天早期下床活动的依从性与加速康复外科成功与否明显相关。早期活动目标的达成依赖于多模式镇痛的有效实施、术前的宣传教育、早期拔除尿管和引流管等各种管道。

《结直肠手术应用加速康复外科中国专家共识（2015 版）》提倡根据结直肠手术患者的客观情况，每天计划及落实患者的活动量，并且建立患者的活动日记，目标是在手术后第 1 天下床活动 1~2 小时，而以后至出院时每天应下床活动 4~6 小时。《胃癌胃切除手术加速康复外科专家共识（2016 版）》推荐术后清醒即可半卧位或适量床上活动，无需去枕平卧 6 小时；术后第 1 天开始下床活动，建立每日活动目标，逐日增加活动量。《腹腔镜肝切除术加速康复外科中国专家共识（2017 版）》推荐腹腔镜肝切除术后应制定个体化的活动计划，鼓励早期活动，直到患者顺利出院。《中国髋、膝关节置换术加速康复—围术期管理策略专家共识（2016）》推荐髋膝关节置换术患者手术当天即可床上及下床功能锻炼。《胆道手术加速康复外科专家共识（2016 版）》推荐为胆道手术患者制订早期活动规划及每日活动目标，患者术后第 1 天可下床活动，并逐日增加活动量，完成每日活动目标。

二、加速康复外科的管理模式创新

1. 医护一体模式　医护一体模式是本世纪人力资源重组的组织结构模型变革，是以责任制整体服务模式为基础，以患者及多方需求为导向发展形成的新型医护团队合作服务模式。医护一体模式强调医生与护士在平等自主、相互尊重的文化下协同合作，医护为共同的服务对象提供医疗服务，围绕共同的专业，促进学科的发展。医护一体模式重建医护工作格局，能有效促进医护合作，优化人力资源配置，提高管理效能。加速康复外科是一系列优化的围术期管理方案的整合，其本质上是一种集成创新，这就决定了 EARS 方案的实施不仅涉及医生的诊疗活动，还涵盖麻醉、护理、营养、康复等多个学科协同。成功、完整地实施加速康复外科方案需有赖于医护技多学科的通力合作，共同完成患者的围术期管理。医护一体模式的优势在加速康复外科的实施中得到良好体现。责任医生与责任护士以亚专业为核心组建固定的服务共同体，负责完成患者的一切诊疗护理活动；并结合加速康复外科方案对医护工作流程进行重新规划与设计，实行医护共同交班、查房、病例讨论、共同制定诊疗及护理方案，包括病情观察、多维评估、伤口治疗、营养管理、健康教育、康复锻炼、舒适护理及出院后随访等，为患者提供一体化的诊疗服务。

医护一体工作模式在加速康复外科实施中的具体内容如下：责任制医护团队制定专业病种的加速康复外科方案，并就团队分工达成共识，在执行方案过程中聚焦医疗安全与质量，减少无效无益的医护干预，及时评估、预警和处理并发症，在此过程中强化护士的管理协调职能，包括联络多学科会诊、患者健康教育及医护培训等。例如在疼痛管理中，外科医生负责区域阻滞或术中切口浸润注射止痛药物，麻醉医生关注全身用药和副作用，护士则进行疼痛评估与反馈；在术后早期进食中，早期进食需要取得患者的认同与配合，即使医生要求行消化道手术的患者术后早期饮水，患者及家属也可能因传统经验的影响以及"安全、保险"的心理顾虑而待肛门排气后再进水，此时还需护士的积极介入，加强健康宣教及动态追踪、评估患者饮水情况，才能提高患者的依从性；类似于上述的加速康复外科围术期管理方案，都需要护士的积极参与与干预，才能确保各项措施的实施效果。

目前，如何使各学科间围绕加速康复外科进行深度融合仍是未来的研究方向。加速康复外科实施过程中医护人员的人力配置、责任分工及团队绩效评价等，都有待临床实施者及管理者做进一步深入研究。此外，医护的良好合作还需要医院从管理角度对多学科、跨部门进行部署与协调。因此从医院整体层面，甚至从地区、国家层面上引起重视并推广，才能发挥出加速康复外科的更大优势。

2. 构建加速康复外科全程化管理服务模式　加速康复外科全程化管理服务模式即由门诊到病房、从入院前到出院后为患者提供连续、全程的诊疗服务,是门诊诊疗、住院治疗及院外康复三个模块的有机结合,主要包括术前检查前移至门诊、日间手术模式与出院后延续性服务模式,确保加速康复外科实施的有效推行。

（1）术前检查前移:研究报道术前等待检查是增加三甲医院无效住院日的主要原因。在加速康复外科模式下,三甲医院协同医保支付方共同构建门诊前移模式,即患者在门诊完成术前检查与评估,待术前准备完善后直接入院接受手术。这一模式在国外医疗服务机构中广泛应用,能有效缩短术前等待时间,加快病房床位周转,减少医疗资源浪费。然而,目前我国尚未在全国范围内实现住院前医药费及检查费用纳入住院费用报销的规范。因此,加速康复外科推行术前检查前移至门诊尚需得到医保支付的政策支撑,以期能搭建门诊术前检查医保报销的绿色通道。

（2）日间手术(day-surgery)模式:日间手术模式是加速康复外科应用的典型代表。国际日间手术学会(International Association for Ambulatory surgery, IAAS)将日间手术(Day-surgery)定义为:患者入院、手术和出院在1个工作日中完成的手术,但在医师诊所或医院开展的门诊手术除外。我国对日间手术普遍理解为:患者在入院前已做完术前检查,预约手术时间,当日住院,当日手术,24h内出院的一种手术诊疗模式。加速康复外科及其衍生出的日间手术服务模式通过临床技术和管理模式创新,开始撼动传统外科诊疗流程,越来越多的常规住院手术进入日间手术范畴,让患者获得更便捷、安全的手术诊疗服务的同时降低医疗成本。与普通住院手术相比,日间手术在缩短平均住院日、提高医疗资源使用效率、优化医疗资源配置、减少医疗费用方面显示出了无限的潜力。中国国家卫生计生委2016年下发的《关于进一步改善医疗服务行动计划的通知》中指出,医院在具备微创外科和麻醉支持的条件下,应将诊断明确单一、临床路径清晰、风险可控的择期手术,逐步改为日间手术,以提高病床周转率、缩短住院患者等床位时间。伴随着外科技术、麻醉和加速康复外科理念的进步,适合开展日间手术的疾病和手术方式范围逐步扩大,一些相对复杂的择期手术也纳入到了日间手术范围。国内日间手术服务开展的先行者四川大学华西医院日间手术中心已开展普通外科、骨关节科、泌尿外科、眼耳鼻喉科、妇产科、血管外科、小儿外科、整形外科等专科手术,涉及手术方式达250余种。

根据国内外相关资料,日间手术运行模式可归纳为三类:医院内的日间手术中心、独立的日间手术中心、诊所的手术室。医院内的日间手术中心的模式在国际上最为常见,我国也主要采用此模式,可分为医院内集中独立的日间手术中心和分散布局的日间手术中心。同时,日间手术中心配备一支稳定的日间手术医护服务团队,包括手术医师、麻醉医师、手术室护士、病房医师、病房护士、随访护士等,执行加速康复外科理念,形成高效率的日间手术运行模式。手术医师负责术前评估、手术实施及术后评估;病房医师负责病历书写、术后观察、出院评估等;护理团队负责患者入院前教育、术前心理辅导、术前准备、术后护理指导(如下床活动时间、进食时间等)以及术后随访,专人负责,分工细化,提高劳动效率。此外,为保证日间手术的质量和安全,日间手术中心结合加速康复理念制定了一系列的管理制度,包括围术期管理流程、手术医师/患者/术式的准入制度、应急预案等,若患者术后不能如期出院,或出院后出现出血不止、疼痛且服用口服药不能缓解等情况,可参照应急预案予以处理。

随着加速康复外科方案日渐成熟,并且不断向更多地区、更多学科快速拓展,未来将会有更多病种进入日间手术的范畴,促使我们不断完善日间手术服务模式的建设与管理,推进日间手术的良性发展。

（3）出院后延续性服务:手术结束并非是治疗的终点。加速康复外科全程化管理服务模式要求患者在出院后定期进行随访,以便及时监测术后康复状况,同时评价患者功能恢复程度,明确下一步治疗方案,及时发现并处理并发症或肿瘤复发征象。出院后随访是加速康复外科模式的重要一环,有利于控制并发症及病死率,更好地保障加速康复外科模式安全推行。患者应于术后2~3周前往门诊进行随访,若患者不能前来门诊随访,可以电话随访形式作为补充,临床随访至少应持续到术后30天,肿瘤患者应坚持每年随访。

在出院后延续性服务的拓展中,外科延续性伤口管理服务模式就是其中发展较为成熟的模式。2009年,我国已有医院在住院期间伤口治疗的基础上创建了出院后延续性伤口管理服务模式。该模式是以伤口治疗师为核心的伤口治疗专业团队,利用新理念、新技术、新材料将住院期间伤口治疗拓展至出院后延续性全程伤口管理服务。该模式对于医院所在城区内的服务对象,开辟无休换药绿色通道,提高伤口治愈率,缓解复诊难问题;对于远程的服务对象,借助医联体平台,开展上下级医院的双向转诊,通过网络信息平台共享实现疑难伤口远程会诊;构建伤口随访数据库,实施伤口动态评估,不断总结推广伤口治疗的新技术并予以推广;同时上级医疗机构对区域内联盟医院进行伤口治疗专业化人才培养,并授予伤口治疗师或伤口专科护士证书,提高下级医院的伤口治疗技术实力。随着护理学科的发展,伤口专科护士的教育体系已经相对健全,当前我国已培养大批精技术的伤口治疗护士,伤口治疗中心也在全国三甲医院逐步建立起来,这无疑为加速康复外科的出院后延续性伤口治疗提供有力的技术支撑。加速康复外科模式下,患者出院后伤口管理是加速康复外科安全实施的重要环节,而外科延续性伤口管理服务模式的创新与发展成为加速康复外科顺利推行的有力保障。

　　加速康复外科的临床与管理实践整合了全程化护理服务,确保加速康复外科的有效实施。未来护理在加速康复外科领域将进一步开发围术期护理创新技术与服务模式变革,构建加速康复外科围术期护理的中国指南,将中国外科临床护理实践推向崭新的高度。

参考文献

1. Kehlet H. Multimodal approach to control postoperative pathophysiology and rehabilitation. Br J Anaesth, 1997, 78(5): 606–617.

2. Lassen K, Coolsen MM, Slim K, et al. Guidelinesforperioperative care for pancreaticoduodenectomy: EnhancedRecovery After Surgery(ERAS®)Society recommendations. ClinNutr, 2012, 31: 817–830.

3. Mortensen K, Nilsson M, Slim K, et al. Consensus guidelines for enhanced recovery after gastrectomy: Enhanced Recovery After Surgery(ERAS®)Society recommendations. British Journal of Surgery. 2014, 101(10): 1209–1229.

4. Nygren J, Thacker J, Carli F, et al. Guidelines for perioperative care in elective rectal/pelvic surgery: Enhanced Recovery After Surgery(ERAS®)Society recommendations.World Journal of Surgery. 2012, 31(6): 783–800.

5. Emmanuel Melloul, MartinHubner, MichaelScott, et al. Guidelines for Perioperative Care for Liver Surgery: EnhancedRecovery After Surgery(ERAS)Society Recommendations. World J Surg, 2016, 40: 2425–2440.

6. Zhong JX, Kang K, Shu XL. Effect of nutritional support on clinical outcomes in perioperative malnourished patients: a meta–analysis. Asia Pacific Journal of Clinical Nutrition. 2015, 24(3): 367–378.

7. Holte K, Klarskov B, Christensen D, et al. Liberal versus restrictive fluid administration to improve recovery after laparoscopic cholecystectomy. Ann Surg, 2004, 240(9): 892–899.

8. Thiele RH, Raghunathan K, Brudney CS, et al. Perioperative Quality Initiative(POQI)IWorkgroup. American Society for Enhanced Recovery(ASER)and Perioperative Quality Initiative(POQI)joint consensus statement on perioperative fluid management within an enhanced recovery pathway for colorectal surgery. Perioper Med(Lond). 2016, 17, 5: 24.

9. Liu HP, Zhang YC, Zhang YL, et al. Drain versus no–drain after gastrectomy for patients with advanced gastric cancer: systematic review and meta–analysis. Digestive Surgery. 2011, 28(3): 178–189.

10. Nelson R, Edwards S, Tse B. Prophylactic nasogastricdecompression after abdominal surgery. Cochrane DatabaseSyst Rev, 2007(3): CD004929.

11. Ivers N, Jamtvedt G, Flottorp S, et al. Audit and feedback: effects on professional practice and healthcare outcomes. Cochrane Database Syst Rev 2012(6): CD000259.

12. Feroci F, Lenzi E, Baraghini M, et al. Fast–track surgery in real life: how patient factors influence outcomes andcompliance with an enhanced recovery clinical pathway after colorectal surgery. SurgLaparoscEndoscPercutan Tech. 2013 Jun, 23(3): 259–65.

13. 中国加速康复外科专家组. 中国加速康复外科围术期管理专家共识（2016）. 中华外科杂志, 2016, 54（6）: 413-416.

14. 多学科围术期气道管理专家共识（2016 年版）专家组. 多学科围术期气道管理专家共识（2016 年版）. 中国胸心血管外科临床杂志, 2016, 23（7）: 641-645.

15. 赵玉沛, 杨尹默, 楼文晖, 等. 外科患者围术期液体治疗专家共识（2015）. 中国实用外科杂志, 2015, 35（09）: 960-966.

16. 国家卫生计生委公益性行业科研专项《关节置换术安全性与效果评价》项目组. 中国髋、膝关节置换术加速康复——围术期管理策略专家共识. 中华骨与关节外科杂志, 2016, 9（1）: 1-8.

17. 中华医学会肠外肠内营养学分会加速康复外科协作组. 结直肠手术应用加速康复外科中国专家共识（2015 版）. 中华结直肠疾病电子杂志, 2015, 4（5）: 2-5.

18. 中国医师协会外科医师分会胆道外科医师委员会. 胆道手术加速康复外科专家共识（2016 版）. 中华消化外科杂志. 2017, 16（1）: 6-13.

19. 中国研究型医院学会机器人与腹腔镜外科专业委员会. 胃癌胃切除手术加速康复外科专家共识（2016 版）. 中华消化外科杂志.

20. 李立, 汪晓东, 舒晔, 等. 四川大学华西医院肛肠外科·结直肠外科快速流程临床指南. 中国普外基础与临床杂志, 2009, 16（7）: 581.

第二节　加速康复外科中护理的作用与发展趋势

原国家卫计委《优质护理服务评价细则（2014 版）》中的"改善临床护理服务"要求"注重护理专业内涵建设，加强团队合作和患者沟通，促进患者尽早康复"，并"形成'以患者为中心'的合作团队，共同围绕患者病情，完成治疗计划、康复促进、健康指导等服务"。加速康复外科围术期的照护内容与护理密切相关，护理人员也是所有诊疗决策的执行者，是与患者接触最为广泛和密切的医疗专业人员，能够全面、全程观察患者病情变化与康复进程。因此，在加速康复外科的实施中，护理也发挥着不可替代的作用：作为病区管理者，在多学科协作中应发挥领导力，在病人的管理中促进多学科团队的高效合作；作为协调者，协助患者和其他医疗专业人员的沟通，帮助患者寻求相关专业支持；作为高级护理实践者，有助于循证实践的落实；作为临床护理专家，能够与其他医疗团队共同参与到患者康复决策中，提供专业意见。护理人员有能力也有义务，在维护和促进患者健康的实践中承担重要角色，也应更新理念、敢于打破常规思维，积极改革，改善患者预后。

一、实施动态、持续、预见性的个体化评估

已有医院将手术患者的健康教育、术前准备和术前常规检查提前至住院前，如乳腺癌手术患者手术健康宣教提前至门诊，在入院前即对患者进行生理（有营养不良或营养不良风险、例假、感冒等）和心理（焦虑、抑郁等）评估，不仅可以减少患者入院后的等候时间、加快临床床位周转，而且可以减少术前紧张、焦虑和营养状况下降等不利因素。还有医院设置了手术患者入院服务站，设专职护理人员对患者进行评估、安排或预约检查、提前术前教育等。护士在加速康复外科的具体执行中不能被动地执行医嘱，而应积极动态观察和有效地评估、分析患者的病情，主动与医生沟通，主动地采取及时有效的措施提高患者舒适度，个性化地开展护理措施，切实做到因人施护、因病施护，促进术后康复。

二、积极开展促进手术康复的系列护理研究

专科护士可以甚至能独立应对与解决临床专业化问题，在这一专科领域中充当医生、护士、病人/家属的咨询者、教育者、多学科协调者，同时参与其专科领域的质量改进和科研活动。Kehlet 等认为在加速康复外科中，围术期与护理有关的加速康复措施还包括患者宣教、减轻压力、缓解疼痛、液体治疗等，这些

方面护理还需要进一步研究,以获得更多的循证信息的支持。这需要护士改变观念,突破固化思维,不能按照习惯或凭经验从事护理实践活动,强调遵循来自研究结论的、有效的、科学的证据,以评判性思维看待临床护理问题,开展围术期护理的科学研究。

三、探索手术患者出院后的医院－社区延续性护理服务

加速康复外科的开展不能急于将患者"赶"出院,而是要让其安心出院,即使在社区也能够得到良好的照顾。因此,加速康复外科的开展不仅需要医院内部的多学科合作,也需要社区与医院之间的多学科合作。发挥三级医院以及社区医院各自的学科特色优势,形成资源的互补与有效利用,组织和协调各个团队成员为患者提供个性化的服务内容,满足患者的不同需求。

（朱晓萍　吴　茜　施　雁）

📖 **参考文献**··

1. Ljungqvist O, Scott M, Fearon K C. Enhanced Recovery After Surgery: A Review. Jama Surgery, 2017, 152 (3): 292.
2. 黎介寿. 加速康复外科的现状与展望. 中华外科杂志, 2016, 54 (1): 9-10.
3. 江志伟, 李宁, 黎介寿. 快速康复外科的概念及临床意义. 中国实用外科杂志, 2007, 27 (2): 131-133.
4. 江志伟, 黎介寿. 我国加速康复外科的研究现状. 中华胃肠外科杂志, 2016, 19 (3): 246-249.
5. 江志伟, 黎介寿, 汪志明, 等. 胃癌患者应用加速康复外科治疗的安全性及有效性研究. 中华外科杂志, 2007, 45 (19): 1314-1317.
6. 吴茜, 陈静娟, 沈蓉蓉, 等. 多学科合作快速康复外科模式中护理的作用. 中国护理管理, 2014 (2): 215-218.
7. Kehlet H, Wilmore DW. Evidence-based surgical care and theevolution of fast-track surgery. Ann Surg 2008, 248: 189-198.
8. Lassen K, Soop M, Nygren J, et al. Consensus review of optimal perioperative care in colorectal surgery: Enhanced Recovery After Surgery (ERAS) Group recommendations. Arch Surg 2009: 144: 961-969.
9. Engelman RM, Rousou JA, Flack JE III, et al. Fast-track recovery of the coronary bypass patient. Ann Thorac Surg. 1994, 58 (6): 1742-1746.
10. Bardram L, Funch-Jensen P, Jensen P, et al. Recovery after laparoscopic colonic surgery with epidural analgesia, and early oral nutrition and mobilisation. Lancet. 1995, 345 (8952): 763-764.
11. Kehlet H. Multimodal approach to control postoperative pathophysiology and rehabilitation. Br J Anaesth, 1997, 78 (5): 606-617.

第三节　髋、膝关节置换术加速康复外科围术期护理

一、术前护理

（一）术前教育

髋、膝关节置换术作为一类对机体产生较大创伤的手术,可能会给患者带来身心压力。有研究证实,术前的患者教育可以减少患者焦虑水平,提高患者的手术预后。术前为患者提供关于术后第一年康复的教育课程,可以有效改善患者对术后第一年康复目标的预期,因此,术前的患者教育不仅要关注手术治疗,还应该帮助患者解决其对术后康复和预后的现实期望问题。Meta 分析发现,术前教育对减少择期手术患者术前焦虑有一定的益处,但对术后焦虑水平、住院时间、首次启动的下床活动项目时间（包括下床站立、

上下台阶等），术后疼痛、并发症及患者满意度无显著影响，这与 Cochrane 的一项系统综述结果一致，即尚无证据显示，在常规护理之外的术前患者教育能够改善髋、膝关节置换患者的术后结局，尤其是疼痛、关节功能和住院时间。有研究探讨了髋、膝关节置换术的术前患者教育的内容和传播方式对术后疼痛的干预效果，结果显示，若术前教育仅仅聚焦在生物医学模式下的解剖学、病理解剖学以及手术操作的内容，对缓解术后疼痛的效果是有限的，术前教育内容应该以增加患者的疼痛知识为目标，这对于缓解术后疼痛更为有效。

术前教育可能是有效的辅助措施，尤其是对伴有抑郁、焦虑或过度期望的患者。临床实践中，有条件的医疗机构应该考虑为择期性行髋、膝关节置换术的患者提供术前教育干预，并根据患者不同的生理、心理和社会需求分层实施，纳入的工作流程，这样可以减少患者心理压力，有可能缩短术后平均住院时间。术前教育应关注以下问题：

1. 为患者实施合理的术前评估，明确患者个性化的需求，有效识别任何可能的禁忌证或应急方案，为患者制定合理的预后目标。

2. 在尽可能的情况下，向患者介绍手术，以征得患者同意。

3. 术前教育应该由多学科团队提供，其中应纳入物理治疗师、护士及心理学家。

4. 术前教育内容应该涵盖

（1）发放患者教育手册，通过邮寄、网络等方式于术前发放给患者。

（2）可以制作 20~50 分钟的患者教育视频。

（3）术前教育内容应该纳入住院时间、术后预期效果、出院标准、饮食以及可选择的康复医院等。

（4）有专业人员针对患者手册或视频向患者提供口头解释。

（5）有条件者由物理治疗师演示其中的康复训练项目。

（6）介绍病房环境、演示病房设施的使用，有条件者提供营养师咨询和社工服务。

（7）有条件者由物理治疗师提供个性化咨询服务。

（二）术前康复

髋、膝关节置换术是治疗中晚期关节疾病的标准手术，术前患者可能正经历严重的疼痛，甚至致残。尽管手术可以有效缓解患者疼痛、躯体功能和生活质量，然而许多患者的康复仍然是艰难和漫长的，有些患者术后无法恢复到患病前的功能状态。研究证实，术前物理治疗可以有效改善髋、膝关节置换术后的疼痛和功能水平，但效果却比较短暂，且不具有临床相关性。已有的研究中的干预措施主要是，术前为患者提供在物理治疗师监督下康复训练，伴有或不伴有家庭康复和教育，干预的频率和持续时间存在不同。每周 1~5 次不等，持续时间 2~8 周不等。术前预康复组可明显降低术后 4 周内的疼痛评分；4 周后差异消失，而且术前预康复可以显著改善患者早期的关节功能评分，但术后 12 周之后这种差异也消失。术前预康复组可以更快的重获日常活动的能力，尤其是爬楼梯、如厕、坐椅子；然而，首次下床步行并无明显改善。目前的绝大多研究显示，术前物理治疗并未明显改善患者的生活质量，有少数研究报道可以稍微改善患者术后第一个月的生活质量，但术后 3 个月后这种差异会消失。最近一项研究探讨了术前自我效能教育对于髋、膝关节置换的效果，两组患者在医院接受常规的术前和术后照护，干预组分别于术前 2~6 周、手术当天或术前一天、术后 2 天、术后 4 天或出院当天早上、出院后 10~14 天、出院后 6 周进行干预，基本原则包括行为矫正、改善自信、问题解决能力，通过视频接受基于自我效能的术前教育 20~30 分钟，并要求患者在家里观看视频，在入院之前完成 4 次行为活动。结果显示，两组之间在各时间点的疼痛或焦虑评分并无显著统计学差异，两组患者的自我效能水平从术前到出院后六周均有提高，但并无统计学差异。

鉴于目前关于术前康复对于改善髋、膝关节置换术患者的术后疼痛、关节功能、生活质量和住院天数的证据，充其量只是"温和的"；因此术前康复应以临床医生的评判为导向。

二、术后护理

（一）导尿管优化管理

有研究报道，40% 的髋、膝关节置换患者发生术后尿潴留，尤其是术前有排尿问题的男性患者，以及蛛网膜下腔麻醉也会增加风险。手术时间长、术中出血量多、同期双侧 THA 和 TKA 术后发生尿潴留的风险高,应安置尿管预防术后尿潴留,但术后应尽早拔除,不应超过 24h。发生术后尿潴留应该选用间歇性导尿,而不应该应用持续性导尿,膀胱容量安全的上限标准为 800ml。

1. 早期拔除导尿管的评估:若存在以下情况,可适当延长导尿管留置时间:

(1)术前存在尿路感染、尿失禁、前列腺疾病等泌尿系统疾病史患者。

(2)有脊髓损伤的患者。

(3)存在不稳定性胸腰椎骨折或骨盆骨折需要严格固定体位者。

(4)存在意识或精神方面障碍。

(5)女性患者抬臀活动不良且暂时无下床指征者。

(6)患者不愿意早期拔除。

(7)存在其他禁忌因素。

2. 早期拔除导尿管常规:

(1)无禁忌者,尽早拔除,常规于术后第一天晨 6:00 拔除导尿管。

(2)拔管前无须夹闭导尿管,除非存在脊髓损伤。

(3)延长留置导尿的患者每日评估并班班交接。

(4)延长留置导尿的患者每日常规提醒医生是否可以拔除导尿管。

(5)存在前列腺病史者,拔管前必要时准备 1 粒盐酸坦索罗辛,并告知患者有尿意时服用,服用后继续饮水。

(6)置管前疑有尿路感染的患者,积极治疗原发病。

(7)尿失禁患者若不存在尾骶部或会阴部的开放性伤口或 Ⅲ、Ⅳ 期的压力性溃疡,遵循患者意愿宜应尽早拔除。

(二)功能锻炼

髋、膝关节置换是终末期髋、膝关节疾病所致疼痛和致残的终极治疗,术后有效的功能锻炼对于改善关节功能,提高健康相关的生活质量至关重要。有系统综述指出,全膝关节置换患者的术后康复(包括主动和被动的膝关节活动,股四头肌力量练习和功能性训练)中,尚无证据显示每日两次的住院物理治疗(每天 40 分钟),比每日一次的物理治疗(每天 20 分钟)存在优势。该项证据来源于一项高质量的随机对照研究。另一项关于全髋关节置换术后康复的系统综述显示,对于类似的治疗方案,包括日常活动、训练、床椅转移等,每天两次物理治疗和每天一次的康复效果进行比较,术后三天的功能状态有统计学差异,但无临床统计学差异。术后六天后差异消失。无论是全髋或全膝关节置换,在患者急性康复期间,推荐每日一次的物理治疗对于获得积极的术后结局是足够的。目前尚无足够证据显示,CPM 能够改善患者结局指标,因此,髋、膝关节置换术后不建议常规使用。

(三)出院随访

THA 和 TKA 患者出院后继续进行有效的镇痛、VTE 预防、功能锻炼可促进加速康复。THA 和 TKA 患者术后可以选择到康复医院、社区医院或回家进行康复锻炼。研究表明,THA 和 TKA 患者术后回家进行康复锻炼对关节功能的恢复尤为重要,且减少医疗费用。出院后训练的范围和类型仍然存在争议。Holm 发现髋部肌肉力量和大腿抗阻力运动在 THA 术后第一周显著降低。这种肌肉力量的丢失与髋部疼痛、全身炎症或大腿肿胀并不相关,相反,患者自我通报的症状和功能是提升的。Larsen 等发现 THA 患者并未接受任何物理治疗、只接受家庭教育康复的 THA 患者自我通报的症状和功能也会提高。患者术后三个月能够达到与健康人群类似的生活质量水平,而在术后 12 个月超过健康人群的生活质量水平。术后 3 个月的 SF36 和自我通报的躯体功能比健康人群要低,但是术后 12 个月达到健康人群水平。出院后的 DVT 发生率与住院期间相当,出院后继续应用抗凝血药对预防出院后 DVT 尤为重要。

(1)根据患者情况选择到康复医院、社区医院或回家进行功能康复。

(2)出院后继续应用抗凝血药预防 VTE。

(3)出院后有疼痛者应继续口服镇痛药,睡眠障碍者服用镇静催眠药,继续功能锻炼。

（4）定期随访、指导康复,进行效果评价。

（5）跌倒是髋、膝关节置换患者术后再入院的常见原因之一。术后跌倒最长发生在一个月内,这与患者的特征相关,与平均住院日缩短无关。减少术后跌倒的干预措施应该在手术后的第一个 30 天内进行。

（田梅梅）

参考文献

1. The Joanna Briggs Institute. Recommended Practice. Hip or Knee Replacement：Pre-Operative Education. The Joanna Briggs Institute EBP Database, JBI@Ovid. 2016; JBI2459.

2. Mcdonald S, Page MJ, Beringer K, et al. Preoperative education for hip or knee replacement. The Cochrane Library. John Wiley & Sons, Ltd, 2014.

3. Lucylynn Lizarondo, PhD, MPhysio, MPsych, BPhysio. Evidence Summary. Hip and Knee Joint Replacement：Pre-operativeRehabilitation. The Joanna Briggs Institute EBP Database, JBI@Ovid. 2016: JBI15373.

4. Yimei Li MBBS, MPH. Evidence Summary. Joint Replacement Surgery（Lower Limb）：Pre-Operative Physiotherapy. The Joanna Briggs Institute EBP Database, JBI@Ovid. 2017: JBI733

5. Handoll HH, Queally JM, Parker MJ. Pre-operative traction for hip fractures in adults. Cochrane Database of Systematic Reviews, 2011, 67（12）: CD000168.

6. Fong E. Elective Surgery：Preoperative Carbohydrate Loading[EB/OL]. The Joanna Briggs Institute EBP Database. 2014：JBI8103.

7. Chen Z. Preoperative Fasting in Adults：Clinician Information[EB/OL]. TheJoanna Briggs Institute EBP Database. 2015：JBI136.

8. Gupta, A. Preoperative Carbohydrate Loading：Clinician Information[EB/OL]. The Joanna Briggs Institute EBP Database. 2015：JBI10488.

9. Lucylynn Lizarondo, PhD, MPhysio, MPsych, BPhysio. Evidence Summary. Hip and Knee Arthroplasty：Acute In-patient Rehabilitation. The Joanna Briggs Institute EBP Database, JBI@Ovid. 2016：JBI15559.

10. Wing Hong Chu BHSc（Hons）, PhD Candidate. Evidence Summary. Hip Replacement：Precautions / Movement Restrictions Post Surgery. The Joanna Briggs Institute EBP Database, JBI@Ovid. 2017：JBI7205.

第四节　股骨粗隆间骨折术加速康复外科围术期护理

一、术前护理

术前教育

股骨粗隆间骨折切开复位（髓内钉或钢板）内固定术作为一类对机体产生较大创伤的手术,可能会给患者带来身心压力。有研究证实,术前的患者教育可以减少患者焦虑水平,提高患者的手术预后。术前为患者提供关于术后第一年康复的教育课程,可以有效改善患者对术后第一年康复目标的预期,因此,术前的患者教育不仅要关注手术治疗,还应该帮助患者解决其对术后康复和预后的现实期望问题。Meta分析发现,术前教育对减少择期手术患者术前焦虑有一定的益处,但对术后焦虑水平、住院时间、首次启动的下床活动项目时间（包括下床站立、上下台阶等）、术后疼痛、并发症及患者满意度无显著影响,这与

Cochrane 的一项系统综述结果一致,尤其是疼痛、关节功能和住院时间。结果显示,若术前教育仅仅聚焦在生物医学模式下的解剖学、病理解剖学以及手术操作的内容,对缓解术后疼痛的效果是有限的,术前教育内容应该以增加患者的疼痛知识为目标,这对于缓解术后疼痛更为有效。

术前教育可能是有效的辅助措施,尤其是对伴有抑郁、焦虑或过度期望的患者。临床实践中,有条件的医疗机构应该考虑为择期性行髋、膝关节置换术的患者提供术前教育干预,并根据患者不同的生理、心理和社会需求分层实施,纳入的工作流程,这样可以减少患者心理压力,有可能缩短术后平均住院时间。术前教育应关注以下问题:

1. 为患者实施合理的术前评估,明确患者个性化的需求,有效识别任何可能的禁忌证或应急方案,为患者制定合理的预后目标。

2. 在尽可能的情况下,向患者介绍手术,以征得患者同意。

3. 术前教育应该由多学科团队提供,其中应纳入物理治疗师、护士及心理学家。

4. 术前教育内容应该涵盖

(1)发放患者教育手册,通过邮寄、网络等方式于术前发放给患者。

(2)可以制作 20~50 分钟的患者术前教育视频。

(3)术前教育内容应该纳入住院时间、术后预期效果、出院标准、饮食以及可选择的康复医院等。

(4)有专业人员针对患者手册或视频向患者提供口头解释。

(5)有条件者由物理治疗师演示其中的康复训练项目。

(6)介绍病房环境、演示病房设施的使用,有条件者提供营养师咨询和社工服务。

(7)有条件者由物理治疗师提供个性化咨询服务。

二、术后护理

(一)体位及生命体征监测管理

硬膜外或腰麻:去枕平卧 6h,测血压、脉搏 1/2h×4 至平稳,必要时吸氧。

全麻:垫枕平卧 6h,未清醒者头偏向一侧,遵医嘱测血压、脉搏至平稳,吸氧。

术后 6h 可进食摇高床头 5~10°左右,以利于改善患者呼吸,有呕吐患者头偏于一侧,防止反流。患肢给予膝下垫软枕,高于心脏水平 20~30°,有利于患肢静脉回流,减少患肢肢端静脉回流不畅,易并发肢体肿胀及下肢静脉栓塞疾病。

(二)导尿管优化管理

有研究报道,下肢骨折的老年患者安置尿管应预防术后尿潴留,但术后应尽早拔除,不应超过 24h。发生术后尿潴留应该选用间歇性导尿,而不应该应用持续性导尿,膀胱容量安全的上限标准为 800ml。

1. 早期拔除导尿管的评估:若存在以下情况,可适当延长导尿管留置时间:

(1)术前存在尿路感染、尿失禁、前列腺疾病等泌尿系统疾病史患者。

(2)有脊髓损伤的患者。

(3)存在不稳定性胸腰椎骨折或骨盆骨折需要严格固定体位者。

(4)存在意识或精神方面障碍。

(5)女性患者抬臀活动不良且暂时无下床指征者。

(6)患者不愿意早期拔除。

(7)存在其他禁忌因素。

2. 早期拔除导尿管常规:

(1)无禁忌者,尽早拔除,常规于术后第一天晨 6:00 拔除导尿管。

(2)拔管前无须夹闭导尿管,除非存在脊髓损伤。

(3)延长留置导尿的患者每日评估并班班交接。

(4)延长留置导尿的患者每日常规提醒医生是否可以拔除导尿管。

(5)存在前列腺病史者,拔管前必要时准备 1 粒盐酸坦索罗辛,并告知患者有尿意时服用,服用后继续饮水。

（6）置管前疑有尿路感染的患者,积极治疗原发病。

（7）尿失禁患者若不存在尾骶部或会阴部的开放性伤口或Ⅲ、Ⅳ期的压力性溃疡,遵循患者意愿宜应尽早拔除。

（三）功能锻炼

术后有效的功能锻炼对于改善关节功能,提高健康相关的生活质量至关重要。有相关循证护理研究指出,患者手术第1天可进行股四头肌等长收缩训练,保持10s,放松5s后,每天150~300次,每天可分3~4次分次进行。术后第2天可重复第1天的练习内容,并鼓励患者足、踝、膝关节主动运动,运用CPM机进行髋、膝关节被动功能锻炼。术后第3~5天指导患者进行仰卧位主动屈、伸髋膝,末端保持10s放松5s后重复20~60次。同时加强肌肉按摩,根据患者体质、骨质量复位和固定好坏、移位骨折、骨质指数按早活动、晚负重原则进行锻炼。术后3周起嘱患者加强等长收缩,由被动变主动,先将床头摇起45°~60°,后练习坐位,上、下床及患肢不负重站立练习,每日80~100次。患者的术后康复（包括主动和被动的膝关节活动,股四头肌力量练习和功能性训练）中,尚无证据显示每日两次的住院物理治疗（每天40分钟）,比每日一次的物理治疗（每天20分钟）存在优势。该项证据来源于一项高质量的随机对照研究。另一项关于术后康复的系统综述显示,对于类似的治疗方案,包括日常活动、训练、床椅转移等,每天两次物理治疗和每天一次的康复效果进行比较,术后三天的功能状态有统计学差异,但无临床统计学差异,术后六天后差异消失。在患者急性康复期间,推荐每日一次的物理治疗对于获得积极的术后结局是足够的。目前尚无足够证据显示,CPM能够改善患者结局指标。

（四）出院随访

股骨粗隆间骨折切开复位（髓内钉或钢板）内固定术术后患者出院后继续进行有效的镇痛、VTE预防、功能锻炼可促进加速康复。患者术后可以选择到康复医院、社区医院或回家进行康复锻炼。研究表明,回家进行康复锻炼对关节功能的恢复尤为重要,且减少医疗费用。出院后训练的范围和类型仍然存在争议。患者术后三个月能够达到与健康人群类似的生活质量水平,而在术后12个月超过健康人群的生活质量水平。术后3个月的SF36和自我通报的躯体功能比健康人群要低,但是术后12个月达到健康人群水平。出院后的DVT发生率与住院期间相当,出院后继续应用抗凝血药对预防出院后DVT尤为重要。

（1）根据患者情况选择到康复医院、社区医院或回家进行功能康复。

（2）出院后继续应用抗凝血药预防VTE。

（3）出院后有疼痛者应继续口服镇痛药,睡眠障碍者服用镇静催眠药,继续功能锻炼。

（4）定期随访、指导康复,进行效果评价。

（5）跌倒是股骨粗隆间骨折切开复位（髓内钉或钢板）内固定术患者术后再入院的常见原因之一。术后跌倒最长发生在一个月内,这与患者的特征相关,与平均住院日缩短无关。减少术后跌倒的干预措施应该在手术后的第一个30天内进行。

（赵一琼）

参考文献

1. The Joanna Briggs Institute. Recommended Practice. Hip or Knee Replacement: Pre-Operative Education. The Joanna Briggs Institute EBP Database, JBI@Ovid. 2016; JBI2459

2. Mcdonald S, Page MJ, Beringer K, et al. Preoperative education for hip or knee replacement. The Cochrane Library. John Wiley & Sons, Ltd, 2014.

3. Lucylynn Lizarondo, PhD, MPhysio, MPsych, BPhysio. Evidence Summary. Hip and Knee Joint Replacement: Pre-operativeRehabilitation. The Joanna Briggs Institute EBP Database, JBI@Ovid. 2016: JBI15373.

4. Yimei Li MBBS, MPH. Evidence Summary. Joint Replacement Surgery (Lower Limb): Pre-Operative

Physiotherapy. The Joanna Briggs Institute EBP Database, JBI@Ovid. 2017：JBI733.

5. Handoll HH, Queally JM, Parker MJ. Pre-operative traction for hip fractures in adults. Cochrane Database of Systematic Reviews, 2011, 67（12）: CD000168.

6. Fong E. Elective Surgery：Preoperative Carbohydrate Loading［EB/OL］. TheJoanna Briggs Institute EBP Database. 2014：JBI8103.

7. Chen Z. Preoperative Fasting in Adults：Clinician Information［EB/OL］. TheJoanna Briggs Institute EBP Database. 2015：JBI136.

8. Gupta, A. Preoperative Carbohydrate Loading：Clinician Information［EB/OL］. The Joanna Briggs Institute EBP Database. 2015：JBI10488.

9. 李莉芬,李亦嫦,方静文,等. 循证护理对老年股骨粗隆间骨折 PFNA 内固定术后早期康复的影响. 护理实践与研究, 2016, 13（11）: 54-55.

第五节　胃肠道肿瘤手术加速康复外科围术期护理

一、术前护理

（一）术前评估及预康复指导

合理的术前康复理念,是衡量整个康复观念先进的一个重要指标,只把眼光停留在手术本身或者术后康复治疗上是不够的。有时候,合理有效的术前康复可能对整个康复治疗过程能够产生决定性的影响。同样的,看一个患者术前状态的优劣程度,即能够大致预料其术后康复过程是否顺利,预后是否理想,可见术前康复的重要意义。术前康复最关键的目标在于:帮助患者掌握术后自我锻炼的方法,为术中和术后康复打下良好基础,做好充分准备。大量实践证明,术前患者状态越好,术中效果就越好,术后恢复得越快,并发症越少,康复过程会容易许多。

1. 详细询问病史,有无高血压史、糖尿病史、心脏疾病史、甲亢病史、手术史、药物过敏史、吸烟史、饮酒史,近期有无服用活血管药物。

2. 建议患者术前戒烟（1~2 周）,戒酒（1 月）,保持良好的生活习惯,适当运动（包括每隔一天步行 30 分钟）,鼓励患者做深呼吸锻炼,用鼻子吸气,放松,用嘴呼气,还可以进行吹气球锻炼。

3. 适当心理调节,逐步告知病情,有助于减轻病人焦虑情绪,增加术后恢复信心,增加术后活动时间,缩短住院时间;告知患者保持良好的心态和充足的睡眠,积极配合手术治疗。手术前患者良好的心态对其手术的安全进行有着积极作用,护士应结合患者的心理特点提供恰当的心理护理,向病人介绍围术期治疗的相关知识,鼓励患者消除顾虑,增强战胜疾病的信心。

4. 患者及家属要完成与手术医生和麻醉科医生的术前谈话,如需了解手术大致时间,可以在谈话期间咨询医生。

5. 术前评估患者手术风险及耐受性,加强宣传教育将有利于术后的康复。重点介绍治疗过程及手术方案,便于患者配合术后康复及早期出院计划,特别是让患者了解自己在此计划中所发挥的重要作用,包括术后早期进食、早期下床活动等。

（二）患者自身的准备

术前脱去内衣内裤,更换病号服贴身穿,上衣反穿,必须佩带手腕带;术前去除首饰等所有挂件,取下义齿,并交予家属保管;术前高血压患者饮一口水服降血压药,糖尿病患者禁服用（或注射）降血糖药物;告知患者及家属,至少有一名家属在手术门口（1 号楼 5 楼）等候,医生便于及时与患者家属沟通。

二、术后护理

（一）活动管理

长期卧床不仅增加胰岛素抵抗及肌肉丢失，而且减少肌肉的强度、损害肺功能及组织氧合，也增加了发生下肢静脉血栓形成的危险。使用便携式的胸段硬膜外镇痛泵或者常规使用 NSAIDs 可以很好地进行术后镇痛，这是促进患者早期活动的重要保证。根据患者客观情况，每天计划及落实患者的活动量，并且建立患者的活动日记。目标是在手术后第 1 天下床活动 1~2h，而以后至出院时每天应下床活动 4~6h。

1. 术后当天　手术后安返病房，对于全麻的患者，术后不常规去枕平卧，可抬高床头 20°~30°；告知患者术后清醒后做深呼吸锻炼是很重要的，用鼻子吸气，放松，用嘴呼气，还可以进行吹气球锻炼；进行四肢被动活动（深静脉血栓泵）；咳嗽时，指导患者用双手从腹部两边向中心捂住伤口，轻轻将痰咳出；平时翻身或坐起时，可将手掌呈空心拳状由下而上，由外向内双手交替或单手轻轻拍出震动痰液，有利于痰液的排出。

2. 术后第一天　只要患者感觉很好，请患者坐在椅子上或躺在床上 6 小时或以上；鼓励患者在床边站立或在病房内走动，并根据病情尝试沿着病房走廊来回 2~3 次（约 160~240 米）。走到护士站称体重，或者走到卫生间都算作患者的日常锻炼。下床活动并经常散步，患者的呼吸将得到改善，并且会降低肺部感染的几率或下肢深静脉血栓的发生，另外，通过早期下床活动，患者的胃肠功能通常也恢复的更快。咳嗽时，请用双手从腹部两边向中心捂住伤口，以减少疼痛。

3. 术后第二天及以后：根据患者一般情况，每天适量增加活动量。

（二）管道管理

结直肠手术中不应常规放置鼻胃管减压，这样可以降低术后发热、肺不张及肺炎的发生率。如果在气管插管时有气体进入胃中，可以插入胃管排出气体，但应在患者麻醉清醒前予以拔除。因此，不推荐术后常规使用鼻胃管减压。通过鼻胃管给予进食流质有反流、误吸的危险。

1. 术后当天　手术提倡"无管化"理念。术后可能留置导尿管用于排尿，这样也便于计量；静脉留置输液导管补充液体，维持水电解质平衡；术后可能会留置引流管用于监测及判断有无出血、感染、吻合口瘘等并发症；术后给予鼻导管低流量吸氧。

2. 术后第一天　如果患者饮食很好的话，术后第一天通常减少补液。导尿管通常可以拔除，但盆腔手术后保留导尿管直到术后第三天。告知患者当尿管拔出后，尿液可以留在瓶子或便盆，便于计量。

（三）术后监测

1. 术后当天　在患者住院期间，常规检查患者的血压、脉搏、呼吸和体温；对患者术后一般情况及营养指标的动态监测；监测患者术后疲劳指标的变化，进一步制定个性化指导。

2. 术后第一天　每天定期评估患者生命体征、疼痛、液体平衡、营养、自理活动、疲劳指标等。

3. 术后第二天及以后　定期监测患者生命体征、腹部体征、疼痛、营养及疲劳指标的变化情况。

（四）造口护理

造口护士会详细指导回家后的造口护理，向患者讲解术后造口常见的并发症的预防措施，教会患者结肠造口的护理方法、人工肛门袋的正确使用。从以下几方面对患者进行健康指导：

1. 衣着　可与术前衣着一样或适当宽松些，避免腰带压迫造口。

2. 饮食　在胃肠道功能恢复的情况下，可恢复术前的饮食规律与习惯，但少食辛辣刺激、易产气的食物与饮料。

3. 沐浴　患者可佩戴造口袋淋浴，尽量不要在浴缸中浸泡；在需要更换造口袋时，可除下造口袋直接淋浴，淋浴结束后再贴上新的造口袋。

4. 工作　在身体状况恢复的情况下，可重返工作岗位，但要避免重体力活，以免形成造口旁疝或造口脱垂等。

5. 运动　可参加一些体育锻炼,但避免剧烈的运动以及有身体接触的体育项目。

6. 排泄与气味的处理　指导造口者定时排放排泄物并清洁造口袋,气味较大时可使用带有碳片的造口袋;或在造口袋内放入适量清新剂。

患者在回家后有任何关于造口的问题,可以联系护士长及造口专科护士,离开医院前会给患者留下联系方式。

（陈静娟　马晶晶）

参考文献

1. 2017 年 1 月 3 日, Anesthesiology 在线发表最新版的美国麻醉医师学会(ASA)《健康患者择期手术前禁食及降低误吸风险的药物使用实践指南 》.
2. 康静雅. 快速康复外科理念在胃癌患者围术期护理中的运用分析. 中外医学研究, 2014, 02(021): 81-82.
3. 郑巧玲. 加速康复外科理念指导结直肠癌病人围术期营养支持. 求医问药, 2013, 11(1): 560.
4. 潘春燕, 高宇. 快速康复外科护理在胃肠道肿瘤围术期的实践与进展. 现代生物医学进展, 2012, 2(22): 1170-1172.
5. 中华医学会肠外肠内营养学分会加速康复外科协作组. 结直肠手术应用加速康复外科中国专家共识(2015 版). 中华消化外科杂志, 2015, 8(14): 606-608.
6. 石学银, 邹最. 加速康复外科的麻醉管理. 中华消化外科杂志, 2015, 14(1): 38-42.
7. 许新才. 加速康复外科理念指导下行结直肠癌根治术的疗效评价. 新疆医科大学学报, 2017, 40(3).
8. 苗大壮, 佟金学, 贾云鹤. 加速康复外科理念在腹腔镜辅助结直肠癌手术围术期中的应用价值. 实用肿瘤学杂志. 2017, 32(2): 137-141.
9. 费杰. 加速康复外科对术前存在营养风险的结直肠癌患者的效果. 广东医学, 2017, 38(8): 1246-1256.
10. 彭淼, 王磊. 快速康复外科护理干预在结直肠癌围术期应用的研究进展. 西南军医, 2017, 19(1): 55-58.

第六节　原位新膀胱术加速康复外科围术期护理

一、术前护理

（一）术前教育

术前进行以书面、口头或多媒体等形式的个体化宣传教育,对于成功实施加速康复外科十分重要,其能缓解患者术前存在的不同程度的焦虑与恐慌情绪。膀胱癌根治原位新膀胱术涉及泌尿和消化两大系统,术前对接受手术患者的健康状况进行合理评估具有重要的临床意义。McEvoy 等临床研究表明,术前对结肠切除术病人提供咨询服务和健康教育能有效缩短病人住院时间、降低住院费用。术前咨询和健康教育时应有耐心,利用浅显易懂的文字或语言向病人表述,不能流于形式或限于时间而省略。术前教育应关注以下问题:

1. 为患者实施合理的术前评估,明确患者个性化的需求,有效识别任何可能的禁忌证或应急方案,为患者制定合理的预后目标。

2. 患者应在术前积极参与整个外科团队(外科医师、麻醉医师和护士)的宣教和告知。

3. 术前由手术医师、麻醉医师、临床专科护士组成的多学科交叉小组从各自专业角度出发向病人提供疾病病情、手术麻醉方式及术中麻醉配合、术后康复护理等知识,以达到缓解患者紧张、恐惧、焦虑情绪的目的。术前教育内容应该涵盖:

（1）在术前给患者发放加速康复外科教育手册。

（2）可以制作 20~50 分钟的患者教育视频。

（3）有专业人员针对患者手册或视频向患者提供口头解释。

（4）术前教育内容应该纳入住院时间、术后预期效果、出院标准、饮食等。

（5）介绍病房环境、演示病房设施的使用，有条件提供营养师咨询和社工服务。

（二）术前康复

由于患者术后身体虚弱，部分患者年龄较大或学习能力较差，因此原位新膀胱术病人选择在术前就开始在护士指导下进行盆底肌肉训练，能大大提高术后新膀胱的自控性，增强其康复的信心。

二、术后护理

（一）早期移除鼻胃管

传统观念认为术后放置鼻胃管有助于胃肠减压，避免患者恶心、呕吐，且一般于术后患者排气排便后才会移除鼻胃管。有实验证明了术后早期移除鼻胃管并不会增加患者术后恶心、呕吐的发生率，并且在吻合口瘘的风险上与留置胃管的患者没有差别，反而会促进患者胃肠功能的恢复，降低肠梗阻发生率，减少并发症，从而缩短住院时间，减少住院费用。

（二）体位管理

早期下床活动可降低下肢静脉血栓的发生风险，对抗胰岛素抵抗效应，减少胸部并发症的发生。加速康复外科强调早期下床活动，因其可增加肠蠕动，提高肺活量，降低胸部感染和血栓栓塞的发生风险，加速切口部位的血液循环，促进切口愈合及下肢静脉回流，预防术后深静脉血栓的形成。术后是否早期下床活动与加速康复外科能否成功并取得满意结果显著相关，有研究显示，在术后早期进行科学合理的活动和进食可以加速患者的康复，减少并发症的发生，值得临床推广应用。

1. 护士应耐心讲解早期下床活动的重要性和必要性。

2. 制定详细的活动计划，能够提高患者术后早期下床活动的依从性及活动质量。

因此，考虑到术后长期卧床对患者造成的不利影响，仍然要鼓励全膀胱切除术的患者术后在充分镇痛的情况下早期下床活动。

（三）引流管护理

关于结直肠手术的研究证实术后无需留置引流管，且目前也有泌尿外科手术的研究得到相同的结论。大量 RCT 均表明，接受结直肠手术患者术后有无腹腔抽吸引流对其恢复的影响无显著差异，表明引流管不是必需的。不同的加速康复外科方案均建议尽快移除引流管。然而，目前仍无明确的证据表明移除引流管的最佳时间为何时。

妥善固定好各引流管，并对各引流管做好标记，便于观察。观察各种引流液的颜色、量及性质，并准确记录，能有效地观察并发症的发生，也是判断患者病情变化的重要指标。重视新膀胱的护理，冲洗过程中注意观察患者有无腹痛，注意引流液量的变化、冲洗液的颜色。保持引流管通畅，及时将尿液引出，避免新膀胱过早尿液充盈，有利于各吻合口的愈合，降低尿瘘和切口感染的发生率。

（四）功能锻炼

原位新膀胱术患者术后发生尿失禁及排尿困难是临床上经常遇到的难题，这与该术式的特点基本一致，出现尿失禁可能与新膀胱的大小、位置、尿道横纹括约肌、阴部神经及尿道肌筋膜支持组织等因素有关，其发生原因较复杂，但通过术中保护控尿重要结构与排尿功能锻炼，大多数患者新膀胱术后均可获得满意的控尿结果。有研究指出，原位新膀胱患者术后早期均有不同程度的尿失禁，术后早期由于大脑皮层还未建立新的贮尿排尿反射，所以需要保留尿管并根据患者膀胱充盈的感觉开放导尿管，培养其对新膀胱贮尿的生理感觉。另外需要指导患者进行肛提肌训练，即指导患者在深吸气的同时有规律地收缩肛提肌和耻骨尾骨肌，加强肛提肌和耻骨肌的收缩力，以提高尿道与新膀胱连接部的张力。结果显示，说明排尿功能训练有助于改善原位新膀胱的容量及控尿功能，提高患者的生活质量。

（五）出院随访

出院时提供给病人的病人及家庭教育指导包括以下几方面：活动与康复、营养与饮食、药物的安全与有效使用、伤口、引流管、尿管的护理、疼痛管理以及何时、如何寻求进一步治疗以及复诊时间。加速康复外科强调病人出院后应有良好的联系随访机制，有任何不适可以及时联系到主管医生或护士长，及时给予治疗。指导患者认真锻炼排尿功能，争取早日恢复回肠代膀胱的控尿功能。

（刘永珍　贺徐琳）

📖 参考文献 ••

1. 由慧娟，黄永红，宋昭祥，等. 膀胱全切乙状结肠原位新膀胱术的护理. 护士进修杂志，2011，26（18）：1699–1700.
2. Studer UE, Gerber E, Springer J, et al. Bladder reconstruction with bowel after radical cystectomy. World J Urology, 2011, 10（2）：11.
3. 李先红，曾敏. 膀胱癌患者行膀胱全切术围术期的规范化护理. 当代护士，2013，8：40–41.
4. 李玲. 膀胱全切原位回肠新膀胱术患者的围术期护理. 当代护士，2014，12：38–39.
5. 何玮，王蒙，王志华. 快速康复外科理念在膀胱癌根治性全膀胱切除术病人围术期护理中的应用. 护理研究，2017，31（11）：1325–1328.

第七节　前列腺癌根治术加速康复外科围术期护理

一、术前护理

（一）术前教育

术前进行以书面、口头或多媒体等形式的个体化宣传教育，对于成功实施加速康复外科十分重要，其能缓解患者术前存在的不同程度的焦虑与恐慌情绪。术前对接受手术患者的健康状况进行合理评估具有重要的临床意义。术前教育应关注以下问题：

1. 为患者实施合理的术前评估，明确患者个性化的需求，有效识别任何可能的禁忌证或应急方案，为患者制定合理的预后目标。

2. 患者应在术前积极参与整个外科团队（外科医师、麻醉医师和护士）的宣教和告知。

3. 术前由手术医师、麻醉医师、临床专科护士组成的多学科交叉小组从各自专业角度出发向病人提供疾病病情、手术麻醉方式及术中麻醉配合、术后康复护理等知识，以达到缓解患者紧张、恐惧、焦虑情绪的目的。术前教育内容应该涵盖：

（1）在术前给患者发放加速康复外科教育手册。

（2）可以制作 20~50 分钟的患者教育视频。

（3）有专业人员针对患者手册或视频向患者提供口头解释。

（4）术前教育内容应该纳入住院时间、术后预期效果、出院标准、饮食等。

（5）介绍病房环境、演示病房设施的使用，有条件提供营养师咨询和社工服务。

（二）术前康复

术后尿失禁是前列腺癌根治术的常见并发症，术前应给予病人盆底肌训练培训及相关健康宣教，让病人明确康复锻炼的目的、方法、时间及远期能够达到的效果。

二、术后护理

（一）体位管理

早期下床活动可降低下肢静脉血栓的发生风险,对抗胰岛素抵抗效应,减少胸部并发症的发生。加速康复外科强调早期下床活动,因其可增加肠蠕动,提高肺活量,降低胸部感染和血栓栓塞的发生风险,加速切口部位的血液循环,促进切口愈合及下肢静脉回流,预防术后深静脉血栓的形成。术后是否早期下床活动与加速康复外科能否成功并取得满意结果显著相关,有研究显示,在术后早期进行科学合理的活动和进食可以加速患者的康复,减少并发症的发生,值得临床推广应用。

1. 护士应耐心讲解早期下床活动的重要性和必要性。

2. 在护士和家属的指导陪同下:

（1）术后第1天协助早期床上活动,如屈膝抬臀运动、踝泵运动和坐起等。

（2）术后第2天指导患者自行翻身和下床活动,主要围绕床边走动。

（3）术后第3天可在病房和走廊走动,循序渐进增加离床活动的次数和时间。

（二）引流管护理

关于结直肠手术的研究证实术后无需留置引流管,且目前也有泌尿外科手术的研究得到相同的结论。大量RCT均表明,接受结直肠手术患者术后有无腹腔抽吸引流对其恢复的影响无显著差异,表明引流管不是必需的。不同的加速康复外科方案均建议尽快移除引流管。然而,目前仍无明确的证据表明移除引流管的最佳时间为何时。

前列腺癌根治术后常规放置盆腔引流管及留置尿管,应保持管道的通畅并用导管固定装置妥善固定,避免折叠、滑脱,观察盆腔引流管、尿管引流液体的量、颜色、性质,并准确记录

（三）功能锻炼

尿失禁是前列腺癌根治术后最常见的并发症,可能的原因包括手术过程中盆底肌热损伤、尿道膜部括约肌损伤、膀胱颈过大或血管神经束损伤等。尿失禁对患者的生活质量影响很大,加速康复外科针对尿失禁患者的护理措施主要有心理护理、排尿反射训练、行为疗法等。有研究显示,在术前指导患者行盆底肌功能锻炼,可以明显降低术后发生尿失禁的概率。

（四）出院随访

目前认为只要患者恢复固体饮食和胃肠道功能,口服镇痛药即可有效止痛,自由活动,无其他临床问题,即可出院。出院时提供给病人的病人及家庭教育指导包括以下几方面:活动与康复、营养与饮食、药物的安全与有效使用、伤口、引流管、尿管的护理、疼痛管理以及何时、如何寻求进一步治疗以及复诊时间。加速康复外科强调病人出院后应有良好的联系随访机制,有任何不适可以及时联系到主管医生或护士长,及时给予治疗。

（刘永珍　贺徐琳）

参考文献

1. 张颖,江静霞,梁辉. 快速康复外科理念在腹腔镜下前列腺癌根治术围术期临床护理中的应用. 护士进修杂志, 2017, 32（15）: 1400-1402.

2. 杨如美,徐寅,顾美珍,等. 快速康复外科理念在经腹腔镜下前列腺癌根治术患者围术期护理中的应用效果. 解放军护理杂志, 2016, 33（22）: 46-48.

3. 屈晓玲,王晶. 快速康复护理策略在腹腔镜下前列腺癌根治术围术期中的应用. 中国临床护理, 2016, 8（2）: 125-126.

4. 梁静,闫淑芹,王玲. 腹腔镜前列腺癌根治术围术期的快速康复护理. 全科护理, 2017, 13（15）: 1597-1598.

第八节　乳腺癌根治术加速康复外科围术期护理

一、术前护理

（一）术前教育

有研究证实,术前的患者教育可以减少患者焦虑水平,提高患者的手术预后。术前为患者提供关于术后第一年康复的教育课程,可以有效改善患者对术后第一年康复目标的预期,因此,术前的患者教育不仅要关注手术治疗,还应该帮助患者解决其对术后康复和预后的现实期望问题。多数患者在术前存在不同程度的恐慌不安,焦虑情绪,担心手术的成功不安全,害怕术中术后的疼痛及并发症,个别患者还会产生严重的紧张、恐惧、悲观等负面情绪,均会造成不良的应激反应,妨碍手术的顺利进行及术后的康复。个体化的宣教是加速康复外科成功与否的独立预后因素。术前教育应关注以下问题:

1. 为患者实施合理的术前评估,明确患者个性化的需求,有效识别任何可能的禁忌证或应急方案,为患者制定合理的预后目标。

2. 在尽可能的情况下,向患者介绍手术,以征得患者同意。

3. 术前教育应该由多学科团队提供,其中应纳入物理治疗师、护士及心理学家。

4. 术前教育内容应该涵盖

（1）发放患者教育手册,通过邮寄、网络等方式于术前发放给患者。

（2）告知患者麻醉及手术过程,减轻患者对麻醉和手术的恐惧和焦虑。

（3）鼓励患者术后早期进食,术后早期活动,宣传疼痛的控制等相关知识,增加方案实施的依从性。

（4）体位训练:教会患者自行调整卧位和床上翻身的方法,以适应术后体位的变化。

（5）有专业人员针对患者手册或视频向患者提供口头解释。

（6）有服药史的患者:如抗凝药阿司匹林应停药 1 周,吸烟患者劝其术前 4 周进行戒烟。

（7）有条件者由物理治疗师演示其中的康复训练项目并提供个性化咨询服务。

（二）术前不常规备皮

充分了解患者皮肤及体毛情况及手术范围,酌情给予剃毛备皮

二、术后护理

包括术后监测、导管管理、切口管理、促进患肢功能锻炼恢复及早期活动等,是连接术前准备、手术与术后康复的桥梁。处理得当,能够使手术应激反应减轻到最低程度,缓解术后焦虑,减少并发症,有助于促进患者快速康复,缩短住院时间。

（一）体位管理

从手术室回到病房,先给予去枕平卧位,并抬高患侧的手臂,防止上肢水肿。若患者出现恶心,呕吐,应给予患者平卧,并让患者头偏向一侧,防止因为呕吐物误吸而导致的呼吸困难窒息等。4~6 小时待麻醉清醒后,生命体征平稳的情况下予以半卧位,利于呼吸及导管的引流。

（二）切口管理与引流管优化管理

注意术后切口的清洁及监测,及时发现并处理切口并发症如血肿、伤口裂开及伤口感染等。根据患者年龄、营养状况、切口部位、局部血供等决定缝线拆除时间。

选择性应用各类导管,尽量减少使用或尽早拔除,有助于减少感染等并发症,减少对术后活动的影响及患者术后康复的心理障碍。

1. 应避免使用导尿管或尽早拔除,因其可影响患者的术后活动、增加感染风险,是住院时间延长的独

立预后因素。无特殊情况下，术后 1~2d 即可拔除导尿管。有助于减轻患者的不适感，降低泌尿系统感染的发生率。

2. 传统理念中，术后应常规留置引流管以防治积液、出血、吻合口瘘及感染等并发症。留置引流管可能影响患者术后早期下床活动，增加术后并发症，延长住院时间。因此，不推荐常规留置引流管，在手术创面存在感染，切口存在血运不佳、张力过大及可能导致愈合不良的其他因素等情形下，建议留置引流管。引流管的护理：

妥善固定：注意防止导管滑脱，伤口连接端蝴蝶型固定。

保持通畅：翻身时勿压住导管、折叠导管，负压球 / 瓶必须低于伤口。

观察引流液的色质量：正常引流液为淡红色血性液体，如伤口有渗血或者短时间内球内出来的引流液大于 100ml，应立即检查伤口情况，必要时重新加压包扎。

3. 术后常规会给予鼻导管吸氧 6 小时。

（三）早期下床活动与患肢功能锻炼

1. 长期卧床不仅增加下肢静脉血栓形成的风险，还会产生其他不良影响，如胰岛素抵抗、肌蛋白丢失、肺功能损害及组织氧合不全等。应积极鼓励患者从术后第 1 天迨始下床活动并完成每日制定的活动目标，如术后第 1 天下床活动 1~2h，至出院时每天下床活动 4~6h。

2. 术后早期进行患肢功能锻炼，患者生命体征平稳，麻醉完全清醒，可抬高床头或取半卧位，指导小幅度活动患侧手指屈伸、握拳、伸指、屈腕活动，每次活动 10 下左右，每天不少于 4~5 次。术后第 1 天，向内外旋转手腕活动，肘关节进行伸臂、屈肘运动，使肘关节活动及上肢肌肉等长收缩，注意夹紧肩关节，一天不少于 4~5 次。术后第 2 天，夹紧肩关节，上下屈伸前臂，前屈小于 30，后伸小于 15，每次 15~20 下，每天不少于 4~5 次。术后第 3~6 天，鼓励患者用患侧手洗脸、刷牙、进食，在健侧帮助下将患肢向对侧活动，逐渐达到触及对侧肩部、耳朵。术后 7d 皮瓣基本愈合，开始肩关节活动，练习梳对侧头，前后摆臂旋转运动、逐渐做爬墙，量力而行逐步增加幅度。7~10d 内不外展肩关节，不以患肢支撑身体，以防皮瓣移动，影响愈合。

（四）患者的个性化目标导向性补液治疗

患者的个性化目标导向性补液治疗（Goaldirectedfluidtherapy，GDFT）可维持患者合适的循环容量和组织氧供，达到加快术后康复的目的。GDFT 比传统补液方式更有效，降低了并发症发生率和病死率由于大部分患者可早期进食，故可以在术后第 2~4 天停止静脉补液。

（五）出院健康指导及随访

患者正常饮食，疼痛控制效果良好、伤口无渗血、渗液，体温正常，关节活动度良好，无贫血、电解质紊乱等情况发生，医生开具出院证明后，给予患者出院指导及健康宣教。

1. 一般患者于术后 10 到 14d 拆线。保持伤口敷料的干燥，如有红、肿、热、痛现象及时就诊，遵医嘱换药，如发生异常，及时就医。

2. 遵医嘱按时服用药，定期门诊随访，一般为术后一个月，三个月，六个月等。如有不适，及时就诊。

3. 出院后，按医生指导，进行后期功能锻炼，注意休息，劳逸结合。

4. 加强营养，摄入高蛋白、高热量、高维生素饮食，增强机体抵抗力。

5. 按时来院进行化疗、放疗等治疗

6. 出院时告知患者来院随访时间，及时回访了解患者身体及心理状况。科室建立一个由病友和医护人员组成的群，让乳腺癌患者自愿加入，群内经常发布一些有关乳腺癌防治常识，术后康复锻炼知识，免费提供健康咨询，给乳腺癌患者或家属提供一个相互交流、相互鼓励平台经常组织乳腺癌病友联谊会，让病友现身说法，介绍康复经验，以及战胜病魔的勇气，给他们互助交流机会，认识自身存在价值，使乳腺癌患者有一种归属感。患者出院后也可以通过教育平台接受健康知识图片、文字及支持性的信息，医护人员对患者提出的问题随时解答，及时帮助患者。

（杨丽敏）

参考文献 ···

1. Paton F, Chambers D, Wilson P, et al. Effectiveness and imple-mentation of enhanced recovery after surgery programmes: a rapid evidence synthesis. BMJ Open, 2014, 4(7): e005015.

2. 黎介寿, 江志伟. 加速康复外科的临床意义不仅仅是缩短住院日. 中华消化外科杂志, 2015, 14(01): 22-24.

3. Bozzetti F, Mariani L. Perioperative nutritional support of patients. Undergoing pancreatic surgery in the age of ERAS. Nutrition. 2014, 30(11/12): 1267/1271. DOI: 10. 1016/j. nut. 2014. 03. 002.

4. Kehlet H. Enhanced Recovery After Surgery(ERAS): goodfor. Now, but what about the future? Can J Anesth, 2015, 6299/104. DOI: 10. 1007/s12630/014/0261/3.

5. Nanavati AJ, Prabhakar S. Fast tracksurgery: Toward comprehensive perioperative care. AnesthEssaysRes, 2016, 82: 127.

6. Legrand G, Ruscio L, Benhamou D, et al. Goal and Directed Fluid The rapy Guided by Cardiac Monitoring During High Risk Abdominal Surgery in Adult Patients: Cost and Effectiveness Analysis of Esophageal Doppler and Arterial Pulse Pressure Wave form Analysis J. Value in Health, 2015, 18(5): 605/613. DOI: 10. 1016/J. Jval. 2015. 04. 005.

第九节　腹腔镜下子宫肌瘤剔除术加速康复外科围术期护理

一、术前护理

术前教育

子宫作为女性最重要的生殖器官, 由于患者术前担心手术成功率, 术后对生育及夫妻生活的影响多会出现紧张、焦虑等负面心理情绪, 对手术及术后康复造成不良影响。有研究证实, 术前的患者教育可以减少患者焦虑水平, 提高患者的手术预后。因此, 术前的患者教育不仅要关注手术治疗, 还应该帮助患者解决其对术后康复和预后的现实期望问题。术前教育可能是有效的辅助措施, 尤其是对伴有抑郁、焦虑或过度期望的患者。临床实践中, 有条件的医疗机构应该考虑为患者分期提供术前教育干预, 并根据患者不同的生理、心理和社会需求分层实施, 纳入的工作流程, 这样可以减少患者心理压力, 有可能缩短术后平均住院时间。术前教育应关注以下问题:

1. 为患者实施合理的术前评估, 明确患者个性化的需求, 有效识别任何可能的禁忌证或应急方案, 为患者制定合理的预后目标。

2. 在尽可能的情况下, 向患者介绍手术, 以征得患者同意。

3. 术前教育应该由多学科团队提供, 其中应纳入营养师、护士及心理学家。

4. 术前教育内容应该涵盖:

(1) 发放患者教育手册, 通过纸质书本、网络信息等方式于术前发放给患者。

(2) 制作30分钟的患者教育视频, 并由专业人员进行讲解。

(3) 术前教育内容应该纳入住院时间、术后预期效果、出院标准、饮食等。

(4) 有专业人员针对患者手册向患者提供口头解释。

(5) 介绍病房环境、演示病房设施的使用, 提供社工关爱照护服务。

二、术后护理

（一）早期活动

麻醉清醒后应尽早活动,可以预防静脉血栓、预防肺部感染、增加心肺功能、促进胃肠蠕动、防止肌肉萎缩。术后当天,患者清醒后即可进行下肢被动运动,每15min 按摩下肢小腿部肌肉 10 次,屈膝运动 5 次。每小时翻身 1 次,并指导病人进行有效呼吸。每两小时局部热敷并按摩肩胛部肌肉组织,缓解病人因体内二氧化碳蓄积造成的肌肉酸胀感。术后 3 小时,指导病人起身挨坐床沿,术后 5 小时由护士搀扶下绕床行走活动 45 米。术后第 1 天,下床活动不少于 2 次,每次 15 分钟 90 米。术后第二天下床活动不少于 3 次,每次 180 米。

（二）引流管优化管理

Billroth 于 1881 年首次提出盆腹腔术后预防性放置引流管,以便于引流术后渗出液,观察有无活动性出血及吻合口裂开,但是也增加了感染、吻合口愈合不良、出血、疼痛及腹腔内残留的风险。一系列研究已表明,引流管对于腹腔内出血及吻合口瘘的敏感性并不高。研究显示,对于简单的盆腹腔手术,术后无需预防性放置引流管。腹腔引流管的预防性引流主要是出于监测的目的,可以早期发现术后并发症如活动性出血、肠漏、腹腔感染等,以利于早期采取措施。当然,为了让引流管起到应有的作用,不管是出于治疗性目的还是预防性目的,临床医务人员对引流管的护理都要求注意:严密观察并准确记录引流液的色、质、量;注意引流液的逐日变化趋势。术后拔除腹腔引流管指征:如若术后无腹腔出血、感染征象,多在 12h 内拔管;如若发生腹腔内出血或腹腔感染,则根据引流液量是否量、性质的变化、腹部 B 超感染指标等因素而决策。

（三）导尿管优化管理

手术时间长、术中出血量多是发生尿潴留的高危因素,应安置尿管预防术后尿潴留,但术后应尽早拔除,不应超过 24h。发生术后尿潴留应该选用间歇性导尿,而不应该应用持续性导尿,膀胱容量安全的上限标准为 800ml。

1. 早期拔除导尿管的评估　若存在以下情况,可适当延长导尿管留置时间:

（1）术前存在尿路感染、尿失禁等泌尿系统疾病史患者。

（2）需要严格固定体位者。

（3）存在意识或精神方面障碍。

（4）患者抬臀活动不良且暂时无下床指征者。

（5）存在其他禁忌因素。

2. 早期拔除导尿管常规

（1）无禁忌者,尽早拔除,常规于术后第一天晨 10:00 拔除导尿管。

（2）拔管前无须夹闭导尿管。

（3）延长留置导尿的患者每日评估并班班交接。

（4）延长留置导尿的患者每日常规提醒医生是否可以拔除导尿管。

（5）置管前疑有尿路感染的患者,积极治疗原发病。

（6）尿失禁患者若不存在尾骶部或会阴部的开放性伤口或Ⅲ、Ⅳ期的压力性溃疡,遵循患者意愿宜应尽早拔除。

（四）出院指导

1. 定期随访、指导康复,进行效果评价。术后一个月门诊复查,随访内容包括手术伤口、检验指标、影像学检查等。

2. 营养均衡,每日补充蛋白质、蔬菜、水果等食物,避免暴饮暴食,保持大小便通畅,贫血者多食铁质含量较高的食物,如猪肝、香菇、血糯米等食物。

3. 术后应注意劳逸结合,忌长期卧床和过早体力劳动,避免重体力活动 3 个月。3 个月尽量避免久蹲等增加腹压的动作。预防感冒、咳嗽,避免出现增加腹压动作。

4. 术后 1 周伤口无异常可淋浴;保持外阴清洁,及时更换内衣裤及卫生护垫。

5. 术后 1 个月左右,如有少量暗褐色阴道出血,是伤口残端肠线脱落引起的,请不必担心;如有大量鲜红色阴道流血,及时来院就诊。

6. 教会患者进行盆底肌及肛提肌锻炼,每日缩肛若干次,每次 10~15min,使盆底组织逐渐恢复张力。术后禁止性生活 1 个月。

(田琛霞)

第十节　垂体瘤手术加速康复外科围术期护理

一、术前护理

1. 病情评估　严密观察意识、瞳孔、血压、脉搏、呼吸的变化及肢体活动,注意有无偏瘫、失语、癫痫等。

2. 心理护理　垂体瘤患者由于激素水平改变而可能引起患者形象的改变,患者会产生恐惧、抑郁、自卑心理,此时应主动关心患者,及时了解患者心理状况,向患者讲解疾病知识,减轻其焦虑。告知患者术前要多次抽血化验激素水平,避免患者的担心。

3. 呼吸功能锻炼　术前两天指导患者张口呼吸,教会患者有效咳痰,指导患者戒烟。

4. 床上排泄　术前指导患者床上大小便。

5. 饮食指导　告知患者进食高蛋白、高热量、营养丰富的软食,防止便秘。

6. 用药护理　术前 3 天患者开始口服泼尼松,告知患者口服泼尼松的注意事项。

二、术后护理

(一)瞳孔的观察

正常瞳孔的直径 2.5~4mm,对光反应灵敏,等大等圆。观察瞳孔可分为直接光反应、间接光反应。

(二)意识的评估

临床较常用,GCS 时伤者的睁眼、言语、运动三方面所得总分表示意识障碍程度,最高分为 15 分,表示意识清楚,12~14 分为轻度;9~11 分为中度;8 分以下为昏迷;最低 3 分。分数越低则意识障碍越重。

(三)吸氧的护理

由于术后双侧鼻腔有纱布填塞,应给予经口腔低流量吸氧。

(四)体位的护理

术后 6h 床头抬高(15°~30°),以减轻脑水肿;尽量少搬动病人,避免震动其头部;

(五)排尿护理

由于手术有可能扰乱下丘脑功能,引起尿崩,所以术后遵医嘱记录每小时尿量,每日测尿比重 2~4 次。当每小时尿量大于 200 毫升或者尿比重低于 1.010 时,及时通知医生。

(六)潜在并发症的护理

1. 尿崩　24 尿量大于 4000ml 或者每小时尿量大于 200ml,尿比重小于 1.005 均视为尿崩。护理要点为:

(1)严格记录每小时尿量,定时测量尿比重,有异常及时通知医生处理。

(2)嘱咐患者不要进食含糖较高的食物,以免引起高渗性利尿。

(3)尿量多时遵医嘱给予口服药如双克、弥凝,或者垂体后叶素静脉用药,注意观察用药效果和药物的副作用。

2. 脑脊液鼻漏

(1)注意观察患者鼻腔内是否有黏性分泌物流出,必要时留取标本。

(2)床头抬高 15°~30°,使患者半卧位时依靠脑重力作用压迫漏口,以减轻症状。

（3）嘱咐患者勿用力排便,不要用力咳嗽、打喷嚏、扣鼻涕。

（4）遵医嘱给予抗炎药物避免感染。

3. 电解质紊乱 监测电解质的情况,及时识别电解质紊乱的临床表现并及时给予处理。

（1）密切观察患者神智、瞳孔、生命体征的变化,及时识别是否有低钠低钾的症状。

（2）做好饮食护理。对于低钠、低钾的患者有针对的给予相应的食物。

（3）避免饮高糖的饮料以免引起利尿。

4. 颅内感染的护理

（1）每天监测体温四次。

（2）严格无菌操作,避免感染。

（3）监测血象,遵医嘱给予抗生素治疗。

（七）健康宣教

1. 垂体瘤术后出现尿量增多,加强观察。

2. 出院后禁做低头弯腰的动作。

3. 注意保暖,预防感冒。

4. 注意鼻腔内有无液体流出,如果有清亮或者淡红色液体流出及时就医,禁止填塞、滴药、抠鼻、用力打喷嚏等加压动作。

5. 垂体瘤全部切除的患者,术后可以痊愈,以后每半年至一年复查 CT。

6. 出院后仍需要药物控制,激素停药应采取逐渐减药的方法,不可突然停药。

（曾 莉）

📖 **参考文献** ••

1. 赵欣,马驰原,王友伟,等. 快速康复外科在经鼻蝶入路垂体瘤切除术围术期护理中的应用. 实用临床医药杂志,2014,18（20）:85.

2. 姜红萍,陈银,陈燕. 基于快速康复外科理念的手术护理在经鼻蝶入路垂体瘤切除术中的应用. 中西医结合护理（中英文）,2016,2（12）:48-50.

3. 陆宁娣. 快速康复外科在经鼻蝶入路垂体瘤切除术围术期护理中的应用. 大家健康旬刊,2017,11（8）.

4. 王友伟,马驰原,王汉东,等. 加速康复外科在经鼻蝶手术治疗垂体腺瘤中的应用. 中华神经外科疾病研究杂志,2014,13（2）:113-117.

5. 崔文耀,陈茂君,段丽娟. 内镜下经鼻蝶入路切除垂体瘤的护理. 华西医学,2010（12）:2278-2280.

第十一节 冠状动脉搭桥术加速康复外科围术期护理

一、术前护理

（一）术前教育

冠状动脉搭桥术手术风险性大、时间长,多数患者行冠状动脉搭桥术手术,术前易合并各种不良情绪,如恐惧、焦虑、抑郁等,而不良情绪则会影响冠状动脉搭桥术手术的实施效果。有研究证实,术前教育可以舒缓患者的不良情绪,减轻心理－生理应激反应,使患者对整个治疗过程充满信心并积极配合,从而加速整个康复过程。Meta 分析也发现,术前教育对减少择期手术患者术前焦虑有一定的益处,但对术后焦虑水平、住院时间、首次启动的下床活动项目时间(包括下床站立、上下台阶等)、术后疼痛、并发症及患者满意度无显著影响。

术前教育可能是有效的辅助措施,尤其是对伴有抑郁、焦虑或过度期望的患者。临床实践中,有条件的医疗机构应该考虑为择期性行冠状动脉搭桥术的患者提供术前教育干预,并根据患者不同的生理、心理和社会需求分层实施,纳入工作流程,这样可以减少患者心理压力,有可能缩短术后平均住院时间。术前教育应关注以下问题:

1. 为患者实施合理的术前评估,明确患者个性化的需求,有效识别任何可能的禁忌证或应急方案,为患者制定合理的预后目标。

2. 术前教育应该由多学科团队提供,其中应纳入物理治疗师、医生、护士及心理科医生。

3. 术前访视是术前教育中的一个非常关键的过程,它将医学、心理、社会等知识综合运用于患者围术期护理的实践过程中,可明显降低患者的手术焦虑和术后并发症,减少术后疼痛和药物不良反应,促进患者早日恢复日常活动。

4. 术前教育内容应该涵盖:

（1）发放患者教育手册,制作 20~50 分钟的患者教育视频。

（2）术前教育内容应该纳入住院时间、术后预期效果、出院标准、饮食以及可选择的康复医院等。

（3）有专业人员针对患者手册或视频向患者提供口头解释。

（4）有条件者由物理治疗师演示其中的康复训练项目。

（5）术前访视中,护士应向患者进行手术常识介绍,以视频等方式展示并讲解手术流程以及手术室环境,从而缓解患者紧张情绪,做足心理准备。通过语言沟通,给予患者正面心理暗示和指导,纠正患者的负性情绪,以积极态度面对手术治疗,并提高治疗依从性。

（6）有条件者提供营养师咨询和社工服务。

（7）有条件者由物理治疗师提供个性化咨询服务。

（二）术前康复

冠状动脉搭桥术术后呼吸道分泌物增加,有效的咳嗽排痰能预防术后肺部并发症,利于手术后早期恢复,术前应帮助患者锻炼深呼吸、有效咳嗽的方法,让患者明确康复锻炼的目的、方法及其远期能达到的效果。

术前训练患者在床上大小便,并注意多吃青菜和水果等含粗纤维的食物,教会患者沿结肠走向作腹部按摩的方法。

二、术后护理

（一）管道的优化管理

各类管道的使用不但会增加并发症的风险,且明显地影响患者术后的活动,增加患者术后康复的心理障碍。

1. 引流管道管理　护士每天对患者的引流管进行评估,包括引流管的刻度、引流液的量、颜色,引流管应妥善固定,防止意外滑脱,正常引流液为淡红色血性液体,如果生命体征平稳,引流液 <100ml/d,汇报医生及时拔管。

2. 导尿管管理

（1）早期拔除导尿管的评估:若存在以下情况,可适当延长导尿管留置时间

1）术前存在尿路感染、尿失禁、前列腺疾病等泌尿系统疾病史患者。

2）存在意识或精神方面障碍。

3）女性患者抬臀活动不良且暂时无下床指征者。

4）患者不愿意早期拔除。

5）存在其他禁忌因素。

（2）早期拔除导尿管常规

1）无禁忌者,尽早拔除,常规于术后 48h 内拔除导尿管。

　2）拔管前无须夹闭导尿管,除非存在脊髓损伤。

　3）延长留置导尿的患者每日评估并班班交接。

　4）延长留置导尿的患者每日常规提醒医生是否可以拔除导尿管。

　5）置管前疑有尿路感染的患者,积极治疗原发病。

（二）镇静镇痛管理

疼痛影响患者健康和生活质量,剧烈疼痛可引起机体明显的应激反应,表现为心动过速、血压升高、心律失常、呼吸加快;不仅严重限制患者的日常活动、降低患者免疫力和延长康复时间;还导致患者不能很好地休息,产生心理问题;疼痛引发的并发症使患者住院时间延长、再次入院率升高、就诊次数增多和医疗费用增加,心脏外科医生和护士是患者的疼痛评估和管理者,他们在患者的疼痛管理中起直接和关键作用。患者返回ICU后待循环情况稳定,即可停用镇静药物,待清醒后脱机锻炼;若患者清醒,出现不耐管,可小剂量使用镇静药物减少患者不适,尽早拔管。拔管后患者,每日进行疼痛评估,酌情使用舒芬太尼、芬必得、散利痛等止痛药物。使用药物期间仍每日进行疼痛评估。长期机械通气患者,日间使用药物(艾贝宁、丙泊酚等)使患者达到浅镇静状态,晚间根据患者情况适当加深镇静深度。吸氧患者出现睡眠障碍者,酌情使用艾贝宁诱导睡眠,使用过程中监测呼吸氧合情况。

（三）早期活动管理

早期活动不仅可以预防血栓形成,还可以促进患者肠蠕动;同时ICU患者早期活动是预防ICU获得性衰弱、谵妄等并发症的重要措施。一般患者术后安返监护室没有血流动力学不稳的情况下就可以进行早期活动,早期活动具体制定为四级活动法,一级活动为被动运动,一日三次,q2h翻身;二级活动为主动运动,每天一次;三级活动为床边坐位,每天一次,每次20min;四级活动为下床活动,每天一次。每级活动根据患者的配合情况,RASS评分以及上下肢肌力情况进行循序渐进。在进行早期活动时密切关注患者主诉和生命体征变化,如果出现病情变化应随时中止。

（四）营养管理

患者心脏冠脉搭桥术后的营养支持对增强患者体力、促进患者的快速康复具有重要的影响和作用,患者拔管后2小时进水,4小时进食。手术患者需要长期机械通气者,留置胃管,术日晚禁食。术后第一天鼻饲糖水,术后第二天开始鼻饲肠内营养500ml。根据胃潴留情况调整鼻饲量。若SIRS严重的患者,能量供应约为25kcal/kg,约1000~1200kcal/天。分鼻饲和静脉两种途径供给。恢复期患者约为2500kcal/天。

（五）出院随访

目前研究认为患者正常饮食,疼痛控制良好,伤口无渗血、渗液,体温正常,无贫血、电解质紊乱,心功能恢复良好,即可出院。

1. 出院后注重饮食调养,禁用浓茶、咖啡、辛辣调味品、烈性酒。饮食少量多餐,不过饱,以免加重心脏负担。选择维生素丰富、低动物脂肪、低胆固醇、低热能的清淡食物。

2. 出院后注意保暖,防止感冒,术后3个月内不要到公共场所活动,防止感染。保持心平气和,避免过度紧张和情绪激动。

3. 出院后保持良好的生活习惯,睡眠充足,以右侧睡及平睡为主。保持大便通畅,避免用力排便再次诱发心绞痛、心肌梗死。

4. 出院后对各类药物使用做好监测　使用强心(地高辛)者每日自测心率,<60次/分钟停;服用排钾利尿剂者(如氢氯噻嗪、速尿、利尿酸等),应多食含钾食物,如海产类、豆类、菌菇类和水果类等;服用扩血管药者经常测量血压,如有头痛、头昏等及时复诊。

5. 出院后注意伤口卫生,术后2~3周切口愈合良好即可洗淋浴,避免搓擦,浴后用消毒水清洁伤口。

6. 出院后注意休息,活动循序渐进,以不产生疲乏、心慌、气喘为度。术后3月内不要提重物包括抱小孩等,以便胸骨愈合。

7. 随诊时间遵医嘱,一般出院后1个月、3个月、6个月、1年各随访1次。之后每隔1~2年随访一次。

（段　霞）

参考文献

1. 张海燕. 体外循环术后低体温及监测进展. 中国医学指南, 2008, 17（6）: 279.

2. Amorim TV, Arreguy–Sena C, Alves Mda S, et al. Systematizedcare in cardiac preoperative: theory of human caring in theperspective of nurses and users. Rev Bras Enferm, 2014, 67（4）: 568–574.

3. 马凤霞, 陈海花, 张岚, 等. ICU护士对心脏手术患者实施术前访视的效果分析. 护理管理杂志, 2011, 11（11）: 835–836.

4. Sadati L, Pazouki A, Mehdizadeh A, et al. Effect of preoperative nursing visit on preoperative anxiety and postoperative complications in candidates for laparoscopic cholecystectomy: a randomized clinical trial. Scand J Caring Sci, 2013, 27（4）: 994–998.

5. O'Donnell KF. Preoperative pain management education: a quality improvement project. J Perianesth Nurs, 2015, 30（3）: 221–227.

6. Lin CC, Lai YL, Warrd SE. Effect of cancer pain on performance status, mood states, and level of hope among Taiwanese cancer patients. J Pain Symptom Manage, 2003, 25（1）: 29–37.

7. Massad IM, Mahafza TM, Abu–Halawah SA, et al. Postoperative pain is undertreated: results from a local survey at Jordan University Hospital. East Mediterr Heallh J, 2013, 19（5）: 485–489.

8. Needham DM. Mobilizing Patients in the Intensive care unit: improving neuromuscular weakness and physical function. JAMA, 2008, 300（14）: 1685–1690.

9. Barr J, Fraser GL, Puntillo K, et al. Clinical practice guidelines for the management of pain, agitation, and delirium in adult patients in the intensive care unit. Crit Care Med, 2013, 41（1）: 263–306.

第十二节　加速康复外科在手术室护理中的应用

加速康复外科的术中阶段需要包括医疗、麻醉、护理在内的多学科共同配合完成，每个部分都不可或缺加速康复外科理念指导下的手术室优质护理服务质量直接影响患者的术后康复和外科医疗质量，有利于加快患者术后康复。遵循加速康复外科理念手术室联合病房对围术期患者应进行个体化、详尽的优质护理服务，提高患者的舒适度和满意度加速康复外科理念的发展还需要在今后临床实践中不断完善和优化，只有结合临床实际，制定出个性化、手术专业特色的加速康复外科方案，并以最优质的护理服务促进患者快速康复，才能逐渐实现治疗安全性、有效性、彻底性的最终目标。

一、术前护理

（一）术前宣教

大多数患者术前会有明显的心理应激反应，出现紧张、恐惧、焦虑等心理，严重者会引起患者生命体征变化，不仅影响手术的正常进行，还延迟患者术后康复时间，因此全面个体化的术前宣教十分重要。术前1日由手术室护士到病房对患者进行详细、个体化术前访视。术前访视采用口头讲解、阅读资料形式，让患者充分了解手术室环境、手术流程和手术相关知识等内容。通过术前访视，与患者进行良好地沟通，让患者及家属充分了解术前、术中和术后的各个环节，对其进行心理护理，减轻患者术前心理应激反应，加强患者手术配合能力和提高患者对手术室的信任度和满意度，同时评估患者病情，采取对应护理措施，提高护理品质，加速患者术后康复。

（二）胃肠道准备

常规的术前胃肠道准备包括长期流质饮食、口服泻药、机械性灌肠和服用抗生素，但有研究发现机械性胃肠道准备会加重患者应激反应,导致水电解质紊乱,甚至会增加术后肠麻痹的发生。依据加速康复外科理念,手术医师术前认真评估患者病情,一般不做常规胃肠道准备或根据病情需要仅服用一些缓泻剂。另外,依据患者病情而定,不留置鼻胃管或将常规术前留置鼻胃管放到术中麻醉后进行操作,以减轻患者心理和生理应激反应。

二、术中护理

(一)术中保温

低体温是手术过程中最常见的并发症之一,可引起疼痛、心率加快、切口感染、凝血障碍等并发症,增加围术期风险,延长住院时间,延迟患者术后康复。因此,术中对患者进行体温管理十分重要,有研究指出手术期保温的目标是维持患者核心温度于36℃以上。

因此,手术室应主要从室温、术中保暖和液体加温3方面实施加速康复外科术中保温理念。

1. 室温 在患者进入手术室前30min保持手术室温度恒定在23~25℃,湿度40%~60%,对于老年、婴幼儿等其他特殊体质的患者可将室温适当升高至24~26℃。

2. 身体保温 从患者入室到出室为患者盖好盖被,减少非手术部位的皮肤暴露;术中均铺设温毯,温毯温度设置在38~43℃,可根据术中患者体温变化进行调节,分别与患者入室前、入室时、划皮前、缝皮时、苏醒时测量患者体温。

3. 液体加温 术中均使用37~40℃温盐水冲洗,以降低皮肤热量散失;手术过程中为患者输入37~40℃液体和血液制品,可有效预防患者术中低体温的发生。

(二)液体管理

传统理念往往通过大量补液维持患者术中循环系统的稳定,对液体输入量并无严格限制,而术中大量补液,特别是晶体溶液容易加重心肺负担和组织水肿,继而增加心肺并发症,延长术后肠麻痹时间和延长患者住院时间。加速康复外科理念提倡"目标导向型补液",即在保证有效循环血量的前提下限制补液量,以降低术后并发症的发生率,缩短住院时间。因此,术中在保证机体正常运行前提下,应严格控制手术过程中的液体输入量。加速康复外科理念还提倡遵循"少出血、少输血、不输血"的原则,加强术中血液保护理念和技术的应用。因此,对于术中输血应做到根据患者病情术前预存血及自体输血,术中合理稀释血液,术中控制性降压和严格掌握输血指证等。

(三)预防手术压疮

手术压疮是指由于手术过程中无法改变体位而缓解局部组织压力,导致血液循环障碍,局部缺血缺氧而致的软组织溃烂和坏死。手术室压疮发生率为4.7%~22%。根据AORN《围术期患者体位操作推荐规范》,术中获得性压疮一般发生在骨隆起肌肉的外表上,有变色,略呈紫色。视患者皮肤颜色而定,软组织受损后,皮肤局部会变成紫色或暗红色,或出现充血水疱。根据美国国家压疮顾问小组(NPUAP),以及伤口造口失禁护理协会(WOCN),压疮发生有三个原因:压力、外因和内因,其中外因包括剪切、摩擦和潮湿,内在因素包括高龄、营养不良,以及服用影响胶原合成和降解的类固醇药物。

当患者必须保持一种体位数小时时,应采用压力释放装置减少压力可能造成的局部缺血性改变。大部分组织只能承受短时的超压。长期暴露于压力会引起组织局部缺血事件,导致组织缺氧和坏死。O'Connell证明手术时间超过4小时,组织损伤的风险将增加两倍。如果手术时间超过4小时,即使是健康患者,也有可能造成组织损伤。

如果患者在手术过程中发生皮肤损伤的风险过高,则应重新就位。例如,截石位患者在经过长时间手术后可能必须重新就位。AORN《围术期患者体位操作推荐规范》建议:患者应每两小时重新就位一次,防止在压力点上连续施加,有助于减少不良生理反应的风险。

有几种压力再分布支撑表面可供使用。

(1)覆盖垫:即直接放置在床垫上或床架上,替代标准泡沫手术床垫。泡沫、静态空气、凝胶和动态空气是常见的覆盖垫类型,所有这些均不含乳胶成分。泡沫覆盖垫有多种尺寸、厚度、密度和构造。静态空气覆盖垫能够在患者躺在其上时通过多个腔室交换空气。这种覆盖垫必须定期再充气。

（2）凝胶覆盖垫：即黏弹性聚合物,能够防止剪切作用,支撑体重,防止触底。如果被刺,凝胶覆盖垫能够自我修复。一项研究发现,凝胶覆盖垫有助于防止老年人群出现皮肤变化和压疮,包括慢性合并症或心血管疾病患者和手术时间延长（即超过2小时）的患者。

（3）动态空气覆盖垫：有一个交替充气和放气的机械泵。这些类型的覆盖垫包括交替压力垫、低气损床和空气流化床垫。交替压力床垫在患者和床垫之间产生交替高低压,高压期逐渐减少。低气损床垫是空气囊,热空气从这些空气囊中通过。空气流化床垫包含硅酮涂层小球;有压热空气使得这些小球处于运动之中,促进循环和均匀分配重量。动态空气覆盖垫并不经常在术中使用,原因是身体可能运动、电气问题和无菌操作的问题。

不要在压力释放装置下面使用卷起来的床单和毛巾。这降低了压力释放装置的效能,产生压力。监测患者身体上面或下面放置的衬垫、毛毯和加热毛毯的数量是一项重要工作。使用过多的衬垫或毛毯可能导致毛细血管压力升到32mmHg以上,这使压力承受区组织灌注变差的风险增大,导致患者面临发生压疮的风险。

Mackey综述了三个手术室试验,这些试验表明在手术床上使用空气和凝胶压力覆盖垫可能有助于降低高风险手术患者压疮发生率。Reddy等综述了59个随机对照试验,这些试验解决了移动损伤、皮肤完整性和与发生压疮有关的营养问题。解决移动损伤的对策是使用支撑表面,在手术床的床垫上增加覆盖垫,使用专用泡沫覆盖垫和专用羊皮覆盖垫。Reddy的综述再次证实,在手术床上增加床垫覆盖垫,结合合理增加营养,湿润皮肤,术中重新就位等措施可降低术后压疮发生率。需要更多最新和不含偏见的研究来解决手术压力再分配支撑表面的有效性和不足问题。

（朱春燕）

参考文献

1. Chen S, Zou Z, Chen F, et al. A meta-analysis of fast track surgery for patients with gastric cancer undergoing gastrectomy. Ann R Coll Surg E, 2015, 97（1）: 3-10.

2. Wei B, Cerfolio RJ. Clinical pathway for thoracic surgery in the United States. J Thorac Dis, 2016, 8（suppl 1）: s29-36.

3. Wang LH, Fang F, Lu CM, et al. Safety of fast-track rehabilitation after gastrointestinal surgery: systematic review and meta-analysis. World J Gastroenterol, 2014, 20（41）: 15423-15439.

4. Yoong W, Sivashanmugarajan V, Relph S, et al. Can enhanced recovery pathways improve outcomes for vaginal hysterectomy Cohort control study. J Minim Invasive Gynecol, 2014, 21（1）: 83-89.

5. Otsubo T. Control of the inflow and outflow system during liver resection. J Hepatobiliary Pancreat Sci, 2012, 19（1）: 15-18.

6. Tegels JJ, De Maat MF, Hulsewe KW, et al. Improving the outcomes in gastric cancer surgery. World J Gastroenterol, 2014, 20（38）: 13692-13704.

第 十五 章

相关指南与共识

第一节　普通外科围术期疼痛处理专家共识

冷希圣（以下以姓氏笔画为序）

韦军民　刘连新　江志伟　吴育连

何裕隆　陈亚进　陈孝平　苗　毅

芙卫东　洪德飞　唐健雄　梁存河

彭志海　彭　林　楼文晖　窦科峰

一、前言

术后疼痛是机体受到手术刺激（组织损伤）后出现的生理、心理和行为上的一系列反应，也是临床上最常见和最需紧急处理的急性疼痛。疼痛是机体对创伤或疾病的反应，它保护着机体免受进一步的伤害，同时给机体带来痛苦，影响患者的正常生活[1-2]。疼痛既是患者的主观症状，也是反映伤病的客观体征；美国疼痛学会在 1995 年提出，应将疼痛列为与呼吸、脉搏、血压、体温并重的第五大生命体征[2]。术后疼痛的短期不利影响有：增加氧耗量，导致冠心病患者心肌缺血及心肌梗死的危险性增加；疼痛使患者无法有力地咳嗽，呼吸道分泌物难以清除，术后肺部并发症风险增加；胃肠蠕动因疼痛而减少，延迟胃肠功能恢复；由于限制机体活动，加之神经内分泌应激反应增强，引发术后高凝状态，可能会促进深静脉血栓形成；疼痛同时会导致患者焦虑、恐惧、无助、不满、挫折、沮丧等心理负面因素加重，并产生睡眠障碍[3]。如果不在初始阶段对疼痛进行有效控制，持续的疼痛刺激可引起中枢神经系统发生病理性重构，急性疼痛从而有可能发展为难以控制的慢性疼痛[4]。

普通外科病种多，手术复杂程度高，术后并发症的处理较为棘手。而近年来，随着生活水平的改善和对疼痛认识的提高，患者对镇痛的需求也日益增加。要求无痛，是患者的基本权利；及时明确术后疼痛原因，尽早、规范地镇痛以减轻患者的痛苦、加速患者康复是普通外科医师的职责，也是普通外科亟待解决的临床实际问题。

本建议所涉及的疼痛处理限于普通外科围术期疼痛的处理，不同于肿瘤患者的镇痛，本文不涉及对普通外科原发疾病的诊断和处理。同时本文仅为学术性建议，具体实施时仍需根据患者病情以及医院具体条件而定。

二、疼痛的判定及评估

术后疼痛评估是术后疼痛有效管理的重要环节。

根据疼痛的程度，术后疼痛可以分为轻度疼痛、中度疼痛和重度疼痛。轻度疼痛：在安静平卧时不痛，在翻身、咳嗽及深呼吸时才会产生的疼痛；中度疼痛：在安静平卧时疼痛，并影响睡眠；重度疼痛：疼痛难以忍受，无法睡眠。对术后急性疼痛而言，疼痛评估方法宜简单。如需要量化疼痛的程度，可以选择量化方法。

疼痛的常用评估方法有三种：数字评价量表法（numerical rating scale，NRS）[5]、视觉模拟评分（visual analogue scale，VAS）[6]和 Wong-Baker 面部表情量表法[7]。

1. 数字评价量表法 用 0~10 代表不同程度的疼痛：0 为无痛，1~3 为轻度疼痛（疼痛尚不影响睡眠），4~6 为中度疼痛，7~9 为重度疼痛（不能入睡或睡眠中痛醒），10 为剧烈疼痛。由医务人员询问患者疼痛的严重程度，做出标记，或者让患者自己圈出一个最能代表自身疼痛程度的数字（图 15-1）。此方法方便定量，目前在临床较为常用。

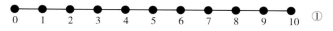

图 15-1 数字评价量表示意图

2. 视觉模拟评分 一条长 100mm 的标尺，一端代表无痛，另外一端代表剧烈疼痛。让患者在纸上或者测量尺上最能反映自己疼痛程度的位置上做出标记。评估者根据标记的位置评估患者的疼痛程度。

3. 面部表情量表法 这种方法是在模拟法的基础上发展而来的，较为客观，适用于老人、小儿、文化程度较低或认知功能障碍者。共有 6 种面部表情，包括从微笑、悲伤至痛苦哭泣的图画来表达疼痛的程度（图 15-2）。但国内患者文化程度层次差异大，此评分方法仍然存在难以操作的问题。

图 15-2 面部表情量表示意图

术后疼痛治疗效果的评估：应定期评价药物或治疗方法的疗效和不良反应，并据此作相应调整（表 15-1）。在疼痛治疗结束后应由患者评估满意度。

表 15-1 术后镇痛疗效记录样表

监测内容	手术当天				术后第二天		术后第三天	
	术后 1h	术后 3h	术后 6h	术后 12h	上午	下午	上午	下午
呼吸监测								
呼吸频率（次/min）								
脉搏血氧饱和度（%）								
疼痛评分								
静息								
运动								
不良反应								
恶心评分								
呕吐评分								
镇静评分								

注：恶心、呕吐评分[8]：以 VAS 法评为 0~10 分，1~4 分为轻度，5~6 分为中度，7~10 分为重度；镇静评分：0 分 = 清醒，1 分 = 呼之睁眼，2 分 = 摇能睁眼，3 分为不能唤醒；此表仅供参考，实际记录样式请依照各医院具体情况制定。

三、普通外科镇痛常用药物介绍

(一)常用镇痛药物

1. 对乙酰氨基酚 可抑制中枢神经系统合成前列腺素,产生解热镇痛作用。对乙酰氨基酚与非甾体类抗炎药(nonsteroidal anti-inflammatory drugs,NSAIDs)相比副作用更少,它不刺激胃黏膜、不影响血小板功能。对乙酰氨基酚具有中枢性抗伤害作用,在细胞水平可抑制环氧合酶(cycloxygenase,COX)活性从而减少前列腺素生成,还可通过抑制下行的 5- 羟色胺通路和中枢 L- 精氨酸 / 一氧化氮通路发挥作用。单独应用对轻至中度疼痛有效,与阿片类药物联合应用,可发挥镇痛相加或协同效应。常用剂量为每 4~6h 口服 10~15mg/kg,日剂量不超过 4000mg 时不良反应小,过量可引起严重肝脏损伤和急性肾小管坏死。联合给药或复方制剂不超过 2000mg/d。

2. 非选择性 NSAIDs 有效消除 COX 酶的生物活性同时抑制前列腺素的合成、聚积,通过阻断机体对内源性炎性因子的反应,达到镇痛效果。所有非选择性 NSAIDs 药物均可用于患者术后轻、中度疼痛的镇痛,或中重度疼痛的多模式镇痛治疗。有研究显示,非选择性 NSAIDs 在脑脊液中浓度低,术前使用非选择性 NSAIDs 不能降低术后疼痛 VAS 评分[9-10]。由于临床研究尚存在不同的结论[11],非选择性 NSAIDs 的预防性镇痛效果尚存争议。目前,临床上常用的给药方式包括口服、注射等(表 15-2、表 15-3)。此类药物的血浆蛋白结合率高,故不应同时使用两种同类药物。但同类药物中,一种药物效果不佳,可能另外一种药物仍有较好的作用。选用非选择性 NSAIDs 时需注意评估危险因素。非选择性 NSAIDs 药物无呼吸抑制作用,但胃肠副作用较大,特别在有消化性溃疡史,服用抗凝药、皮质激素、阿司匹林的患者中,发生胃肠道不良反应的危险性较高。使用非选择性 NSAIDs 必要时要加用 H₂ 受体阻断剂、质子泵抑制剂或胶体次枸橼酸铋等胃肠道保护剂,或改用选择性 COX-2 抑制剂[12]。非选择性 NSAIDs 会抑制血小板功能,用药后可能会增加出血时间;当患者已有肾脏损害、低血容量和血管紧张素转化酶抑制时,非选择性 NSAIDs 的肾脏副作用风险增加[13]。对于老年(年龄 >65 岁)、存在心脑血管病病史或高危因素及肝肾功能损害患者,非选择性 NSAIDs 应谨慎使用,充血性心力衰竭、近期接受冠状动脉旁路移植术的患者禁用。

表 15-2 常用非选择性 NSAIDs 口服药物[14]

药物	每日最大剂量(mg)	每次剂量(mg)	次 /d
缓释布洛芬	2400~3600	400~600	1~2
缓释双氯芬酸	75~150	25~50	1~2
美洛昔康	7.5~15	7.5~15	1
氯诺昔康	24	8	3

表 15-3 常用非选择性 NSAIDs 注射药物[14]

药物	剂量范围(mg)	起效时间(min)	维持时间(h)
氯诺昔康	8~24	20	3~6
酮咯酸	30~120	50	4~6
氟比洛芬酯	50~200	15	8

3. 选择性 COX-2 抑制剂(COXIBs) 选择性 COX-2 抑制剂对 COX-2 具有高度抑制作用,通过降低前列腺素样递质的合成而达到抗炎镇痛的目的。选择性 COX-2 抑制剂可用于患者的术后轻、中度疼痛的镇痛,或中重度疼痛的多模式镇痛治疗。此外,选择性 COX-2 抑制剂半衰期较长,可透过血脑屏障,同时有效抑制外周和中枢痛觉敏化,提高痛阈,适宜于预防性镇痛[15-16]。选择性 COX-2 抑制剂优于非选择性 NSAIDs,可能与选择性 COX-2 抑制剂可快速透过血脑屏障,而非选择性 NSAIDs 药物在脑脊液中浓度不

足血浆浓度的 1%~5%[9-10,15-17]，难以直接抑制痛觉中枢敏化有关。一般认为非选择性 NSAIDs 的抗炎效应是通过抑制 COX-2 介导，其副作用是对 COX-1 的抑制效应而引起的。因此在提供有效镇痛的同时，选择性 COX-2 抑制剂比非选择性 NSAIDs 具有更少的副作用。常用口服选择性 COX-2 抑制剂药物为塞来昔布，每次剂量 100~200mg，1~2 次 /d，每日最大剂量为 200~400mg。常用注射用选择性 COX-2 抑制剂药物为帕瑞昔布，剂量范围 40~80mg，起效时间 7~13min，维持时间 12h。选择性 COX-2 抑制剂不影响血小板功能，不增加出血时间[18,19]。短期使用选择性 COX-2 抑制剂的胃溃疡比率与安慰剂相似[13]。选择性 COX-2 抑制剂应用于已有肾功能损害、血容量减低、同时使用血管紧张素转化酶抑制剂、利尿剂的患者增加肾衰竭发生的风险。中度肝功能损害患者（Child-Pugh B 级）应减量使用，肝功能严重受损患者（Child-Pugh C 级）禁忌使用。长期使用选择性 COX-2 抑制剂具有心血管负效应，禁用于充血性心力衰竭以及近期接受冠状动脉旁路移植术的患者；有脑卒中和脑缺血发作史患者慎用。

4. 曲马多　是一种非阿片类中枢性镇痛药。该药为人工合成，抑制 5- 羟色胺和去甲肾上腺素的再摄取，虽也可与阿片受体结合，但其亲和力很弱。曲马多可用于治疗中等至严重的疼痛。用药后可能有多汗、恶心、呕吐、眩晕、口干、疲劳等不良反应。曲马多抑制呼吸的风险相对较小，对胃肠运动功能的抑制作用小于吗啡，因此便秘较少。曲马多可与对乙酰氨基酚、非选择性 NSAIDs、选择性 COX-2 抑制剂等合用起协同作用。术后镇痛时曲马多的推荐剂量是手术结束前 30min 静脉注射 2~3mg/kg。

5. 阿片类镇痛药　阿片类镇痛药是治疗中、重度疼痛的最常用药物。此类药物通过与外周及中枢神经系统（脊髓及脑）的阿片类受体结合发挥镇痛作用。阿片类镇痛药按药理作用分，可分为激动药（吗啡、芬太尼、哌替啶等），激动—拮抗药（喷他佐辛、纳布啡等），部分激动药（丁丙诺啡）和拮抗药（纳洛酮等）。临床上常用的是阿片类激动剂，按照其镇痛强度可分为弱阿片药和强阿片药。弱阿片药可用于轻、中度急性疼痛口服镇痛，包括可待因、双氢可待因等。吗啡、芬太尼、哌替啶、羟考酮等强阿片药，主要用于术后中至重度疼痛治疗。阿片类激动药是目前已发现的镇痛作用最强的药物，并且没有"封顶"效应，镇痛作用随剂量的增加而增强。对个体患者而言，最佳剂量由镇痛作用与可耐受不良反应之间的平衡决定，若判定患者对阿片类药物仅部分敏感，则不应再增加剂量。激动 - 拮抗药又称部分激动药，主要激动 K 受体，对 δ 受体也有一定激动作用，而对 μ 受体则有不同程度的拮抗作用。大部分的阿片类药物均可以引起痛觉敏化，称为阿片诱导的痛觉超敏。其与使用剂量和时间是正相关的，使用的剂量越大，时间越长，越容易引起急性阿片耐受。痛觉敏化与药物的给药方式无关，也就是无论是口服、贴剂还是静脉给药都会引起敏化现象的发生。其临床表现为疼痛评分增高以及对阿片类药物的需求量增加。阿片类镇痛药最常见的不良反应包括：恶心、呕吐、便秘、嗜睡及过度镇静、呼吸抑制等。镇静、意识模糊（包括幻觉）、嗜睡、恶心、呕吐、瘙痒及尿潴留都是短暂的，停药数天或 1~2 周后这些症状可消失。阿片类药的大多数不良反应为剂量依赖性，就围术期镇痛而言，必须注意其呼吸抑制、恶心、呕吐等短期不良反应。

6. 局部麻醉药　局部麻醉药用于术后镇痛治疗主要通过表面麻醉、浸润麻醉、单次神经阻滞、经导管连续神经阻滞等方法。局麻药与阿片类药物联合应用，可增强镇痛作用并延长镇痛时间。常用于术后镇痛的局部麻醉药有：布比卡因、罗哌卡因等。布比卡因作用时间长、价格低，广泛用于术后镇痛，但药物过量易导致中枢神经系统和心脏毒性。罗哌卡因对运动神经阻滞作用相对较弱，"动感分离"现象较布比卡因更明显，毒性低于布比卡因，是用于术后镇痛较理想的局部麻醉药。

（二）给药途径和给药方案

1. 全身给药

（1）口服给药：可单独应用于门诊手术或神志清醒的、非胃肠住院手术患者的术后轻、中度疼痛；也可用作其他给药途径的补充或多模式镇痛的组成部分。口服给药无创、使用方便。常用口服药物包括对乙酰氨基酚，非选择性 NSAIDs，选择性 COX-2 抑制剂，吗啡等或上述几类药物的口服复合制剂或控、缓释制剂。非阿片类药物与阿片类药物合用可以增强阿片类药物的镇痛效果，同时减少阿片类药物副作用。

（2）肌肉注射给药：适用于门诊手术、日间手术或疼痛较小的住院患者手术后单次给药，连续使用不超过 3~5d。常用药物有对乙酰氨基酚、非选择性 NSAIDs、选择性 COX-2 抑制剂或阿片类注射剂。肌注给药起效快于口服给药。但存在注射痛、重复给药易出现过量问题。

（3）静脉注射给药：单次或间断静脉注射给药药效类似于肌肉注射。先给负荷量后持续静脉给药可迅速达到镇痛效应，之后以维持量维持镇痛作用。但不同术后疼痛状态不同，很难达到理想的镇痛状态。

2. 局部给药

（1）局部浸润：局麻药切口浸润镇痛是一种简单、有效、价廉的术后镇痛方式，能够阻止外周伤害性刺激的传入，从而为许多手术操作提供良好的术后镇痛效果，同时无严重不良反应。术后多模式镇痛时在切口以长效局麻药浸润可以减少全身镇痛药的用量[20]。

（2）直肠给药：肛门局部神经末梢非常丰富，齿线以下受体神经支配，感觉极为敏锐，对疼痛有着特殊的敏感性，可采用 NSAIDs 栓剂经直肠给药镇痛。该法生物利用度高，镇痛起效快，持续时间长，无消化道副作用，能缓解中等程度的疼痛。

（3）外周神经阻滞：髂腹股沟和髂腹下神经阻滞常用于成人和儿童腹股沟疝修补术，切皮前实施神经阻滞不仅改善术中疼痛，也减少出院后口服阿片类药物的应用。与椎管内镇痛相比，可只进行感觉神经阻滞，避免阻滞运动神经，有利于术后功能锻炼，无呼吸循环抑制是其优点[21]。

（4）椎管内镇痛：经硬膜外间隙注药镇痛的主要作用机制是注入外源性阿片类药物作用于脊髓相应节段的吗啡受体上产生镇痛作用；在硬膜外间隙注入局麻药，阻滞了相应传入神经和疼痛刺激的传导，也阻断了传出神经的传导，抑制或消除了机体的疼痛刺激的应激反应，同时也阻断了下丘脑、垂体、肾上腺轴的反射，所以在此途径给药既可发挥镇痛作用，也可阻断机体的应激反应。适用于胸、腹部及下技术后疼痛的控制。主要优点是对患者的呼吸、循环等生理功能影响小，发生不良反应的比例较低，也可以明显降低患者情绪异常和相关并发症的发生率、防止快速耐药的发生；由于无明显运动神经阻滞而方便患者活动；不影响意识和病情观察，镇痛完善。腹部术后硬膜外镇痛可改善肠道血流，有利于肠蠕动恢复和肠功能恢复。缺点为有时出现镇痛不完全或阻滞过度而引起下肢乏力、低血压等。硬膜外血肿几率较低，但接受抗凝 / 抗血小板药物的患者，其发生硬膜外血肿概率显著增高（1/22 189~1/4330）[22-23]。故肝功能严重障碍、凝血功能异常者禁忌硬膜外镇痛。

3. 患者自控镇痛

（1）硬膜外自控镇痛：硬膜外患者自控镇痛（patient controlled epidural analgesia, PCEA），是利用 PCA 装置将药物用于硬膜外腔，主要适用于胸背部及以下区域疼痛的治疗。PCEA 镇痛效果确切，副作用相对较少。常用局麻药或阿片类镇痛药。

（2）经静脉患者自控镇痛：静脉自控镇痛（patient controlled intravenous analgesia, PCIA）是利用 PCA 装置经静脉途径用药，操作容易，使用药物广泛。PCIA 起效快，适用范围较广，但其是全身用药，副作用较高，镇痛效果逊于硬膜外患者自控镇痛。

（3）区域神经阻滞自控镇痛（patient controlled nerve analgesia, PCRA）是利用 PCA 装置在神经丛或外周神经用药治疗外周疼痛。常用药物是局麻药布比卡因和罗比卡因，可以在局麻药中加适量的麻醉性镇痛药。PCA 起效较快，PCA 给药系统可有效地减少不同患者个体之间药代动力学和药效动力学的波动，防止药物过量。PCA 是目前术后镇痛最常用的方法，适用于术后中到重度疼痛。患者使用自控方法，更易达到持续镇痛和迅速制止爆发痛的效果。

4. 多模式镇痛　镇痛机制复杂，环节多，没有一种药物可以作用在所有位点，将作用机制不同的药物组合在一起，发挥其镇痛的协同或相加作用，可以提高对药物的耐受性，降低单一用药的剂量和不良反应[24]。多模式镇痛从药物组合而言，其原则有：药物的镇痛机制互补（作用在镇痛有关的不同受体或不同部位）；药物的镇痛作用相加或协同；药物的副作用不相加或反而减轻；不同时使用两种或两种以上的NSAIDs；不同时使用作用时间和作用受体相同或互相拮抗的阿片类药物[14]。目前推荐的联合应用包括弱阿片类药物与选择性 COX-2 抑制剂、非选择性 NSAIDs 或对乙酰氨基酚等的联合使用，或镇痛方法的联合应用如全身应用 NSAIDs 和阿片类药物的同时使用局麻药实施神经阻滞。在术后多模式镇痛的方案中，除非禁忌，患者应该持续使用选择性 COX-2 抑制剂、非选择性 NSAIDs 或对乙酰氨基酚，根据疼痛严重程度适时联合其他药物。

四、普通外科围术期疼痛处理的目的及原则

（一）普通外科围术期疼痛处理的目的

手术创伤通常不可避免地产生应激反应,过度应激及炎性反应有可能导致器官功能紊乱及出现并发症,这将严重影响患者的康复速度。采取优化的临床路径可以减少创伤应激、减轻术后疼痛,利于患者尽早恢复活动,提高患者的生活质量;促进患者胃肠功能早期康复、减少并发症和缩短患者住院时间[26-27]。

（二）普通外科围术期疼痛处理原则

1. 规范镇痛管理 普通外科医师要明确普通外科手术围术期镇痛的意义,了解镇痛基本药物的用途及优缺点。通过多学科综合诊治(multidisciplinary team,MDT)指导患者的镇痛过程,使围术期镇痛更加科学化和规范化,提高镇痛质量,让患者获得最佳的治疗效果。这一团队需包括普通外科、麻醉科、重症医学科等多学科,使围术期疼痛处理涵盖患者的术前评估、术中和术后管理,由于主管的麻醉医师涉及术前、术中和术后各阶段,因而麻醉医师的参与不可或缺。建议病房镇痛团队由护士长、医师以及护士组成,主管医师和主管护士是病房术后镇痛治疗和护理的直接责任人。主管医师负责制订治疗方案,下达医嘱;主管护士负责疼痛评估、患者教育、镇痛实施以及治疗效果的评估(表 15-4)。主管护士职责是与医师共同完成患者疼痛状态评估,具体落实镇痛措施,与其他专业人员协作以及教育和指导患者与家属。普通外科医师围术期根据疼痛管理实施效果,对方案进行完善、修正及补充,常规分析并记录疼痛管理效果及药物不良反应情况。科室应充分意识到护理人员是疼痛管理中的评估者、记录者、落实者、协作者、教育者和指导者,重视对医疗护理人员进行规范镇痛培训,提高医疗护理人员的疼痛管理意识,转变传统的疼痛治疗观念。培训内容应包括:镇痛药物和疼痛治疗进展、疼痛相关理论知识以及疼痛评估与管理等。同时建议科室为术后疼痛的管理建立一个相对固定的处理流程(图 15-3)。

2. 重视健康宣教 疼痛患者常伴有焦虑、紧张情绪,因此围术期需要重视对患者进行健康教育,要对其进行疼痛管理的宣传、教育及知识普及工作,改变患者疼痛观念,让不愿意报告疼痛、害怕成瘾、担心出现难以治疗的不良反应的患者解除疑虑和担忧。同时对患者进行疼痛评估标准的运用以及药物不良反应等相关内容的宣教,指导患者和家属全程参与疼痛管理过程。疼痛的健康宣教是从患者入院开始直到出院,贯穿住院的全程。

表 15-4 不同类型普通外科手术后预期疼痛强度举例及普通外科术后多模式镇痛方案推荐[14,25]

轻度疼痛	中度疼痛	重度疼痛
腹股沟疝修补术 甲状腺腺瘤手术 大隐静脉曲张手术 腹腔镜探查手术 经皮穿刺活检手术	剖腹探查 开腹胆囊切除术	肝移植 开胸、开腹消化道恶性肿瘤根治手术 大血管手术
		（1）对乙酰氨基酚和局麻药切口浸润 （2）选择性 COX-2 抑制剂或非选择性 NSAIDs 与（1）的联合 （3）硬膜外局麻药复合阿片类 PCEA （4）外周神经阻滞或神经丛阻滞配合曲马多或阿片类药物 PCIA
	（1）对乙酰氨基酚和局麻药切口浸润 （2）选择性 COX-2 抑制剂或非选择性 NSAIDs 与（1）的联合 （3）外周神经阻滞（单次或持续注射）配合曲马多或阿片类药物 PCIA （4）硬膜外局麻药复合阿片类 PCEA	
（1）对乙酰氨基酚和局麻药切口浸润 （2）选择性 COX-2 抑制剂或非选择性 NSAIDs 或与（1）的联合 （3）区域阻滞加弱阿片类药物或曲马多或必要时使用小剂量强阿片类药物静脉注射		

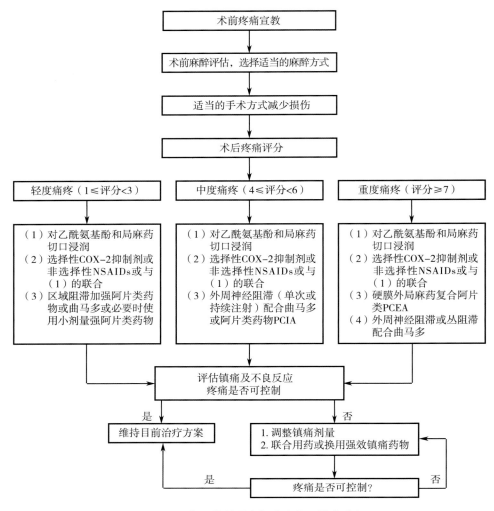

图 15-3 普通外科围术期疼痛处理推荐流程

3. 选择合理评估 对急性疼痛而言,疼痛评估方法宜简单。如需要量化疼痛的程度,可以选择量化方法。最好由主管医生预测患者术后疼痛程度;并由其根据预测结果及麻醉情况,术后早期制定及实施疼痛管理方案。评估应做到固定时间间隔,原则上静脉给药后 5~15min、口服用药后 1h,药物达最大作用时应评估治疗效果,同时在给予镇痛药物后 3~4h 再次评估。规范化评估有助于全面掌握患者术后疼痛情况,为患者提供适宜的镇痛方案,达到最佳镇痛效果。疼痛不应影响患者的深呼吸与咳痰,需同时评估患者静息痛和运动痛,镇痛强度应尽量满足患者术后早期活动的要求,促进患者各脏器功能早期康复、减少并发症和缩短患者住院时间。

4. 预防性、定时及多模式镇痛 手术之前给予良好的麻醉或神经阻滞,并在疼痛出现之前给予足够的止痛药,可以减少创伤应激,防止中枢敏化导致的痛阈值降低,减少术后止痛药的用量和延长止痛时间。传统的镇痛模式是按需镇痛,缺点是镇痛效果不确定、镇痛方法不规范、药物配伍不科学以及药量控制难度较大,这种镇痛方式目前逐渐被淘汰。现代疼痛管理倡导定时镇痛,优点是镇痛效果确定、降低给药剂量以及降低副作用。采用多模式镇痛,可以在维持满意镇痛的前提下,减少每种药物剂量,降低不良反应,达到最大的效应 / 不良反应比。

5. 个体化镇痛 不同患者对疼痛和镇痛药物的反应存在个体差异,因此镇痛方法应因人而异,不可机械地套用固定的药物方案。普通外科术后疼痛往往强度较高,炎症反应较重;但不同手术的疼痛强度及疼痛持续时间有较大差异,与手术部位及手术类型相关。术后可进食者应采用口服药物镇痛;术后禁食者可选择静脉给药、硬膜外镇痛、患者自控镇痛等方式。如上腹部手术后镇痛要求应尽可能不影响胃肠功能,不增加肝、肾负担,不影响下肢运动,以利早期活动。要考虑到患者的适应证、依从性、经济状况等,通过个体化镇痛使得患者在应用最小的药物剂量的情况下达到最佳的镇痛效果[25]。

五、普通外科术后疼痛管理的注意事项

1. 充分保证患者安全,防范镇痛相关合并症 医师在疼痛诊断与评估过程中,应同时通过详细的病史询问、体格检查及辅助检查,对有悖于常规的疼痛要谨慎处理,要确认患者是否存在需要紧急评估处理的严重情况,如内出血、呼吸窘迫等,对于上述因素需要优先进行干预处理,考虑到各种手术相关并发症引起疼痛的情况,要防止由于过度镇痛而掩盖了对病情发展变化的观察。镇痛本身也会有一些并发症及药物不良反应发生的可能,如硬膜外血肿、腰骶段硬膜外阻滞镇痛可能导致尿潴留等;阿片类药物镇痛有可能导致恶心呕吐等,这些都需要及时进行处理。

2. 特殊群体患者术后镇痛 老年患者因年龄相关性生理变化,加上多种药物在围术期联合应用产生的相互作用,对药物的敏感性增强。建议老年患者使用镇痛药物时起始剂量减半并且比正常人间歇延长两倍,要注意到联合使用镇静药或麻醉药可能导致或加重嗜睡、谵妄或认知功能障碍[28]。采用多模式镇痛,应用药物抑制外周炎症反应可以改善术后认知功能[29-31]。小儿对疼痛表达困难,难以对小儿疼痛的程度及镇痛效果进行准确的评估,小儿术后镇痛应根据患儿年龄、手术类型和临床情况具体情况具体分析,合理给药,以提供安全、有效、个体化的镇痛方案。

3. 日间手术 越来越多的复杂手术在日间完成。日间手术成功实施的必要条件是充分的术后镇痛[32]。由于患者术后很快离开医疗机构,阿片类药物自控镇痛和椎管内镇痛技术使用受限;而多模式镇痛联合应用阿片类和非阿片类镇痛药可更好地缓解疼痛并减少阿片类药物副作用,便于患者及家人在离院后自己处理疼痛问题[33]。为了确保患者早期活动且家中无痛,疼痛管理要注意以下几点:尽量选用微创术式;尽量应用局麻药切口浸润,如有可能施行外周神经阻滞;避免使用长效阿片类药物;出院带药以口服药为主,药量要足,同时应通过电话随访,及时了解疼痛治疗效果,在提高镇痛效果的同时提高镇痛的安全性。

参与本《共识》编写与讨论的专家(按姓氏笔画排序):

马建忠 王海洋 韦军民 牛兆健 孔令玉 石学银 卢 云 叶冠雄 史炼钢 白雪莉 包善华
任东林 华 蕾 刘连新 刘东斌 刘 冬 刘蔚东 米卫东 江志伟 许庆文 孙振青 牟一平
克力木·阿不都热依木 苏树英 李 勇 李世宽 李可洲 李惠东 李 强 李 鹏 杨小华
杨 威 杨 艳 吴育连 吴河水 吴 泓 吴 健 何裕隆 何 磊 冷希圣 辛学知 沈柏用
宋 越 张万广 张建立 张建良 张 勤 陈亚进 陈孝平 陈 革 陈 荣 苗 毅 范正军
周 杰 周 毅 周宏锋 周建宇 郑 凯 赵士澎 赵成功 赵浩亮 赵 瑛 英卫东 胡泽民
钦伦秀 施红旗 姜远辉 洪德飞 姚尚龙 原春辉 殷 涛 郭克建 郭兢津 唐健雄 唐超明
桑诺尔 黄 平 黄永安 黄新余 崔云峰 梁廷波 梁存河 彭志海 彭 林 蒋 波 鲁葆春
楼文晖 窦科峰 褚朝顺 潘明新

参考文献

1. Merskey H. Logic, truth and language in concepts of pain. Qual Life Res, 1994, 3(Suppl1): S69-S76.

2. 徐建国. 疼痛药物治疗学. 北京:人民卫生出版社, 2007: 1.

3. Witt JK, Linkenauger SA, Bakdash JZ, et al. The long road of pain: chronic pain increases perceived distance. Exp Brain Res, 2009, 192(1): 145-148.

4. Baliki MN, Chialvo DR, Geha PY, et al. Chronic pain and the emotional brain: specific brain activity associated with spontaneous fluctuations of intensity of chronic back pain. J Neurosci, 2006, 26(47): 12165-12173.

5. Brunelli C, Zecca E, Martini C, et al. Comparison of numerical and verbal rating scales to measure pain

exacerbations in patients with chronic cancer pain. Health Qual Life Outcomes, 2010, 8 (1): 42.

6. Jensen MP, Karoly P, Braver S. The measurement of clinical pain intensity: a comparison of six methods. Pain, 1986, 27 (1): 117–126.

7. Herr KA, Mobily PR, Kohout FJ, et al. Evaluation of the Faces Pain Scale for use with the elderly. Clin J Pain, 1998, 14 (1): 29–38.

8. 吴新民, 罗爱伦, 田玉科, 等. 术后恶心呕吐防治专家意见. 临床麻醉学杂志, 2012, 28 (4): 413–416.

9. Bannwarth B, Lapicque F, Pehourcq F, et al. Stereoselective disposition of ibuprofen enantiomers in human cerebrospinal fluid. Br J Clin Pharmacol, 1995, 40 (3): 266–269.

10. Matoga M, Pehourcq F, Lagrange F, et al. Influence of molecular lipophilicity on the diffusion of arylpropionate non-steroidal anti-inflammatory drugs into the cerebrospinal fluid. Arzneimittelforschung, 1999, 49 (6): 477–482.

11. Ong CK, Lirk P, Robin AS, et al. The efficacy of preemptive analgesia for acute postoperative pain management: a meta analysis. Anesth Analg, 2005, 100 (3): 757–773.

12. Ong CK, Lirk P, Tan CH. An evidence-based update on nonsteroidal anti-inflammatory drugs. Clin Med Res, 2007, 5 (1): 19–34.

13. Macintyre PE, Schug SA, Scott DA, et al. Acute pain management: scientific evidence. 3rd edition. ANZCA&FPM: Melbourne. 2010: 24. http://www. anzca. edu. au/resources/college-publications/pdfs/Acute% 20Pain% 20Management/books-and-publications/acutepain. pdf.

14. 中华医学会麻醉学分会. 成人术后疼痛处理专家共识. 临床麻醉学杂志. 2010, 26 (3): 190–196.

15. Bajaj P, Ballary CC, Dongre NA, et al. Comparison of the effects of parecoxib and diclofenac in preemptive analgesia: a prospective, randomized, assessor-blind, single-dose, parallel-group study in patients undergoing elective general surgery. Curr Ther Res Clin Exp, 2004, 65 (5): 383–397.

16. Mehta V, Johnston A, Cheung R, et al. Intravenous parecoxib rapidly leads to COX-2 inhibitory concentration of valdecoxib in the central nervous system. Clin Pharmacol Ther, 2008, 83 (3): 430–435.

17. Al-Shukhun J, Al-Shukhun S, Penttila H, et al. Preemptive analgesic effect of low doses of celecoxib is superior to low doses of traditional nonsteroidal anti-inflammatory drugs. J Craniofac Surg, 2012, 23 (2): 526–529.

18. Lee A, Cooper MG, Craig JC, et al. Effects of nonsteroidal anti-inflammatory drugs on postoperative renal function in adults with normal renal function. Cochrane Database Syst Rev, 2007, 2: CD002765.

19. Sorten G, Carr DB, Harmon D, et al. Postoperative pain management: an evidence-based guide to pratice. Philadelphia: Elsevier/Saunders, 2007: 190.

20. Gupta A. Wound infiltration with local anaesthetics in ambulatory surgery. Curr Opin Anaesthesiol, 2010, 23 (6): 708–713.

21. Schmidt NR, Donofrio JA, England DA, et al. Extended-release epidural morphine vs. continuous peripheral nerve block for management of postoperative pain after orthopedic knee surgery: a retrospective study.AANA J, 2009, 77 (5): 349–354.

22. Hemmerling TM, Cyr S, Terrasini N. Epidural catheterization in cardiac surgery: the 2012 risk assessment. Ann Card Anaesth, 2013, 16 (3): 169–177.

23. Bateman BT, Mhyre JM, Ehrenfeld J, et al. The risk and outcomes of epidural hematomas after perioperative and obste tric epidural catheterization: a report from the Multicenter Perioperative Outcomes Group Research Consortium. Anesth Analg, 2013, 116 (6): 1380–1385.

24. Elvir-Lazo OL, White PF. The role of multimodal analgesia in pain management after ambulatory surgery. Curr Opin Anaesthesiol, 2010, 23 (6): 697–703.

25. American Society of Anesthesiologists Task Force on Acute Pain Management. Practice guidelines for acute

pain management in the perioperative setting: an updated report by the American Society of Anesthesiologists Task Force on Acute Pain Management. Anesthesiology, 2012, 116(2): 248-273.

26. Rodgers A, Walker N, Schug S, et al. Reduction of postoperative mortality and morbidity with epidural or spinal anaesthesia: results from overview of randomised trials. BMJ, 2000, 321(7275): 1493.

27. 江志伟, 李宁, 黎介寿. 快速康复外科的概念及临床意义. 中国实用外科杂志, 2007, 27(2): 131-133.

28. Elander G, Hellstrom G. Analgesic administration in children and adults following open heart surgery. Scand J Caring Sci, 1992, 6(1): 17-21.

29. Wu Q, Purusram G, Wang H, et al. The efficacy of parecoxib on systemic inflammatory response associated with cardiopulmonary bypass during cardiac surgery. Br J Clin Pharmacol, 2013, 75(3): 769-778.

30. Kalb A, von Haefen C, Sifringer M, et al. Acetylcholinesterase inhibitors reduce neuroinflammation and degeneration in the cortex and hippocampus of a surgery stress rat model. PloS One, 2013, 8(5): e62679.

31. 骆鹏飞, 莫卫东, 许戈良, 等. 帕瑞昔布钠对老年肝癌肝切除患者术后认知功能的影响. 中国普通外科杂志, 2014, 23(7): 887-892.

32. Elvir-Lazo OL, White PF. Postoperative pain management after ambulatory surgery: role of multimodal analgesia. Anesthesiol Clin, 2010, 28(2): 217-224.

33. McGrath B, Elgendy H, Chung F, et al. Thirty percent of patients have moderate to severe pain 24 hours after ambulatory surgery: a survey of 5, 703 patients. Can J Anaesth, 2004, 51(9): 886-891.

第二节　促进术后康复的麻醉管理专家共识

中国医师协会麻醉学医师分会

　　促进术后康复的麻醉管理,是加速康复外科(ERAS)的重要组成部分。ERAS 要求采用遵循循证医学证据的一系列围术期优化方案,促进患者术后尽快康复[1]。促进术后康复的麻醉管理强调麻醉科医生在围术期所起的作用,使麻醉科医生从提供最佳手术条件、最小化疼痛和保障围麻醉期患者生命安全,向确保患者的合并疾病得到最佳处理[2]、促进术后患者康复转变。麻醉科医生应当在围术期合理调节应激反应(内分泌、代谢和免疫),使用各种已证实有效的方法(优化术前、术中、术后患者管理等)来降低手术伤害性刺激反应,维持重要器官功能[2-3],最小化不良反应(如疼痛、恶心和呕吐等),减少并发症,提高康复质量,从而缩短住院时间,减少住院费用,提高患者满意度[4-5]。

一、术前评估、优化与宣教

(一)术前评估和优化

　　为提高麻醉的安全性,麻醉前应对患者麻醉风险进行评估,对即将实施麻醉的风险做出初步判断。术前评估的内容包括但不限于:①全面的病史采集;②和患者仔细交谈;③详细的麻醉前检查;④术前测试;⑤麻醉风险评估;⑥了解手术实施方案并制定相应的麻醉计划;⑦适当的其他咨询。麻醉前体格检查至少应该包括气道以及心肺功能评估[6]。

　　推荐对贫血情况、术后感染可能、疼痛情况以及凝血功能等进行适当优化。

　　(1)对贫血的原因进行评估并进行相应治疗:当 Hb 降低至≤70g/L 时输注红细胞[7-8],急诊抢救除外[9]。手术中决定是否输血也应基于病人对其他干预的反应。这里指的其他干预,包括早期液体负荷冲击复苏等。对于具有低灌注证据的患者(如中心静脉血氧饱和度低、乳酸酸中毒等),建议纠正 Hb 至 100g/L,以使组织的供氧最大化[10]。

　　(2)为预防术后感染,推荐术前输注正确剂量的适宜抗生素[11]。抗生素应于切皮 30min 前输注完毕。

（3）术前疼痛评估包括：定向的疼痛病史、体格检查和疼痛管理计划[12]。对于难以忍受的疼痛建议镇痛治疗，如药物治疗（首选非阿片类镇痛药）、神经阻滞等。

（4）凝血功能的优化：患者可因使用抗凝血药（凝血酶抑制剂、ADP受体抑制剂、纤维蛋白溶解药）以及合并相关疾病（创伤、尿毒症、肝功能障碍）引起凝血功能障碍[13]，可通过血浆制品（如新鲜冰冻血浆、冷沉淀制品或血小板）、维生素K、人重组凝血因子Ⅶa预防相关的围术期急性出血。

下肢深静脉血栓形成/肺动脉血栓栓塞症的原发性危险因素（遗传变异）和继发性危险因素（手术操作、活动限制、组织因子释放），可引起静脉损伤、静脉血流的停滞及血液高凝状态。物理及药物预防措施可以减少术后深静脉血栓形成的发生，如硬膜外镇痛联合/不联合药物预防治疗[14-15]以及间歇充气加压装置[16]可以降低下肢深静脉血栓形成发生率；对于有出血风险的患者应该权衡药物预防深静脉血栓形成与增加出血风险的利弊[16]。另外间歇充气压力装置可能限制患者早期活动，否则可替代药物成为预防术后深静脉血栓形成的最重要手段。

虽然，神经阻滞和普通肝素联合使用未增加相关并发症发生率[17]，但有研究指出大剂量低分子肝素（LMWH）的联合使用可增加硬膜外血肿的风险[18]。另外，谨慎起见，择期手术患者在术前可停用阿司匹林7d；当阿司匹林与其他NSAIDs、氯吡格雷、华法林、LMWH、肝素合用时，出血风险增加，并且接受双联抗血小板治疗的患者方案调整取决于外科手术的紧急程度以及患者发生血栓和出血的风险，需要多学科会诊选择优化治疗策略。口服华法林治疗的患者，一般需要在阻滞前4~5d停用，使INR降低至1.4以下；若INR>1.4但患者需要及早手术，可予患者口服小剂量（1~2mg）维生素K，使INR尽快恢复正常；对于合并房颤等血栓形成高危因素或者植入机械心脏瓣膜的患者，一般认为应该停用华法林并使用普通肝素或者LMWH进行过度抗凝治疗，再按照肝素和LMWH术前停药方法进行，同时监测INR和APTT[13]。

（二）术前宣教

术前大部分患者存在悲观、焦虑等心理应激，会干扰相关医疗措施的顺利进行。麻醉科医生和护士在术前应对患者及其家属进行认真的宣教和辅导，这是加速康复外科得以顺利实施的首要步骤[5]。宣讲的主要内容应该包括：①可能采用的麻醉方式；②麻醉中可能出现的相关并发症以及解决方案；③术后的镇痛策略；④康复各阶段可能出现的问题以及应对策略；⑤围术期患者及家属如何配合医疗护理工作以促进患者术后康复。

二、术前准备

（一）麻醉前用药

手术应激相关生理变化及炎症反应会诱导并发症的发生。因此，需要采取一系列措施控制应激以及炎症反应。麻醉前用药的目的主要是为了控制应激、缓解焦虑、维持术中血流动力学稳定、减少术后不良反应[19-20]。α_2受体激动剂、β受体阻滞剂[2]和NSAIDs[12]是日益盛行的加速康复麻醉的辅助药，具有增强麻醉和节俭镇痛药的作用，维持术中血流动力学稳定，减轻术后疼痛，从而改善患者预后，有利于早期康复。

麻醉前应用α_2受体激动剂如右美托咪定可减少阿片类药物应用[21-22]。术前给予β受体阻滞剂可减少术后并发症的发生，加速患者康复，但因其药理作用应用仍需谨慎。

（1）择期手术患者如果进行β受体阻滞剂治疗，应术前至少2d（争取1周）起始，从小剂量开始，按血压、心率逐步上调剂量［围术期的目标心率为60~80次/min，同时收缩压>100mmHg（1mmHg=0.133kPa）］，术后应继续使用。

（2）非心脏手术的患者围术期起始不常规进行β受体阻滞剂治疗，应该在仔细权衡获益–风险后，根据个体化原则做出临床决定。

（3）冠心病患者或有明确心肌缺血证据的高危患者，如果尚未使用β受体阻滞剂，在择期血管手术前可根据血压和心率使用β受体阻滞剂，并注意剂量的调整。

（4）因为冠心病、心绞痛、心力衰竭、有症状心律失常或高血压等明确适应证而正在使用β受体阻滞剂的患者，围术期应该继续使用β受体阻滞剂。

（5）不推荐术前短时间内不经剂量的调整而直接大剂量应用[23]。

推荐术前使用可快速透过血脑屏障的 NSAIDs 药物,具有抑制外周和中枢痛觉敏化,降低术中应激和炎症反应,起到预防性镇痛的作用;同时,应避免使用抑制血小板聚集、增加手术出血风险的 NSAIDs 药物[24]。

（二）术前禁食禁饮时间

术前患者进食碳水化合物对机体代谢有积极意义。麻醉诱导前 2h 进食高碳水化合物可减轻焦虑、饥饿和口渴的感觉,并且减弱术后胰岛素抵抗[25-26]、减少术后氮和蛋白质损失、维持肌力[27],加速患者康复。因此推荐所有非糖尿病患者术前均应进食碳水化合物。

术前过长时间禁食对患者不利[28]。推荐无胃肠动力障碍患者饮清液（含碳水化合物,不超过 400ml）至术前 2~3h,仍推荐术前 6h 起禁食固体食物。

三、麻醉管理

（一）麻醉方式

1. 局部麻醉　术中联合区域阻滞可减少阿片类药物用量,从而促进患者术后快速恢复、早期胃肠道进食和下床活动[29]。如采用蛛网膜下腔阻滞,局麻药和辅助药的选择非常重要,合理的药物选择可能缩短运动阻滞时间,促进康复进程。与传统的鞘内局麻药剂量相比,使用小剂量（3.5~7.0mg）的布比卡因或罗哌卡因,混合有效的阿片类镇痛药（例如不含防腐剂的芬太尼 5~25μg 或舒芬太尼 5~10μg）,可使运动功能快速恢复[30-31]。辅助药如可乐定可有效替代鞘内阿片类药物,减少阿片类药物使用引起的不良反应,加速患者康复出院[32]。

硬膜外阻滞作为多模式镇痛的手段之一,其术后的获益是显而易见的,可有效地缓解疼痛,抑制手术应激[28]。选用胸段硬膜外阻滞技术有利于保护肺功能,减轻心血管负荷,减少术后肠麻痹。胸段硬膜外阻滞可阻断交感神经、降低术后应激反应、改善预后而缩短住院时间。因此对于开放手术,推荐使用局麻药混合低剂量阿片类药物的胸段硬膜外阻滞;然而对于腹腔镜手术,推荐蛛网膜下腔阻滞或吗啡 PCEA,替代硬膜外阻滞[27]。与静脉注射阿片类药物为基础的镇痛效果相比,腹部手术后使用硬膜外阻滞可有效缓解疼痛,改善胃肠功能[20]。切皮前使用硬膜外镇痛可减轻患者术后疼痛的程度、减少首次镇痛需求以及术后镇痛药物需求量。在加速康复外科,尤其是胸、腹部和血管外科手术,推荐使用预先胸段硬膜外阻滞来控制术后疼痛[28]。

联合切口局部浸润麻醉,即沿手术切口线分层注射局麻药,阻滞组织中的神经末梢,其临床疗效已被广泛证实,应该作为加速康复麻醉技术重要组成部分。局部浸润麻醉可单独为一些浅表外科操作如腹股沟疝修补术、肛门直肠和乳腺手术、肩和膝关节镜检查术提供足够镇痛[28]。局部浸润麻醉可减轻术后疼痛,减少术后阿片类药物需求量以及阿片相关的不良反应,提高患者满意度,减少术后恶心呕吐（PONV）发生,缩短住院时间[2,33-34]。和全身麻醉相比,应用局部浸润麻醉的腹股沟疝修补术患者具有更好的疼痛控制,更低的镇痛药物需求量,更少的阿片类药物不良反应如尿潴留等[35]。通过放置在筋膜和腹膜间的导管输入局部麻醉药的结直肠手术患者阿片类药物的需求量更少,住院时间更短[36]。加速康复外科中应用局部浸润麻醉联合监测麻醉或镇静,可能为加速患者术后恢复,以及最小化麻醉相关不良反应提供新的可行技术。

2. 全身麻醉　全身麻醉是加速康复麻醉技术的重要组成部分,可增加患者舒适度、防止术中知晓。静脉注射丙泊酚是加速康复麻醉诱导的最佳选择[2]。与吸入麻醉药相比,丙泊酚可降低术后 6h 内 PONV 的发生率[37-38]。麻醉维持中,吸入麻醉药地氟醚和七氟醚可缩短麻醉恢复时间及 PACU 停留时间,并减少相关费用[2]。氧化亚氮由于具有麻醉和节俭镇痛药物效应、药代动力学稳定、价格低廉,通常作为吸入麻醉药来使用[2]。然而,氧化亚氮的应用会增加 PONV 的发生,在合并 PONV 危险因素的患者中不推荐使用。

短效阿片类药物如芬太尼和瑞芬太尼常复合吸入麻醉药或丙泊酚以及区域阻滞,可使麻醉药物的用量最小化,促进患者恢复[39-40]。然而,术中应用瑞芬太尼会导致痛觉过敏、急性阿片耐受,增加术后镇痛药物的需求量[2]。较长时间的术中应用短效阿片类药物可能引发以上并发症,而 NMDA 受体拮抗剂如氯胺酮或硫酸镁可预防急性阿片耐受的发生[41-42],选择性 COX-2 抑制剂及静脉应用利多卡因则可以调节阿片诱导的痛觉敏化[43]。

短效肌松药(如米库氯铵)和中效肌松药(如罗库溴铵和顺式阿曲库铵)均可用于短时间或长时间的加速康复手术,有利于患者早期拔除气管导管,减少麻醉恢复过程中肌松残留的发生。

3. 监测麻醉　监测麻醉(Monitored Anesthesia Care.MAC)是指麻醉科医生参与局麻患者的监测和(或)对行诊断性或治疗性操作的患者使用镇静、镇痛药物,以解除患者焦虑及恐惧情绪、减轻疼痛和其他伤害性刺激反应,提高围术期的安全性和舒适性。表浅的外科手术(非心脏)应用 MAC,有利于术后快速恢复[2]。腹股沟疝修补术、肛门直肠及手部的手术采用 MAC 可以减少术后疼痛的发生,并降低疼痛的严重程度,减少阿片类镇痛药物的需求量,减少 PONV、便秘、尿潴留和其他阿片相关不良反应的发生[44-46]。

MAC 通常包括使用利多卡因(2%)混合罗哌卡因(0.5%)或布比卡因(0.5%)浸润或者周围神经阻滞的局部麻醉联合静脉注射小剂量咪达唑仑(1~3mg)和静脉输注丙泊酚(25~100μg·kg^{-1}·Min^{-1})[2]。静脉应用右美托咪定(0.5~1.0μg/kg)和氯胺酮(75~150μg/kg)代替阿片类药物芬太尼(0.5~1.0μg/kg)或瑞芬太尼(0.25~0.50μg/kg 或 0.025~0.050μg·kg^{-1}·Min^{-1}),可作为 MAC 一部分,降低呼吸抑制发生率[2]。然而过度镇静和缺乏警惕导致的呼吸抑制是 MAC 患者严重并发症的主要原因[47]。

因此,术中需保持警惕,确保上呼吸道通畅,防止呼吸系统并发症。

(二)麻醉监测

除了常规监测心电图、血压、心率、脉搏血氧饱和度、呼气末二氧化碳分压、体温之外,还应进行麻醉深度的监测[48]。术中全身麻醉深度的监测,可最大限度地预防术中知晓发生,避免麻醉过深,促进全麻恢复。麻醉维持中使用吸入麻醉药,应监测呼气末麻醉药浓度;以静脉麻醉为主时,采用 BIS 等监测麻醉深度。

根据患者及手术需要增加相应的特殊监测。应注意的是,在保障患者生命安全的前提下,术中对患者尽量使用影响小的无创或微创监测措施。

(三)液体管理

液体管理是麻醉管理中的重要组成部分,直接关系到患者术中安全以及术后康复[49]。低血容量可导致重要脏器低灌注,引起相关并发症;但补液过多会导致肠道水肿、增加肺间质体液量,导致并发症[27]。因此,麻醉科医生可根据容量监测指标如每搏量变异度(SVV)、动脉脉压变异度(PPV)等进行目标导向容量治疗,尽量避免术中、术后过多的液体输入。

术中补液时可加入适当的人工胶体以维持血流动力学稳定和胶体渗透压,增加微血管血流量,保证组织细胞氧供。但是没有临床研究证据表明使用人工胶体在临床转归方面优于晶体液[25]。由于异体输血会导致术后感染及癌症复发,增加患者病死率和再住院率[50],应严格把握输血指征,尽量避免异体输血[9]。与平衡晶体液相比,输注过量 0.9% 盐水会导致肾水肿,降低肾动脉血流速、减少肾皮质组织血流灌注,增加术后并发症发生率[25]。

如果患者没有血容量不足的证据,术中麻醉和术后硬膜外镇痛引起的低血压应该使用升压药治疗。

(四)术中保温

术中低体温是指机体中心温度 <36℃,术中低体温多由麻醉药物抑制机体体温调节功能及手术致热量大量丢失所致。低体温可导致凝血功能异常、心血管事件增加、免疫功能抑制及药物代谢异常等。

预防围术期低体温最有效的办法是积极进行术前保温。进入手术室前使用加热毯预热患者可以提高术前核心温度[51-52]。术中可以通过以下方式来维持机体温度:①保持温暖环境;②加热毯;③加热床垫;④静脉输入液体加温;⑤体腔冲洗液加温[52]。

(五)血糖控制

高血糖与手术患者(合并或不合并糖尿病)不良事件的发生有关[53-54],血糖 >220mg/dl(12.3mmol/L)患者术后感染的发生率比血糖 <220mg/dl(12.3mmol/L)的患者高 2.7 倍;血糖较高的患者术后发生严重感染(包括脓毒症、肺炎和伤口严重感染)的相对危险度与血糖较低患者相比,增高 5.7 倍[55]。即使中等程

度血糖升高也与不良预后有关,特别是当患者并存感染、心血管以及神经系统等疾病时[56~57]。

围术期低血糖常被忽视,但其不利于患者术后康复,延缓患者出院,甚至可危及生命,所以控制高血糖的同时必须积极防治低血糖。血糖≤50mg/dl(2.8mmol/L)时可能出现认知功能障碍,长时间≤40mg/dl(2.2mmol/L)的严重低血糖可导致脑死亡。长期未得到有效控制的糖尿病患者在正常血糖水平情况下,也存在发生低血糖的风险。发生一次低血糖即可增加患者围术期的死亡风险,全麻镇静患者低血糖反应往往被掩盖,风险尤其高[58]。

对于血糖的控制目标,中华医学会麻醉学分会推荐餐前血糖≤140mg/dl(7.8mmol/L),进食期间血糖、餐后血糖以及随机血糖≤180mg/dl(10.0mmol/L),但是不建议过于严格控制血糖.术中和术后血糖控制在140~180mg/dl(7.8~10.0mmol/L)较合适[58]。

术后ICU住院时间≥3d危重患者,推荐目标血糖≤150mg/dl(8.4mmol/L);整形手术对于伤口愈合的要求较高,器官移植术后可能出现糖耐量递减等情况,除这两类之外的其他手术目标血糖可放宽至≤214mg/dl(12.0mmol/L);脑血管疾病的患者难以耐受100mg/dl(5.6mmol/L)以下的血糖水平,可放宽至≤214mg/dl(12.0mmol/L);对整形手术建议目标血糖适当降低,控制在108~144mg/dl(6.0~8.0mmol/L),以降低术后伤口感染的发生率[58]。

手术患者如有高血糖相关的并发症风险,加强胰岛素治疗是一种近来得到广泛认可干预方式。术后转入ICU患者在使用胰岛素治疗高血糖时,可以明显减少并发症,降低死亡率[59]。作为控制围术期高血糖的关键药物,胰岛素可有效控制血糖,但是可能存在低血糖的风险,所以应该在不增加低血糖风险前提下,尽量避免血糖过高。对术中发生低血糖患者,建议静脉注射50%葡萄糖20~50ml或者肌肉注射胰高血糖素1mg,随后持续静脉输注10%或者5%葡萄糖维持血糖,每5~15min检测一次,直至血糖≥100mg/dl(5.6mmol/L)[58]。

四、术后管理

(一)术后评估优化

术后应对患者的呼吸功能、肝肾功能、胃肠功能、认知功能、凝血功能、血糖水平和镇痛水平进行评估和优化[60]。麻醉药中的阿片类镇痛药对呼吸中枢有抑制作用,手术部位对肺功能也有影响,镇痛不全可抑制深呼吸及咳嗽,不利于呼吸道分泌物的排出,可导致肺膨胀不全和坠积性肺炎;术中液体输入量过多可能会导致肺水肿,因此术后对患者肺功能进行评估与优化至关重要。阿片类药物导致严重抑制呼吸时,可应用拮抗剂进行治疗;限制性液体治疗可能防止肺水肿;肺功能异常导致低氧血症可通过以下方式进行优化处理:①支持呼吸、循环功能;②保持气道通畅;③纠正存在的低氧状态,如:氧疗等[60]。术后认知功能评估及早期有效的处理,对于防止不良事件发生、患者早日康复出院有重要意义。监测凝血功能有助于评价其恢复情况,预测血栓或者出血的发生。

(二)疼痛管理

加速康复外科理念下的疼痛管理涵盖术前、术中和术后的围术期全程。手术创伤引起的炎症介质释放和伤害性刺激的传入,可导致、加剧术后疼痛[61-62]。术后疼痛可扩大手术应激反应以及自主性反射,加重恶心、肠麻痹和肌肉痉挛等,导致患者器官功能障碍,延长康复时间[63-65]。因此充分缓解术后疼痛以减少手术应激反应,促进术后康复,是实施加速康复外科的先决条件[66],预防性镇痛和多模式镇痛是加速康复外科中术后疼痛管理常用的两种镇痛理念。

1. 预防性镇痛　预防性镇痛是围术期多模式镇痛中的重要环节,可抑制外周和中枢敏化,降低术后疼痛强度,减少镇痛药物需求。围术期伤害性刺激的传入和术后的炎症反应均可导致外周和中枢敏化,是预防性镇痛的靶点[66]。预防或抑制中枢敏化尤为重要。因此,推荐使用快速透过血脑屏障抑制中枢敏化的药物,包括选择性COX-2抑制剂。

2. 多模式镇痛　多模式镇痛(multimodal analgesia)是联合作用机制不同的镇痛方法或镇痛药物,镇痛作用协同或相加,同时每种药物剂量减少,不良反应相应减低,从而达到最大的镇痛效应/不良反应比。加速康复外科中尽量减少阿片类药物用量已达成共识,任何可能情况下,推荐麻醉科医生采用多模式镇痛管理术后疼痛[12]。排除禁忌证情况,推荐采用选择性 COX-2 抑制剂、非选择性 NSAIDs 或对乙酰氨基酚作为多模式镇痛的基础用药。

镇痛药物的复合方式包括:

(1)阿片类药物(包括激动药或激动-拮抗药)或者凯马多复合对乙酰氨基酚,对乙酰氨基酚每日量 1.5~2.0g,可节俭阿片类药物 20%~40%。

(2)阿片类药物与局麻药联合用于 PCEA。

(3)对乙酰氨基酚复合选择性 COX-2 抑制剂或非选择性 NSAIDs,两者各按常规剂量 1/2 使用,可发挥协同作用。

(4)阿片类药物或曲马多复合选择性 COX-2 抑制剂或非选择性 NSAIDs,常规剂量选择性 COX-2 抑制剂或非选择性 NSAIDs 可节俭阿片类药物 20%~50%,尤其可使患者在清醒状态下产生良好镇痛效果。

(5)氯胺酮、可乐定等也可与阿片类药物复合应用,在特殊情况下可采用 3 种作用机制不同的药物实施多靶点镇痛。

镇痛方法的联合应用:主要指切口浸润麻醉(神经干阻滞或区域阻滞)与全身性镇痛药(非选择性 NSAIDs、选择性 COX-2 抑制剂、曲马多或阿片类药物)的联合应用。患者镇痛药需要量明显降低,药物不良反应发生率降低。

(三)并发症预防

1. 术后恶心呕吐　术后恶心呕吐(postoperative nausea and vomiting, PONV)预防是加速康复外科的重要组成部分。PONV 是患者不满意和延迟出院的首要原因,PONV 的发生率约为 25%~35%[27]。PONV 的危险因素包括:①女性;②PONV 或晕动症病史;③非吸烟者;④术后阿片类药物使用;⑤吸入麻醉药使用;⑥成年人 <50 岁;⑦腹腔镜手术方式(胆囊切除术、妇产科手术)[67]。

降低新斯的明用量减少 PONV 风险的观点目前仍存在争议;儿童应用亚镇静剂量丙泊酚复合抗呕吐药可降低 PONV 风险[68-69],降低 PONV 基础风险的推荐策略包括:①应用局部麻醉,避免全麻;②避免使用吸入麻醉药;③静脉麻醉药首选丙泊酚;④适当水化(Adequate Hydration);⑤尽量限制使用阿片类药物[67]。

多模式预防 PONV 策略包含非药物预防与药物预防,是一种相对简单、可靠的方法。非药物预防 PONV 的方法包括尽可能避免使用吸入麻醉药及阿片类药物,而使用丙泊酚、非阿片类药物替代,如围术期 NSAIDs、特异性 COX-2 抑制剂以及小剂量氯胺酮都可以减少术后阿片类药物需求量,从而能够降低阿片类药物相关的恶心呕吐发生率[67]。术前禁饮时间尽可能缩短,碳水化合物的补充对预防 PONV 的发生也有一定的益处。局部麻醉可以有效缓解术后疼痛,减少阿片类药物使用,从而间接降低 PONV 的发生率[70]。

预防 PONV 的药物主要作用于呕吐中枢以及化学触发带,根据抗呕吐药所作用的受体可将抗呕吐药物分为:①5-HT3 受体拮抗药(雷莫司琼、帕诺司琼);②抗组胺类药(美克洛嗪);③丁酰苯类(氟哌啶醇);④M 型胆碱能受体拮抗剂(东莨菪碱透皮贴);⑤NK-1 受体拮抗剂(阿瑞匹坦,罗拉匹坦);⑥糖皮质激素类(地塞米松、甲强龙)[67]。PONV 预防推荐不同作用机制的药物复合使用,效果优于单一用药;但不推荐对所有手术的患者进行 PONV 预防[67]。

PONV 高危患者应用 2 种或 2 种以上的联合预防策略:

成年患者推荐方式:①氟哌啶醇 + 地塞米松;②5-HT3 受体拮抗剂 + 地塞米松;③5-HT3 受体拮抗剂 + 氟哌啶醇;④5-HT3 受体拮抗剂 + 地塞米松 + 氟哌啶醇;⑤昂丹司琼 + 卡索匹坦或东莨菪碱透皮贴。

小儿患者推荐剂量:①昂丹司琼 0.05mg/kg+ 地塞米松 0.015mg/kg;②昂丹司琼 0.1mg/kg+ 氟哌啶醇 0.015mg/kg;③托烷司琼 0.1mg/kg+ 地塞米松 0.5mg/kg[67]。

2. 术后肠麻痹　术后肠麻痹可延迟患者早期经口进食时间,导致患者不适,延长住院时间[71]。术后肠麻痹的持续时间也是肠道功能恢复的时间,是决定患者术后(尤其是腹部术后患者)住院时间长短的主要因素之一。

多模式镇痛和非阿片类药物镇痛方法的应用可以缩短术后肠麻痹的时间[2]。术中大量液体的输入可能导致肠黏膜水肿,延迟肠道功能的恢复[2],因此在术中应尽量减少液体量的输入。外周阿片受体拮抗剂（如甲基纳曲酮、爱维莫潘等）不仅可以使阿片类药物对肠道功能的副作用最小化,而且还不会拮抗其镇痛作用[28]。术后咀嚼口香糖可以诱发胃肠反射,缩短肠麻痹的持续时间。推荐预防术后肠麻痹的策略包括:①减少阿片类药物用量;②实施微创手术;③术后使用选择性外周阿片受体拮抗剂;④不插鼻饲管;⑤咀嚼口香糖;⑥早期进食和下床活动[72]。

专家组成员

执笔人:石学银、俞卫锋;

参与者(以姓氏笔画为序):

于布为　王国林　方向明　邓小明　左明章　刘　进　米卫东　李天佐　李伟彦　严　敏　陆智杰
邹　最　郑　宏　姚尚龙　郭曲练　黄文起　黄宇光　薛张纲

📖 **参考文献** ···

1. Kehlet H, Wilmore DW. Evidence-based surgical care and the evolution of fast-track surgery. Ann Surg, 2008, 248(2): 189-198.

2. White PF, Kehlet H, Neal JM, et al. The role of the anesthesiolo-gist in fast-track surgery: from multimodal analgesia to perioperative medical care. Anesth Analg, 2007, 104(6): 1380-1396.

3. Carli F, Baldini G. Fast-track surgery: it is time for the anes-thesiologist to get involved! Minerva Anestesiol, 2011, 77(2): 227-230.

4. Varadhan KK, Neal KR, Dejong CH, et al. The enhanced re-covery after surgery(ERAS)pathway for patients undergoing major elective open colorectal surgery: a meta-analysis of ran-domized controlled trials. Clin Nutr, 2010, 29(4): 434-440.

5. Kehlet H, Wilmore DW. Multimodal strategies to improve surgical outcome. Am J Surg, 2002, 183(6): 630-641.

6. Committee on Standards and Practice Parameters, Apflbaum JL, Connis RT, et al. Practice advisory for preanesthesia evaluation: an updated report by the American Society of Anesthesiologists Task Force on Preanesthesia Evaluation. Anesthesiology, 2012, 116(3): 522-538.

7. Zimmerman JL. Use of blood products in sepsis: an evidence-based review. Crit Care Med, 2004, 32(11 Suppl): S542-S547.

8. Hebert PC, Wells G, Blajchman MA, et al. A multicenter, randomized, controlled clinical trial of transfusion requirements in critical care. Transfusion Requirements in Critical Care Inves-tigators, Canadian Critical Care Trials Group. N Engl J Med, 1999, 340(6): 409-417.

9. 中华医学会麻醉学分会. 中国麻醉学指南与专家共识. 北京: 人民卫生出版社, 2014: 208-214.

10. Rivers E, Nguyen B, Havstad S, et al. Early goal-directed therapy in the treatment of severe sepsis and septic shock. N Engl J Med, 2001, 345(19): 1368-1377.

11. Ludwig KA, Carlson MA, Condon RE. Prophylactic antibiotics in surgery. Annu Rev Med, 1993, 44: 385-393.

12. American Society of Anesthesiologists Task Force on Acute Pain Management. Practice guidelines for acute pain management in the perioperative setting: an updated report by the American Society of Anesthesiologists Task Force on Acute Pain Management. Anesthesiology, 2012, 116(2): 248-273.

13. 中华医学会麻醉学分会. 中国麻醉学指南与专家共识. 北京: 人民卫生出版社, 2014: 113-118.

14. Salvati EA, Pellegrini VD Jr, Sharrock NE, et al. Recent ad-vances in venous thromboembolic prophylaxis

during and after total hip replacement. J Bone Joint Surg Am, 2000, 82（2）: 252-270.

15. Clagett GP, Anderson FA Jr, Geerts W, et al. Prevention of venous thromboembolism. Chest, 1998, 114（5 Suppl）: 531S-560S.

16. 中华医学会麻醉学分会. 中国麻醉学指南与专家共识. 北京: 人民卫生出版社, 2014: 228-233.

17. Liu SS, Mulroy MF. Neuraxial anesthesia and analgesia in the presence of standard heparin. Reg Anesth Pain Med, 1998, 23（6 Suppl 2）: 157-163.

18. Horlocker TT, Wedel DJ. Neuraxial block and low-molecular-weight heparin: balancing perioperative analgesia and thromboprophylaxis. Reg Anesth Pain Med, 1998, 23（6 Suppl 2）: 164-177.

19. White PF. Pharmacologic and clinical aspects of preoperative medication. Anesth Analg, 1986, 65（9）: 963-974.

20. Kranke P, Redel A, Schuster F, et al. Pharmacological interventions and concepts of fast-track perioperative medical care for enhanced recovery programs. Expert Opin Pharmacother, 2008, 9（9）: 1541-1564.

21. Blaudszun G, Lysakowski C, Elia N, et al. Effect of perioperative systemie alpha$_2$ agonists on postoperative morphine consumption and pain intensity: systematic review and meta-analysis of randomized controlled trials. Anesthesiology, 2012, 116（6）: 1312-1322.

22. Vandermeulen E. Systemic analgesia and co-analgesia. Acta Anaesthesiol Belg, 2006, 5（2）: 113-120.

23. 中华医学会心血管病学分会非心脏手术患者围术期β受体阻滞剂应用专家组. 非心脏手术患者围术期β受体阻滞剂应用中国专家建议. 中华心血管病杂志, 2014, 42（11）: 895-897.

24. Kehlet H, Wilkinson RC, Fischer HB, et al. PROSPECT: evidence-based, procedure-specific postoperative pain management. Best Pract Res Clin Anaesthesiol, 2007, 21（1）: 149-159.

25. Lassen K, Coolsen MM, Slim K, et al. Guidelines for perioperative care for pancreaticoduodenectomy: Enhanced Recovery After Surgery（ERAS®）Society recommendations. World J Surg, 2013, 37（2）240-258.

26. 中华医学会麻醉学分会. 中国麻醉学指南与专家共识. 北京: 人民卫生出版社, 2014: 73-75.

27. Gustafsson UO, Scott MJ, Schwenk W, et al. Guidelines for perioperative care in elective colonic surgery: Enhanced Recovery After Surgery（ERAS®）Society recommendations. World J Surg, 2013, 37（2）: 259-284.

28. Baldini G, Carli F. Anesthetic and adjunctive drugs for fast-track surgery. Curr Drug Targets, 2009, 10（8）: 667-686.

29. Pasero C, Belden J. Evidence-based perianesthesia care: ac-celerated postoperative recovery programs. J Perianesth Nurs, 2006, 21（3）: 168-176.

30. Ben-David B, Maryanovsky M, Curevitch A, et al. A comparison of minidose lidocaine-fentanyl and conventional-dose lidocaine spinal anesthesia. Anesth Analg, 2000, 91（4）: 865-870.

31. Vaghadis H, McLeod DH, Mitchell GW, et al. Small-dose hypobarie lidocaine-fentanyl spinal anesthesia for short duration out-patient laparoscopy. I. A randomized comparison with conventional dose hyperbaric lidocaine. Anesth Analg, 1997, 84（1）: 59-64.

32. Centili M, Bonnet F. Spinal clonidine produces less urinary retention than spinal morphine. Br J Anaesth, 1996, 76（6）: 872-873.

33. White PF. The changing role of non-opiord analgesie techniques in the management of postoperative pain. Anesth Analg, 2005, 101（5 Suppl）: S5-S22.

34. Liu ss, Richman JM, Thirlby RC, et al. Effcacy of continuous wound catheters delivering local anesthetic for postoperative analgesia: a quantitative and qualitative systematic review of randomized conirolled trals. J Am Coll Surg, 2006, 203（6）: 914-932.

35. Sanjay P, Woodward A. Inguinal hernia repair: local or general anaesthesia? Ann R Coll Surg Engl, 2007, 89（5）: 497-503.

36. Beaussier M，EI'Ayoubi H，Schiffer E，et al. Continuous preperitoneal infusion of ropivacaine provides effective analgesia and accelerates recovery after colorectal surgery：a randomized，double-blind，placebo-controlled study. Anesthesiology，2007，107（3）：461-468.

37. Sneyd JR，Carr A，Byrom WD，et al. A meta-analysis of nausea and vomiting following maintenance of anaesthesia with propofol or inhalational agents. Eur J Anaesthesiol，1998，15（4）：443-445.

38. Tramer M，Moore A，McQuay H. Propofol anaesthesia and postoperative nausea and vomiting：quantitative systematic review of randomized controlled studies. Br J Anaesth，1997，78（3）：247-255.

39. Song D，Whitten CW，White PF. Remifentanil infusion facilitates early recovery for obese outpatients undergoing laparoscopic cholecystectomy. Anesth Analg，2000，90（5）：1111-1113.

40. Song D，White PF. Remifentanil as an adjuvant during desflurane anesthesia facilitates early recovery after ambulatory surgery. J Clin Anesth，1999，11（5）：364-367.

41. Joly V，Richebe P，Guignard B，et al. Remifentanil-induced postoperative hyperalgesia and its prevention with small-dose ketamine. Anesthesiology，2005，103（1）：147-155.

42. Ryu JH，Kang MH，Park KS，et al. Effects of magnesium sul-phate on intraoperative anaesthetic requirements and postoperative analgesia in gynaecology patients receiving total intravenous anaesthesia. Br J Anaesth，2008，100（3）：397-403.

43. Chu LF，Angst MS，Clark D. Opioid-induced hyperalgesia in humans：molecular mechanisms and clinical considerations. Clin J Pain，2008，24（6）：479-496.

44. Song D，Greilich NB，White PF，et al. Recovery profiles and costs of anesthesia for outpatient unilateral inguinal herniorrhaphy. Anesth Analg，2000，91（4）：876-881.

45. Li S，Coloma M，White PF，et al. Comparison of the costs and recovery profiles of three anesthetic techniques for ambulatory anorectal surgery. Anesthesiology，2000，93（5）：1225-1230.

46. Taylor E，Ghouri AF，White PF. Midazolam in combination with propofol for sedation during local anesthesia. J Clin Anesth，1992，4（3）：213-216.

47. Bhananker SM，Posner KL，Cheney FW，et al. Injury and liability associated with monitored anesthesia care：a closed claims analysis. Anesthesiology，2006，104（2）：228-234.

48. 中华医学会麻醉学分会. 中国麻醉学指南与专家共识. 北京：人民卫生出版社 2014：7-120.

49. 中华医学会麻醉学分会. 中国麻醉学指南与专家共识. 北京：人民卫生出版社，2014：198-207.

50. Kehlet H. Multimodal approach to control postoperative pathophysiology and rehabilitation. Br J Anaesth，1997，78（5）：606-617.

51. De Witte JL，Demeyer C，Vandemaele E. Resistive-heating or forced-air warming for the prevention of redistribution hypothermia. Anesth Analg，2010，110（3）：829-833.

52. Andrzejowski J，Hoyle J，Eapen C，et al. Effect of prewarming on post-induction core temperature and the incidence of inadvertent perioperative hypothermia in patients undergoing general anaesthesia. Br J Anaesth，2008，101（5）：627-631.

53. Ouattara A，Lecomte P，Le Manach Y，et al. Poor intraoperative blood glucose control is associated with a worsened hospital outcome after cardiac surgery in diabetic patients. Anesthesiology，2005，103（4）：687-694.

54. Ramos M，Khalpey Z，Lipsitz S，et al. Relationship of perioperative hyperglycemia and postoperative infections in patients who undergo general and vaseular surgery. Ann Surg，2008，248（4）：585-591.

55. Pomposelli JJ，Baxter JK 3rd，Babineau TJ，et al. Early post-operative glucose control predicts nosocomial infection rate in diabetic patients. JPEN J Parenter Enteral Nutr，1998，22（2）：77-81.

56. McAlister FA，Majumdar SR，Blitz S，et al. The relation between hyperglycemia and outcomes in 2，471 patients admitted to the hospital with community-acquired pneumonia. Diabetes Care，2005，28（4）：

810-815.

57. Gandhi CY, Nuttall GA, Abel MD, et al. Intraoperative hyperglycemia and perioperative outcomes in cardiac surgery patients. Mayo Clin Proc, 2005, 80(7): 862-866.

58. 中华医学会麻醉学分会. 中国麻醉学指南与专家共识. 北京: 人民卫生出版社, 2014: 222-227.

59. Nygren J, Thacker J, Carli F, et al. Guidelines for perioperative care in elective rectal/pelvic surgery: Enhanced Recovery After Surgery(ERAS®)Society recommendations. World J Surg, 2013, 37(2): 285-305.

60. 中华医学会麻醉学分会. 中国麻醉学指南与专家共识. 北京: 人民卫生出版社, 2014: 187-192.

61. Wilmore DW, Kehlet H. Management of patients in fast track surgery. BMJ, 2001, 322(7284): 473-476.

62. Kehlet H. Fast-track surgery-an update on physiological care principles to enhance recovery. Langenbecks Arch Surg, 2011, 396(5): 585-590.

63. Villafranca A, Thomson IA, Grocott HP, et al. The impact of bispectral index versus end-tidal anesthetic concentration-guided anesthesia on time to tracheal extubation in fast-track cardiac surgery. Anesth Analg, 2013, 116(3): 541-548.

64. Bajaj P, Ballary CC, Dongre NA, et al. Comparison of the effects of parecoxib and diclofenac in preemptive analgesia: a prospective, randomized, assessor-blind, single-dose, parallel-group study in patients undergoing elective general surgery. Curr Ther Res Clin Exp, 2004, 65(5): 383-397.

65. 中华医学会麻醉学分会. 中国麻醉学指南与专家共识. 北京: 人民卫生出版社, 2014: 294-304.

66. Parepally JM, Mandula H, Smith QR. Brain uptake of nonsteroidal anti-inflammatory drugs: Ibuprofen, flurbiprofen, and indomethacin. Pharm Res, 2006, 23(5): 873-881.

67. Gan TJ, Diemunsch P, Habib AS, et al. Consensus Guidelines for the Management of Postoperative Nausea and Vomiting. Anesth Analg, 2014, 118(1): 85-113.

68. Erdem AF, Yoruk O, Alici HA, et al. Subhypnotic propofol infusion plus dexamethasone is more effective than dexamethasone alone for the prevention of vomiting in children after tonsillectomy. Paediatr Anaesth, 2008, 18(9): 878-883.

69. Erdem AF, Yoruk O, Silbir F, et al. Tropisetron plus subhypnotic propofol infusion is more effective than tropisetron alone for the prevention of vomiting in children after tonsillectomy. Anaesth Intensive Care, 2009, 37(1): 54-59.

70. Charlton S, Cyna AM, Middleton P, et al. Perioperative transversus abdominis plane(TAP)blocks for analgesia after abdominal surgery. Cochrane Database Syst Rev, 2010,(12): CD007705.

71. Kehlet H. Postoperative ileus: an update on preventive techniques. Nat Clin Pract Gastroenterol Hepatol, 2008, 5(10): 552-558.

72. Baig MK, Wexner SD. Postoperative ileus: a review. Dis Colon Rectum, 2004, 47(4): 516-526.

第三节　结直肠手术应用加速康复外科中国专家共识（2015 版）

中华医学会肠外肠内营养学分会加速康复外科协作组

加速康复外科（enhanced recovery after surgery, ERAS）采用有循证医学证据的围术期处理的一系列优化措施，以减少手术病人的生理及心理的创伤应激，达到快速康复。ERAS 是 21 世纪医学一项新的理念和治疗康复模式。ERAS 理念获益体现在：①提高治疗效果；②减少术后并发症；③加速病人康复；④缩短住院时间；⑤降低医疗费用；⑥减轻社会及家庭负担。目前，在临床上 ERAS 以在结直肠手术中的应用最为成功。为进一步推动 ERAS 规范化合理应用，使更多临床外科医生了解 ERAS 的实质和精髓，中华医学会肠外肠内营养学分会加速康复外科协作组邀请国内部分专家，根据现有的临床研究及经验，结合文献中结直肠手术的加速康复治疗方案[1-12],形成以下共识。

1. 术前评估及宣教　术前评估病人手术风险及耐受性,加强宣教将有利于术后的康复。应重点介绍治疗过程及手术方案,便于病人配合术后康复及早期出院计划,应让病人知道自己在此计划中所发挥的重要作用,包括术后早期进食、早期下床活动等。

2. 术前肠道准备　术前常规肠道准备对病人是一个应激刺激,可能导致脱水及电解质失衡,特别是老年病人。Mate 分析结果表明,肠道准备对结肠手术病人无益处,还有可能增加术后发生肠吻合口瘘的危险。因此,不提倡对拟行结直肠手术的病人常规肠道准备。术前肠道准备适用于需要术中结肠镜检查或有严重便秘的病人。

3. 术前禁食禁饮　目前的研究尚无证据支持有关结直肠手术前过长时间的禁食可避免反流误吸的观点。现在许多国家的麻醉学会推荐,无胃肠道动力障碍者麻醉 6h 前允许进食固体饮食,2h 前允许进食清流质。有研究表明,术前 12h 饮 800ml 清亮碳水化合物(12.5%)饮品,术前 2~3h 饮 400ml,可以减少术前的口渴、饥饿及烦躁,并且显著降低术后胰岛素抵抗发生率;病人将处于一个更适宜的代谢状态,降低了术后高血糖及并发症的发生率。

4. 术前麻醉用药　除特殊病人,不推荐常规术前麻醉用药(镇静及抗胆碱药)。对于紧张型病人,在放置硬膜外导管时,给予短效的抗焦虑药可能有帮助。

5. 预防性抗生素的使用　在结肠手术中预防性地使用抗生素对减少感染是有利的。但须注意:①预防用药应同时包括针对需氧菌及厌氧菌;②应在切开皮肤前 30min 使用;③单一剂量与多剂量方案具有同样的效果,如果手术时间 >3h,可以在术中重复 1 次剂量。

6. 麻醉方案　可采用全身麻醉、硬膜外阻滞、全麻联合硬膜外阻滞等麻醉方案。中胸段硬膜外阻滞有利于抑制应激反应、减少肠麻痹,利于术后快速苏醒、术后良好镇痛、促进肠功能恢复。

7. 手术方式　直肠手术鼓励应用微创技术,如腹腔镜、机器人技术等。结肠开放手术应用 ERAS 取得的效果也较好,不应忽视。

8. 放置鼻胃管　Mate 分析表明,结直肠手术中不应常规放置鼻胃管减压,这样可以降低术后发热、肺不张及肺炎的发生率。如果在气管插管时有气体进入胃中,可以插入胃管排出气体,但应在病人麻醉清醒前予以拔除。因此,在术后不应常规使用鼻胃管减压。通过鼻胃管给予流食有反流、误吸的情况。根据国内外经验,给予果胶类膳食纤维可以减少此类副反应。

9. 避免术中低温　避免术中低体温可以减少对神经内分泌代谢、凝血机制的影响。推荐在术中应常规监测体温及采用必要的保温措施,如覆盖保温毯、液体及气体加温等。

10. 围术期液体治疗　最近有证据表明,减少病人术中及术后的液体及钠盐的输入量,将有利于减少术后并发症并且缩短术后住院时间,加速胃肠功能的恢复。术中以目标导向为基础的限制性容量治疗策略是减少围术期液体过负荷、心肺过负荷的最佳方法。

使用硬膜外麻醉可能引起血管扩张,导致血管内容量相对缺乏及低血压。因此,处理由于血管扩张引起的低血压,比较合理的方法是使用血管收缩药而不是大量输液。有研究显示,对于高危病人,术中使用经食道超声多普勒监测可以帮助滴定液体的需要量。

11. 腹腔引流　因为疼痛的因素,放置腹腔引流将影响病人的早期下床活动。Mate 分析结果表明,结肠吻合后使用腹腔引流并不降低吻合口瘘及其他并发症的发生率及减轻其严重程度。因此,在结肠切除术不推荐常规放置腹腔引流管。

12. 尿道引流　放置导尿管也将影响病人术后的早期活动。在使用硬膜外止痛的行结肠切除病人中,使用导尿管 24h 后,尿潴留的风险将很低。因此,推荐在胸段硬膜外止痛时,使用导尿管 24h 后就应考虑拔除。而行经腹低位直肠前切除术时,应放置导尿管 2d 左右。

13. 术后恶心、呕吐的治疗　为了能早期口服进食,需要有效地处理术后恶心、呕吐问题。应避免使用可能引起呕吐的药物如新斯的明、阿片类药物等,而使用副反应少的其他药物。有呕吐风险的病人应预防性使用止吐药如昂丹斯琼、地塞米松等。如果病人发生恶心、呕吐时,可以联合使用这些药物。

14. 预防肠麻痹以及促进胃肠蠕动　应重视预防及治疗术后肠麻痹,方法包括使用硬膜外止痛、避免或减少使用阿片类镇痛药、避免过量液体输入、早期恢复口服进食等。从手术的前夜及术后早期口服缓泻剂如乳果糖等。

15. 术后止痛　术后镇痛是 ERAS 的核心内容。充分的术后镇痛可以减少应激,有利于病人康复。ERAS 术后镇痛提倡多模式镇痛方案,止痛的重要原则是 NSAIDs 类抗炎镇痛药为术后镇痛基础用药,尽量地减少阿片类药物的应用,以减少阿片类药物引起的并发症如肠麻痹等,以促进病人的早期康复。最新观点认为,COX-1 和 COX-2 在功能上有重叠和互补性共同发挥对机体的保护作用。研究表明,术前使用 NSAIDs 药物预防镇痛可能改善术后镇痛效果,加速病人康复。

16. 术后营养治疗　Mate 分析结果表明,胃肠手术后早期行肠内营养或经口饮食与术后禁食相比,无证据表明术后禁食是有益的。早期肠内灌食可以降低术后感染发生率及缩短术后住院时间,在吻合口的近端进行灌食并不增加发生肠吻合瘘的危险。但早期肠道灌食可能增加呕吐的发生率,并且在没有多模式抗肠麻痹治疗时,可能会增加肠胀气,并且影响病人的早期活动及损害肺功能。因此,有必要加强术后肠麻痹的综合治疗,有利于术后早期进食的实施。在常规治疗时,口服辅助营养常在术后 4~5d 开始;而在 ERAS 的计划中,口服营养在手术前以及术后 4h 就开始。有研究表明,当联合使用术前口服碳水化合物、硬膜外止痛及早期肠内营养时,可以促进氮平衡,而减少了术后高血糖的发生。需要强调多模式治疗对维持手术营养状态的重要性。在术后 4h 就应鼓励病人口服进食,进食量根据胃肠耐受量逐渐增加。对于营养不良病人,应在回家后继续口服辅助营养物。

17. 术后早期下床活动　长期卧床不仅增加胰岛素抵抗及肌肉丢失,而且减少肌肉的强度、损害肺功能及组织氧合,也增加了发生下肢静脉血栓形成的危险。使用便携式的胸段硬膜外止痛泵或者常规使用 NSAIDs 可以很好地进行术后止痛,这是促进病人早期活动的重要保证。根据病人客观情况,每天计划及落实病人的活动量,并且应建立病人的活动日记。目标是在手术后第一天下床活动 1~2h,而以后至出院时每天应下床活动 4~6h。

18. 出院标准　出院标准为:恢复进食固体食物,无须静脉补液;口服止痛药可以很好地止痛;可以自由活动到卫生间。病人达到以上全部要求并愿意出院时,应给予出院。应充分遵守确定的出院指征。

19. 随访及结果评估　所有好的外科实践均依赖于良好的临床结果,监测与总结,这不仅有利于控制并发症及病死率,而且有利于对研究计划进行反馈,总结资料进行提高与教育。有研究发现,进行 ERAS 计划的病人,如果住院时间缩短至 2~3d 时再住院率约为 10%~20%,极少数的病人有可能在回家后发生吻合口瘘。因此,应加强病人回家后的随访,以及建立明确的再入院的"绿色通道"。在病人回家的 24~48h 内应进行电话随访及指导,术后 7~10d 应来门诊进行回访,如进行伤口拆线以及讨论病理检查结果,计划进一步的抗肿瘤治疗等。一般而言,ERAS 的临床随访至少应持续到术后 30d。

《结直肠手术应用加速康复外科中国专家共识(2015)》编写委员会成员(排名不分先后):

李　宁　秦新裕　季加孚　江志伟　何裕隆　陈　凛　蔡三军　于健春　李伟彦　薛张纲　张　宏
冯　艺　黄宇光　赵青川　简志祥
执笔者:江志伟　李　宁

参考文献 ·····································

1. Fearon KC, Ljungqvist O, Von Meyenfeldt M, et al.Enhanced recovery after surgery: a consensus review of clinical care for patients undergoing colonic resection.Clin Nutr, 2005, 24(3): 466-477.

2. Nygren J, Thacker J, Carli F, et al.Enhanced Recovery After Surgery Society.Guidelines for perioperative care in elective rectal/pelvic surgery: Enhanced Recovery After Surgery(ERAS)Society recommendations.Clin Nutr, 2012, 31(6): 801-816.

3. Lassen K, Soop M, Nygren J, et al.Enhanced Recovery After Surgery(ERAS)Group.Consensus review

of optimal perioperative care in colorectal surgery：Enhanced Recovery After Surgery（DRAS）Group recommendations.Arch Surg.2009，144（10）：961–969.

4. 江志伟，李宁，黎介寿.加速康复外科的概念及临床意义.中国实用外科杂志，2007，27（2）：131–133.

5. Wang G，Jiang ZW，Zhao K，et al.Immunologic response after laparoscopic colon cancer operation within an enhanced recovery program.J Gastrointest Surg，2012，16（7）：1379–1388.

6. 黎介寿.对 Fast-track Surgery（快通道外科）内涵的认识.中华医学杂志，2007，87（2）：515–517.

7. Wang G，Jiang ZW，Xu J，et al.Fast-track rehabilitation program vs conventional care after colorectal resection：a randomized clinical trial.World J Gastroenterol，2011，17（5）：671–676.

8. 李宁.加速康复外科治疗中的围术期营养支持.肠外与肠内营养，2008，15（2）：65–67.

9. Wang G，Jiang ZW，Zhao K，et al.Fast Track Rehabilitation Programme Enhances Functional Recovery after laparoscopic colonic resection.Hepatogastroenterology，2012，59（119）：2158–2163.

10. 柳欣欣，江志伟，汪志明，等.加速康复外科在结直肠癌手术病人的应用研究.肠外与肠内营养，2007，14（4）：205–208.

11. 许剑民，钟芸诗，朱德祥，等.促进术后恢复综合方案在结直肠癌根治术中的应用.中华胃肠外科杂志，2007，10（3）：238–240.

12. Yan DJ，He WJ，Zhang S，et al.Fast-Track Surgery Improves Postoperative Clinical Recovery and Immunity After Elective Surgery for Colorectal Carcinoma.World J Surg，2012，36（8）：1874–1880.

第四节　胃癌胃切除手术加速康复外科专家共识（2016版）

中国研究型医院学会机器人与腹腔镜外科专业委员会

一、前言

加速康复外科（enhanced recovery after surgery，ERAS）是指为促进患者快速康复，在围术期整合一系列经循证医学证据证实有效的优化处理措施，从而减轻患者心理生理创伤应激反应，减少能量损耗，改善器官功能紊乱，减少术后并发症，促进术后早期康复，缩短住院时间，减少医疗费用的目标[1-2]。自1997年丹麦 Kehlet[3]率先提出 ERAS 以来，ERAS 已在结直肠外科、肝胆胰外科、骨科、乳腺外科、心胸外科等多个外科领域开展并获得成功[4-7]。2007年南京军区南京总医院在国内较早开展了胃癌胃切除手术的 ERAS 研究，并在国内多家医疗中心得到应用，取得了较满意的临床效果[8-9]。但目前我国尚无针对胃癌胃切除手术的 ERAS 方案指导临床实践。因此，中国研究型医院学会机器人与腹腔镜外科专业委员会与《中华消化外科杂志》编辑部共同组织本领域专家，结合文献、专家经验和 ERAS 在各医疗中心的临床研究结果，通过深入论证，按照循证医学原则制订了《胃癌胃切除手术加速康复外科专家共识（2016版）》（以下简称共识），旨在为我国胃癌胃切除手术 ERAS 的广泛开展提供依据。

二、证据质量及推荐强度

证据质量和推荐强度依据"the Grading of Recommendations Asesment，Development and Evaluation"（GRADE）评分系统进行评价。证据质量级别分为：高、中、低和极低；推荐强度分为：强和弱。证据级别受试验设计和样本量偏倚影响，如果结果不一致或缺少直接证据，则由相近领域手术进行推断。本共识提供的建议不仅仅基于证据的质量，还取决于对临床工作的指导意义和价值，如低质量的证据可能值得强烈推荐，反之亦然。

三、术前准备

1. 术前宣传教育　多数患者由于对手术的不了解和对手术安全的担心会出现不同程度的恐慌和焦虑情绪。医护人员应在术前通过口头或书面形式向患者和家属详细介绍麻醉和手术过程，告知 ERAS 方

案的目的和主要项目,缓解患者紧张焦虑情绪,争取患者和家属的理解与配合,促进术后快速康复。(证据质量:弱;推荐强度:强)

2. 术前营养支持治疗 营养不良是患者发生术后并发症的独立预后因素[10]。术前进行必要的营养支持治疗是 ERAS 的重要内容。术前营养评估时,出现下列任一种情况,就需要考虑进行 ≥1 周术前营养支持治疗[11]:①血浆 Alb<30.0g/L;②过去 6 个月内,体质量下降 >10%;③BMI<18.5kg/m²;④主观全面评价(Subjective Global Asesment,SGA)为 C 级。治疗方法首选肠内营养支持治疗[12]。患者 Hb<7.0g/L 时,是输血治疗的指征。(证据质量:高;推荐强度:强)

3. 术前肠道准备 术前机械性肠道准备对患者是一种应激刺激,可能使患者的肠道内环境遭到严重破坏,进一步加重患者的术前应激程度,而且也可能会导致脱水和水电解质平衡紊乱,特别是老年患者更加明显[13]。目前暂无相关研究结果证明胃手术前机械性肠道准备能使患者获益。但对于合并幽门梗阻患者建议插鼻胃管进行温盐水洗胃以减轻胃壁组织水肿及胃潴留,对于怀疑侵犯横结肠拟行联合脏器切除患者建议术前行清洁肠道准备。(证据质量:中;推荐强度:强)。对于有慢性便秘的患者,建议术前给予生理盐水灌肠,以免术后出现排便困难。

4. 术前禁食禁饮 胃手术前传统常规处理措施为术前 12h 禁食、6h 禁饮。但有研究结果表明:术前长时间禁食并不能降低术后并发症发生率,反而会引起胰岛素抵抗和术后不适[14]。因此,对无胃肠动力障碍或肠梗阻患者术前 6h 可进食固态食物,术前 2h 可饮水。基于大宗病例的研究结果表明:若患者术前未合并糖尿病,麻醉前 2h 应口服 12.5% 碳水化合物饮品 40ml;术前 10h 应口服 12.5% 碳水化合物饮品 80ml,此措施可以减轻患者术前饥饿、口渴、焦虑,缩短患者住院时间以及减少术后胰岛素抵抗[15-17]。(证据质量:高;推荐强度:强)

5. 预防性应用抗菌药物 术前预防性使用抗菌药物可以降低手术部位感染发生率。推荐术前 0.5~1.0h 给予抗菌药物,若手术时间 >3.0h 或超过所用抗菌药物半衰期的 2 倍,或成年患者术中出血量 >150ml,术中应追加单次剂量[18-19]。(证据质量:高;推荐强度:强)

四、术中规划

1. 手术方式的选择 胃癌手术方式分为开腹手术、腹腔镜手术和机器人手术,推荐对于肿瘤浸润深度 <T4a 期并可达到 R₀ 根治手术的胃癌患者可施行腹腔镜或机器人微创手术[20-21]。

2. 麻醉方案及液体治疗 麻醉方案可以选择全身麻醉或全身联合硬膜外阻滞等麻醉方案,维持麻醉推荐在脑电双频谱监测下进行。推荐术中使用低潮气量通气。在保证组织灌注及血容量稳定的前提下,进行控制性液体输注;尽量避免过多的静脉液体输注引起的组织水肿,以及过少的液体引起血容量不足[22]。(证据质量:高;推荐强度:强)

3. 放置鼻胃管 胃肠减压与手术并发症无相关关系。已有的研究结果证实:胃切除手术中不放置鼻胃管,可减少患者肺部并发症的发生,缩短肛门排气时间,加快患者恢复经口进食,缩短住院时间[23-24]。术后应强调恶心、呕吐及腹胀的预防与治疗;若术前就有幽门梗阻、术中胃壁水肿或吻合口存在瘘及出血风险者,建议留置鼻胃管。术后患者如果发生胃潴留、腹胀或严重恶心、呕吐,可以考虑插入鼻胃管进行减压。(证据质量:高;推荐强度:强)

4. 放置腹腔引流管 由于胃癌手术淋巴结清扫范围较大,术后清扫创面渗出较多,临床上对胃癌手术患者预防性使用腹腔引流管,期望引流腹腔积液防止腹腔感染,早期发现吻合口瘘以及监测术后出血等。但已有的研究结果证实:胃癌手术后使用腹腔引流管对患者胃胀气、住院时间、术后 30d 并发症发生率并无影响[24-26]。因此,建议根据术中情况选择性使用腹腔引流管。如果术中放置了腹腔引流管,患者术后临床恢复正常,建议早期拔除。(证据质量:中;推荐强度:中)

5. 避免术中低体温 避免术中低体温可以减少对神经内分泌代谢、凝血机制的影响。推荐术中常规监测体温及采用必要的保温措施。术中腹腔冲洗液体应加温至 37℃。(证据质量:高;推荐强度:强)

五、术后管理

1. 术后镇痛　胃部手术是腹上区手术,术后术区疼痛对患者呼吸、早期活动均产生较大影响。术后良好的镇痛是 ERAS 的重要环节之一,有效的镇痛可以缓解患者紧张和焦虑,提高早期进食、早期活动等依从性[27]。所以术后镇痛是 ERAS 的重要内容,推荐采用多模式镇痛方案,非甾体类抗炎药(non-steroidal anti-inflammatorydrugs, NSAIDs)被美国和欧洲多个国家的指南推荐为术后镇痛基础用药。多模式的镇痛还包括口服对乙酰氨基酚、切口局部浸润注射罗哌卡因或联合中胸段硬膜外止痛等。由于阿片类药物的不良反应较大,包括影响肠功能恢复、呼吸抑制、头晕、恶心、呕吐等,所以应尽量避免或减少阿片类止痛药物的应用[28-29]。(证据质量:高;推荐强度:强)

2. 围术期液体治疗　液体平衡能够改善胃切除手术患者预后,既应避免因低血容量导致的组织灌注不足和器官功能损害,也应注意容量负荷过多所致的组织水肿和心脏负荷增加。术中以目标导向为基础的治疗策略,可以维持患者合适的循环容量和组织氧供,达到加快术后康复的目的[30]。(证据质量:高;推荐强度:强)

3. 引流管的管理　尽量减少和尽早拔除各类导管,有助于减少感染等并发症,减少对术后活动的影响。术后不推荐常规使用鼻胃管,仅在发生胃排空障碍时选择性使用[31]。如无特殊情况推荐术后 1~2d 拔除导尿管。不常规推荐留置腹腔引流管,如果留置引流管建议术后早期拔除,在手术创面存在感染以及吻合口漏高风险因素等情况下,建议留置引流管。(证据质量:高;推荐强度:强)

4. 术后尽快恢复经口进食　胃癌手术患者尽早恢复经口进食及饮水,术后早期肠内营养可促进肠道功能早日恢复,维护肠黏膜功能,防止菌群失调和移位,还可以降低术后感染发生率及缩短术后住院时间[32]。推荐术后清醒即可少量饮水,术后第 1 天开始口服液体或少量清流质食物 500~1000ml,以后每天逐渐增量,若口服液体量达 2000~2500ml/d 的生理需要量时,可以考虑停止静脉输液。一旦患者恢复通气可由流质饮食转为半流饮食。进食量根据胃肠耐受量逐渐增加。术后康复阶段推荐口服营养制剂进行补充。对于术前营养不良患者按原则进行肠内或肠外营养支持治疗,直至口服营养量能满足患者 60% 能量需要。(证据质量:高;推荐强度:强)

5. 术后促进胃肠功能恢复　术后胃肠功能恢复时间是决定患者术后住院时间的主要因素之一。胃手术后由于消化道结构发生改变,以及术中对胃肠的牵拉易引起术后肠麻痹。预防术后肠麻痹的措施包括:多模式镇痛、减少阿片类药物用量、控制液体入量、微创手术、尽量减少留置鼻胃管和腹腔引流管、早期进食和下床活动等[33]。目前缺乏高质量的证据支持使用某种特定药物可刺激胃切除手术后肠功能恢复。(证据质量:高;推荐强度:强)

6. 术后早期下床活动　早期下床活动可以促进呼吸系统、肌肉骨骼系统等多系统功能恢复,可促进胃肠功能恢复,预防肺部感染、褥疮和深静脉血栓形成[34]。实现早期下床活动应加强术前宣传教育、施行多模式镇痛以及早期拔除胃管、尿管和腹腔引流管等各种导管。推荐术后清醒即可半卧位或适量床上活动,无需去枕平卧 6h;术后第 1 天开始下床活动,建立每日活动目标,逐日增加活动量。(证据质量:高;推荐强度:强)

7. 出院标准及随访　出院基本标准为:无需液体治疗,恢复半流质饮食,经口服镇痛药物可良好止痛,伤口愈合佳,无感染证据,器官功能状态良好,自由活动。针对 ERAS 患者应加强出院后的随访和监测,通过电话或门诊指导患者对切口的护理。出院后 48h 内应有电话随访;出院后 1 周进行门诊随访;并且根据病理学检查结果针对患者的辅助治疗进行指导。(证据质量:高;推荐强度:强)

六、结语

胃癌胃切除手术 ERAS 的正确实施涉及诊断与治疗活动的各个环节,提倡建立由外科医师、麻醉医师、护士、营养师、康复理疗师、心理专家共同参与的管理团队,既要遵循循证医学证据,也要尊重患者的客观实际,制订个性化的 ERAS 方案,促进开腹、腹腔镜与机器人胃癌术后快速、安全康复。未来 ERAS 的研究将从早期关注缩短住院时间,过渡到减少术后应激、对术后患者代谢的调控和并发症的预防治疗,以及延长患者生存时间等进行深入研究[35]。

《胃癌胃切除手术加速康复外科专家共识（2016 版）》编审委员会成员名单

顾问：黎介寿　周总光　王国斌

组长：余佩武　江志伟

成员（按姓氏汉语拼音排序）：

陈凛　陈敏　杜晓辉　房学东　郝迎学　胡建昆　胡祥　黄昌明　黄华　江志伟　姜可伟
李国新　李乐平　李子禹　闵苏　钱锋　苏向前　孙益红　所剑　陶凯雄　王海江　王磊
徐泽宽　许剑民　余江　燕敏　杨桦　印慨　余佩武　臧潞　张忠涛　赵青川　赵永亮
周岩冰

执笔：江志伟　郝迎学　胡建昆　余佩武

参考文献

1. Kehlet H, Wilmore D W. Multimodal strategies to improve surgical outcome. Am J Surg, 2002, 183（6）: 630–641.

2. Varadhan KK, Neal KR, Dejong CH, et al. The enhanced recovery after surgery（ERAS）pathway for patients undergoing major elective open colorectal surgery: a meta–analysis of randomized controlled trials. Clin Nutr, 2010, 29（4）: 434–440. DOI: 10. 1016/j. clnu. 2010. 01. 004.

3. Kehlet H. Multimodal aproach to control postoperative pathophy–siology and rehabilitation. Br J Anaesth, 1997, 78（5）: 606–617.

4. Gouma DJ, van Geenen RC, van Gulik TM, et al. Rates of complications and death after pancreaticoduodenectomy: risk factors and the impact of hospital volume. Ann Surg, 2000, 232（6）: 786–795.

5. Malviya A, Martin K, Harper I, et al. Enhanced recovery program for hip and knee replacement reduces death rate. Acta Orthop, 2011, 82（5）: 577–581. DOI: 10. 3109/17453674. 2011. 618911.

6. de Groot JJ, van Es LE, Maessen JM, et al. Diffusion of Enhanced Recovery principles in gynecologic oncology surgery: is active implementation still necessary? Gynecol Oncol, 2014, 134（3）: 570–575. DOI: 10. 1016/j. ygyno. 2014. 06. 019.

7. 中国研究型医院学会肝胆胰外科专业委员会. 肝胆胰外科术后加速康复专家共识（2015 版）. 中华消化外科杂志, 2016, 15（1）: 1–6. DOI: 10. 3760/cma. j. issn. 1673–9752. 2016. 01. 001.

8. 江志伟, 黎介寿, 汪志明, 等. 胃癌患者应用加速康复外科治疗的安全性及有效性研究. 中华外科杂志, 2007, 45（19）: 1314–1317. DOI: 10. 3760/j. issn: 0529–5815. 2007. 19. 007.

9. Liu XX, Jiang ZW, W ang ZM, et al. Multimodal optimization of surgical care shows beneficial outcome in gastrectomy surgery. JPEN J Parenter Enteral Nutr, 2010, 34（3）: 313–321. DOI: 10. 1177/0148607110362583.

10. Zhong JX, Kang K, Shu XL. Effect of nutritional support on clinical outcomes in perioperative malnourished patients: a meta–analysis. Asia Pac J Clin Nutr, 2015, 24（3）: 367–378.

11. Braga M, Ljungqvist O, Soeters P, et al. ESPEN Guidelines on Parenteral Nutrition: surgery. Clin Nutr, 2009, 28: 378–386.

12. Bozzetti F, Mariani L. Perioperative nutritional support of patients undergoing pancreatic surgery in the age of ERAS. Nutrition, 2014, 30（11/12）: 1267–1271. DOI: 10. 1016/j. nut. 2014. 03. 002.

13. Holte K, Nielsen KG, Madsen JL, et al. Physiologic effects of bowel preparation. Dis Colon Rectum, 204, 47（8）: 1397–1402.

14. Smith I, Kranke P, Murat I, et al. Perioperative fasting in adults and children: guidelines from the European Society of Anaesthesiology. Eur J Anaesthesiol, 2011, 28（8）: 556–569. DOI: 10. 1097/EJA. 0b013e3283495ba1.

15. Ljungqvist O, Nygren J, Thorell A. Modulation of post–operative insulin resistance by pre–operative carbohydrate loading. Proc Nutr Soc, 2002, 61（3）: 329–336. DOI: 10. 1079/PNS2002168.

16. Hausel J, Nygren J, Lagerkranser M, et al. A carbohydrate-rich drink reduces preoperative discomfort in elective surgery patients. Anesth Analg, 2001, 93（5）: 1344-1350.

17. Helminen H, Viitanen H, Sajanti J. Effect of preoperative intravenous carbohydrate loading on preoperative discomfort in elective surgery patients. Eur J Anaesthesiol, 2009, 26（2）: 123-127. DOI: 10. 1097/EJA. 0b013e328319be16.

18. Bratzler DW, Houck PM. Antimicrobial prophylaxis for surgery: an advisory statement from the National Surgical Infection Prevention Project. Am J Surg, 2005, 189（4）: 395-404. DOI: 10. 1016/j. amjsurg. 2005. 01. 015.

19. Wang F, Chen XZ, Liu J, et al. Short-term versus long-term administration of single prophylactic antibiotic in elective gastric tumor surgery. Hepato-gastroenterology, 2012, 59（18）: 1784-1788. DOI: 10. 5754/hge1784.

20. 中华医学会外科学分会腹腔镜与内镜外科学组, 中国研究型医院学会机器人与腹腔镜外科专业委员会. 腹腔镜胃癌手术操作指南（2016 版）. 中华消化外科杂志, 2016, 15（9）: 851-857. DOI: 10. 3760/cma. j. issn. 1673-9752. 2016. 09. 001.

21. 中国研究型医院学会机器人与腹腔镜外科专业委员会. 机器人胃癌手术专家共识. 中华消化外科杂志, 2016, 15（1）: 7-11. DOI: 10. 3760/cma. j. issn. 1673-9752. 2016. 01. 002.

22. McArdle GT, McAuley DF, McKinley A, et al. Preliminary results of a prospective randomized trial of restrictive versus standard fluid regime in elective open abdominal aortic aneurysm repair. Ann Surg, 2009, 250（1）: 28-34. DOI: 10. 1097/SLA. 0b013e3181ad61c8.

23. 陈钶, 牟一平, 徐晓武, 等. 胃癌根治术后常规留置胃管必要性的荟萃分析. 中华医学杂志, 2012, 92（26）: 1841-1844. DOI: 10. 3760/cma. j. issn. 0376-2491. 2012. 26. 012.

24. Nelson R, Edwards S, Tse B. Prophylactic nasogastric decompression after abdominal surgery. Cochrane Database Syst Rev, 2007, 5（3）: 85-86. DOI: 10. 1002/14651858. CD004929. pub3.

25. Wang Z, Chen J, Su K, et al. Abdominal drainage versus no drainage post gastrectomy for gastric cancer. Cochrane Database Syst Rev, 2011,（8）: CD008788. DOI: 10. 1002/14651858. CD008788. pub2.

26. Liu HP, Zhang YC, Zhang YL, et al. Drain versus no-drain after gastrectomy for patients with advanced gastric cancer: systematic review and meta-analysis. Dig Surg, 2011, 28（3）: 178-189. DOI: 10. 1159/000323954.

27. Alvarez UR, Molina H, Torres O, et al. Total gastrectomy with or without abdominal drains. A prospective randomized trial. Rev Esp Enferm Dig, 2005, 97（8）: 562-569.

28. Oderda G. Challenges in the management of acute postsurgical pain. Pharmacotherapy, 2012, 32（9 Suppl）: 6S-11S. DOI: 10. 1002/j. 1875-9114. 2012. 01177. x.

29. 赵青川, 刘小楠, 丰帆, 等. 预防性镇痛在胃癌根治术中应用价值的前瞻性研究. 中华消化外科杂志, 2015, 14（1）: 57-60. DOI: 10. 3860/cma. j. issn. 1673-9752. 2015. 01. 013.

30. 冷希胜, 韦军民, 刘连新, 等. 普通外科围术期疼痛处理专家共识. 中华普通外科杂志, 2015, 30（2）: 166-173. DOI: 10. 3760/cma. j. issn. 1007-631X. 2015. 02. 028.

31. Wu B, Chen XZ, Wen L, et al. The feasibility and safety of early removal of nasogastric tube after total gastrectomy for gastric cancer. Hepato-gastroenterology, 2013, 60（122）: 387-389. DOI: 10. 5754/hge12719.

32. Tambyraja AL, Sengupta F, MacGregor AB, et al. Patterns and clinical outcomes associated with routine intravenous sodium and fluid administration after colorectal resection. World J Surg, 2004, 28（10）: 1046-1052. DOI: 10. 1007/s00268-004-7383-7.

33. Hur H, Si Y, Kang W K, et al. Effects of early oral feeding on surgical outcomes and recovery after curative surgery for gastric cancer: pilot study results. World J Surg, 2009, 3（7）: 1454-1458. DOI: 10. 1007/s00268-009-0009-3.

34. 孟成, 于洋, 王智浩, 等. 加速康复外科在胃癌根治术中临床价值的前瞻性研究. 中华消化外科杂志, 2015, 14（1）: 52-56. DOI: 10. 3760/cma. j. issn. 1673-9752. 2015. 01. 012.

35. Kehlet H. Enhanced Recovery After Surgery（ERAS）: good for now, but what about the future?. Can J Anaesth, 2015, 62（2）: 99-104. DOI: 10. 1007/s12630-014-0261-3.

第五节 加速康复外科中国专家共识及路径管理指南（2018版）

中华医学会外科学分会 中华医学会麻醉学分会

近十余年来,加速康复外科(enhanced recovery after surgery,ERAS)的理念及其路径在我国有了较为迅速的普及和应用。ERAS的临床实践表明,其理念及相关路径的实施必须以循证医学及多学科合作为基础,既要体现以加速康复为主要目的的核心理念,也要兼顾病人基础疾病、手术类别、围术期并发症等具体情况,更需要开展深入的临床研究以论证ERAS相关路径的安全性、可行性及必要性。为此,中华医学会外科学分会和麻醉学分会组织相关领域的专家,检索国内外相关文献并结合我国临床实际情况,以循证医学为基础,以问题为导向,以多学科合作为模式,以具体术式为内涵制定本共识及路径管理指南,以期在围术期医学层面进一步推动ERAS在我国临床实践中更为规范、有序地开展,为相关临床研究提供参考和指导。

一、总论

1. 本共识及指南制订方法、过程、证据及推荐等级由腹部外科、麻醉科部分专家组成制定本共识及指南工作组,参与专家分工提出相应章节的核心临床问题及撰写提纲并提交工作组讨论通过。工作组以问题为导向利用国内外数据库检索1997年以来相关文献,阅读并根据GRADE(Grading of Recommendations, Assessment, Development and Evaluation system)系统评价相关结论的证据级别[1],结合临床实际起草针对前述问题的推荐意见,评述研究现状。推荐等级"强"一般指基于高级别证据的建议,临床行为与预期结果间存在一致性;推荐等级"弱"一般指基于低级别证据,临床行为与预期结果间存在不确定性。工作组完成本共识及指南初稿,所有工作组专家通过函审及会审方式予以修改并最终审定。

本共识及指南包括总论及各论两部分,前者评述ERAS的共性问题,后者分别针对肝胆外科手术、胰十二指肠切除术、胃手术、结直肠手术中ERAS相关的具体问题展开讨论。总论部分已有涉及的共性问题,各论部分从简。

2. ERAS定义 ERAS以循证医学证据为基础,以减少手术病人的生理及心理的创伤应激反应为目的,通过外科、麻醉、护理、营养等多学科协作,对围术期处理的临床路径予以优化,从而减少围术期应激反应及术后并发症,缩短住院时间,促进病人康复。这一优化的临床路径贯穿于住院前、手术前、手术中、手术后、出院后的完整治疗过程,其核心是强调以服务病人为中心的诊疗理念。

有研究显示,ERAS相关路径的实施,有助于提高病人围术期的安全性及满意度,可减少30%的术后住院时间,从而减少医疗支出,并不增加术后并发症发生率及再住院率。ERAS还有助于提高结直肠癌病人的术后5年存活率[2]。

3. ERAS的核心项目及措施—术前部分

（1）术前宣教:针对不同病人,采用卡片、多媒体、展板等形式重点介绍麻醉、手术、术后处理等围术期诊疗过程,缓解其焦虑、恐惧及紧张情绪,使病人知晓自己在此计划中所发挥的重要作用,获得病人及其家属的理解、配合,包括术后早期进食、早期下床活动等。

（2）术前戒烟、戒酒:吸烟与术后并发症发生率和病死率的增加具有相关性,可致组织氧合降低,伤口感染、肺部并发症增加及血栓栓塞等。一项Meta分析发现,戒烟至少2周方可减少术后并发症的发生[3]。戒酒可缩短住院时间,降低并发症发生率和病死率,改善预后。戒酒时间长短对器官功能的影响不同,戒酒2周即可明显改善血小板功能,缩短出血时间,一般推荐术前戒酒4周[4]。

（3）术前访视与评估:术前应全面筛查病人营养状态、心肺功能及基础疾病,并经相关科室会诊予以纠正及针对性治疗,术前将病人调整至最佳状态,以降低围术期严重并发症的发生率;审慎评估手术指征与麻醉、手术的风险及耐受性,针对伴随疾患及可能的并发症制定相应预案。初步确定病人是否具备进入

ERAS 相关路径的基础和条件。

术前麻醉访视时，麻醉科医生应仔细询问病人病史（包括伴随疾病、手术史、过敏史等），进行美国麻醉医师协会（ASA）分级、气道及脊柱解剖的基本评估。以改良心脏风险指数（revised cardiac risk index, RCRI）评价围术期严重心脏并发症的风险，包括：①缺血性心脏病史；②充血性心力衰竭史；③脑血管病史；④需要胰岛素治疗的糖尿病；⑤慢性肾脏疾病（血肌酐 >176.8μmol/L）；⑥胸腹腔及大血管手术[5]。对于合并肝脏疾病及黄疸病人，应特别关注病人的凝血功能、有无合并低蛋白血症、血胆红素水平等指标，以指导麻醉方案的设计和管理。

采用代谢当量（metabolic equivalent, MET）评级可预测术后心血管事件发生率，当代谢当量 <4MET 时提示心功能差，术后心血管事件发生率高。心功能好的病人，即使有稳定型缺血性心脏病或其他危险因素，其预后也较好。

（4）术前营养支持治疗：术前应采用营养风险评分 2002（nutritional risk screening 2002, NRS2002）进行全面的营养风险评估[6]。当合并下述任一情况时应视为存在严重营养风险：6 个月内体重下降 >10%；疼痛数字评分法（NRS）评分 >5 分；BMI<18.5；血清白蛋白 <30g/L，对该类病人应进行支持治疗，首选肠内营养[7]。当口服不能满足营养需要或合并十二指肠梗阻时可行静脉营养支持治疗。营养状态良好的病人，RCT 研究结果显示术前营养支持治疗并不能使病人获益[8]。术前营养支持治疗时间一般为 7~10d，严重营养风险病人可能需要更长时间的营养支持，以改善病人营养状况，降低术后并发症发生率[7]。

（5）术前肠道准备：术前机械性肠道准备对于病人是应激因素，特别是老年病人，可致脱水及电解质失衡[9]。不推荐对包括结直肠手术在内的腹部手术病人常规进行机械性肠道准备，以减少病人液体及电解质的丢失，并不增加吻合口漏及感染的发生率[10]。术前机械性肠道准备仅适用于需要术中结肠镜检查或有严重便秘的病人。针对左半结肠及直肠手术，根据情况可选择性进行短程的肠道准备。

（6）术前禁食禁饮：传统观点认为，术前 10~12h 应开始禁食，结直肠手术禁食时间可能更长。有研究表明，缩短术前禁食时间，有利于减少手术前病人的饥饿、口渴、烦躁、紧张等不良反应，有助于减少术后胰岛素抵抗，缓解分解代谢，甚至可以缩短术后住院时间[11]。除合并胃排空延迟、胃肠蠕动异常和急诊手术等病人外，目前提倡禁饮时间延后至术前 2h，之前可口服清饮料，包括清水、糖水、无渣果汁、碳酸类饮料、清茶及黑咖啡（不含奶），不包括含酒精类饮品；禁食时间延后至术前 6h，之前可进食淀粉类固体食物（牛奶等乳制品的胃排空时间与固体食物相当），但油炸、脂肪及肉类食物则需要更长的禁食时间。术前推荐口服含碳水化合物的饮品，通常是在术前 10h 予病人饮用 12.5% 的碳水化合物饮品 800ml，术前 2h 饮用≤400ml[12]。

（7）术前麻醉用药：术前不应常规给予长效镇静和阿片类药物，其可延迟术后的快速苏醒。如果必须，可谨慎给予短效镇静药物，以减轻硬膜外或蛛网膜下腔麻醉操作时病人的焦虑。老年病人术前应慎用抗胆碱药物及苯二氮䓬类药物，以降低术后谵妄的风险。

4. ERAS 的核心项目及措施—术中部分

（1）预防性抗生素的使用：预防性应用抗生素有助于降低择期腹部手术术后感染的发生率。使用原则：①预防用药应同时包括针对需氧菌及厌氧菌；②应在切开皮肤前 30min 至 1h 输注完毕；③单一剂量与多剂量方案具有同样的效果，如果手术时间 >3h 或术中出血量 >1000ml，可在术中重复使用 1 次[13]。

（2）全身麻醉方法的选择：选择全身麻醉或联合硬膜外阻滞，以满足外科手术的需求并拮抗创伤所致的应激反应。同时，在手术结束后，应使病人快速苏醒，无麻醉药物残留效应，为术后加速康复创造条件。因此，短效镇静、短效阿片类镇痛药及肌松药为全身麻醉用药的首选，如丙泊酚、瑞芬太尼、舒芬太尼等，肌松药可考虑罗库溴铵、顺式阿曲库铵等。肌松监测有助于精确的肌松管理。

基于开放手术的创伤强度，全麻联合中胸段硬膜外阻滞技术及术后病人自控硬膜外镇痛可提供与创伤强度相匹配的抗应激效应，同时有助于术后疼痛控制及肠功能恢复；实施中胸段硬膜外阻滞操作前，应确认病人凝血功能和血小板指标正常。最新证据表明，全麻复合连续输注右美托咪定与全麻复合中胸段硬膜外阻滞具有同等的抗应激效果，可作为替代使用。而腹腔镜手术，基于其微创特征，全静脉麻醉可满足外科的创伤应激。因右美托咪定还具有抗炎、免疫保护以及改善肠道微循环等效应，对于创伤大、手术时间长以及经历缺血 – 再灌注损伤的腹腔手术,可复合连续输注右美托咪定[14]。

（3）麻醉深度监测：以脑电双频指数（bispectral index, BIS 40~60）指导麻醉深度维持,避免麻醉过深或麻醉过浅导致的术中知晓；对于老年病人,麻醉深度应维持在较高一侧,麻醉过深可致术后谵妄及潜在的远期认知功能损害。

（4）气道管理及肺保护性通气策略：采用低潮气量（6~8ml/kg）,中度呼气末正压（PEEP）5~8cmH$_2$O（1cmH$_2$O=0.098kPa）,吸入气中的氧浓度分数（FiO$_2$）<60%,吸呼比为 1:2.0~2.5,其中慢性阻塞性肺部疾病（COPD）病人可以调整吸呼比为 1:3~4。间断性肺复张性通气为防止肺不张的有效方法,应该至少在手术结束、拔管前实施 1 次。术中调整通气频率维持动脉血二氧化碳分压（PaCO$_2$）在 35~45mmHg（1mmHg=0.133kPa）。腹腔镜手术时,CO$_2$ 气腹以及特殊体位可能影响呼气末二氧化碳分压（PetCO$_2$）评价 PaCO$_2$ 的准确性,推荐在气腹后应测定动脉血气以指导通气参数的调整,避免潜在严重高碳酸血症。

（5）术中输液及循环系统管理：提倡以目标导向液体治疗（goal-directed fluid therapy, GDFT）的理念及措施指导液体治疗。ERAS 液体管理目标为尽量减少机体体液量的改变。容量不足可导致机体灌注不足和器官功能障碍,而水钠潴留则是术后肠麻痹及相关并发症发生的主要原因。因此,术中应用平衡液维持出入量平衡,避免输液过度及不足,辅助应用血管收缩药物以防止术中低血压,避免肠道低灌注对吻合口漏的潜在影响,降低低血压相关急性心肌损伤、急性肾损伤及术后肠梗阻的发生率。推荐适当使用 α 肾上腺素能受体激动剂,如去氧肾上腺素或低剂量去甲肾上腺素等缩血管药物,维持术中血压不低于术前基线血压 20%。对于无肾功能损害的病人,术中可以考虑给予胶体溶液。最新证据表明,腹部手术给予羟乙基淀粉 130/0.4 溶液,在维持围术期体液零平衡、降低吻合口漏风险方面可能具有潜在优势。

（6）术中体温管理：有多项 Meta 分析及 RCT 研究显示,腹部复杂手术中避免低体温可以降低伤口感染、心脏并发症的发生率[15-16],降低出血和输血需求[17],提高免疫功能,缩短麻醉后苏醒时间[18]。术中应常规监测病人体温直至术后,可以借助加温床垫、加压空气加热（暖风机）或循环水服加温系统、输血输液加温装置等,维持病人中心体温不低于 36℃。

（7）手术方式与手术质量：根据病人、肿瘤分期以及术者的技术等状况,可选择腹腔镜手术、机器人手术系统或开放手术等。创伤是病人最为重要的应激因素,而术后并发症直接影响到术后康复的进程,提倡在精准、微创及损伤控制理念下完成手术,以减小创伤应激。术者尤应注意保障手术质量并通过减少术中出血、缩短手术时间、避免术后并发症等环节促进术后康复。

（8）鼻胃管留置：择期腹部手术不推荐常规放置鼻胃管减压,可降低术后肺不张及肺炎的发生率。如果在气管插管时有气体进入胃中,术中可留置鼻胃管以排出气体,但应在病人麻醉清醒前拔除。

（9）腹腔引流：腹部择期手术病人术后使用腹腔引流并不降低吻合口漏及其他并发症的发生率或减轻其严重程度。因此,不推荐对腹部择期手术常规放置腹腔引流管。对于存在吻合口漏的危险因素如血运、张力、感染、吻合不满意等情形时,建议留置腹腔引流管[19]。

（10）导尿管的留置：一般 24h 后应拔除导尿管。行经腹低位直肠前切除术的病人可留置导尿管 2d 左右或行耻骨上膀胱穿刺引流。

5. 围术期液体治疗 治疗性液体的种类包括晶体液、胶体液及血制品等。液体治疗是外科病人围术期治疗的重要组成部分,目的在于维持血流动力学稳定以保障器官及组织灌注、维持电解质平衡、纠正液体失衡和异常分布等。研究表明,液体治疗能够影响外科病人的预后,既应避免因低血容量导致的组织灌注不足和器官功能损害,也应注意容量负荷过多所致的组织水肿。提倡以目标为导向的液体治疗理念,根据不同的治疗目的、疾病状态及阶段个体化制定并实施合理的液体治疗方案[20-21]。

晶体液可有效补充人体生理需要量及电解质,但扩容效果差,维持时间短,大量输注可致组织间隙水肿及肺水肿等副反应。人工胶体作为天然胶体的替代物已广泛应用于病人围术期的液体及复苏治疗,扩容效能强,效果持久,有利于控制输液量及减轻组织水肿,但存在过敏、干扰凝血功能及肾损伤等副反应。对于择期腹部中小型手术,应以平衡盐液作为基础治疗。对于耗时长、操作复杂、出血量多的中大型手术,可以晶胶 3:1 的比例输注胶体液。羟乙基淀粉（HES 130/0.4）因分子质量相对集中且较小,降解快,安全性更好,对凝血和肾功能的影响较小,每日成人用量可提高到 50ml/kg。HES 输注后能够维持相同容量的循环血容量至少达 6h，特别是溶于醋酸平衡盐液的 HES130/0.4，渗透压及电解质浓度接近血浆，具有更好的安全性，可降低电解质紊乱的风险。

6. ERAS 的核心项目及措施—术后部分

（1）术后疼痛管理：推荐采用多模式镇痛（multimodal analgesis，MMA）方案，目标是：①有效的运动痛控制［视觉模拟评分法（VAS）≤3 分］；②较低的镇痛相关不良反应发生率；③加速病人术后早期的肠功能恢复，确保术后早期经口摄食及早期下地活动[22]。

在控制切口疼痛方面，对于开放手术，推荐连续中胸段硬膜外病人自控镇痛（patient controlled epiduralanalgesia，PCEA）联合非甾体类消炎药（non-steroidal antiinflammatory drugs，NSAIDs）。NSAIDs 可使用至出院前，但应根据病人年龄、术前并存疾病（消化道疾病、心血管疾病等）、手术类型、术前肾功能等状况评价潜在吻合口漏、急性肾损伤等风险。实施 PCEA 具有发生低血压、硬膜外血肿、尿潴留等并发症风险，应密切监测并加以预防。局麻药伤口浸润或连续浸润镇痛、腹横筋膜阻滞镇痛（transversus abdominis plane，TAP）复合低剂量阿片类药物的病人自控静脉镇痛（patient controlled analgesia，PCA）+NSAIDs，可以作为 PCEA 的替代方案。局麻药物可选用罗哌卡因、利多卡因和布比卡因等。

对于腹腔镜手术，推荐局麻药伤口浸润镇痛联合低剂量阿片类药物 PCA+NSAIDs 方案。以激动 μ 受体为主的阿片类药物可致肠麻痹，而以激动 κ 受体为主的阿片类药物引起肠麻痹及术后恶心、呕吐相对较少，同时可有效减轻手术导致的内脏痛。对于肠功能不全的病人，需优化阿片类药物的选择，以确保有效镇痛，并促进术后肠功能的快速康复、早期经口进食和下地活动。

（2）术后恶心、呕吐的预防与治疗：术后恶心、呕吐（postoperative nausea and vomiting，PONV）的风险因素包括年龄（<50 岁）、女性、非吸烟者、晕动病或 PONV 病史以及术后给予阿片类药物。提倡使用两种止吐药以减少 PONV。5-HT3 受体拮抗剂为一线用药，可以复合小剂量地塞米松（4~8mg）；二线用药包括抗组胺药、丁酰苯和吩噻嗪类药物等，也可依据病人的高危因素使用其他措施降低 PONV 的风险，包括使用丙泊酚麻醉诱导和维持、避免使用挥发性麻醉药、术中术后阿片类药物用量最小化及避免液体过负荷等。

（3）术后饮食：有研究显示，择期腹部手术术后尽早恢复经口进食、饮水及早期口服辅助营养可促进肠道运动功能恢复，有助于维护肠黏膜功能，防止菌群失调和异位，还可以降低术后感染发生率及缩短术后住院时间[23]。一旦病人恢复通气可由流质饮食转为半流饮食，摄入量根据胃肠耐受量逐渐增加。当经口能量摄入少于正常量的 60% 时，应鼓励添加口服肠内营养辅助制剂，出院后可继续口服辅助营养物。

（4）术后早期下床活动：早期下床活动可促进呼吸、胃肠、肌肉骨骼等多系统功能恢复，有利于预防肺部感染、压疮和下肢深静脉血栓形成。实现早期下床活动应建立在术前宣教、多模式镇痛以及早期拔除鼻胃管、尿管和腹腔引流管等各种导管特别是病人自信的基础之上。推荐术后清醒即可半卧位或适量在床活动，无须去枕平卧 6h；术后第 1 天即可开始下床活动，建立每日活动目标，逐日增加活动量。

（5）出院基本标准：应制定以保障病人安全为基础的、可量化的、具有可操作性的出院标准，如恢复半流质饮食或口服辅助营养制剂；无须静脉输液治疗；口服镇痛药物可良好止痛；伤口愈合佳，无感染迹象；器官功能状态良好，可自由活动；病人同意出院。

（6）随访及结果评估：应加强病人出院后的随访，建立明确的再入院的"绿色通道"。在病人出院后 24~48h 内应常规进行电话随访及指导；术后 7~10d 应至门诊进行回访，进行伤口拆线、告知病理学检查结果、讨论进一步的抗肿瘤治疗等。一般而言，ERAS 的临床随访至少应持续到术后 30d。

二、肝胆外科手术

近年来，ERAS 相关路径逐步运用于肝胆外科手术，目前已有多篇 Meta 分析证实肝胆外科手术实施 ERAS 的安全性及有效性[24]。

与其他腹部手术比较，肝胆外科手术操作复杂，具有技术要求高、标准术式少、术式变化大等临床特点，并发症发生率、再次手术率及病死率较高。此外，肝胆外科手术实施 ERAS 的路径，除常规围术期管理外,还必须结合肝功能、凝血功能、肝切除范围、机体代谢功能、术前胆道梗阻与感染、术后并发症等做出相应调整;不同的术式由于手术难度、手术时间及完成手术的方式不同,所导致的应激反应及并发症的发生率往往差异很大。因此,肝胆外科手术 ERAS 路径的实施较其他腹部术式更具复杂性,应针对病人具体情况制定个体化管理方案,最大限度保证围术期安全以实现真正意义上的加速康复。本共识及指南所涉及的肝胆外科手术包括肝脏切除、胆道探查、胆肠吻合、血管重建等术式,不包括肝脏移植术。由于术式复杂多样,以肝切除的 ERAS 流程为重点内容。须特别强调,在关于肝硬化和肝功能不全病人的管理、大范围肝切除及其围术期的液体治疗、精准肝切除理念对 ERAS 的影响等方面,仍缺乏足够的循证医学证据,需要更多临床研究进行验证。

1. 术前宣教

建议:病人术前应予手术和 ERAS 路径的全面宣教和疑难问题解答并贯穿其全部住院过程。

证据等级:低

推荐强度:强

2. 术前评估

(1)营养评估:详见总论部分。

(2)肝功能评估:采用多种方法从多个角度进行肝功能评估,包括肝功能 Child-Pugh 分级、终末期肝病评分模型(MELD)、APRI(aspartate aminotransferase-to-platelet ratio index)评分等。吲哚菁绿(ICG)排泄试验是常用的肝储备功能评估方法,ICG R15 ≥14% 是肝切除术后肝功能不全的危险因素。CTA 和 MRI 等 2D、3D 影像方法不仅可用于显示肝脏血管、胆管的分布和走向,也可以用于肝脏体积的评估,标准肝体积可通过病人性别、身高、体重等参数进行估算,进而准确计算肝实质切除率(剩余肝体积 / 标准肝体积)。对于肝实质正常的病人,保留功能性肝脏体积应 ≥20%~25% 标准肝脏体积(standard liver volume, SLV);对于明显肝实质损伤病人(肝硬化、脂肪肝、药物性肝损伤等),保留功能性肝脏体积应 ≥40% SLV。

(3)手术创伤和术中出血均为激活乙肝病毒的危险因素,对乙肝病毒携带者,需要在围术期监测 HBV-DNA 变化,并予抗病毒治疗。

建议:术前应行全面的营养风险筛查。对于营养不良病人行营养支持治疗,首选肠内营养;多种方法评估病人肝功能状态并予保肝、抗病毒治疗,调整肝功能至可以耐受手术。

证据等级:高

推荐强度:强

3. 术前减黄　肝胆系统恶性肿瘤病人可致梗阻性黄疸,在术前减黄指征与减黄方式方面,目前尚存争议。既往 Meta 分析表明,术前减黄在减少术后并发症、缩短住院时间、改善预后等方面,并未表现出显著优势,反而因手术时间推迟有致胆道感染、肿瘤进展的潜在风险,也增加了病人的经济负担[25]。对于严重梗阻性黄疸(直接胆红素水平 >200μmol/L)、梗阻时间 >1 个月的高位胆道梗阻以及合并胆管炎或重要脏器功能不全的病人,术前减黄仍然具有积极作用。

术前减黄方法包括经皮经肝胆管引流术(percutaneous transhepatic cholangial drainage,PTCD)和内镜下鼻胆管引流术(endoscopic nasobiliary drainage,ENBD)、内镜下胆管内架引流术(endoscopic retrograde biliary drainage,ERBD)等。ERBD 不仅可引流胆汁,且不干扰其肝肠循环,避免因胆汁外引流导致的电解质紊乱,可作为术前减黄的首选方法。

建议:术前合并梗阻性黄疸的病人应据具体情况决定是否减黄及减黄的方式。

证据等级:低

推荐强度:弱

4. 抗生素应用　肝胆外科手术为 Ⅱ 类切口,术前须预防性应用抗生素。肝切除术后不建议常规用抗生素,但对于术中出血量多、肝创面大、有明显肝硬化、手术时间过长的病人,应根据病人实际情况作出判断,选择有效覆盖病原菌的抗生素。

建议:术前常规预防性应用广谱抗生素;针对不同性质及不同程度的术后感染,采取个体化治疗措施。

证据等级:高

推荐强度：强

5. 机械性肠道准备

建议：术前无须常规行机械性肠道准备。

证据等级：低

推荐强度：强

6. 术前饮食管理　　术前长时间禁食、禁水可加重手术应激，促进术后炎症因子和相关激素释放，加重术后胰岛素抵抗。对于肝脏手术病人，胰岛素抵抗会严重影响肝细胞再生和肝功能恢复。术前饮碳水化合物可提高机体对胰岛素的敏感性，改善术后胰岛素抵抗[26]。

建议：肝脏手术病人术前禁食 6h，禁饮 2h，麻醉前 2h 可口服清流质。

证据等级：高

推荐强度：强

7. 术前肺部并发症风险评估及呼吸功能锻炼　　术前呼吸功能评估可预测手术效果及术后并发症，有助于选择手术类型和手术范围，同时可作为制定病人运动负荷量的依据。术前呼吸功能锻炼有助于改善肺功能，提高对手术的耐受性，减少术后肺部并发症及术后抗生素的使用时间，加速病人术后康复，缩短住院时间[27]。

建议：术前常规行肺部并发症风险评估和呼吸功能锻炼。

证据等级：中

推荐强度：强

8. 麻醉方法的选择　　肝脏手术的麻醉不仅需要考虑原发疾病对肝功能及药物代谢的影响，还需要考虑手术、麻醉对肝脏的潜在危害和创伤应激反应。推荐全身麻醉下完成手术。根据病人情况，可选择全身麻醉联合腹横肌平面阻滞或切口局部浸润阻滞等麻醉方案。肝脏手术病人围术期存在凝血功能异常风险，椎管内阻滞存在硬膜外血肿的风险。有研究表明，全身麻醉复合适当剂量的右美托咪定，可提供与全身麻醉复合硬膜外阻滞同等的抗应激效应。术中尽量使用联合麻醉方式，减少阿片类药物的剂量，以减少对肠道功能的影响。术中推荐麻醉深度及体温监测。

考虑到肝脏手术病人的特殊性，麻醉前应着重评估病人肝功能，尽可能选用对肝脏功能影响较小的麻醉药物，推荐使用无肝脏毒性、不经过肝脏代谢的中短效麻醉药、镇痛药和肌肉松弛药，如瑞芬太尼、顺式阿曲库铵等。

建议：麻醉方案的选择和实施遵循个体化原则，推荐全身麻醉下完成手术，使用无肝脏毒性、不经过肝脏代谢的中短效麻醉药物，同时实施术中麻醉深度和体温监测。

证据等级：中

推荐强度：强

9. 术中循环和呼吸系统管理　　肝脏手术可因术中出血、手术操作等造成血流动力学不稳定，需要加强监测。预计术中出血量大的手术，建议采用有创动脉压及中心静脉压监测。应用动态反应心输出量的指标用于术中循环监测，同时与血管阻力等参数结合可为术中容量管理和血管活性药物的合理使用提供依据。术中呼吸管理以维持有效通气量及氧合、促进早期拔管为目标。术中推荐采用肺保护性通气策略。低潮气量加 PEEP 的肺保护性通气策略在肝脏手术中同样适用，但 PEEP 对术中出血量影响的研究结果存在差异[28]。

建议：预计出血量多的肝切除术应用有创动脉压、中心静脉压及其他血流动力学监测以指导容量治疗及血管活性药物的个体化应用。推荐保护性肺通气策略，不常规使用 PEEP。

证据等级：中

推荐强度：强

10. 肝脏手术中控制性低中心静脉压　　肝脏手术中实施控制性低中心静脉压（low central venous pressure，CVP）的意义在于减少肝脏创面出血，利于手术野的清晰[29]，尤其适于腹腔镜下肝部分切除术。主要方法是麻醉开始即应用限制性补液方案，切肝的关键时段调节合适的麻醉深度，应用适量的心血管活性药物,配合体位调节等,控制中心静脉压(CVP)<5cmH₂O,同时维持心输出量(CO)和动脉血压正常。根据 Frank Starling 定律,每搏量与前负荷呈正相关;限制性补液可能不利于维持 CO,但是以正常 CVP(0~6cmH₂O)维持正常 CO 是可行的。同时控制众多因素达到动态平衡,需要实行手术分级管理,由高年资医师承担麻醉。推荐监测每搏量变异度(SVV)和脉压变异度(PPV),其与输液量、麻醉深度及血管活性药物的剂量均有相关性,是很好的容量反应性指标,但并不是机体对液体绝对需要量的指标。推荐测定血糖和乳酸。手术中无须全程实施 LCVP,仅在切肝的关键步骤实施;之后须适当增加前负荷,提高 CVP。为预防术中大出血,应建立适合快速补液及输血的静脉通路。

建议:在保证器官灌注基本正常的前提下实施控制性低中心静脉压(CVP<5cmH₂O)技术,以减少术中出血。

证据等级:中

推荐强度:弱

11. 术中容量管理　容量管理的目标为保证组织灌注的同时避免液体超负荷,围术期容量负荷过重可致肠道水肿,胃肠功能恢复延迟。肝脏手术操作复杂,出血量较大。以往术中容量管理常强调 CVP 监测的重要性,但考虑到其相关并发症,近年来目标导向液体治疗逐渐兴起,每搏量变异度(SVV)等能动态反应心输出量的敏感指标可作为个体化液体治疗的依据,同时还可为血管活性药物的种类选择与剂量滴定提供参考,从而显著减少术中输液量,促进术后康复。但目标导向液体治疗目前应用多限于肝切除后的液体复苏期,切除前即采用目标导向液体治疗的大样本、随机对照研究尚不多。已有的研究认为,肝切除前采用限制性补液[2~4ml/(kg·h)]等措施使 SVV[30]维持在较高水平同样可以实现低 CVP,并能够减少出血,但理想的 SVV 维持范围还须充分考虑心输出量的变化,尚须进一步研究。文献报道,腹腔镜肝脏手术中 SVV 全程维持于 12%~15% 的病人较维持 CVP<5cmH₂O 的病人有更低的开放手术率及失血量[29],故 CVP 监测可与目标导向液体治疗全程联合使用,维持较低的 CVP(<5cmH₂O)、动脉血压波动不低于或高于术前基线血压 20%。

关于液体种类的选择,可以乳酸林格液或其他平衡晶体液维持,容量不足时以人工胶体液短时间内补充。虽然人工胶体液在脓毒症等危重病人中应用可致肾功能损害,增加病死率及输血率,但在一项纳入 17 项研究共 1230 例择期手术病人的 Meta 分析中并未发现应用羟乙基淀粉 130/0.4 后出现肾功损害[31]。乳酸林格液临床应用虽然广泛,但在乳酸代谢异常的病人中,还是推荐使用不含乳酸的醋酸林格液。

建议:推荐使用个体化目标导向容量管理策略,避免容量负荷过重。维持有效组织灌注前提下,肝脏切除术中控制输液量和输血量,维持低水平的中心静脉压,动脉血压波动不低于或高于基础值的 20%。

证据等级:中

推荐等级:强

12. 手术方式　肝胆外科手术方式包括腹腔镜手术、开放手术和机器人手术系统。腹腔镜手术中,肝实质的离断主要依赖超声刀及双极电凝创面止血。对于肝脏的脉管结构,直径≤3mm 时可直接凝固切断;直径 >3mm 时可选用各类生物夹夹闭后离断。直径 >7mm 时,可选择缝扎或使用切割闭合器。此外,肝脏血供丰富,术中常需要进行入肝和出肝血流的阻断,对于直径≤3cm 的病灶行肝脏局部切除或左外叶切除时可不阻断入肝及出肝血流,其余肝切除术均可能需要阻断入、出肝血流。与开放术式比较,腹腔镜手术具有切口小、术后粘连少、恢复快等优势,对于肝脏恶性肿瘤病人,术后并发症发生率和肿瘤复发率并无显著差异[32]。因此,对于适宜的病人,首选腹腔镜手术。但应严格掌握指征,充分考虑设备、技术及病人的基本条件,强行腹腔镜手术导致的大量出血或其他损伤不利于病人的快速康复,更不符合微创外科理念。除与开放肝切除相同的手术禁忌证外,不能耐受气腹、腹腔严重粘连;病灶紧贴第一、第二或第三肝门难以显露;肝门部受侵需行大范围肝门部淋巴结清扫的病人,须谨慎选择腹腔镜手术。

当腹腔镜术中止血困难、病人不能耐受气腹、病灶暴露不佳或肝门等关键部位解剖难度过大时,可考虑中转开放手术。开放肝切除术的主要切口类型包括正中切口、反 L 型切口、Mercedes 型切口、右肋下缘切口延伸至左侧等。有文献指出,4 种切口的术后肺炎发生率并差异无统计学意义[33]。反 L 型切口易于显露肝脏,而 Mercedes 型切口有致切口疝可能。尽管开放手术较腹腔镜肝切除术更有利于止血,但目前临床研究显示,腹腔镜肝切除较开放肝切除术中出血量更少[34]。对于两者的手术时间,文献报道极不一致,与术者手术技巧、熟练程度及肝切除范围具有相关性。

有研究表明,机器人辅助肝切除术出血量、手术时间均高于传统腹腔镜手术,但尚无临床研究表明机器人辅助与腹腔镜肝切除手术在平均住院时间、中转开放手术率、并发症发生率等方面存在显著差异[35]。

建议:应根据病人的临床病理学特点及术者的技术专长选择适宜的手术方式,尚无证据表明机器人辅助肝切除术优于腹腔镜手术。

证据等级:低

推荐强度:中

13. **肝脏切除范围**　肝脏切除范围对病人围术期肝功能的影响至关重要。大范围肝切除的定义为3个肝段及以上的肝脏切除术[33],包括右半肝切除术、扩大左半肝切除术、联合尾状叶的半肝切除术、联合肝脏离断与门静脉右支结扎的二期肝切除术等。大范围肝切除由于切除范围大,术后并发症及肝功能不全发生率显著增加,术前须精确评估剩余肝脏体积和肝功能储备情况,追求最大限度切除肿瘤并且最大限度保留正常肝组织。因此,须综合肝功能 Child-Pugh 分级、ICG 和功能性肝脏体积(essential functional liver volume,EFLV)等参数联合评估肝功能。对于合并肝硬化病人肝功能 Child-Pugh A 级时,若 15min 滞留率(ICGR15)<10%,应使保留的肝脏功能性体积≥40% SLV;若 ICGR15 为 10%~20%,保留肝脏功能性体积应≥60% SLV;若 ICGR15 为 20%~30%,保留肝脏功能性体积≥80% SLV;若 ICGR15 为 30%~40%,只可行限量肝切除;若 ICGR15≥40% 或肝功能 Child-Pugh B 级,只能行肿瘤剜除术。肝功能 Child-Pugh C 级时,须谨慎选择手术。

对于大范围肝切除术,剩余肝体积无法达到标准时,为预防术后肝功能不全,术前可采用门静脉栓塞术(portal vein embolization,PVE)、门静脉结扎术(portal vein ligation,PVL),联合肝脏分隔和门静脉结扎的二期肝切除术(associating liver partition and portalvein ligation for staged hepatectomy,ALPPS)等。

提倡精准肝脏切除术(precise hepatectomy)的理念,通过术前影像学检查、肝储备功能评估、术中超声、计算机辅助三维可视化成像等技术,制定个体计划,精准评估肝切除范围。术中应最大限度地降低创伤应激,包括控制术中出血,降低 CVP(<5cmH_2O),应用微创和精准的肝切除技术,避免入肝血流长时间阻断,避免肝脏过度牵拉和挤压等。使用超声刀、超声外科吸引器(CUSA)、LigaSure、切割闭合器等手术器械,可以减少术中出血,缩短手术时间,降低手术应激。

建议:提倡精准理念指导下对肝切除范围的评估,术中运用能量器械,减少术中出血与创伤应激。

证据等级:低

推荐强度:中

14. **肝脏手术后镇痛**　肝脏手术由于切口及创面较大,术后痛感剧烈,良好的术后镇痛尤为重要。遵循多模式镇痛的原则,以帮助病人尽早下床活动为目标。应用 NSAIDs 和(或)阿片类药物联合周围神经阻滞或切口浸润是肝脏切除手术病人术后镇痛的有效方法。

建议:实施多模式的个体化镇痛方案。NSAIDs 和(或)阿片类药物联合周围神经阻滞或切口浸润是肝脏切除手术病人术后镇痛的有效方法。

证据等级:中

推荐强度:强

15. **肝脏手术围术期血糖管理**　残肝的功能恢复取决于适当的肝再生,其与病人年龄、性别、肝切除范围、门静脉栓塞、肥胖及潜在的实质性疾病等均有相关性,而血糖水平亦可影响肝再生和术后转归[36]。肝脏手术可致糖代谢紊乱,其可能的机制包括应激激素如皮质醇和儿茶酚胺分泌过多,降低胰岛素敏感性;术中交感神经活性增高可同时降低胰岛素水平,促进生长激素和胰高血糖素分泌,导致高血糖和酮症酸中毒。持续性高血糖可导致术后感染的风险增加,伤口愈合和内皮功能障碍,延长住院时间。

建议:减少创伤、出血、感染等应激因素有助于围术期血糖调控,有助于改善预后,缩短住院时间。

证据等级:中

推荐强度:强

16. 引流管管理 肝切除术后是否需要常规留置腹腔引流,存在争议。近年有研究表明,除较为复杂的肝脏手术以外,一般肝切除术后肝创面引流管的留置并不能减少术后并发症,也不能降低术后重新穿刺置管的发生率;同时亦有研究表明,术后引流管的放置降低了膈下脓肿和腹腔局部淤胆的发生率[37-38]。由于多种因素影响到术后引流管留置与否的临床转归,包括手术方式和技巧、肝脏切除部位、手术的复杂程度等,前述互为矛盾的结论为选择偏倚所致,目前尚无确切的临床研究可以评估预防性引流管留置对病人术后康复的利弊权重。

建议:根据具体情况留置腹腔引流管,术后若无胆漏、出血等并发症,则尽早拔除。

证据等级:低

推荐强度:弱

17. 胃管及导尿管管理

建议:不常规留置胃管,若有特殊情况须留置,建议在麻醉清醒前拔除。术后尽早拔除导尿管,无须常规膀胱锻炼。

证据等级:高

推荐强度:强

18. 早期活动和进食

建议:术后第一天可下床活动。术后当天可饮水,术后12h可予流质饮食。

证据等级:高

推荐强度:强

19. 术后并发症

(1)胆漏:胆漏为肝胆外科手术术后的常见并发症,发生率约为3.6%~12.9%[39],大部分的微小胆漏可通过非手术方法治愈,但若合并难治性腹水或腹腔感染,则治疗难度加大,严重者可致肝功能不全,不利于病人术后康复。有研究提示,需要介入治疗或手术干预的严重胆漏的危险因素包括:肝转移瘤,手术时间延长,术中肝门部Glisson鞘的广泛暴露,术后第一天血小板计数下降或血清总胆红素升高等[40]。此外,复杂性肝切除也是胆漏的独立危险因素[41]。对于肝尾状叶切除术后胆漏,胆汁易局限包裹,若引流不畅,易致感染。对于胆漏病人,一方面需抗感染、营养支持等对症治疗,更为重要的是针对上述危险因素提前干预,目前仍缺乏有循证医学证据的有效措施。

建议:审慎评估病人术后胆漏的危险因素,提前进行干预,降低术后胆漏的发生率。

证据等级:中

推荐强度:强

(2)腹水:影响术后腹水的主要危险因素有:肝癌、肝硬化、肝功能不全、大范围肝切除、长时间肝门阻断、大量出血、术中输血等。长期大量腹水影响病人早期进食,也可导致机体白蛋白丢失、电解质紊乱、诱发腹腔感染、肝功能不全等,显著影响病人术后康复。

建议:积极病因治疗;通过补充白蛋白,应用利尿剂等维持水电解质平衡;未出现感染症状时,不建议腹水穿刺引流[42]。

证据等级:低

推荐强度:弱

(3)凝血功能紊乱:恶性肿瘤和手术均为术后血栓形成的高危因素。行肝切除手术的病人常存在凝血和抗凝物质同时丢失的状态,一方面恶性肿瘤和大型手术均为术后血栓形成的高危因素,有研究表明,肝脏手术静脉血栓的发生率高于其他腹部手术,正常肝组织肝切除为术后血栓栓塞的独立危险因素[43];但另一方面,肝脏作为凝血因子合成器官,大范围肝切除后常出现肝功能下降、凝血功能受损,使病人在肝脏切除后本身存在出血风险。因此,围术期须密切观察各项凝血指标,平衡凝血与出血的风险。静脉血栓的预防与治疗方式主要包括物理措施及药物应用,物理措施包括:术后早期活动,间歇性空气加压装置;药物预防包括:抗血小板药物,低分子肝素,维生素K拮抗剂,华法林,利伐沙班等。低分子肝素干预者应在术后2~12h开始,持续至可完全独立下床活动;对于肝脏肿瘤病人,低分子肝素可持续至出院

4 周后[44]。

建议：肝切除术后存在静脉血栓栓塞或凝血功能障碍的风险，须结合术前血栓风险综合评估和术后凝血指标检测，个体化合理应用抗凝治疗措施。

证据等级：高

推荐强度：强

（4）术后肝功能不全：肝功能不全是肝脏术后的严重并发症，发生率虽然较低，但致死率可为75%，继而导致多器官功能不全。术后肝功能不全的预防较术后治疗更具临床意义，措施包括：术前准确的肝功能评估，精确计算剩余肝脏体积，术中精细操作以减少术中出血，规范的围术期管理，改善全身状况等[45]。

建议：术后肝功能不全重在预防，应加强术前评估和术后肝功能不全的监测。

证据等级：低

推荐强度：强

20. 围术期抗炎药物应用 肝脏手术所致应激反应较大，术后易出现促炎因子过度释放，延长病人康复时间，尤其是大范围肝脏切除、术中有入肝血流阻断的病人，术后炎症反应更为显著。已有临床研究表明，激素类药物可显著降低肝脏术后血液中炎症因子水平[46]，并不会增加手术并发症的发生率，但使用时须排除糖尿病病人。除了激素，抗炎药物还有蛋白酶抑制剂，可抑制胰蛋白酶、弹性蛋白酶等多种酶活性，保护肝脏和其他各大脏器的功能。

建议：术后根据病人具体情况，酌情使用激素类药物。

证据等级：弱

推荐强度：中

21. 出院标准

（1）一般情况：病人生活基本自理，正常进食，排气、排便正常，精神可。

（2）症状：无发热，口服NSAIDs类药物可缓解疼痛，切口愈合良好、无感染（不必等待拆线）。

（3）实验室指标：WBC计数正常，转氨酶、血清总胆红素基本正常。

建议：综合评估病人的术后情况，制定合理的出院标准。

证据等级：低

推荐强度：强

三、胰十二指肠切除术

胰十二指肠切除术（pancreatocoduodenectomy，PD）作为腹部外科较为复杂的术式之一，存在手术时间长、并发症发生率高、术后恢复慢等客观因素。加速康复外科理念及路径在胰腺外科领域特别是PD术中的应用不多，相关研究的数量与质量均很有限，导致临床对在PD中开展ERAS的认可度、接受度特别是对于术后相关管理路径的实施，存在较大差异。有必要客观评价ERAS在PD术中的应用效果，以进一步积累经验，提高相关处理措施的循证医学证据等级，促进PD术后病人的快速康复。

1. 术前宣教及医患沟通 PD病人多见于中老年，术前往往合并黄疸、体重下降、食欲差等不适症状，加之手术创伤大，操作复杂，病人及家属术前多有恐惧、焦虑情绪，术前宣教及良好的医患沟通有助于缓解病人及其家属的焦虑、紧张情绪，亦有助于其对医疗行为的理解和配合。研究显示，PD术后早期依从性差的病人施行ERAS时并发症发生率高达71%[47]。术前应由专门的医护人员通过口头、书面及其他形式向病人及家属介绍围术期处理的相关事宜及有利于术后康复的建议。

建议：术前宣教、医患沟通应作为常规项目开展，且应贯穿围术期的整个过程直至病人出院。

证据等级：中

推荐强度：强

2. 多学科综合治疗协作组（multiple disciplinary team，MDT）诊疗模式的应用 鉴于壶腹周围肿瘤特别是胰头癌病人诊断及治疗的复杂性，术前应常规联合影像、内镜、病理学、肿瘤、放疗、消化、麻醉等专业的医生组成 MDT 团队,围绕病人的诊断、鉴别诊断、需要进一步完善的检查、手术指征、可切除性评估、术前新辅助治疗、伴随疾病的处理等问题展开讨论,制定个体化最佳治疗方案。避免治疗不足及治疗过度是开展 ERAS 的前提和基础。一方面是围绕手术指征及术式选择,充分探讨及评价病人是否能够从 PD 中获益,对于交界可切除及肿瘤负荷较高提示直接手术难以做到 R0 切除的病人,尤应审慎评价手术指征及新辅助治疗的意义,对于疑有远处转移的病人,提倡先行腹腔镜探查,以避免盲目的开腹探查或者 R2 切除;其次是评估病人手术的耐受性,针对可能并存的内科疾病予以诊断及纠正性治疗,如贫血、营养不良等,争取以良好状态接受手术,促进术后康复。研究显示,肥胖及合并肺部疾病是影响 PD 术后出院时间的独立危险因素,而低白蛋白血症可能与术后并发症发生相关[48]。

建议:PD 病人术前应常规进行 MDT 讨论,制定合理的围术期综合治疗措施。

证据等级:低

推荐强度:强

3. 术前胆道引流　拟行 PD 的病人常合并胆道梗阻。如合并发热及胆管炎等感染表现,建议术前行胆道引流以控制感染,提高围术期安全性。胆道引流的方式可选择内镜下经十二指肠乳头支架置入或 PTCD。如胰头癌病人拟行新辅助治疗,合并黄疸者治疗前应行胆道引流以缓解黄疸,支架内引流更有益于病人消化功能的改善。对于不合并胆管炎的病人,PD 术前是否需要胆道引流,存在争议。目前尚缺乏高级别证据支持 PD 术前胆道引流,既往研究在入组标准、减黄指征、梗阻部位、引流方式、支架类别等方面存在一定异质性,导致矛盾性结果。此类病人建议术前进行 MDT 讨论,依据黄疸严重程度、全身状况、医疗团队的技术条件等情况综合决定是否行术前胆道引流及引流方式。

建议:梗阻性黄疸合并发热及胆管炎等感染表现或行新辅助治疗前,应行胆道引流;黄疸严重病人(血胆红素 >250μmol/L)术前是否胆道引流应进行 MDT 讨论综合判断。

证据等级:中

推荐强度:强

4. 术前营养支持治疗　目前尚无确切证据支持 PD 术前应常规行营养支持治疗,有研究显示严重营养不良会增加腹部复杂手术后并发症的发生率[49]。PD 病人常合并体重下降、十二指肠梗阻、胆道梗阻及胰腺内外分泌功能不全等情况,术前应采用营养风险评分 2002(nutritional risk screening 2002, NRS2002)进行全面的营养风险评估[50]。

建议:术前应采用 NRS2002 对所有病人进行营养风险筛查,对营养不良病人行营养支持治疗,首选肠内营养支持治疗。

证据等级:低推荐强度:强

5. 术前肠道准备　传统的术前机械性肠道准备(mechanical bowel preparation, MBP)可致病人脱水、电解质紊乱,尤其是老年病人。Lavu 等[51]比较研究 200 例 PD 病人,与术前常规行 MBP 病人比较,行清流质饮食的非 MBP 组病人术后胰瘘、腹腔感染、伤口感染等发生率均无显著变化,术后住院时间及 1 年存活率亦无显著差异,认为术前 MBP 并不能降低 PD 术后并发症发生率。因此,不推荐 PD 术前常规行机械性肠道准备。

建议:PD 术前不需常规行机械性肠道准备。

证据等级:低推荐强度:强

6. 术前禁食的必要性及碳水化合物治疗的可行性　术前禁食水的目的在于全麻诱导时胃彻底排空,降低呕吐和反流误吸的风险。术前禁食水时间过长可致急性炎症反应、胰岛素拮抗等应激反应。有研究显示,术前当晚及手术开始前 2~4h 给予病人碳水化合物饮料可在一定程度上缓解上述应激反应[52]。目前,国内尚缺乏大样本的临床研究。

建议:术前禁食有必要性,麻醉实施前应予足够的胃排空时间。术前服用碳水化合物饮料有助于病人康复,但在胃肠道动力不足或消化道梗阻者应审慎应用。

证据等级:中

推荐强度:强

7. 麻醉方法的选择　胰腺手术既可在单纯全身麻醉下完成,也可联合硬膜外阻滞。术中硬膜外注射局部麻醉药和阿片类药物可减缓创伤所致的应激反应,减少全身麻醉药、阿片类和肌松药的用量,术后可行硬膜外镇痛。硬膜外阻滞的缺点是术中低血压及其导致的液体入量的增加;也存在恶心、呕吐、皮肤瘙痒和尿潴留等并发症;合并有凝血功能异常、血小板数量减少或功能抑制的病人存在硬膜外血肿的风险。胰腺手术是否选择联合硬膜外阻滞,取决于外科手术的方式(如开放手术或腔镜手术)、病人是否存在留置硬膜外导管的禁忌证、麻醉科医师的操作能力和管理经验以及病人是否能够从术后硬膜外镇痛中获益等综合考量。

建议:胰腺手术应常规在全身麻醉下完成,开放的胰腺手术可联合硬膜外阻滞,术中应加强血流动力学监测,术后注意防治硬膜外镇痛的相关并发症。

证据等级:高

推荐强度:强

8. 术中液体治疗　PD 是腹部外科中创伤较大、术中液体丢失和输注量较大的手术之一。术中输注液体过多不仅导致组织水肿,增加循环和呼吸系统的负担,还显著影响胃肠道功能的恢复。液体治疗的根本目的是维持组织良好的灌注,既要避免容量不足导致的组织低灌注,也要避免容量过负荷产生的不良反应。近年来通过监测心血管系统和血管内容量匹配度以指导术中液体治疗的方法逐步应用于临床,提倡以目标导向的液体治疗在 PD 中的应用。

补充生理需要量或纠正细胞内和组织间液脱水可输注平衡盐溶液,输注胶体溶液可选择以平衡盐为载体的人工胶体液(如羟乙基淀粉 130/0.4),可作为严重低血容量需要大量输液时晶体溶液的补充,也是术中大出血时重要的容量替代品。

建议:采用以目标为导向的液体治疗理念,避免术中容量负荷过重。

证据等级:避免容量过负荷:高;平衡盐溶液优于生理盐水:中

推荐强度:强

9. 术中呼吸系统管理　胰腺手术术后肺部并发症的发生率显著高于中下腹部创伤相对较小的手术。近年来研究证实,采用"肺保护性机械通气"的策略,有助于降低术后肺部并发症的发生率,其主要措施有:①$FiO_2 \leqslant 60\%$。②潮气量(VT)6~8ml/kg 理想体重。③调节呼吸频率,保持 $PaCO_2$ 在 35~45mmHg。④常规 PEEP 3~5cmH₂O;当手术时间 >3h,行腹腔镜或机器人手术,或病人的 BMI>35 时应根据实际情况调整(增加)PEEP 水平。⑤采用间断肺复张术。⑥术中改变潮气量或调整 PEEP 时,应观察肺静态顺应性和驱动压(驱动压 =Pplat−PEEP)的变化,尽量保证驱动压 <13cmH₂O。

建议:胰腺外科手术中采用肺保护性机械通气策略。

证据等级:高

推荐程度:强

10. 开放、腹腔镜及机器人 PD 的选择与评价　选择开放或腹腔镜 PD,须从 3 个方面予以评价:可行性、与开放手术比较的安全性及肿瘤学层面的根治性。目前已有多个源于较大规模的胰腺外科中心的回顾性研究证实腹腔镜 PD 的可行性。在安全性方面,2 个 Meta 分析显示腹腔镜手术与开放手术在并发症发生率、再手术率和围术期病死率方面差异无统计学意义,在住院时间、医疗费用、早期进食与活动等体现 ERAS 方面具有优势[53]。但须注意的是,取得良好效果的腹腔镜 PD 多是在较大样本量的胰腺外科中心完成的,且以良性或早期恶性肿瘤病人居多。在涉及切缘、淋巴结清扫数目等肿瘤学指标方面,一些小样本量的回顾性研究显示二者差异无统计学意义,包括扩大淋巴结清扫、联合血管切除及重建等均有在腹腔镜下完成的多个报告,但尚缺乏大样本量的前瞻性研究比较开放、腹腔镜和机器人 PD 的肿瘤学效果。近年来,随着 3D 设备、器械、能量平台等的普及应用,开展腹腔镜或机器人 PD 的单位或个人不断增多,体现出技术进步与微创优势,符合 ERAS 理念,但特别需注意学习曲线、术者经验及手术质量对病人术后并发症及转归的影响,开展腹腔镜 PD 初期应选择技术要求相对简单的良性或交界性肿瘤病人,必要时结合小切口重建,以确保消化道重建特别是胰肠吻合的质量。

建议:腹腔镜或机器人 PD 具有微创优势,应在大的胰腺中心由经过培训的医生实施。针对恶性肿瘤的腹腔镜胰腺手术宜谨慎开展。

证据等级：低

推荐强度：强

11. 围术期疼痛管理 PD 术后疼痛属于急性重度疼痛，应遵循多模式镇痛的原则，即联合应用不同的镇痛方法和不同作用机制的镇痛药物，以获得完善的镇痛效果，并减少不良反应。应用阿片类和（或）NSAIDs 药物联合椎管内麻醉或周围神经阻滞或切口浸润是此类病人术后镇痛的有效方法。全身应用阿片类药物是治疗重度疼痛的传统方法，也是衡量其他镇痛方法疗效的标准。宜采用病人自控镇痛的给药模式，但存在过度镇静和呼吸抑制的风险。NSAIDs 通过降低外周和中枢的前列腺素水平而产生镇痛作用，在术后疼痛治疗中有重要地位。

建议：全身应用阿片类药物和（或）NSAIDs，联合椎管内麻醉或周围神经阻滞或切口浸润是此类病人有效的术后镇痛方法，应充分权衡各种方法和药物的收益与风险。

证据等级：高

推荐强度：强

12. 术后恶心、呕吐的防治 目前比较明确的危险因素有：①女性病人；②既往有晕动症病史或外科手术后恶心、呕吐病史；③无吸烟史；④术后使用阿片类药物镇痛。此外，采用 CO_2 人工气腹或术中吸入氧化亚氮均可显著增加术后恶心、呕吐的发生率。5-HT3 受体拮抗剂、地塞米松、氟哌利多或氟哌啶醇是预防术后恶心、呕吐有效且副反应小的药物。对高危病人可复合应用 2~3 种药物。术后恶心、呕吐高危病人的麻醉选择包括：使用丙泊酚麻醉或区域阻滞麻醉，选用短效阿片类药物如瑞芬太尼，术中足量补液，避免脑缺氧缺血，术后使用非甾体类药物镇痛等。

建议：围术期采用合理的措施预防术后恶心、呕吐。高危病人（>3 个危险因素）应采取多模式预防术后恶心、呕吐方案。

证据等级：低

推荐强度：强

13. PD 术后鼻胃管留置的必要性评价 大样本量的 Meta 分析显示，腹部手术后常规放置鼻胃管的病人术后肺部并发症显著增加，肠功能恢复延迟[54]，建议在病人麻醉苏醒前拔除。至 2014 年，已有 9 项 RCT 研究证明在胃切除术中常规放置鼻胃管将增加并发症的发生率[55]。少量回顾性研究亦有证实 PD 术后无须留置鼻胃管，麻醉结束前即可拔除鼻胃管，以利于病人早期进食。PD 术后约 10%~25% 的病人发生胃排空延迟，发生这一并发症后应置入鼻胃管。

建议：PD 术后不常规留置鼻胃管。

证据等级：中

推荐强度：弱

14. 术后应用生长抑素的作用评价 生长抑素及其类似物理论上可以减少消化液的分泌，降低 PD 术后胰瘘的发生率，但大样本量的 RCT 研究并未获得一致性的结论。Gurusamy 等[56]Meta 分析 21 项 RCT 研究，2348 例病人，发现预防性应用生长抑素降低了术后总胰瘘的发生率，但未降低有临床意义胰瘘（B 级或 C 级胰瘘）的发生率和病死率。一般认为，胰腺质软、胰管细为术后胰瘘的风险因素，生长抑素可降低其胰瘘的发生率，但在亚组分析和现有的临床研究中，未获得支持性的证据。

建议：不推荐 PD 术后常规使用生长抑素及类似物预防胰瘘，但在胰腺质地软、胰管细的病人中，建议预防性应用。

证据等级：中

推荐强度：弱

15. 术后留置腹腔引流管的必要性 既往关于 PD 术后无须留置腹腔引流管的 RCT 研究有矛盾性的结论。Conlon 等[57]发现 PD 术后腹腔常规放置引流组并发症和腹腔积液的发生率显著升高；一些较大样本量的回顾性研究也支持 PD 术后无须留置引流管；而在 Van Buren 等的 RCT 研究中，无引流管组腹腔积液、脓肿的发生率和术后 90d 病死率显著升高，该研究因此被提前终止[58]。鉴于 PD 术后较高的腹部并发症发生率,目前指南或共识性文献均建议 PD 术后常规留置腹腔引流。近年来在 ERAS 理念指导及前述研究的基础上,PD 术后早期拔除引流管的指征及时机为热点课题。Zelga 等回顾性研究 405 例 PD 病人的临床资料,认为术后引流液淀粉酶浓度对早期拔管具有指导性,如术后第 1 天腹腔引流液淀粉酶 <1400IU/L,术后第 2 天 <768IU/L,则可拔除引流管,其对于术后胰瘘的阴性预测值为 97%~99%[59];Fong 等前瞻性研究 126 例 PD 病人的临床资料,提出以腹腔引流液淀粉酶测定值 600IU/L 作为术后是否胰瘘的判断标准,如术后第 1 天 <600IU/L,则仅有 0.9% 的病人发生胰瘘;如术后第 1 天 >600IU/L,则 31.4% 的病人发生胰瘘。Fong 又以 369 例 PD 病人对上述标准进行了验证,其判断术后胰瘘的准确度、敏感性及特异性分别为 86%、93%、79%[60]。文献[61]建议对于胰瘘低风险病人(术后第 3 天引流液淀粉酶 <5000IU/L),可在术后第 3 天拔除腹腔引流管。提倡开展关于 PD 术后早期拔除引流管标准的 RCT 研究,以评价其安全性及可行性。

建议:PD 术后应常规放置腹腔引流管,可视引流物性状、流量及淀粉酶浓度早期拔除。

证据等级:低

推荐强度:弱

16. 术后胃肠功能恢复及胃排空延迟的防治　目前尚无高级别证据支持某一治疗措施或药物有助于促进 PD 术后胃肠道的功能恢复或预防胃排空延迟。留置鼻胃管不能预防胃排空延迟。在保留幽门的胰十二指肠切除术(PPPD)中,结肠前十二指肠空肠吻合可减少胃排空延迟的发生。一旦发生胃排空延迟,需要置入鼻胃管并提供肠内 / 肠外营养支持。在一些前瞻性研究中,术后口服轻泻剂可促进肠蠕动的恢复,但无对照研究提供直接证据。维持出入液平衡、早期进食、采用硬膜外麻醉有助于术后肠功能的恢复。

PD 术后胃排空延迟常继发于胰瘘、腹腔积液、感染等腹部并发症,减少并及时处置胰瘘等腹部并发症有助于降低胃排空延迟的发生率并改善其治疗效果。

建议:无预防 PD 术后胃排空延迟的明确措施。应用硬膜外麻醉、维持液体出入量平衡、早期进食有助于术后肠功能的恢复。减少胰瘘等腹部并发症有助于降低继发性胃排空延迟的发生率。

证据等级:低

推荐强度:强

17. 术后饮食管理与营养支持治疗　前瞻性临床研究发现,上消化道手术包括 PD 术后,早期经口进食是安全的,需要 3~4d 的时间逐渐增加饮食量;部分病人可给予管饲。当肠内营养不能满足病人康复的营养需求时(<60% 需求热量),需要补充肠外营养[62]。长期禁食可损害肠屏障功能,导致肠道相关淋巴组织的萎缩。因此,全肠外营养一般适用于有严重并发症,不适于经口进食或无法耐受肠内营养的病人。对术前无营养不良的病人,美国和加拿大的指南推荐可先给予 7d 的低热量喂养,如仍无改善,则补充肠外营养;对术前已经存在营养不良的危重病人,欧洲指南推荐术后早期即可予肠外营养支持,尽快纠正营养不良的状态。

PD 术后饮食管理是 ERAS 的重要环节,提倡早期进食,麻醉结束前即拔除胃管,术后第 1 天病人即可给予清淡流食或据病人意愿进食(food at will),逐步过渡到半流食,有回顾性及前瞻性研究证实其安全性及可行性[62-63]。

建议:术后宜早期进食,对肠内营养不能满足需求或因并发症不能行肠内营养的病人,可结合肠外营养。

证据等级:中

推荐强度:强

18. 出院标准与指征　目前并无统一的出院标准。有文献报告,进入 ERAS 路径的 PD 病人在术后第 4 天即可安排出院。Di Sebastiano 前瞻性研究 145 例执行 ERAS 路径的 PD 病人的临床资料,提示病人术后 10d 之内是否可出院的显著性影响因素包括:年龄是否 >70 岁;是否术中输血;是否黄疸;术后 5d 内能否过渡到正常饮食;术后 5d 之内是否排便[64]。

建议:应制定并执行量化的出院标准。

证据等级：低

推荐强度：强

四、胃手术

在胃手术中开展 ERAS 的循证医学证据相对较少，不同文献报道 ERAS 的具体措施有所差异，给其临床应用带来了一定困难。此外，已有的 ERAS 共识的制定多以外科专家为主，缺少麻醉学专家的参与。麻醉科作为围术期医学的关键性学科，在 ERAS 临床实践中起着极为重要的作用。因此，应进一步促进并规范多学科综合治疗协作组模式下 ERAS 的临床应用。

1. 术前宣教　详见总论部分。

建议：病人应于胃手术前接受专门术前宣教和咨询解答。

证据等级：低

推荐强度：强

2. 术前营养评估和治疗　详见总论部分。

建议：营养状态与胃手术后并发症具有相关性。病人应于术前行营养风险筛查，对于有严重营养风险病人，应首选经口或肠内营养治疗。

证据等级：低

推荐强度：强

3. 术前呼吸系统管理　有研究显示，对潜在肺部并发症的病人积极干预有助于提高肺功能和手术耐受性，降低术后肺部并发症发生率，缩短住院时间。术前呼吸系统管理包括：术前肺功能评估和肺功能训练；对高危病人采取戒烟（至少 2 周）、制订呼吸锻炼计划、指导病人进行有效咳嗽、胸背部拍击及吹气球等方法，帮助病人保持呼吸道通畅，及时清除呼吸道分泌物，提高肺功能，降低术后呼吸系统并发症发生率。

建议：术前肺功能评估和肺功能训练有助于减少术后呼吸系统并发症。

证据等级：中

推荐强度：强

4. 机械性肠道准备　术前机械性肠道准备可破坏病人肠道内环境，导致脱水和水电解质平衡紊乱，进一步加重病人的术前应激状态，对老年病人尤为显著。目前尚无证据表明胃手术前机械性肠道准备能使病人获益。对于术前疑有横结肠受累拟行联合脏器切除的病人，仍建议术前清洁肠道；有慢性便秘的病人，建议术前给予生理盐水灌肠，以免术后出现排便困难。既往机械性肠道准备多使用高渗性磷酸盐缓冲液，由于渗透性作用，可致脱水和水电解质紊乱。等渗性溶液可避免上述副反应，可作为替代选择。

建议：术前机械性肠道准备无益，对于拟行联合横结肠等脏器切除特殊病人可选择使用基于等渗缓冲液的机械性肠道准备。

证据等级：中

推荐强度：强

5. 术前饮食管理　胃手术病人传统术前饮食管理要求禁食 12h，禁饮 6h，但并未降低返流误吸发生率，反而导致病人不适、胰岛素抵抗及循环容量下降等不良结果，术前行机械性肠道准备者更为显著。纳入 22 项 RCT 试验的 Meta 分析提示传统禁食禁饮并未减少胃容量，也未升高胃液 pH[65]。胃排空清流质仅需要 60~90min，故术前 2h 饮清流质并不增加反流误吸。对于无胃肠动力障碍或消化道梗阻病人，建议术前 6h 可进食固态食物，术前 2h 可饮清流质（不超过 400ml）。研究表明对于未合并糖尿病病人，术前 2h 口服碳水化合物饮品可减轻术后胰岛素抵抗，减少饥饿、口渴和焦虑等不适感[66]。两项胃手术 ERAS 相关 RCT 研究均推荐术前 2~3h 口服碳水化合物饮品[67-68]。

ERAS 术前饮食管理的上述原则不适于存在胃肠功能紊乱如胃排空障碍、消化道梗阻、胃食管反流或胃肠道手术史等病人；肥胖及糖尿病病人是否适用，也需要进一步研究。

建议:无胃肠动力障碍病人术前禁食 6h,禁饮 2h;术前 2~3h 可服用碳水化合物饮品(不超过 400ml,糖尿病病人除外)。

证据等级:清流质:高;固体食物:低;碳水化合物饮品:低

推荐强度:强

6. 麻醉方案的优化　现有证据尚不能确定适宜的麻醉方案,全身麻醉、区域阻滞以及两者联合均可用于胃手术麻醉。麻醉方案的选择和实施应满足手术需要并对病人的影响最小。全身麻醉已被广泛应用于胃手术。对于开放手术,全身麻醉联合胸段硬膜外阻滞能有效降低应激反应、减少阿片类药物用量、促进术后胃肠功能恢复,减轻术后胰岛素抵抗和呼吸系统并发症、缩短住院时间以及改善术后镇痛效果。对于腹腔镜手术,硬膜外阻滞的优势有待进一步明确。低血压、尿潴留以及运动神经阻滞是硬膜外阻滞的常见并发症。推荐使用中短效类麻醉药物如丙泊酚、瑞芬太尼以及吸入麻醉药,并联合区域阻滞以使麻醉药物的用量最小化,促进病人康复。宜选用中效肌松药(如罗库溴铵和顺式阿曲库铵)或短效肌松药,避免使用长效肌松药物。术中应监测麻醉深度,避免术中知晓的发生。

建议:麻醉方案的选择和实施应遵循个体化、精细化的原则。推荐使用中短效类麻醉药物以及麻醉深度监测。

证据等级:低

推荐强度:强

7. 肌松及其监测　腹腔镜手术建议采用深度肌松,以利于术野显露、降低气腹压力、减少术后并发症。高气腹压力产生的机械性压迫及 CO_2 吸收均可致呼吸、循环、免疫、认知等功能障碍。低气腹压力(<12mmHg)可减轻对心、肺及肝肾功能的不良影响。Joshipura 等[69]的研究表明,低气腹压力可减少术后疼痛(包括肩背部疼痛)、保护心肺功能并促进康复。另有研究表明,低气腹压力下腹腔镜胃切除术有助于保护胃肠道黏膜,促进胃肠功能恢复[70]。

行肌松监测以指导肌松药物的使用。长效肌松药物及术中低体温可延迟神经肌肉的功能恢复。术后应避免肌松残留[4 个成串刺激比值(TOFr)<0.9]所致的呼吸无力及低氧血症,必要时予以拮抗。新型肌松拮抗剂舒更葡糖钠(sugammadex),能够快速特异性拮抗罗库溴铵的肌松作用。

建议:腹腔镜手术建议采用深度肌松;术中推荐肌松监测,避免长效肌松药物的使用;重视术后肌松残余,必要时予以拮抗。

证据等级:中

推荐强度:强

8. 麻醉深度监测　适宜的麻醉深度可有效抑制应激反应、保持循环稳定和组织灌注,从而减少术后并发症,利于康复。最常用的麻醉深度监测手段是 BIS。麻醉深度监测不仅可降低术中知晓的发生率,而且可减少不必要的麻醉药物摄入,加快苏醒,但对住院时间并无显著影响[71]。全麻维持中使用吸入麻醉药物应监测呼末麻醉气体浓度(end-tidal anesthetic-agent concentration,ETAC),维持 ETAC 在 0.7~1.3MAC 之间或将 BIS 值保持在 40~60 之间均可预防术中知晓。以静脉麻醉为主时,应采用 BIS 等监测麻醉深度。

建议:应用 BIS 监测麻醉深度(40~60),尽量避免过深麻醉(BIS<45),特别是老年高危病人。吸入麻醉应监测 ETAC(0.7~1.3MAC)。

证据等级:中

推荐强度:强

9. 循环系统管理及液体治疗　基于心排量和氧供优化的个体化目标导向循环管理策略已被证实可促进病人术后的康复。传统开放性液体治疗理念往往导致容量负荷过重,增加毛细血管静水压及血管通透性,可致肠道水肿、胃肠蠕动减慢、肠道菌群易位并影响吻合口的愈合。ERAS 围术期液体治疗目标为保持体液内环境稳态,避免因液体过量或器官灌注不足所致的术后并发症及胃肠道功能障碍。每搏量变异度(SVV)、动脉脉压变异度(PPV)、脉搏波形变异度(PWV/PVI)等血流动力学指标以及经食道多普勒超声(trans-oesophageal doppler,TOD)检查可连续、瞬时监测机体容量状况并指导液体治疗。液体治疗应考虑晶体与胶体液适度相结合的原则。醋酸晶体平衡溶液有益于某些乳酸代谢异常病人。在液体治疗同时适量应用血管活性药物,防治低血压,维持动脉压波动范围在基础值 ±20%;某些特殊群体,如部分老年病人及有阻塞性心脑血管疾病病人等,动脉压应维持在接近或稍高于基础值水平。正性肌力药物推荐应用于心功能不全病人［心脏指数 >2.5L/（min·m²）］。

建议:推荐目标导向循环管理策略,特别是复杂手术以及危重病人,包括目标导向性液体治疗;维持动脉压波动范围在基础值 ±20%,特殊群体提高下限阈值;心脏指数 >2.5L/（min·m²）;液体维持首选晶体平衡溶液,容量补充须适度晶、胶体结合。

证据等级:中

推荐强度:强

10. 呼吸系统管理　保护性肺通气策略包括低潮气量（6~8ml/kg 理想体重）、肺复张、个体化 PEEP 及低吸入氧浓度,可在一定程度上减轻肺脏机械性损伤,减少术后并发症,改善预后。一项多中心大样本双盲随机对照研究发现,在全麻手术中,保护性肺通气策略可显著降低腹部手术病人全身及肺部并发症发生率,缩短住院时间[72]。全麻期间纯氧通气有增加术中及术后肺不张的风险,不利于肺功能恢复,推荐围术期吸入氧浓度 30%~40%,但仍须根据病人具体情况个体化选择。

建议:保护性肺通气策略（低潮气量、PEEP 和肺复张）可有效降低全麻病人肺部并发症并缩短住院时间。

证据等级:高

推荐强度:强

11. 术中体温管理　术中低体温指机体中心温度 <36℃,发生率高达 50%~90%,多由麻醉药物抑制体温调节功能及手术相关热量丢失所致。术中低温会增加切口感染及出血的发生率,影响机体免疫功能以及药物代谢从而延迟麻醉苏醒。避免术中低体温可以降低围术期心血管事件发生率、平均住院时间以及病死率[73]。因此,体温保护在 ERAS 麻醉管理中十分必要。术中可以通过保持温暖环境,使用加温设备以及加温输注液体和体腔冲洗液等方式来维持机体温度。

建议:术中常规监测体温,采取必要保温措施。

证据等级:高

推荐强度:强

12. 手术方式　胃外科手术包括开放、腹腔镜和机器人手术系统等方式。对于早期胃癌病人,腹腔镜辅助远端胃癌根治术的近期和远期结局与开放手术类似。行腹腔镜手术的早期胃癌病人术中出血量更少,在早期进食和缩短住院时间等方面具有潜在优势,推荐优先选择腹腔镜手术。对于进展期胃癌,CLASS 研究结果表明腹腔镜远端胃癌根治术后并发症与开放手术相当,但可缩短术后胃肠功能恢复、术后进食和住院时间[74]。目前尚无前瞻性随机对照研究证实腹腔镜手术可使病人生存获益,对于进展期胃癌,推荐至有丰富经验的中心行腹腔镜手术。

腹腔镜辅助全胃切除术难度较大,尽管有研究表明其术后并发症更少且住院时间更短,但对于进展期胃癌,尚缺乏高级别证据证实腹腔镜辅助全胃切除术的安全性。

目前一般认为,机器人与腹腔镜辅助手术在术后并发症等近期结局方面效果相当,推荐有丰富经验的中心行机器人手术。

建议:包括腹腔镜和机器人手术系统等在内的微创外科技术有助于减少手术创伤及缩短住院时间,应优先选择使用微创外科技术。

证据等级:中

推荐强度:强

13. 术后疼痛管理　胃手术等上腹部手术后疼痛对病人呼吸、早期活动等均有较大影响,提倡多模式镇痛方案,能够减少术后并发症、缩短住院时间以及加速病人康复。阿片类药物、NSAIDs、切口局部浸润麻醉、椎管内镇痛、神经阻滞等均是多模式镇痛的组成部分。对于行开放术式的胃手术病人,切口局部浸润或胸段硬膜外镇痛可有效缓解术后疼痛,同时具有促进胃肠功能恢复、减少术后恶心呕吐等优势;对于行腹腔镜胃手术病人,可选择经腹横肌平面神经阻滞及切口局部浸润等镇痛方式。目前,强阿片类药物

（如芬太尼、舒芬太尼）仍是术后镇痛的主要用药,但因其具有抑制胃肠蠕动、呼吸抑制、恶心、呕吐等不良反应,应联合其他措施及药物,以使其在发挥充分镇痛的基础上,最大限度减少这些不良反应。羟考酮具有高 κ 受体亲和力,对内脏痛作用良好,也可作为胃手术后的镇痛用药。

建议:采用多模式镇痛策略。

证据等级:中

推荐强度:强

14. 术后恶心、呕吐的预防与治疗 术后恶心、呕吐的发生率约为 25%~35%,高危病人为 70%,是病人对医疗不满意及延迟出院的主要原因之一。丙泊酚静脉麻醉替代吸入性麻醉药物,术前缩短禁食禁饮时间以及口服碳水化合物等对预防术后恶心、呕吐有一定帮助。胃手术后多模式镇痛以减少术后阿片类药物用量,胃手术后不常规留置或尽早拔除鼻胃管,均有助于缓解术后恶心、呕吐。

建议:有 1~2 个危险因素的病人,应给予 2 种止吐药物预防术后恶心、呕吐;有 3~4 个危险因素的高危病人,应给予 3~4 种止吐药物;术中使用丙泊酚静脉麻醉而非吸入性麻醉药物;减少阿片类药物的使用。

证据等级:低

推荐强度:强

15. 术后鼻胃管留置 传统路径中,留置鼻胃管旨在加速肠道功能恢复,减少肺部并发症,降低吻合口漏的风险。随机对照研究表明,术后不留置鼻胃管并未增加术后并发症发生率和病死率,且会缩短排气、进食时间和住院天数[75]。一项纳入 5 项随机对照试验的 Meta 分析亦得到类似结果[76]。因此,ERAS 路径中不常规使用鼻胃管,如若使用,可在术中留置,如吻合满意,则可在术后 24h 内拔除[67]。若吻合欠满意,须兼顾血运同时加固缝合吻合口,并须在拔除鼻胃管前排除出血、吻合口漏和胃瘫等风险。

建议:胃手术中不常规使用鼻胃管;如需使用,术中留置,术后 24h 内拔除。

证据等级:高

推荐强度:强

16. 腹腔引流管管理 一项随机对照研究显示,留置腹腔引流管与否与病人术后排气、进食、并发症和住院天数无相关性[77]。Cochrane 协作组 Meta 分析结果显示,无循证医学证据支持胃手术后留置腹腔引流管[78]。对于全胃和近端胃切除,可术中留置腹腔引流管,若引流液清亮且 <100ml/d,吻合口血运及张力良好,排除腹腔感染和出血风险后,可于术后 2~3d 拔除[67-68]。

建议:不须常规留置腹腔引流管;全胃切除和近端胃切除术后,可留置腹腔引流管,无其他特殊情况,术后 2~3d 拔除。

证据等级:中

推荐强度:强

17. 导尿管的管理 研究显示,接受胸段硬膜外置管镇痛病人术后第 1 天拔除导尿管能显著降低感染率[79]。无特殊情况,胃手术后应于术后 1~2d 拔除导尿管。

建议:术后 1~2d 拔除导尿管。

证据等级:高

推荐强度:强

18. 预防肠麻痹,促进肠蠕动 预防术后肠麻痹的措施包括:多模式镇痛、减少阿片类药物用量、控制液体入量、微创手术、尽量减少留置鼻胃管和腹腔引流管、早期进食和下床活动等。尚无高级别证据支持使用刺激肠道恢复的特定药物。术前或术后早期口服缓泻剂,如硫酸镁或比沙可啶,可能有刺激肠道运动的作用。术后咀嚼口香糖被认为可改善肠道运动功能,其可通过假饲原理刺激迷走神经,进而促进肠道蠕动。但在胃手术中,迷走神经干被切除,阻断了迷走神经反射。因此,咀嚼口香糖可能并不能获得预期效果[80]。遵循出入量零差值的液体平衡原则与术后肠道功能改善具有显著相关性[81]。

建议：采用多种围术期策略有助于改善肠道功能。

证据等级：低

推荐强度：弱

19. 术后早期进食 传统路径中，胃手术后病人须禁食数日。Lassen研究发现术后第1天进食并不增加术后并发症和病死率，相反会促进肠道恢复[82]。Meta分析结果表明，胃手术后早期进食亦有缩短住院时间的优势[83]。胃手术后第1天可进清流质食，第2天可进半流食，然后逐渐过渡至正常饮食[67]。有发热征象或吻合口瘘、肠梗阻及胃瘫风险病人不主张早期进食。

建议：对于无潜在并发症的病人术后第一天进清流质食，逐渐过渡至正常饮食。

证据等级：中

推荐强度：强

20. 早期活动 文献均建议早期活动，但并未明确具体时间。术后清醒即可半卧位或适量床上活动，无须去枕平卧6h；术后第1天开始下床活动，制定目标明确的合理活动方案。方案的制订可以活动时间为基准，术后第1天由护士协助下床活动1~2h，逐渐过渡至出院时每天独立下床活动4~6h；也可以步行距离为基准，术后第1天由护士协助下床步行2周期25~50m，逐渐增加至出院时独立步行6周期50~100m。

建议：设定每日目标，术后24h内开始主动活动。

证据等级：低

推荐强度：强

21. 出院标准及随访 如无术后并发症及其他需要治疗的基础疾患，胃手术后7d左右即可出院[84]。

建议：正常情况下，病人术后7d左右出院，但须接受出院监测随访。

证据等级：低

推荐强度：强

实现胃手术ERAS的目标需要建立由外科医师、麻醉医师、护士、康复医师和心理医师等组成的多学科团队[85]，病人的参与配合也至关重要。

五、结直肠手术

1. 术前宣教 详见总论部分。对于需要行肠造口的病人，还应进行详细的针对性的宣教与指导，以避免造口相关并发症，增加再住院率。

建议：应常规对病人进行术前咨询与指导。

证据等级：低

推荐强度：强

2. 术前预康复 术前应对有可能影响术后康复的状态进行治疗与调整，以减少术后并发症，促进病人术后康复。术前戒酒1个月有利于减少出血、伤口愈合不良及心肺并发症；术前戒烟1个月有利于减少肺部及切口并发症。

建议：术前预康复是ERAS的重要措施之一。

证据等级：低

推荐强度：强

3. 术前肠道准备 机械性肠道准备可致水电解质的丢失及紊乱，增加手术应激及术后并发症。Meta分析显示，机械性肠道准备不能使病人获益，并未降低术后并发症的发生率[86]。

近年来有研究显示，机械性肠道准备联合口服抗生素可显著降低手术部位感染（surgical site infection, SSI）的发生率[87]。对于择期结直肠手术，美国加速康复与围术期质量控制学会不推荐单独进行机械性肠道准备，推荐口服抗生素联合机械性肠道准备作为术前常规措施[88]。

对于择期右半结肠切除及腹会阴联合切除手术，不建议术前常规进行机械性肠道准备。而对于择期左半结肠切除及直肠前切除手术，可选择口服缓泻剂（如乳果糖等）联合少量磷酸钠盐灌肠剂。对术中需要肠镜定位或严重便秘的病人,术前应予充分的机械性肠道准备,并建议联合口服抗生素。

建议:根据具体情况选择术前肠道准备的方式,行机械性肠道准备时应联合口服抗生素。

证据等级:中

推荐强度:强

4. 术前禁食及口服碳水化合物饮品　美国及欧洲麻醉学会均推荐术前 6h 禁食,2h 禁饮。术前 6h 虽可口服固体食物,但不包括油炸、脂肪及肉类食品;2~3h 可口服含碳水化合物饮品,但须是无渣清亮饮料。将传统术前 12h 禁食、6h 禁饮的时间延后有助于缓解手术应激,减少手术及饥饿导致的胰岛素抵抗。对于有胃排空障碍或胃肠梗阻的病人,需要延长禁食时间,且术前需要行胃肠减压。

建议:择期无胃肠梗阻的病人,麻醉诱导前 6h 可进食不含油炸、脂肪及肉类的固体食物,2h 可口服清流质。

证据等级:中

推荐强度:强

5. 术前用药　术前使用镇静剂不利于术后早期下床活动及口服进食,除严重紧张或焦虑时可酌情使用外,应尽量避免使用。

建议:术前不常规使用镇静药物。

证据等级:高

推荐强度:强

6. 预防性抗血栓治疗　恶性疾病、继往有盆腔手术史、术前使用糖皮质激素、有多种合并症及高凝状态是深静脉血栓形成(deep vein thrombosis, DVT)的风险因素。结直肠手术病人应予机械性预防性抗血栓治疗,如合适的弹力袜、间歇性压力梯度仪治疗等。对于高危人群使用低分子肝素可有效预防血栓形成,但在术后应用时间方面,证据不足。

建议:应予机械性抗血栓预防;对于高危人群可予低分子肝素药物性预防。

证据等级:高

推荐强度:强

7. 预防性抗生素的使用　详见总论部分。

建议:结直肠手术应在手术前 30~60min 预防性静脉输注抗生素。

证据等级:高

推荐强度:强

8. 麻醉方案及术中管理　推荐使用半衰期较短麻醉药,如麻醉诱导选用丙泊酚复合芬太尼、瑞芬太尼等,麻醉维持使用七氟醚或地氟醚;同时使用短效肌松药保持较深的肌松以充分显露术野。

麻醉主要在术中应激控制、液体治疗及镇痛等方面影响病人术后转归及康复。具体方案可选择全身麻醉或全麻联合中胸段硬膜外阻滞或周围神经阻滞(腹横肌平面阻滞)等麻醉方案。手术开始前实施神经阻滞,如腹横肌平面阻滞,椎旁阻滞等,可以有效减少术中阿片类和其他全身麻醉药物的用量,利于术后快速苏醒、胃肠功能恢复和尽早下地活动。区域神经阻滞可减轻应激反应及胰岛素抵抗。对于开放性手术,硬膜外镇痛较阿片类药物镇痛效果更好,恶心、呕吐等副反应更少,且有利于肠道的血流灌注[89-90]。对于腹腔镜手术,不推荐硬膜外镇痛,使用鞘内吗啡、局部浸润麻醉及病人自控镇痛,临床效果均相当[91]。应用脑电双频谱指数监测镇静深度(BIS 值 40~60),尤其适用于老年病人,以减少麻醉过深导致的术后认知障碍。术中液体的输注须根据循环监测及平均动脉压等判断,容量正常时应使用血管活性药物进行维持,避免水钠潴留。微创监测心脏的输出量如应用食道超声等有助于指导液体治疗。

建议:采用联合麻醉,术中在保障容量及血流动力学稳定的前提下,限制液体输注量,以减少应激反应及组织水肿,促进术后肠功能的快速康复。

证据等级:中

推荐强度:开放手术:强;腹腔镜手术:中

9. 术后恶心、呕吐的防治 针对术后恶心、呕吐应予常规预防性治疗,提倡多模式的防治理念,包括联合药物及非药物治疗途径[92],如避免使用吸入性麻醉药、使用丙泊酚进行诱导及麻醉维持、避免或尽早拔出鼻胃管、缩短术后禁食时间、口服碳水化合物饮品等;麻醉时吸入高浓度氧也可降低术后恶心、呕吐的发生率;区域性神经阻滞如硬膜外及腹横肌平面阻滞可有效减少术后阿片类药物的用量;使用 NSAIDs 也是减少阿片类药物用量的可行途径。

根据作用受体的不同,止吐药分为 4 类:类胆碱能、多巴胺能、5- 羟色胺及组胺等。有证据显示地塞米松通过中枢或外周机制对术后恶心、呕吐有治疗作用。

建议:多模式防治术后恶心、呕吐。

证据等级:中

推荐强度:强

10. 手术方式的选择 已有数个 RCT 研究证实腹腔镜结肠癌手术的长期治疗效果[93],对于可以治愈的结肠癌,推荐行腹腔镜手术,不推荐以腹腔镜手术治疗合并远处转移、梗阻及穿孔的结肠癌病人。目前尚不能确定腹腔镜直肠癌手术与开放手术比较具有非劣性[94],有研究显示,腹腔镜直肠癌手术环周切缘阳性及全直肠系膜不完整切除的发生率高于开放手术。NCCN《直肠癌临床实践指南》建议:①腹腔镜直肠癌手术应由具有腹腔镜全直肠系膜切除经验的术者实施。②对于术前分期存在环周切缘阳性高危因素的局部进展期直肠癌病人,建议优先选择开放手术。③急性肠梗阻或肿瘤导致穿孔的病人,不推荐腹腔镜手术。

LAFA 研究显示,腹腔镜手术组将总住院时间显著缩短了 2d[95],同时提示腹腔镜可在 90% 的择期结直肠手术中应用,且中转开放手术率 <10%。

建议:优先使用腹腔镜等微创技术完成结直肠手术。

证据等级:中

推荐强度:高

11. 鼻胃管 有 Meta 分析显示在结直肠手术中应避免常规留置鼻胃管,有助于降低发热、咽炎、肺不张、肺炎和恶心、呕吐的发生率[96],并未增加吻合口漏的发生率。

建议:择期结直肠手术术后无须常规留置鼻胃管。

证据等级:高

推荐强度:高

12. 预防术中低体温 维持正常体温是维持机体内环境稳态的重要措施。术中应常规进行体温监测并采取必要的保温措施,预防发生低体温,如室温保持在 21℃ 以上;冲洗腹腔的液体须加温至 37℃;静脉输液需要加温;尽量减少病人的身体暴露;使用保温毯或充气加温毯等措施,维持核心体温不低于 36℃,也须注意防止体温过高。

建议:术中常规进行体温监测并采取必要的保温措施,预防发生低体温。

证据等级:高

推荐强度:强

13. 围术期液体管理 液体输注过量或不足,均可致脏器的血流灌注不足,导致术后器官功能不全及相关并发症,从而延迟病人的康复。血容量是心脏输出量及组织氧输送的重要决定因素,血容量正常时,由于神经阻滞所致的血管扩张而导致的低血压,可使用小剂量的血管活性药物,注意避免因容量负荷过重导致的应激反应。

生理盐水有致肾功能不全及高氯代谢性酸中毒等并发症的风险,推荐使用限氯离子的平衡晶体液扩容。一般情况下,以 1.5~2ml/(kg·h) 速率输注晶体输液多可维持腹部大手术的液体内环境稳态。应尽可能减少液体的转移,预防措施有:避免机械性肠道准备、术前口服碳水化合物饮品、减少肠道操作、微创手术及减少血液丢失等。针对高风险手术病人推荐目标导向性液体治疗的策略,有证据显示,人工胶体平衡盐溶液在有效维持循环容量、减少总入液量、实现围术期液体零平衡、减少术后并发症等方面具有优势。

建议：术中监测晶体液及胶体液的输注,优化心输出量,避免容量负荷过重导致的应激反应。

证据等级：高

推荐强度：强

14. 腹腔或盆腔引流管的管理 有研究证实,择期结直肠术后病人无须常规留置腹腔引流管,并不增加术后感染及吻合口漏等并发症。有 Meta 分析显示,结直肠术后常规留置引流管无益[97]。美国加速康复与围术期质量控制学会制订的《择期结直肠手术加速康复外科术后感染预防的专家共识》不建议对结肠手术常规放置腹腔引流管[88]。结直肠手术可视腹腔及吻合口状况,选择性留置腹腔引流管,在术后排除吻合口漏、腹腔内出血、感染等并发症及肠功能恢复后,可尽早拔除。

建议：

（1）不推荐结肠手术术后常规留置腹腔引流,以利于减轻疼痛及术后早期下床活动。

（2）直肠手术后,根据术中情况选择盆腔引流管的种类和数量。

证据等级：中

推荐强度：强

15. 导尿管 导尿管留置 >2d,可显著增加尿路感染的发生率。低位直肠手术病人,可行耻骨上膀胱穿刺引流,感染率低且病人舒适性高。Alyami 等[98]报告 65 例行择期结肠手术的病人,术后不常规留置导尿管,尿潴留发生率为 9.0%,尿路感染发生率为 1.5%。

建议：导尿管一般 24h 后应予拔除,经腹低位直肠前切除术的病人可留置导尿管 2d 左右或行耻骨上膀胱穿刺引流。

证据等级：低

推荐强度：强

16. 预防术后肠麻痹 术后肠麻痹是术后延迟出院的重要因素之一,尚无有效防治术后肠麻痹的药物,综合措施包括：不使用或早期拔除鼻胃管；提倡中胸段硬膜外镇痛；减少阿片类药物的使用；避免围术期液体负荷过重；提倡腹腔镜微创手术；尽早恢复经口进食；咀嚼口香糖及使用爱维莫潘等药物。

建议：推荐多模式镇痛及腹腔镜手术；避免液体负荷过重及使用鼻胃管。

证据等级：高

推荐强度：强

17. 术后镇痛 采用多模式镇痛方案,包括罗哌卡因切口浸润以控制外周神经痛；应用 NSAIDs、羟考酮、对乙酰氨基酚等[99]。尽量避免或减少阿片类药物的使用,以减少其导致的肠麻痹、腹胀、恶心、呕吐、尿潴留等副反应。有研究显示静脉使用皮质激素可提高镇痛效果,也具有改善肺功能及抗炎作用,并不增加切口感染及裂开等并发症,但仍需临床安全性的进一步评价。使用 NSAIDs 之前应评估病人肾功能、出血、吻合口漏等潜在风险。

对于开放性手术,推荐留置中胸段硬膜外导管进行术后镇痛。与阿片类药物比较,硬膜外镇痛在保障镇痛效果及避免阿片类药物相关副反应的同时,有助于胃肠道功能恢复及术后恶心、呕吐的控制[89-90]。术后使用硬膜外导管 48~72h 后应予去除,此时,病人多已恢复肠功能。须注意有硬膜外置管失败及发生穿刺出血、感染等并发症的风险。

有研究显示,腹腔镜手术术后疼痛持续时间短于开放手术,如腹腔镜手术术后早期恢复饮食,亦可口服镇痛药物。对于腹腔镜手术,不推荐术后硬膜外镇痛[91]。

建议：术后采用多模式镇痛方案,尽量避免或减少阿片类药物的使用。

证据等级：高

推荐强度：强

18. 围术期营养及术后饮食管理 严重营养不良的病人,术前 7~10d 即可给予营养支持［口服和（或）肠外营养］,可减少感染相关并发症及吻合口瘘的风险。有研究显示,联合术前口服碳水化合物、硬膜外镇痛及术后肠内营养,有助于术后氮平衡及缓解胰岛素抵抗[100]。与完全禁食相比,早期口服或行肠内营养支持可促进术后肠功能的恢复,减少术后感染并发症,缩短住院时间。如果不应用多模式镇痛,术后早期进食有增加呕吐的风险。

建议:术前应常规进行营养风险筛查并积极行营养支持治疗。术后尽快恢复正常饮食,口服辅助营养是重要的营养补充方法。

证据等级:高

推荐强度:强

19. 早期活动　早期活动有助于减少肺部并发症及胰岛素抵抗。研究显示,术后 1~3d 能否下床活动与 ERAS 成功与否显著相关[101]。术后第一天活动受限与镇痛不足、持续静脉输液、导尿管留置、合并疾病等因素相关。有研究发现,不能下床活动是影响病人对 ERAS 依从性及导致住院时间延长的重要因素之一。

建议:鼓励病人术后早期下床活动。

证据等级:低

推荐强度:强

20. 评估及审查制度　临床路径的标准化及对 ERAS 执行质量的审查,有利于质量的持续改进[102]。可以通过 3 个维度评估 ERAS 的效果:①ERAS 对临床结局如住院时间、再入院率、并发症的影响;②功能恢复及病人的体验;③对 ERAS 方案的依从性(或变异性)。

建议:系统地审查是判断预后及评估依从性的重要方法,有利于对 ERAS 方案的成功执行。

证据等级:中

推荐强度:强

21. 出院标准及随访　参见总论部分。出院标准一般包括:自由行走、口服镇痛剂时无痛、恢复半流饮食、无并发症风险、住院后有被照护条件、病人愿意出院。

建议:制定以保障病人安全为基础的、可量化的、具有可操作性的出院标准。

证据等级:低

推荐强度:强

上述 ERAS 路径源于临床实践,对既往围术期诊疗措施进行了具有循证医学基础的优化,均具有较高级别的证据支持。但是,鉴于临床实践的复杂性及病人的个体差异性,实施 ERAS 过程中不可一概而论,应结合病人、诊疗过程、科室及医院的客观实际情况,不可简单、机械地理解和实施 ERAS。开展 ERAS 过程中应注重缩短病人住院日,降低医疗支出,但更应注重降低再住院率,秉承安全第一、效率第二的基本原则,使 ERAS 更为健康、有序地开展和实施。

加速康复外科中国专家共识及路径管理指南(2018 版)编审委员会
主任委员:赵玉沛　熊利泽
成员(按姓氏汉语拼音为序):

陈 凛	陈亚进	蔡秀军	窦科峰	董 明	董海龙	戴梦华	杜洪印	邓小明	冯 艺	顾小萍
郭曲练	黄宇光	江志伟	英卫东	姜洪池	连庆泉	李 宁	刘连新	楼文晖	梁廷波	闵 苏
米卫东	马正良	聂 煌	彭书峻	彭云水	秦新裕	田利国	王昆华	王天龙	王伟林	王月兰
徐泽宽	薛张纲	严 敏	姚宏伟	姚尚龙	杨尹默	周海燕	张学文	张 野	张忠涛	祝胜美

执笔者(按姓氏汉语拼音为序):

| 陈 凛 | 陈亚进 | 董海龙 | 冯 艺 | 顾小萍 | 黄宇光 | 江志伟 | 楼文晖 | 刘连新 | 米卫东 | 马正良 |
| 闵 苏 | 彭书峻 | 田孝东 | 王天龙 | 徐泽宽 | 薛张纲 | 姚宏伟 | 杨尹默 | 张珂诚 | 祝胜美 |

执笔统筹:杨尹默

参考文献

1. Guyatt GH, Oxman AD, Kunz R, et al. Going from evidence torecommendations. BMJ, 2008, 336（7652）: 1049-1051.

2. Asklid D, Segelman J, Gedda C, et al.The impact of perioperativefluid therapy on short-term outcomes and 5-year survival among patients undergoing colorectal cancer surgery-A prospective cohort study within an ERAS protocol. Eur J Surg Oncol, 2017, 43（8）: 1433-1439.

3. Jung KH, Kim SM, Choi MG, et al. Preoperative smoking cessation can reduce postoperative complications in gastric cancer surgery. Gastric Cancer, 2015, 18（4）: 683-690.

4. Kaka AS, Zhao S, Ozer E, et al. Comparison of clinical outcomes following head and neck surgery among patients who contract to abstain from alcohol vs patients who abuse alcohol. JAMA Otolaryngol Head Neck Surg, 2017 Apr 26.

5. Roshanov PS, Walsh M, Devereaux PJ, et al. External validation of the Revised Cardiac Risk Index and update of its renal variable to predict 30-day risk of major cardiac complications after non-cardiac surgery: rationale and plan for analyses of the VISION study. BMJ Open, 2017, 7（1）: e013510.

6. Bozzetti F, Mariani L. Perioperative nutritional support of patients undergoing pancreatic surgery in the age of ERAS. Nutrition, 2014, 30（11-12）: 1267-1271.

7. Weimann A, Braga M, Carli F, et al. ESPEN guideline: Clinical nutrition in surgery. Clin Nutr, 2017, 36（3）: 623-650.

8. Fujitani K, Tsujinaka T, Fujita J, et al. Prospective randomized trial of preoperative enteral immunonutrition followed by elective total gastrectomy for gastric cancer. Br J Surg, 2012, 99（5）: 621-629.

9. Kalogera E, Dowdy SC. Enhanced recovery pathway in gynecologic surgery: improving outcomes through evidence-based medicine. Obstet Gynecol Clin North Am, 2016, 43（3）: 551-573.

10. Chan MY, Foo CC, Poon JT, et al. Laparoscopic colorectal resections with and without routine mechanical bowel preparation: A comparative study. Ann Med Surg, 2016, 9（C）: 72-76.

11. Nygren J, Thorell A, Ljungqvist O. Preoperative oral carbohydrate therapy. Curr Opin Anaesthesiol, 2015, 28（3）: 364-369.

12. Feldheiser A, Aziz O, Baldini G, et al. Enhanced Recovery After Surgery（ERAS）for gastrointestinal surgery, part 2: consensus statement for anaesthesia practice. Acta Anaesthesiol Scand, 2016, 60（3）: 289-334.

13. 中华人民共和国国家卫生和计划生育委员会. 抗菌药物临床应用指导原则（2015 年版）. http://www.hazyy. com/uploads/2015/soft/151127/13-15112G13528. pdf

14. Li Y, Wang B, Zhang LL, et al. Dexmeditomidine combined with general anesthesia provides similar intraoperative stress response reduction when compared with a combined general and epidural anesthetic technique. Anesth Analg, 2016, 122（4）: 1202-1210.

15. van Rooijen SJ, Huisman D, Stuijvenberg M, et al. Intraoperative modifiable risk factors of colorectal anastomotic leakage: Why surgeons and anesthesiologists should act together. Int J Surg, 2016, 36（PtA）: 183-200.

16. Torossian A, Bräuer A, Höcker J, et al. Preventing inadvertentperioperative hypothermia. Dtsch Arztebl Int, 2015, 112（10）: 166-172.

17. Sun Z, Honar H, Sessler DI, et al. Intraoperative core temperature patterns, transfusion requirement, and hospital duration in patients warmed with forced air. Anesthesiology, 2015, 122（2）: 276-285.

18. Samoila G, Ford RT, Glasbey JC, et al. The significance of hypothermia in abdominal aortic aneurysm repair.

Ann Vasc Surg, 2017, 38: 323-331.

19. Wong-Lun-Hing EM, van Woerden V, Lodewick TM, et al. Abandoning prophylactic abdominal drainage after hepatic surgery: 10 years of no-drain policy in an Enhanced Recovery after Surgery environment. Dig Surg, 2017, 34 (5): 411-420.

20. 中华医学会外科学分会. 外科病人围手术期液体治疗专家共识（2015）. 中国实用外科杂志, 2015, 35 (9): 960-966.

21. Navarro LH, Bloomstone JA, Auler JO Jr, et al. Perioperative fluid therapy: a statement from the international Fluid Optimization Group. Perioper Med (Lond), 2015, 4 (1): 1-20.

22. Lovich-Sapola J, Smith CE, Brandt CP. Postoperative pain control. Surg Clin North Am, 2015, 95 (2): 301-318.

23. Yang R, Tao W, Chen YY, Enhanced recovery after surgery programs versus traditional perioperative care in laparoscopic hepatectomy: A meta-analysis. Int J Surg, 2016, 36 (PtA): 274-282.

24. Hughes MJ, McNally S, Wigmore SJ. Enhanced recovery following liver surgery: a systematic review and meta-analysis. HPB, 2014, 16 (8): 699-706.

25. Moole H, Bechtold M, Puli S R, et al. Efficacy of preoperative biliary drainage in malignant obstructive jaundice: a meta-analysis and systematic review. World J Surg Oncol, 2016, 14 (1): 182.

26. Tsutsumi R, Kakuta N, Kadota T, et al. Effects of oral carbohydrate with amino acid solution on the metabolic status of patients in the preoperative period: a randomized, prospective clinical trial. J Anesth, 2016, 30 (5): 842-849.

27. Sabate S, Mazo V, Canet J: Predicting postoperative pulmonary complications: implications for outcomes and costs. Current opinion in anaesthesiology 2014, 27 (2): 201-209.

28. Iguchi T, Ikegami T, Fujiyoshi T, et al. Low positive airway pressure without positive end-expiratory pressure decreases blood loss during hepatectomy in living liver donors. DigSurg, 2017, 34 (3): 192-196.

29. Ratti F, Cipriani F, Reineke R, et al. Intraoperative monitoring of stroke volume variation versus central venous pressure in laparoscopic liver surgery: a randomized prospective comparative trial. HPB (Oxford), 2016, 18 (2): 136-144.

30. Choi SS, Jun IG, Cho SS, et al. Effect of stroke volume variation-directed fluid management on blood loss during living-donor right hepatectomy: a randomised controlled study. Anaesthesia, 2015, 70 (11): 1250-1258.

31. Martin C, Jacob M, Vicaut E, et al. Effect of waxy maize-derived hydroxyethyl starch 130/0. 4 on renal function in surgical patients. Anesthesiology, 2013, 118 (2): 387-394.

32. Slakey DP, Simms E, Drew B, et al. Complications of liver resection: laparoscopic versus open procedures. JSLS, 2013, 17 (1): 46-55. 23.

33. Melloul E, Hubner M, Scott M, et al. Guidelines for perioperative care for liver surgery: enhanced recovery after surgery (ERAS)society recommendations. World J Surg, 2016, 40 (10): 2425-2440.

34. Coelho FF, Kruger JA, Fonseca GM, et al. Laparoscopic liver resection: Experience based guidelines. World J Gastrointest Surg, 2016, 8 (1): 5-26.

35. Tsung A, Geller DA, Sukato DC, et al. Robotic versus laparoscopic hepatectomy: a matched comparison. Ann Surg, 2014, 259 (3): 549-555.

36. Margonis GA, Amini N, Sasaki K, et al. Perioperative hyperglycemia and postoperative outcomes in patients undergoing resection of colorectal liver metastases. J Gastrointest Surg, 2017, 21 (2): 228-237.

37. Kyoden Y, Imamura H, Sano K, et al. Value of prophylactic abdominal drainage in 1269 consecutive cases of elective liver resection. J Hepatobiliary Pancreat Sci, 2010, 17 (2): 186-192.

38. Fisher WE, Hodges SE, Silberfein EJ, et al. Pancreatic resection without routine intraperitoneal drainage.

HPB（Oxford），2011，13（7）：503–510.

39. Kajiwara T，Midorikawa Y，Yamazaki S. et al. Clinical score to predict the risk of bile leakage after liver resection. BMC Surg，2016，16：30.

40. Nakagawa K，Tanaka K，Nojiri K，et al. Predictive factors for bile leakage after hepatectomy for hepatic tumors：a retrospective multicenter study with 631 cases at Yokohama Clinical Oncology Group（YCOG）. J Hepatobiliary Pancreat Sci，2017，24（1）：33–41.

41. Sakamoto K. Tamesa T，Yukio T，et al. Risk factors and managements of bile leakage after hepatectomy. World J Surg，2016，40：182–189.

42. Jin S，Fu Q，Wuyun G，et al. Management of post–hepatectomy complications. World J Gastroenterol，2013，19（44）：7983–7991.

43. Aloia TA，Geerts WH，Clary BM，et al. Venous thromboembolism prophylaxisin liver surgery. J Gastrointest Surg，2016，20（1）：221–229.

44. Rasmussen MS，Jorgensen LN，Wille–Jorgensen P. Prolonged thromboprophylaxis with low molecular weight heparin for abdominal or pelvic surgery. Cochrane Database Syst Rev，2009，21（1）：CD004318.

45. van Mierlo KM，Schaap FG，Dejong CH，et al. Liver resection for cancer：New developments in prediction，prevention and management of postresectional liver failure. J Hepatol，2016，65（6）：1217–1231.

46. Richardson AJ，Laurence JM，Lam VW. Use of pre–operative steroids in liver resection：a systematic review and meta analysis. HPB（Oxford），2014，16（1）：12–19.

47. Braga M，Pecorelli N，Ariotti R，et al. Enhanced recovery after surgery pathway in patients undergoing pancreaticoduodenectomy. World J Surg，2014，38（11）：2960–2966.

48. Chaudhary A，Barreto SG，Talole SD，et al. Early discharge after pancreatoduodenectomy：what helps and what prevents? Pancreas，2015，44（2）：273–278.

49. van Stijn MF，Korkic–Halilovic I，Bakker MS，et al. Preoperative nutrition status and postoperative outcome in elderly general surgery patients：a systematic review. J Parenter Enteral Nutr，2013，37（1）：37–43.

50. Bozzetti F，Mariani L. Perioperative nutritional support of patients undergoing pancreatic surgery in the age of ERAS. Nutrition，2014，30（11–12）：1267–1271.

51. Lavu H，Kennedy EP，Mazo R，et al. Preoperative mechanical bowel preparation does not offer a benefit for patients. who undergo pancreaticoduodenectomy. Surgery，2010，148（2）：278–284.

52. Perrone F，da–Silva–Filho AC，Adôrno IF，et al. Effects of preoperative feeding with a whey protein plus carbohydrate drink on the acute phase response and insulin resistance. A randomized trial. Nutr J，2011，10（1）：66.

53. de Rooij T，Lu MZ，Steen MW，et al. Minimally invasive versus open pancreatoduodenectomy：systematic review and Meta–analysis of comparative cohort and registry studies. Ann Surg，2016，264（2）：257–267.

54. Nelson R，Edwards S，Tse B. Prophylactic nasogastric decompression after abdominal surgery. Cochrane Database Syst Rev，2007，（3）：CD004929.

55. Li C，Mei JW，Yan M，et al. Nasogastric decompression for radical gastrectomy for gastric cancer：a prospective randomized controlled study. Dig Surg，2011，28：167–172.

56. Gurusamy KS，Koti R，Fusai G，et al. Somatostatin analogues for pancreatic surgery. Cochrane Database Syst Rev，2013，4（6）：CD008370.

57. Conlon KC，Labow D，Leung D，et al. Prospective randomized clinical trial of the value of intraperitoneal drainage after pancreatic resection. Ann Surg，2001，234（4）：487–493：discussion 493–494.

58. Van Buren G，Bloomston M，Hughes SJ，et al. A randomized prospective multicenter trial of pancreaticoduodenectomy with and without routine intraperitoneal drainage. Ann Surg，2014，259（4）：605–612.

59. Zelga P, Ali JM, Brais R, et al. Negative predictive value of drain amylase concentration for development of pancreatic fistula after pancreaticoduodenectomy. Pancreatology, 2015, 15(2): 179-184.

60. Ven Fong Z, Correa-Gallego C, Ferrone CR, et al. Early drain removal-the middle ground between the drain versus no drain debate in patients undergoing pancreaticoduodenectomy: a prospective validation study. Ann Surg, 2015, 262(2): 378-383.

61. Lassen K, Coolsen MM, Slim K, et al. Guidelines for perioperative care for pancreaticoduodenectomy: Enhanced Recovery After Surgery(ERAS®)Society recommendations. World J Surg, 2013, 37(2): 240-258.

62. Lassen K, Kjaeve J, Fetveit T, et al. Allowing normal food at will after major upper gastrointestinal surgery does not increase morbidity: a randomized multicenter trial. Ann Surg, 2008, 247(5): 721-729.

63. Coolsen MM, van Dam RM, van der Wilt AA, et al. Systematic review and meta-analysis of enhanced recovery after pancreatic surgery with particular emphasis on pancreaticoduodenectomies. World J Surg, 2013, 37(8): 1909-1918.

64. di Sebastiano P, Festa L, De Bonis A, et al. A modified fast-track program for pancreatic surgery: a prospective single-center experience. Langenbecks Arch Surg, 2011, 396(3): 345-351.

65. Brady M, Kinn S, Stuart P. Preoperative fasting for adults to prevent perioperative complications. Cochrane Database Syst Rev, 2003, 6(4): CD004423.

66. Bilku DK, Dennison AR, Hall TC, et al. Role of preoperative carbohydrate loading: a systematic review. Ann R Coll Surg Engl, 2014, 96(1): 15-22.

67. Sugisawa N, Tokunaga M, Makuuchi R, et al. A phase II study of an enhanced recovery after surgery protocol in gastric cancer surgery. Gastric Cancer, 2016, 19(3): 961-967.

68. Tanaka R, Lee SW, Kawai M, et al. Protocol for enhanced recovery after surgery improves short-term outcomes for patients with gastric cancer: a randomized clinical trial. Gastric Cancer, 2017, 20(5): 861-871.

69. Joshipura VP, Haribhakti SP, Patel NR, et al. A prospective randomized, controlled study comparing low pressure versus high pressure pneumoperitoneum during laparoscopic cholecystectomy. Surg Laparosc Endosc Percutan Tech, 2009, 19(3): 234-240.

70. 杨德君,傅红兵,程亚军,等. 腹腔镜胃癌根治术不同气腹压力对肠道的影响. 中华胃肠外科杂志, 2014, 17(2): 163-167.

71. Punjasawadwong Y, Phongchiewboon A, Bunchungmongkol N. Bispectral index for improving anaesthetic delivery and postoperative recovery. Cochrane Database Syst Rev, 2007, 6(4): CD003843.

72. Futier E, Constantin JM, Paugam-Burtz C, et al. A trial of intraoperative low-tidal-volume ventilation in abdominal surgery. N Engl J Med, 2013, 369(5): 428-437.

73. Scott AV, Stonemetz JL, Wasey JO, et al. Compliance with Surgical Care Improvement Project for Body Temperature Management(SCIP Inf-10)Is Associated with improved clinical outcomes. Anesthesiology, 2015, 123(1): 116-125.

74. Hu Y, Huang C, Sun Y, et al. Morbidity and Mortality of laparoscopic versus open D2 distal gastrectomy for advanced gastric cancer: A randomized controlled trial. J Clin Oncol, 2016, 34(12): 1350-1357.

75. Carrere N, Seulin P, Julio CH, et al. Is nasogastric or nasojejunal decompression necessary after gastrectomy? A prospective randomized trial. World J Surg, 2007, 31(1): 122-127.

76. Yang Z, Zheng Q, Wang Z. Meta-analysis of the need for nasogastric or nasojejunal decompression after gastrectomy for gastric cancer. Br J Surg, 2008, 95(7): 809-816.

77. Kim J, Lee J, Hyung WJ, et al. Gastric cancer surgery without drains: a prospective randomized trial. J Gastrointest Surg, 2004, 8(6): 727-732.

78. Wang Z, Chen J, Su K, et al. Abdominal drainage versus no drainage post-gastrectomy for gastric cancer.

Cochrane Database Syst Rev, 2011, 66 (8): 1305.

79. Zaouter C, Kaneva P, Carli F. Less urinary tract infection by earlier removal of bladder catheter in surgical patients receiving thoracic epidural analgesia. Reg Anesth Pain Med, 2009, 34 (6): 542–548.

80. Ge B, Zhao H, Lin R, et al. Influence of gum–chewing on postoperative bowel activity after laparoscopic surgery for gastric cancer: A randomized controlled trial. Medicine (Baltimore), 2017, 96 (13): e6501.

81. Lobo DN, Bostock KA, Neal KR, et al. Effect of salt and water balance on recovery of gastrointestinal function after elective colonic resection: a randomised controlled trial. Lancet, 2002, 359 (9320): 1812–1818.

82. Lassen K, Kjaeve J, Fetveit T, et al. Allowing normal food at will after major upper gastrointestinal surgery does not increase morbidity: a randomized multicenter trial. Ann Surg, 2008, 247 (5): 721–729.

83. Willcutts KF, Chung MC, Erenberg CL, et al. Early oral feeding as compared with Traditional timing of oral feeding after upper gastrointestinal surgery: A systematic review and Meta–analysis. Ann Surg, 2016, 264 (1): 54–63.

84. Makuuchi R, Sugisawa N, Kaji S, et al. Enhanced recovery after surgery for gastric cancer and an assessment of preoperative carbohydrate loading. Eur J Surg Oncol, 2017, 43 (1): 210–217.

85. 中国研究型医院协会消化道肿瘤专业委员会, 中国医师协会外科医师分会多学科综合治疗专业委员会. 消化道肿瘤多学科综合治疗协作组诊疗模式专家共识. 中国实用外科杂志, 2017, 37 (1): 30–31.

86. Güenaga KF, Matos D, Wille–Jørgensen P. Mechanical bowel preparation for elective colorectal surgery. Cochrane Database Syst Rev, 2011, 7 (9): CD001544.

87. Cannon JA, Altom LK, Deierhoi RJ, et al. Preoperative oral antibiotics reduce surgical site infection following elective colorectal resections. Dis Colon Rectum, 2012, 55 (11): 1160–1166.

88. Holubar SD, Hedrick T, Gupta R, et al. American Society for Enhanced Recovery (ASER) and Perioperative Quality Initiative (POQI) joint consensus statement on prevention of postoperative infection within an enhanced recovery pathway for elective colorectal surgery. Perioper Med, 2017, 6 (1): 4.

89. Block BM, Liu SS, Rowlingson AJ, et al. Efficacy of postoperative epidural analgesia: a Meta–analysis. JAMA, 2003, 290 (18): 2455–2463.

90. Werawatganon T, Charuluxanun S. Patient controlled intravenous opioid analgesia versus continuous epidural analgesia for pain after intra–abdominal surgery. Cochrane Database Syst Rev, 2005, 100 (5): CD004088.

91. Levy BF, Scott MJ, Fawcett WJ, et al. Optimizing patient outcomes in laparoscopic surgery. Colorectal Dis, 2011, 13 (suppl 7): 8–11.

92. Chandrakantan A, Glass PS. Multimodal therapies for postoperative nausea and vomiting, and pain. Br J Anaesth, 2011, 107 (suppl 1): i27–40.

93. Buunen M, Veldkamp R, Hop WC, et al. Survival after laparoscopic surgery versus open surgery for colon cancer: long–term outcome of a randomised clinical trial. Lancet Oncol, 2009, 10 (1): 44–52.

94. Stevenson AR, Solomon MJ, Lumley JW, et al. Effect of laparoscopic–assisted resection vs open resection on pathological outcomes in rectal cancer: the ALaCaRT randomized clinical Trial. JAMA, 2015, 314 (13): 1356–1363.

95. Vlug MS, Wind J, Hollmann MW, et al. Laparoscopy in combination with fast track multimodal management is the best perioperative strategy in patients undergoing colonic surgery: a randomized clinical trial (LAFA– study). Ann Surg, 2011, 254 (6): 868–875.

96. Cheatham ML, Chapman WC, Key SP, et al. A meta–analysis of selective versus routine nasogastric decompression after elective laparotomy. Ann Surg, 1995, 221 (5): 469–476.

97. Zhang HY, Zhao CL, Xie J, et al. To drain or not to drain in colorectal anastomosis: a meta–analysis. Int J Colorectal Dis, 2016, 31 (5): 951–960.

98. Alyami M, Lundberg P, Passot G, et al. Laparoscopic colonic resection without urinary drainage: is it "feasible"? J Gastrointest Surg, 2016, 20 (7): 1388–1392.

99. Khoo CK, Vickery CJ, Forsyth N, et al. A prospective randomized controlled trial of multimodal perioperative management protocol in patients undergoing elective colorectal resection for cancer. Ann Surg, 2007, 245（6）: 867-872.

100. Soop M, Carlson GL, Hopkinson J, et al. Randomized clinical trial of the effects of immediate enteral nutrition on metabolic responses to major colorectal surgery in an enhanced recovery protocol. Br J Surg, 2004, 91（9）: 1138-1145.

101. Vlug MS, Bartels SA, Wind J, et al. Which fast track elements predict early recovery after colon cancer surgery? Colorectal Dis, 2012, 14（8）: 1001-1008.

102. Gustafsson UO, Scott MJ, Schwenk W, et al. Guidelines for perioperative care in elective colonic surgery: Enhanced Recovery After Surgery（ERAS）Society recommendations. World J Surg, 2013, 37（2）: 259-284.

附 一

加速康复外科之跨学科对话

焦点 1：术前用药

"就循证医学证据和我院普外科与麻醉科近 10 年的合作经验看，对于择期胃肠道手术患者，取消传统术前用药更利于患者的快速康复。"

江志伟教授： 术前用药的种类很多，传统术前用药主要包括镇静药物（苯巴比妥）和抗胆碱药物（阿托品）。大量的循证医学证据证实，传统的术前用药并不利于患者的术后快速康复。2015 年一项发表于《美国医学会杂志》（JAMA）的随机临床研究证实，对于全麻下行择期手术的患者，术前常规使用劳拉西泮镇静，并未给患者带来益处。就南京军区南京总医院普外科和麻醉科近 10 年的合作经验看，对于行择期胃肠道手术的患者，取消术前传统用药利于患者的快速康复。

"ERAS 对术前用药进行优化，而绝非简单地取消。"

李伟彦教授： 术前用药主要达到减轻患者焦虑、稳定血流动力学波动、减少麻醉药物用量和减少麻醉并发症的目的。是否使用术前用药主要取决于麻醉药物和麻醉方法的使用、患者因素和手术需要。既往采用的吸入麻醉药物具有一定的呼吸道刺激性，增加患者术中呼吸道分泌物的产生，术前使用抗胆碱药物，可以减少呼吸道腺体分泌，对于预防反流误吸非常有利；椎管内阻滞的麻醉方法，容易造成患者迷走神经亢进，术前使用抗胆碱药物可以减少术中迷走反射的发生，所以在传统外科手术中频繁地使用抗胆碱药物就比较好理解了。

ERAS 通过对围术期一系列技术和方法的优化，所以常规的术前用药如镇静药物和抗胆碱药物完全可以摒弃。目前采用的新型吸入麻醉药物对患者呼吸道的刺激较小，麻醉方法也由原来的椎管内阻滞一统天下，转变为以静脉麻醉为主，所以患者术中的腺体分泌增加不再成为围术期风险的主要因素，而且有研究证实，术前使用抗胆碱药物容易造成老年患者术后意识功能障碍的发生。

ERAS 对术前用药进行优化，而绝非简单地取消。对于高度焦虑的患者，术前使用苯二氮䓬类药物可以提高患者术前的睡眠质量，利于术后快速康复；对于术前合并剧烈疼痛的患者，术前适当使用镇静和镇痛药物非常必要；对于术前心功能不佳，合并心血管疾病的患者，术前应用 β 受体阻滞剂，则可减少麻醉并发症的发生。

"α_2 受体激动剂、NSAID 药物未来可能成为常规的术前用药。"

李伟彦教授： 随着医学技术的进步，许多新型药物投入临床使用。例如 α_2 受体激动剂，可以减少麻醉药物的使用，加快患者术后苏醒，提升患者的苏醒质量；非甾体类抗炎药物（NSAID）可以透过血脑屏障，同时预防外周和中枢神经的痛觉敏化，这两种药物未来都可能成为常规的术前用药。就术前用药的给药方式而言，应本着尽量减少对患者生活干扰的目标，提倡口服给药途径，而不提倡肌肉注射。

焦点 2：术前评估

"麻醉门诊的开设是 ERAS 中不可缺少的环节。"

李伟彦教授： 麻醉门诊的开设是 ERAS 中不可缺少的环节，麻醉门诊以期解决两方面的问题。第一，患者术前的评估和优化，尤其对于患者主要脏器功能和主要系统功能的评估，评估患者是否可以耐受手术

243

和麻醉,并通过对合并心肺疾患、代谢疾患的患者进行适当的术前准备,优化患者的系统功能和器官功能,从而降低术后并发症的发生,缩短患者的住院时间。

"ERAS 明显缩短患者住院后等待手术的时间。"

江志伟教授: 传统外科手术患者住院后等待手术的时间一般较长,ERAS 通过简化术前评估,挑选危重患者到麻醉门诊就诊,进行术前优化,从而明显缩短住院后的手术等待时间,而且有研究证实,合并高血糖、高血压等疾病的患者通过术前优化,其术后转归与健康患者并无差异。目前,研究者进一步提出了术前预康复的概念,通过术前对于合并疾病的治疗,进行术前优化,完全可以加快患者的术后康复。

焦点 3: 术前禁食水时间

"ERAS 将术前禁水时间缩短至 2 小时,禁食时间缩短至 6 小时。"

江志伟教授: ERAS 国际共识指出,对于择期行胃肠道手术、不合并肠梗阻、胃倾瘫等特殊情疾病的患者,术前禁水时间为 2 小时,禁食时间为 6 小时,相较以往长达 10 小时的禁食水时间大大缩短。

缘何既往的胃肠道手术需要长时间禁食水,并做肠道准备?江志伟教授认为,主要为了避免全麻气管插管时反流误吸的发生,但是多项研究已经证实,对于无胃肠道功能障碍的患者,喝水后胃排空时间仅需 30 分钟,所以手术前口服补液 800~1000ml、手术前 2~3 小时进水 400ml 并不增加反流误吸的风险,相反,可以减轻患者由于长时间禁食水带来的焦虑、紧张、痛苦的体验;在口服补液中适当补充糖分,使患者在术前胰岛素提前释放,抑制术后胰岛素抵抗,可以减少术后肠道麻痹的产生;术前取消肠道准备和长时间禁食水,术中患者血流动力学波动更小,便于麻醉医生实现"精准"输液,最终实现患者的快速康复,缩短住院时间。

"缩短禁食水时间需要麻醉科与普外科的密切配合,并非简而化之,一概而论。"

李伟彦教授: 既然已有研究证实,缩短禁食水时间并不增加患者反流误吸的发生风险,李伟彦教授同时也指出,一旦发生反流误吸,对于患者的伤害程度取决于反流物的 PH 值并非量,所以麻醉医生更关心患者术前胃肠道功能的评估而非禁食水时间。

对于合并肠梗阻、糖尿病、胃倾瘫等特殊疾病的患者,其胃肠道排空能力减弱,麻醉医生需要适当延长患者的禁食水时间,从而保障安全。总而言之,缩短禁食水时间需要麻醉科与普外科的密切合作,并非简而化之,一概而论。

焦点 4: 麻醉方式与术后镇痛

"无论采用何种麻醉方法,都必须达到手术应激最小化、对患者生理干扰最小化的目的。"

李伟彦教授: 早期国内的 ERAS 实践大多借鉴国外研究的结果。由于膈肌的神经支配来源于颈 3、颈 4 水平,上腹部手术依靠单纯的椎管内阻滞无法充分镇痛,所以多采用全身麻醉辅以硬膜外镇痛的方法,而下腹部手术则多采用椎管内阻滞辅以镇静、镇痛药物的方法,以减少全身麻醉药物的使用,既满足手术环境的需求,又利于患者术后早期拔除气管导管,减少手术应激对患者生理功能的干扰。

随着 ERAS 技术的发展和新型短效全身麻醉药物的出现和应用,手术创伤和手术应激更小、麻醉医生也可以通过个体化给药实现精准麻醉,精确控制患者的术后苏醒时间。例如机器人辅助腹腔镜手术,多采用全身麻醉联合局麻药物局部浸润的麻醉方法。通过全身麻醉药物抑制内脏疼痛、通过局麻药物局部浸润抑制手术切口疼痛,既保证了手术实施、又避免了椎管内阻滞造成的额外应激。当然,对于开腹的胃肠道手术患者,也可采用全身麻醉复合腹横筋膜阻滞的方法,同样可以取得不错的麻醉效果。

"随着外科技术的发展,麻醉方式的选择也经历了不断发展、不断创新、螺旋式上升的过程。"

李伟彦教授: 2006 年南京军区南京总医院初步尝试 ERAS,手术方式以开腹胃肠道手术为主,切口大、手术创伤也较大;随着 2008 年腹腔镜手术和 2010 年机器人辅助腹腔镜手术技术的引入,手术切口越来越小、手术创伤也越来越小。

早期开放胃肠道手术时期,全身麻醉复合中胸段椎管内阻滞成为 ERAS 实施的基石,同时留置硬膜外导管用于术后 48/ 小时镇痛。ERAS 的鼻祖——Henrik Kehlet 教授曾指出,术中、术后过多的使用阿片类药物,既造成胃肠道功能受影响,又使得患者头晕、难以早期下床活动,均不利于术后快速康复的实现,而且随着患者合并症状的增多(如围术期口服抗凝药物治疗、椎管内狭窄等),部分患者不能实施椎管内阻滞,所以目前 ERAS 多采用全身麻醉辅以局麻药物局部浸润的方法,使患者达到术后无痛、早期下床活动、加速肠道蠕动等目的。

目前,在南京军区南京总医院行择期胃癌根治手术的患者可以做到术后 4 小时通气、术后 6 小时清流质饮食、术后 24 小时半流质饮食、术后 2 天出院,而且出院标准与传统手术一致(无痛、半流质饮食、自由行走)。

"对术后疼痛的来源进行分析,针对不同来源的疼痛给予不同处理,以减少镇痛药物用量、减少阿片类药物副作用、达到最大限度的术后镇痛,并尽可能维持患者正常的生理状态。"

江志伟教授: 李伟彦教授分析了术后疼痛的来源,大部分术后疼痛来源于手术切口、腹腔镜穿刺器造成的组织、肌肉损伤,其通过外周神经传导疼痛;部分疼痛来源于内脏疼痛,疼痛冲动由内脏神经传递。早期采用的单一术后镇痛方法主要依靠阿片类药物,虽然满足了镇痛的需求,却产生了过度镇静、术后恶心呕吐、肠道麻痹等一系列副作用。

目前 ERAS 提倡的多模式镇痛方法对术后疼痛的来源进行分析,针对不同来源的疼痛给予不同处理,对于腹壁切口疼痛,采用局部麻醉药物浸润镇痛;对于内脏疼痛,采用少量阿片类药物镇痛;对于手术应激产生的炎症反应,采用 NSAID 类药物抑制,以减少镇痛药物用量、减少阿片类药物副作用、达到最大限度的镇痛作用,并尽可能维持患者正常的生理状态。

焦点 5:围术期液体治疗

ERAS 的核心环节为加速肠道康复,液体治疗的核心则是以肠道康复为目标。

江志伟教授: 传统的补液观念认为围术期液体治疗需要补充患者的生理需要量、额外损失量和麻醉、手术造成的第三间隙损失量,然而,手术当天补充的补液越多,患者水钠潴留越严重、术后肠道麻痹也越严重。

ERAS 的核心为加速肠道康复,其围术期补液治疗更是环环相扣。术前缩短禁食水时间、摒弃肠道准备,使得手术中患者的血流动力学波动减少,麻醉医生则可以实现"精准"补液,以减少对患者液体代谢和内环境的干扰,从而利于患者的快速康复。

以择期胃肠道手术患者为例,一般可以做到清醒后 4 小时开始口服补液治疗,术后第一天口服补液量为 500ml,第二天为 500~1000ml,术后第三天达到生理需要量 2500ml,半流饮食,同时办理出院。

根据患者失水量的多少和失水的性质来补充液体,需多少补多少,而不是失多少补多少。"

李伟彦教授: 择期胃肠道手术的围术期液体治疗一直是麻醉医生和普外科医生争论的焦点。在传统外科手术中,患者术前进行肠道准备,且禁食水时间较长,手术中患者往往呈现低血容量的状态,为了维护血流动力学稳定,麻醉医生只能补充大量的液体。

液体治疗的目的在于补充有效循环血容量,维护血流动力学平稳;维持水、电解质和酸碱平衡,保持内环境稳定;改善微循环和血凝状态,保障组织氧合和特殊用药的给予。李伟彦教授认为。ERAS 的围术期液体治疗需要麻醉科与普外科进行紧密合作,以肠道康复为目标,根据患者的失水量的多少和失水的性质来补充液体,需多少补多少,而不是失多少补多少,通过口服补液的方式,达到尽可能小的液体容量、尽可能少的组织水肿、尽可能快速的全身和微循环的恢复并伴有尽可能好的组织氧合。

附 二

患者及医护宣教

I. 南京总医院加速康复外科宣教手册（医护版）

前言：加速康复外科理念是南京军区南京总医院普通外科研究所黎介寿院士于 2007 在国内率先提出，是指采用一系列有循证医学证据的围术期优化措施，减少手术病人生理和心理的创伤应激，以达到病人快速康复的目的。围术期优化措施包括：术前不需要行常规肠道准备、不需要术前用药、不放置胃管、不彻夜禁食（术前禁食 6h、禁饮 2h）；术中保温及控制性输液；术后充分止痛、早期饮水进食、鼓励早期下床活动、早期拔除各类导管。加速康复外科概念的提出，体现人文关怀，旨在通过一系列围术期优化措施，促进病人加速康复。

一、门诊预检评估

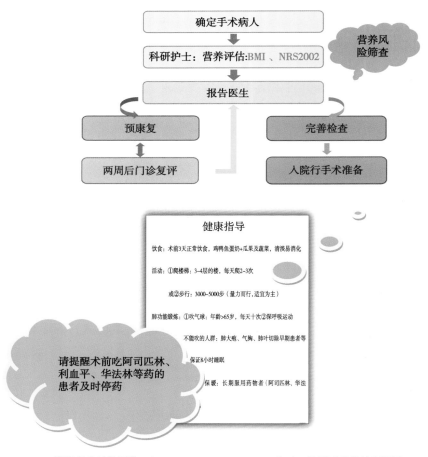

当患者有异常评估，如BMI < 18.5，NRS2002 > 3分时，给予适当的健康指导

附图 2-1　门诊预见评估

二、术前常规检查

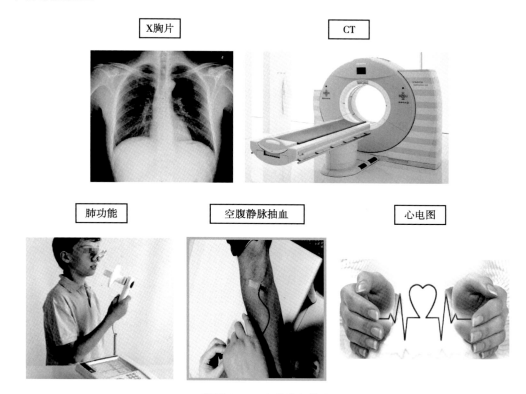

附图 2-2 术前常规检查

三、新入院患者的入院宣教

1. 责任护士向新入院患者介绍病区环境、医务人员。
2. 病房制度解释。
3. 给予饮食指导与功能锻炼指导。
4. 协助患者完善术前检查。
5. 做好心理辅导,减轻患者对手术的恐惧。
6. 做好加速康复外科介绍工作,让患者充分了解疾病与手术。

四、手术患者的术前宣教

(一)责任医生下达手术医嘱,护士核对转抄无误后执行医嘱

(二)责任护士为患者进行术前准备

1. 术前饮食(责任护士给予指导)

时间 ＼ 内容	原则:高蛋白、高热量、高维生素类的饮食:鸡蛋、牛奶、水果蔬菜,避免辛辣刺激性的食物
术前一天 20:00	口服素乾 800 毫升
术前 2 小时	口服素乾 400 毫升
术前 6 小时可以进食	前提是没有服用泻药进行肠道准备
术前 6h~ 术前 2h	可以喝水、茶,但不可以喝乳白色状的饮料
注意事项	如果你有食管裂孔疝或胃肠梗阻,术前你不应该喝任何东西

2. 术前肠道准备（接受肠道手术的患者）

（1）术前晚 22：00 清洁灌肠。

（2）手术当天 04：00 清洁灌肠（肠道用药）。

3. 术前宣教 主要通过床边宣教、宣教彩页、影音宣教、沟通交流等方式进行术前宣教。

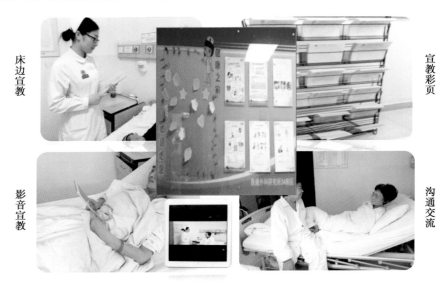

附图 2-3 术前——多模式健康宣教

五、手术日的准备

（一）手术日晨责任护士与手术室人员交接患者

1. 与手术室人员病历交接。

2. 术中用药交接（常规用药：头孢他啶 2.4g）。

3. 手术病人信息核对（病区、床号、姓名、性别、年龄、住院号、药物过敏史、血型）。

（二）术中工作要点

1. 术中保温。

2. 控制性输液。

3. 微创手术。

六、手术后的康复指导

（一）多模式镇痛

1. 非阿片类常规止痛药（预镇痛）

（1）静脉滴注：派瑞昔布钠 2 次 / 日（8am~8pm）。

（2）口服：氨酚羟考酮 2 次 / 日（8am~8pm）。

2. 疼痛评估

（1）术后第一个 24h 评估 1 次 /4h。

（2）术后第二个 24h 评估 1 次 /8h。

（3）术后第三个 24h 评估 1 次 / 天。

（4）随时疼痛随时评估。

（二）早期进水进食

1. 假饲 咀嚼口香糖 3 次 / 天，每次 1~2 粒。

2. 麻醉清醒后可饮水 3~5ml 湿润口腔。

3. 口服乳果糖 2 次 / 天（8am~8pm）。

4. 每日饮水进食目标量

（1）手术当日,麻醉清醒后即可饮温水 10ml。

（2）术后第 1 个 24h,除去睡眠时间,15ml 温水 /0.5h。

（3）无腹胀腹痛恶心呕吐,术后第 1 个 24h 饮温水目标量为 500ml。

（4）术后第 2 个 24h,除去睡眠时间,60ml 米汤 /1h。

（5）无腹胀腹痛恶心呕吐,术后第 2 个 24h 饮米汤目标量为 1000ml。

（6）术后第 3 个 24h,除去睡眠时间,200ml 半流质饮食 /2h。

（7）无腹胀腹痛恶心呕吐,术后第 3 个 24h 半流饮水目标量为 1500ml。

（三）早期下床活动

活动前应进行的护理评估：

1. 观察神志情况,询问有无不适。

2. 用 VAS 评分评估疼痛情况(控制在 4 分内)。

3. Morse 跌倒评分。

4. 测量患者的心率、血氧和血压。

5. 观察引流管处有无渗血。

6. 妥善固定引流管且腹部用腹带约束。

7. 床边坐立 2~3min,再床边站立 3min,无不适协助患者行走。

七、出院标准及健康宣教

1. 口服止痛药控制疼痛良好。

2. 进食固体食物,无需静脉补液。

3. 可自由活动。

4. 生命体征无异常。

5. 病人愿意并希望回家。

八、总结

为了促进你的康复并希望可以尽早的恢复正常生活,这意味着你需要积极参与你的康复过程包括早期下床活动,早期的进食饮水。我们将术后尽早帮助你拔除一些管道,以便下床活动。每天你应该感到有所改善,如果你担心什么问题请您提出。

Ⅱ. 南京总医院加速康复外科宣教手册(胃肠手术患者版)

这本手册将帮助你了解总医院加速康复外科计划以及你将如何在你的康复过程中发挥积极作用。这方面内容可能会跟你所期望的有所不同。加速康复外科不同于传统的医疗方法,但可以大大加速你的康复。这本手册讲述了你从总医院直至回家的每一步康复步骤,直至术后 3~5 天。

如果您有任何疑问,可拨打手册上留有的联系电话 ×××-×××××××。我们将竭诚为您服务！

一、手术前的预康复指导

手术前需要尽可能配合然后才能手术。你可以通过吃健康的饮食来维持或增加体重,这对手术很有帮助的。

> 如果吸烟,请在术前尽可能早地戒烟,你的医生可以为此提供帮助。
> 如果你如果你喝酒,比较理想的是在术前 1 个月戒酒。
> 增加运动同样也很有帮助,甚至每隔一天步行 30 分钟都是一个好的开始。
> 如果您术前吃阿司匹林、利血平、华法林等药要及时的通知医生。

二、门诊预评估

你按照预约去门诊时会收到这本手册,我们将在门诊时对您进行术前评估。向你解释加速康复外科计划并且这本手册留给你作为提醒。

三、入院办理流程

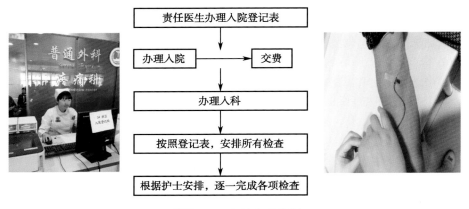

附图 2-4　入院办理流程

四、手术前的常规检查

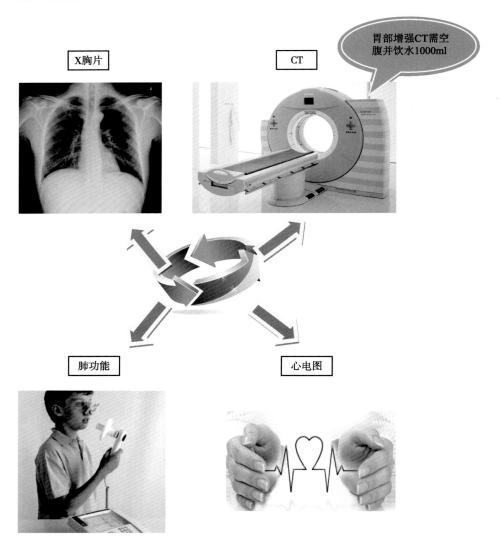

附图 2-5　术前常规检查

五、手术前的准备

在手术前一天,你可能需要坐在休息室或门诊等地等待一会,直到你的床位准备好。

你需要进行肠道准备吗?

有些病人不需要肠道准备。如果术前一天可以吃饭的话,术前一天晚上可以正常吃晚餐。

你在门诊做预评估时,护士会告诉你是否需要肠道准备。

如果需要做肠道准备,怎么办?

术前一天,你可能会被要求喝一些泻药来帮助清理肠道。如果这是必要的,肠道准备那天你需要进食低纤维饮食。这一天你的饮食可以包括以下的一些食物:煮或蒸的鱼类、鸡肉(没有皮)、鸡蛋、白米、白面条,一些茶饼干、土豆(没有皮)、菜花、豆腐,罐头桃子/菠萝,普通的软蛋糕,清汤。不可以吃的食物:如生肉、生鱼,生蔬菜或其他水果,皮/果核、谷物、沙拉、蘑菇、坚果、种子、甜玉米、全麦面包等。另外,您还需要试着喝一些的清澈液体。比如,术前一日 20:00 口服素乾 800ml。

肠道准备会让你解水样便。为了减少你的机体体液和能量的流失,喝大量清澈的液体而不是碳酸饮料来补充体液是很重要的。清澈的液体包括茶、水等(果汁除外),这将防止你头晕目眩、虚弱或头痛等不适感觉。服用轻泻剂的当天以及直到手术后你都不应该吃任何坚硬难消化食物。如果必要的话,有些人会术前静脉补点液体。

另外有些病人可能需要在术前进行灌肠来清除肠道。

六、手术日的准备

手术当天:术前(术后第 0 天)

住院期间,手术当天清晨(通常在 7:15 和 7:30 之间)。

1. 术前饮食 预评估护士会给你相关的指导:

(1)术前 6 小时可以进食(前提是没有服用泻药进行肠道准备)。

(2)从术前 6 个小时到术前 2 个小时(或 4 小时,见下文)在你术前你可以喝水、茶,但不可以喝乳白色状的饮料。

(3)术前 2~3 小时我们将给你喝 400ml 素乾,可以促进你的恢复。喝完这个就不要再进饮了。

(4)术前 2 小时不可以喝任何东西了。

(5)如果你有食管裂孔疝或胃肠梗阻,术前你不应该喝任何东西了。

2. 清洁肠道 结直肠手术患者,术前 2 小时可能你将给予一个灌肠来清洁肠道。

七、手术后的康复

(一)手术当天:术后(术后第 0 天)

1. 活动/下床 手术后,当你清醒后做深呼吸锻炼是很重要的。用鼻子吸气,放松,用嘴呼气,一个小时做 5 次这样的锻炼。要咳嗽时,你需要用双手按压着腹部来减少疼痛。

2. 术后的饮水进食 术后喝水很重要,除非你觉得不舒服。试着喝 5 杯水。手术清醒后你将被给予能量饮料,如果感觉良好可以多要一些。

3. 疼痛控制 良好的止痛可以促进你的康复,这将有利于你尽早下床活动、深呼吸、进饮食、感觉放松和睡眠好。在你的背部可能会有一个硬膜外止痛泵,另外给予一些口服的止痛药。或者给予病人自控镇痛泵(PCA),按一下按钮给自己缓解疼痛,这里有一个安全装置以防止你服用过多止痛药。

麻醉医师或外科医师将在术前跟你讨论这些镇痛方案。

4. 感到恶心 手术后你可能会感到恶心或呕吐。这通常是由麻醉引起的或药物使用。手术期间你将被给药来减少这方面的反应,但是如果你感觉不舒服请告知护士并给予帮助。

5. 管道

(1)术后留置导尿管用于排尿,这样也便于计量。

(2)静脉留置输液导管补充液体,来确保你不脱水。

(3)术后会给予氧气面罩或鼻导管吸氧。

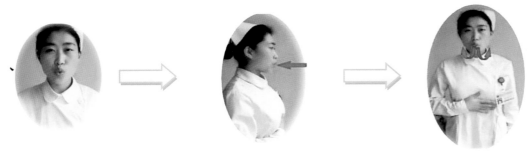

护士将协助你进行术后下床活动。术后当天你应该试着进行2小时左右的下床活动。

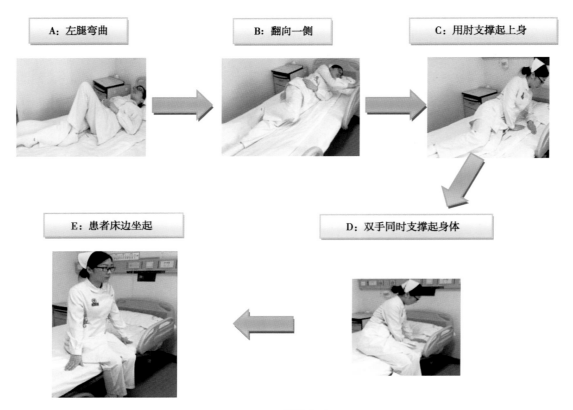

附图 2-6

6. 监测　当你住院时,我们将常规检查你的血压、脉搏和体温。我们也会检查并就算你输液量。

7. 造口　如果你有一个造口,需要接受每日 2 次的培训,以确保你出院回家后可以自己护理造口。造口专科护士将为你制定相应的造口护理计划从住院时直到回家。

（二）手术后（第一天）

1. 活动

在你术后的每一天我们建议:只要你感觉很好,你坐在椅子上或躺在床上总共 6 个小时。

你应该沿着病房走廊来回 4 次（约 60 米的 4 倍）。走到餐厅用餐都算作是你的日常锻炼。

下床活动并经常散步,你的呼吸将改善和有更少肺部感染的几率或血栓的发生,你的肠功能通常也恢复得更快。咳嗽时,你需要尝试着按压着腹部,以减少疼痛。

2. 饮水进食

术后进食很重要。你应该试着进饮每天 10~12 杯（约 2000 毫升）,除非你觉得恶心不适。每杯通常是大约 150~200 毫升。在医院你可以喝多种非碳酸饮料。

高蛋白、高能量饮水可以帮助你的身体愈合,减少感染的风险,促进你的康复。每天尽可能进食 2 种或 2 种以上。

您将被鼓励使用病房餐厅吃饭,那里可以有一个放松和阅读。请注意,有一个冰箱在餐厅里,您可以用它来储存食物(写上名字标签)。我们没有加热食物的设备,但可以在两餐之间带点小零食。吃饭时间大约8:30、12:15、17:15,我们鼓励大家三餐都到病房餐厅用餐,饭前将响铃5分钟提醒人们走过来。

你将给予一种泻药来促进肠蠕动的恢复(但不是如果你有整个大肠(结肠)切除或如果你做了回肠造口术)。

3. 疼痛控制　你可以继续使用你的硬膜外或PCA。常规止痛药在术后第一天开始口服。有些人发现活动会加剧疼痛。

4. 感到恶心　跟之前一样,如果觉得恶心请告诉护士。

5. 管道

如果你饮食很好的话,术后第一天通常停止输液。静脉留置针依然保留。

导尿管通常可以拔除,但盆腔手术后我们会保留导尿管直到术后第三天。当导管拔除后,尿液可以留在瓶子或便盆,这样便于我们计量。

6. 监测　你的血压、脉搏、温度、液体平衡和体重将被测量。你将被每天定期评估。

7. 洗漱穿衣　你今天洗漱后,你应该穿上你日常衣服,这样你会感觉较好。这会有助你尽快的康复。

(三)手术后(术后第二天)

1. 活动　继续像之前那样活动

2. 饮水进食　继续进食进水,只要可以承受。我们建议每天10~15杯饮料。

3. 疼痛控制　今天去除硬膜外止痛泵或PCA,常规口服止痛药继续服用。

4. 监测　你的血压、脉搏和体温将每天定时监测。

(四)手术后(术后第三天)

你需要继续进食进饮,活动并准备回家。

我们将安排您在术后两周到门诊复查。

最可能发生的问题,术后肠梗阻或肠麻痹,这会在许多接受肠道手术的患者中发生,但有些人会持续几天或更长时间。肠梗阻可以使你感腹胀等不适,如果发生这种情况告诉你的护士。我们可能需要通过从鼻腔放置一根鼻胃减压管来解决这个问题。

八、出院标准

在你回家之前我们希望你可以达到以下标准:

正常饮食;自由活动;已经通气;口服止痛药控制疼痛效果良好;不发热。

我们会争取让你上午10点之前离开病房,办好出院小结及出院带药等。

九、出院后注意事项

我们建议你提前制定好出院后计划,你可能需要一个人帮助你做几个星期的重体力工作。这包括购买食物和打扫卫生等重体力工作。

并发症不经常发生,但重要的是,你知道如何发现。在手术后第一个两周内,如果你担心一些事情,请打电话到病房(手册的最后面号码)寻求建议和帮助。这可能需要等一会电话才有人接听,继续打。

(一)腹痛

在你的部分肠切除第一周后,如果有绞痛的话是不常见的(绞痛)。疼痛通常持续几分钟,并伴有痉挛。

如果你有严重的疼痛持续超过一个或两个小时或发烧和感觉一般不适你的手术日期在两周内,你应该立即联系病房提供的电话号码。

(二)你的伤口

在术后第一个至两周如果你的伤口是不寻常的红色并且不舒服的话,也是不正常的。请打电话到病房,如果你的伤口:①发炎、疼痛或肿胀;②有液体流出。

(三)你的肠道

肠部分切除后你排便习惯可能会改变,可能腹泻或便秘。术后两周确保你每日进食三次或少食多餐,摄入充足液体量,并经常散步。如果便秘持续三天以上则建议服用泻药。如果你是排稀便每天超过三次且连续4天,请致电病房和寻求建议。如果你有一个造口,在你回家之前造口护士会详细指导回家后的造口护理。

（四）你的造口

如果你有一个造口,您回家后任何有关造口的问题,请联系您的造口专科护士,你将在你离开医院前得到她的联系方式。

（五）排尿

有时肠道手术后你可能会经历一种感觉,你的膀胱不能完全排空,这需要时间来锻炼。还需要密切关注你的尿液的颜色。如果你多喝水你应该排出淡黄色的尿液。如果你发现你的尿液颜色很深它可能是一个信号,表明你是缺水了,通常你应该喝更多的水。如果你觉得尿液排不尽或如果你排尿时有刺痛感,请致电病区,你可能会有尿路感染。

（六）饮食

主要建议是一个多样化的平衡饮食。试着每天吃三餐或少食多餐。你会发现一些食物让你心烦,导致肠道运动腹泻等,如果是这样术后前几周你应该避免这些食物。如果你发现很难进食,但获得适量的蛋白质和能量仍然是重要的,它们可以帮助你的身体愈合。你可能会需要有高蛋白、高热量饮料来补充你的食物。如果你有腹泻,需要喝额外的液体来平衡你的液体丢失并打电话给病区医生征求建议。如果你的体重在下降并且饮食不太好的话,你可能会需要一个营养咨询师,向病区医生咨询。

（七）锻炼

术后第一天我们是鼓励可以散步的。你应该计划进行一天锻炼几次,在术后四周内逐渐增加你的活动量直到你回到正常水平的活动。术后六周内不要做重体力活动及运动。

此外,如果你正在计划重新启动一个常规锻炼如慢跑或游泳后你应该等到至少术后两周后,开始逐步进行。一般来说,如果伤口仍然不舒服,需要调整您的锻炼计划。一旦伤口无痛了,你可以正常进行大多数的活动。

（八）工作

手术后2~4周你应该能够重返工作岗位。如果你的工作是一个重体力工作,然后建议不应该承担繁重的工作直到术后六周。

（九）驾驶

你不应该开车,直到你确信,你可以安全驾驶。一个好的标准就是当你可以正常生活。通常这将是手术后2~4周内。安全驾驶很重要:疼痛的问题已经解决足以使您能够执行紧急停止和快速转动方向盘。

（十）业余爱好及活动

你应该术后尽可能早的考虑开始你的业余爱好和活动。它可以促进你开始活动并有益于快速康复。你不应该需要限制这些除非他们造成严重的疼痛或涉及重体力活动,这些在术后六周内还是应该避免。

（十一）疲乏

在你回家的前几周,你可能会发现处于低能量状态。多种活动与适当的休息都是必要的,如果可以的话,每日还是需要洗漱并下床活动。

十、总结

为了促进你的康复并希望可以尽早的恢复正常生活,这意味着你需要积极参与你的康复过程包括早期下床活动,早期的进食饮水。我们将术后尽早帮助你拔除一些管道,以便下床活动。每天你应该感到有所改善,如果你担心什么问题请您提出。